社区卫生服务导论

（第4版）

主　编　张日新　范群

编　者（按姓氏笔画为序）

丁志良　王　沛　王敏红　王　燕　方建新

庄　勋　庄智伟　汤仕忠　孙国庆　严文君

李云涛　连燕舒　余　悦　张开金　张日新

陆召军　陈永年　范　群　茅　丹　赵宗权

柯世怀　姚栋暐　顾　勤　蔡小强

主　审　李学信

东南大学出版社

SOUTHEAST UNIVERSITY PRESS

·南京·

内容提要

本书主要介绍全科医学的概念、全科医学的基本原则和方法、全科医生临床思维模式、医学伦理学与医患沟通、社区卫生服务研究技能、基本公共卫生服务、社区卫生信息化管理、社区健康教育、社区重点人群健康管理、社区慢性病健康管理、社区传染病管理、社区卫生服务管理等。本书内容丰富，结构合理，实用性和可操作性强。

本书可作为全科医师和临床医师岗位培训教材，也作为全科医学专业和临床医学专业教材。

图书在版编目（CIP）数据

社区卫生服务导论／张日新，范群主编．—4版．—南京：东南大学出版社，2014.8(2021.7重印)
ISBN 978-7-5641-5131-7

Ⅰ. ①社… Ⅱ. ①张… ②范… Ⅲ. ①社区服务—卫生服务 Ⅳ. ①R197.1

中国版本图书馆CIP数据核字（2014）第184064号

社区卫生服务导论（第4版）

出版发行	东南大学出版社
社　址	南京市四牌楼2号
邮　编	210096
出版人	江建中
网　址	http://www.seupress.com
经　销	全国各地新华书店
印　刷	广东虎彩云印刷有限公司
开　本	787mm×1092mm　1/16
印　张	20
字　数	500千字
版印次	2014年8月第1版　2021年7月第6次印刷
书　号	ISBN 978-7-5641-5131-7
印　数	6501-7000册
定　价	40.00元

*本社图书若有印装质量问题，请直接与营销部联系，电话：025-83791830。

序

建立全科医生制度是深化医药卫生体制改革的重要内容，也是加快医疗卫生事业发展的紧迫任务。按照《省政府关于建立全科医生制度的实施意见》要求，江苏省正在加快建立统一规范的全科医生培养模式，到2020年，实现城乡每万居民有3名以上合格全科医生的目标，全科医生服务水平全面提高，基本能适应城乡居民基本医疗卫生服务需求。

全科医生是综合程度较高的医学人才，主要在城乡基层承担预防保健、常见病和多发病诊疗与转诊、病人康复和慢性病管理、健康管理等一体化服务。按照《卫生部教育部关于印发〈全科医生规范化培养标准（试行）〉的通知》要求，全科医生规范化培养时间为3年，以提高临床和公共卫生实践能力为主，培训内容分理论培训、临床技能培训和基层医疗卫生实践等3个部分。

为了便于理论培训教学，我委委托江苏省全科医学培训中心组织编写了《社区卫生服务导论》（第4版）教材，这对统一我省全科医生规范化培养、确保理论培训质量十分必要。教材编写者在编写过程中参考了大量的国内外资料文献，积极吸收借鉴国内外社区卫生服务经验，力求做到实用性和科学性相结合。该教材不仅可以作为全科医生规范化培养的理论教材使用，还可作为从事社区卫生服务工作的专业人员的参考书。我希望该培训教材能为提高我省社区卫生服务人员的业务水平和服务质量、推动基层卫生服务可持续发展发挥积极的作用。

江苏省卫生和计划生育委员会主任　王咏红

2014年7月

前 言

《社区卫生服务导论》（第一版）由李学信教授主编，出版于1999年，后分别于2003、2007年修订出版了第二版和第三版。十多年来，作为全科医学培训教材，本书为江苏省社区卫生服务和全科医学理论知识的普及，进而推动我省社区卫生服务工作的开展发挥了积极而重要的作用。近年来，中央将全面加强公共卫生服务体系建设，作为我国医药卫生四大体系之首，即建立全科医生制度，是深化医药卫生体制改革的重要内容，也是加快医疗卫生事业发展的紧迫任务。按照《卫生部教育部关于印发〈全科医生规范化培养标准（试行）〉的通知》要求，全科医生规范化培养时间为3年，以提高临床和公共卫生实践能力为主，培训内容分理论培训、临床技能培训和基层医疗卫生实践等3个部分。

受江苏省卫生和计划生育委员会委托，在李学信教授指导下，江苏省全科医学培训中心组织江苏省各地专家，修订出版《社区卫生服务导论》（第4版），以期统一我省全科医生规范化培养要求，确保理论培训质量。

本书在第三版的基础上，以卫生部《全科医生规范化培养标准（试行）》和《国家基本公共卫生服务规范（2011年版）》为依据，介绍了社区卫生服务和全科医学的基本理论，并按照社区卫生服务的主要功能编列各章节。汲取了多年来我省各地全科医生规范化培训经验，增加了以问题为导向的全科医生临床思维模式的内容，以使本教材更具有适用性。

本教材的编写过程中，省卫计委领导始终非常重视，并给予很多具体的指导。但由于我们的水平有限，本书尚存很多不足之处，敬请各培训单位的专家和学员提出宝贵意见。

编 者

2014年7月

目录

第一章　绪论 ……（01）

第一节　社区卫生服务概述……（01）
第二节　社区卫生服务的基本功能……（03）

第二章　全科医学 ……（06）

第一节　全科医学产生与发展……（06）
第二节　全科医学的概念与特点……（10）

第三章　全科医学的基本原则与方法 ……（17）

第一节　以人为中心的健康照顾……（17）
第二节　以家庭为单位的健康照顾……（27）
第三节　以社区为范围的健康照顾……（36）
第四节　以预防为导向的健康照顾……（56）

第四章　全科医生临床思维模式 ……（61）

第一节　全科临床思维……（61）
第二节　常见临床病症的鉴别与处理……（69）

第五章　医学伦理与医患沟通 ……（129）

第一节　医学伦理……（129）
第二节　医患沟通……（131）

第六章　社区卫生服务研究技能 ……（138）

第一节　卫生统计基本方法……（138）
第二节　社区卫生服务科研设计……（165）
第三节　社区卫生科研论文撰写……（169）

第七章　基本公共卫生服务……………………………………………（172）

第一节　我国卫生工作的方针政策……………………………………（172）
第二节　基本公共卫生服务的基本概念及意义………………………（179）
第三节　基本公共卫生服务项目的管理………………………………（180）
第四节　社区健康管理…………………………………………………（182）

第八章　社区卫生信息化管理…………………………………………（186）

第一节　社区卫生服务信息管理………………………………………（186）
第二节　居民健康档案…………………………………………………（191）

第九章　社区健康教育…………………………………………………（209）

第一节　健康教育基础知识……………………………………………（209）
第二节　社区健康教育的主要内容……………………………………（210）
第三节　社区健康教育方式与考核……………………………………（211）

第十章　社区重点人群健康管理………………………………………（223）

第一节　0~6 岁儿童健康管理…………………………………………（223）
第二节　妇女保健工作…………………………………………………（230）
第三节　孕产妇健康管理………………………………………………（234）
第四节　老年人健康管理………………………………………………（242）

第十一章　社区慢性病健康管理………………………………………（255）

第一节　高血压患者健康管理…………………………………………（255）
第二节　2 型糖尿病患者健康管理……………………………………（261）
第三节　社区重性精神病患者健康管理………………………………（270）

第十二章　社区传染病管理……………………………………………（272）

第一节　传染病管理范围及相关法律法规……………………………（272）
第二节　社区常见传染病………………………………………………（274）
第三节　突发公共卫生事件的处置……………………………………（281）

第十三章　社区卫生服务管理……(286)
第一节　社区卫生服务机构管理……(286)
第二节　全科医生执业管理……(290)
第三节　社区卫生服务经济管理……(298)
第四节　社区卫生服务的质量管理……(302)
第五节　社区卫生服务的绩效管理……(305)

主要参考文献……(309)

第一章 绪 论

第一节 社区卫生服务概述

一、基本概念

社区卫生服务（community health care/community health service, CHC/CHS）通常是指以基层卫生机构为主体，全科医师为骨干，运用全科医学、预防医学和康复医学理论，以初级卫生保健原则为指导，合理使用社区资源和适宜技术，以人的健康为中心、家庭为单位、社区为范围、需求为导向，以解决社区主要卫生问题、满足基本卫生服务需求为目的，融预防、医疗、保健、康复、健康教育、计划生育技术服务功能等为一体的，有效、经济、方便、综合、连续的基层卫生服务。

为提高全民健康水平，逐步实现人人享有基本医疗卫生服务的目标，建立中国特色医药卫生体制，中共中央、国务院于2009年3月17日公布《关于深化医药卫生体制改革的意见》。该文件将公共卫生服务体系列为我国亟需建立和完善的医药卫生四大体系之首，指出：全面加强公共卫生服务体系建设，建立健全疾病预防控制、健康教育、妇幼保健、精神卫生、应急救治、采供血、卫生监督和计划生育等专业公共卫生服务网络，完善以基层医疗卫生服务网络为基础的医疗服务体系的公共卫生服务功能，建立分工明确、信息互通、资源共享、协调互动的公共卫生服务体系，提高公共卫生服务和突发公共卫生事件应急处置能力，促进城乡居民逐步享有均等化的基本公共卫生服务。

在我国，发展社区卫生服务，也是落实中央关于加强我国“社区建设”的重要举措之一，通过多种形式的预防、保健和医疗等服务为群众排忧解难，使社区卫生人员与广大居民建立起新型医患关系，更是为人民办好事、办实事的民心民生工程，充分体现党的全心全意为人民服务宗旨，提升人民群众的幸福感，维护社会稳定，促进国家长治久安。

二、发展社区卫生服务的背景

1. 适应社区居民对卫生服务需求变化的需要　随着我国改革开放的不断深入，我国社会经济和文化的不断发展，人民群众的物质和文化生活水平不断提高，对健康、保健的意识明显增强。社区卫生服务覆盖广泛、方便群众、能使广大群众获得基本卫生服务，也有利于满足群众日益增长的多样化卫生服务需求。社区卫生服务强调预防为主、防治结合，有利于将预防保健落实到社区、家庭和个人，对提高人群健康水平发挥重要和积极作用。

2. 适应疾病谱和死亡原因顺位变化的需要　随着我国卫生事业的发展，严重威胁人民群众健康的传染性疾病发病率和死亡率逐步下降，而心脑血管疾病、恶性肿瘤、糖尿病等慢性非传染性疾病（以下称慢性病）则不断上升，已成为居民的首要健康问题，心脑血管病和恶性肿瘤已成为威胁城乡居民生命的主要杀手。

我国于2003年和2008年分别进行了国家卫生服务调查，从调查结果可以看出，高血压等慢病的发病率不断升高，在城市居民中尤其明显（表1-1）。

表1-1　我国居民慢性病发病率(‰)(前五位)

慢性病	合计		城市		农村	
	2003	2008	2003	2008	2003	2008
高血压	26.2	54.9	54.7	100.8	16.4	38.5
胃肠炎	10.3	10.7	9.8	7.9	10.5	11.7
糖尿病	5.6	10.7	16.3	27.5	1.9	4.8
类风湿关节炎	8.6	10.2	8.4	7.2	8.7	11.3
脑血管病	6.6	9.7	8.1	10.2	4.4	8.3

根据国家卫计委统计中心2013年出版的《2012中国卫生统计年鉴》,我国2011年和1990年相比,无论城市或农村的居民死因顺位前三项排名和构成比,都发生了很大的变化(表1-2、表1-3)。

表1-2　我国城市居民主要疾病死亡率及死因构成(前三位)

死因顺位	1990年			2011年		
	死因	死亡率(1/10万)	构成比(%)	死因	死亡率(1/10万)	构成比(%)
1	恶性肿瘤	128.03	21.88	恶性肿瘤	172.33	27.79
2	脑血管病	121.84	20.83	心脏病	132.04	21.30
3	心脏病	92.53	15.81	脑血管病	125.37	20.22

表1-3　我国农村居民主要疾病死亡率及死因构成(前三位)

死因顺位	1990年			2011年		
	死因	死亡率(1/10万)	构成比(%)	死因	死亡率(1/10万)	构成比(%)
1	呼吸系病	159.67	24.82	恶性肿瘤	150.83	23.62
2	恶性肿瘤	112.36	17.47	脑血管病	138.63	21.72
3	脑血管病	103.93	16.16	心脏病	123.69	19.37

从表1-3可以看出,近二十年来,恶性肿瘤和心、脑血管疾病在死亡原因中的构成比不断增大,至2011年,这三项的构成比之和,城市和农村已分别达到69.31%和64.71%,越来越成为城乡居民的主要致死原因。

因为慢性病的病因大多与环境因素、心理行为因素、社会因素等有关,缺乏单一的特异性治疗手段,只有在新型社区卫生服务体系提供的健康促进、社区干预等防治结合的综合服务措施下,才能得以解决。

3. 适应人口变化的需要　这里人口变化主要指人口总量和人口年龄结构上的变化。根据我国2011年第六次全国人口普查报告:到2010年11月1日,我国大陆人口达13.71亿,较2000年增加0.74亿,增长5.84%;其中60岁及以上人口为1.78亿,占13.26%,构成比较2000年增长2.93%;65岁及以上人口为1.19亿,占8.87%,构成比较2000年增长1.91%。人口总量的增长和人口年龄结构的老年化,必将带来重大的社会和卫生问题。按照国际公认标准:一

个国家或地区总人口中，若60岁及以上人口的构成比超过10%或65岁及以上人口超过7%，即可称为老龄人口类型。在发达国家，一般都是先现代化而后才迎来老龄化，而我国尚未实现现代化，部分地区甚至尚属贫困，人口老龄化却已到来，这必然带来许多社会需求包括健康卫生需求的重大变化，不但要“病有所医”，还要“老有所养”，使得原有卫生服务体系已不能适应。

4．适应深化卫生改革，合理调整完善资源、向基层社区倾斜的需要　“看病难、看病贵”已经成为人们群众十分关注的热点问题，甚至成为近年来医患关系紧张的导火索。究其原因，卫生资源配置不合理是一重要因素。卫生资源过多集中在大城市和大医院，大量的常见病、多发病不能及时在基层医疗机构解决，造成医疗资源浪费，增加病人负担。积极发展社区卫生服务，将广大居民的多数基本健康问题解决在基层，为群众提供更加及时、便捷和适宜的卫生技术服务，有利于调整我国卫生服务体系的结构、功能、布局，提高效率，降低成本，实现“小病在社区，大病进医院”。

5．适应医疗保险制度改革的需要　近年来，国家出台了城镇职工基本医疗保险制度、城镇居民基本医疗保险制度和新型农村合作医疗保险制度等一系列法规文件。发展社区卫生服务，可以成为城乡居民的“健康守门人”，就近诊治一般常见病、多发病，管控慢性病；通过健康教育、预防保健，增进人群健康，降低发病率；帮助指导参保居民合理利用大医院医疗服务，既保证基本医疗，又降低成本，实现“低水平、广覆盖”，对保证各项医疗保险制度长久稳定运行，起重要支撑作用。

第二节　社区卫生服务的基本功能

一、公共卫生服务

2011年，为进一步规范国家基本公共卫生服务项目管理，卫生部在《国家基本公共卫生服务规范（2009年版）》基础上，组织专家对服务规范内容进行了修订和完善，形成了《国家基本公共卫生服务规范（2011年版）》（以下简称《规范》）。《规范》是乡镇卫生院、村卫生室和社区卫生服务中心（站）等城乡基层医疗卫生机构为居民免费提供基本公共卫生服务的参考依据，也是各级卫生行政部门开展基本公共卫生服务绩效考核的依据。根据《规范》的要求，社区卫生服务机构应提供的基本公共卫生服务包括：

（一）城乡居民健康档案管理

为辖区内常住居民，包括居住半年以上的户籍及非户籍居民建立健康档案，以0～6岁儿童、孕产妇、老年人、慢性病患者和重性精神疾病患者等人群为重点。居民健康档案的内容包括个人基本信息、健康体检、重点人群健康管理记录和其他医疗卫生服务记录等。

（二）健康教育

以辖区内居民为服务对象。通过健康教育，普及卫生保健常识，实施重点人群及重点场所健康教育，帮助居民逐步形成维护和增进健康的行为方式。

（三）实施计划免疫、预防接种

根据国家免疫规划疫苗免疫程序，对适龄儿童进行常规接种。

(四) 0~6岁儿童健康管理

以辖区内居住的0~6岁儿童为服务对象，包括新生儿家庭访视，婴幼儿、学龄前儿童的健康管理，以及对健康管理中发现的营养不良、贫血、单纯性肥胖等健康问题的处理。

(五) 孕产妇健康管理

以辖区内居住的孕产妇为服务对象。对孕妇在孕早期、孕中期和孕晚期实施健康管理；对产妇进行产后访视和健康检查等。

(六) 老年人健康管理

以辖区内65岁及以上常住居民为服务对象。为老年人提供健康管理服务，包括生活方式和健康状况评估、体格检查、辅助检查和健康指导等。

(七) 高血压患者健康管理

以辖区内35岁及以上原发性高血压患者为服务对象。通过筛查，在人群中发现高血压患者并进行随访评估，根据不同类型实施干预，并定期进行全面健康检查。

(八) 糖尿病患者健康管理

以辖区内35岁及以上2型糖尿病患者为主要服务对象。通过筛查、随访评估和分类干预，定期进行全面健康检查。

(九) 重性精神疾病患者管理

服务对象为辖区内诊断明确、在家居住的重性精神疾病患者。管理患者信息，对患者的精神状况和危险性进行评估，并根据病情稳定状况实施分类干预。

(十) 传染病及突发公共卫生事件报告和处理

在疾病预防控制机构和其他专业机构指导下，社区卫生服务机构参与或协助进行。

1. 传染病疫情和突发公共卫生事件风险管理。
2. 传染病和突发公共卫生事件的发现、登记传染病和突发公共卫生事件相关信息报告。
3. 传染病和突发公共卫生事件的处理。

(十一) 卫生监督协助管理

社区卫生服务机构可协助本地卫生监督机构进行卫生监督管理。

1. 食品安全信息报告。
2. 职业卫生咨询指导。
3. 饮用水卫生安全。
4. 巡查幼儿园、学校等卫生服务。
5. 非法行医和非法采供血等信息报告。

二、基本医疗服务

1. 一般常见病、多发病的诊疗、护理和诊断明确的慢性病治疗　利用社区卫生服务机构的适宜技术和条件对一般常见病、多发病进行基本诊断、治疗和护理；建立慢性病防治网络，对确诊的慢性病患者进行随访和规范、持续的诊查和治疗。

2. 社区现场应急救护　开展社区常见的应急救护，如心肺复苏、包扎止血、骨折固定和搬运等，对急诊患者尽力实施就地急救。

3. 家庭出诊、家庭病床、家庭护理等家庭医疗服务。

4. 转诊服务　在“双向转诊”机制下，将一些疑难杂症及重症患者转入上一级医疗机

构；对社区急救后需进一步救治的患者及时转诊。

5. 康复治疗服务　在上级医疗机构已诊断明确、病情已基本控制的患者，转回社区服务机构进行康复治疗，并和民政、残联等部门合作，开展对残疾人的康复治疗服务。

6. 政府卫生管理部门批准的其他医疗服务。

7. 中医药特色服务。

三、社区卫生服务的服务模式

1. 主动性服务　专科医疗一般是“坐堂行医”，而社区卫生服务提供的是主动性服务。全科医生不仅在机构内接诊患者，更多的是走出诊室，深入社区，进入家庭。主动提供卫生服务。

2. 约定式服务　为居民建立健康档案，签订服务合同，建立固定的服务关系，以便提供更加及时、持续的健康服务。

3. 家庭式服务　家庭巡诊、家庭护理和家庭病床服务是一种既方便又经济的服务方式，在患者家里建立病床，使病患者不出门就可以得到医疗卫生服务。

4. 呼叫服务　社区卫生机构向辖区居民公布电话、网络等通讯联系方式，全科医生配备必要的通讯和交通工具，可以及时为患者提供服务。

（张日新）

第二章 全科医学

第一节 全科医学产生与发展

一、全科医学发展简史

在古代，医疗并无分科概念，医生大多通科，那时的医生在中国被称为“郎中”，在西方被称作“治疗者”(healer)，能治疗各种疾病。因此，从广义上讲，那时候的医生大多都是“全科医生”。自20世纪50年代以后，随着医学的专科化发展，医生们注重于专科，相对弱化了兼通能力，他们常常忽视了病人的需求，病人不能在诊疗过程中得到应有关怀与关注。当人们发现这种专科化的医疗手段的局限性时，便不免要怀念从前的朴素的自然协调的思维方式、服务内容和医患关系。在这样的情况下“全科医生”应运而生。近代全科医学发展经历了以下3个阶段：

（一）近代的通科医生时期

全科医学起源于18世纪末的北美洲和英国，称通科医疗，是在通科医疗的基础上发展起来的。当时，在有正式职业的医生中80%左右是通科医生，他们在居民居住的社区中开展诊疗活动，提供细致周到的健康照顾，除了看病人外，还为病人及家庭成员提供医疗服务和咨询，熟悉病人的家庭环境等。这种服务深受社区居民欢迎，提供服务的通科医生也被称为“个人与家庭的忠实伴侣”，在社会上备受尊敬。

19世纪初，英国的Lancet杂志首次将这类具有多种技能的医生称为“通科医生(general practitioner，GP)”，医学生毕业后若通过了内科医疗、药物、外科及接生技术的考试，可获得“通科医生”的开业资格。一直到19世纪末，通科医生仍占据西方医学的主导地位。为此，有人称19世纪的欧洲和北美为“通科医生时代”。

（二）专科医疗的兴起、发展与通科医疗的衰落

1910年美国A.Flexner对Johns Hopkins医学院将临床医疗、教学和科研融为一体的新型教育模式给予了充分的肯定。Johns Hopkins医学院对医学教育进行了改革，将两年制医学教育改为四年制，并且设立附属医院和不同的专科，前两年学习基础医学，后面两年参加临床实践，毕业时颁发学士学位。此后，欧美各医学院校便按照不同专业的要求重新组织教学，出现了医学专科化的趋势。1917年美国眼科专科学会成立，后来各种专科学会及专科医师培训项目陆续成立及出台。到了1931年，专科化的趋势更为显著。专科医疗服务模式的成功，大大提高了医院专科化和医学科研机构的发展，而诊治手段的高科技化，更使专科医疗服务达到了空前的繁荣。至20世纪50年代末，形成了以医院为中心、以专科医生为主导、以消灭生物学疾病为目标的观念，专科医疗已经完全占据了医疗服务行业，造成了人们对医院和专科医生的崇拜，而通科医生受到冷落甚至濒临衰亡。

（三）专科与全科协调发展

随着专科化的过度发展，其服务模式的内在缺陷也逐渐引起人们的关注。从20世纪50年代后期起，由于人口老龄化、慢性病以及退行性疾病患病率的上升，基层医疗保健的重要

性重新显现；老年人患有多种慢性疾病，专科医疗的照顾不完整、不连续性等缺陷，以及出现了“长寿”与“健康”两个相互矛盾的目标，使得人们感受到需要一批经过专业训练的全科医生，深入家庭和社区，长期陪伴、照顾他们，社会对通科医生的需求开始不断增长。1947年，成立了美国通科医疗学会，后更名为美国家庭医师学会（American Academy of Family Physicians，AAFP）。1968年美国家庭医学委员会（American Board of Family Practice, ABFP）成立，于1969年成为美国第20个医学专科委员会，标志着全科医学学科的正式建立。在美国，通科医师改称“家庭医师（family physician）”，其提供的服务称为“家庭医疗(family practice)”，将其知识基础或学科体系称为“家庭医学（family medicine）”。与此同时，英国与英联邦国家仍然延续GP的称谓。此后在香港地区也建立了这一专业学科，为了改变人们对“通科医生”只通不专、缺乏专业训练的印象，将“general”的译文从“通”改为“全”，以示其服务全方位、全过程的特点。这样，在世界上就有了全科医生和家庭医生这样一种医生两个名称的称谓。1972年，世界全科 / 家庭医师学会（WONCA）在澳大利亚墨尔本正式成立，学会为世界全科医生提供学术和信息交流的平台，大大促进了全科医学在世界各地的发展。目前，在大多数西方国家，特别是一些发达地区，全科/家庭医生与专科医生的比例多为1:1，而我国，医生总数已超过250万人，截止2010年通过国家全科医师考试并注册的人数约为1万人，全科医生与专科医生的比例悬殊而欠合理。由此可见，加速发展全科医学、培养适应民众需要的全科医生，已成为我国发展基层医疗保健服务的重要任务之一。

二、全科医学产生的基础

全科医学的产生，与人口老龄化、疾病谱和死因谱的变化、医学模式转变以及医疗资源配置不合理与费用增长过快等事实密切相关。

1．人口的迅速增长与老龄化　国际公认老龄化社会的标准是60岁以上人口超过总人口的10%，或65岁以上人口超过总人口的7%。而我国在2000年已正式宣告进入老龄化社会。怎样全面提高老年人的适应性和生活质量，满足其各种医疗需求，已成为自20世纪60年代以来公众和医学界共同关注的话题，人口老龄化已经成为全球范围内新的公共卫生与社会问题。

2．疾病谱与死因谱的变化　20世纪中期以前，影响人类健康的主要疾病是各种传染病和营养不良。然而，到了20世纪末，慢性退行性疾病，如高血压、糖尿病以及与生活方式及行为有关的疾病，如吸烟、酗酒、工作压力等逐渐成为影响人类健康的主要疾病。20世纪后期疾病谱中心脑血管病、恶性肿瘤和意外死亡等已成为世界各国共同的前几位死因。

由于疾病谱与死因谱的变化，要求医疗服务适应该变化的需求，服务内容要求生物、心理、社会、环境全方位；服务时间要求长期性、连续性；服务地点要求以家庭和社区为主；服务类型要求综合性的照顾重于医疗干预；服务方式要求医患双方共同参与，强调病人本身主动和自我调节，而不仅是被动地服从医嘱。

3．医学模式的转变　所谓医学模式，又称为“医学观”，是指医学整体上的思维方式，即以何种方式解释和处理医学问题。

16世纪欧洲文艺复兴时期生物医学模式发展起来，把人作为生物机体进行解剖分析，在特定的历史阶段对防治疾病、维护人类健康做出了巨大贡献。直到现在，生物医学模式一直是医学科学界占统治地位的思维方式，也是大多数专科医生观察处理其领域内问题的基本方法。但生物医学模式无法解释生物学与行为科学的相关性，更无法解决慢性病人的心身疾患和生活质量降低等问题，其片面性和局限性日益显现。20世纪下半叶以来，随着预防医学、行为科学、心身医学、医学哲学等学科的发展，系统论的思维逐渐被接受，终于产生了生物–心理–社会医学模式。

生物–心理–社会医学模式的概念是由美国精神病学医生G. L. Engle于1977年首先提出的。新的医学理论认为：人在社会中生存，受到社会各种因素变化的影响，同时人的心理也会发生改变，两者共同作用于人体后机体产生一系列复杂变化，疾病则是这些变化导致的一种整体表现。生物医学模式时期，医生只注意到身体和疾病，而忽略了患者是一个具有心理活动的社会人，医生思维仅局限于“治病不治人”的阶段，新模式的一个目的就是充分考虑人体与环境、心理、社会等因素之间的相互联系与作用，要改变人们以往的健康观念，更全面认识健康与疾病问题。根据新的模式进行调整，使之适应医学模式转变的需求。

4. 医疗费用的高涨与卫生资源的不合理分配　高技术医学的发展使医疗投入急剧增长，而对改善人类总体健康状况却收效甚微，即成本与效益相距甚远。有资料表明，85%以上的卫生资源消耗在15%的危重病人治疗上，而仅有15%的资源用于大多数人的基层医疗和公共卫生服务。这种资源的不合理消耗，资源配置与需要相矛盾，不仅使政府不堪重负，也使公众十分不满。普通民众因得不到及时、方便、便宜的基础卫生服务而怨声载道。反观在重视基层医疗和全科医生作用的英国等欧洲国家，因其国家基本医疗保险覆盖了全体居民，故能以较低的费用、较少的卫生资源获得较理想的健康效果。世界上比较公认理想医疗保健体系是金字塔形结构，应由三个不同类别的医疗机构组成，服务分工明确，各负其责，互补互利。宽大的底部被群众广泛利用、立足于社区、提供基本医疗保健和公共卫生服务的门诊机构；中部是二级医院，负责处理一些专科诊治问题；顶部是三级医疗机构，主要利用高新技术处理疑难危重问题。这种分层医疗体制十分有效，在英国90%病人都是在社区诊所首诊，80%慢性疾病在社区得到解决，每年只消耗了政府约30%预算费用。

三、卫生改革赋予全科医学的使命

作为社区卫生服务的学术核心和业务骨干，全科医生在承担基层诊疗工作的同时，还被赋予了更重要的历史使命。具体包括：

1. 承担三级预防的使命　生物医学模式的健康观认为，健康就是没有生理上的疾病。它在健康与疾病之间划了一条鸿沟，可以称之为“无病（disease）等于健康”。其缺陷是过于狭窄，不包括许多病理基础不明的疾患（来自患者自我感觉的不适）或功能问题。特别是许多慢性病，完全遵照这一观念将有可能失去疾病早期的有效控制机会。生物–心理–社会医学模式的健康观可以世界卫生组织1947年提出的定义作为代表，即“健康是身体上、精神上和社会上的完好状态，而不仅是没有疾病或虚弱”。同时，它认为健康是一种“状态”，即把健康和疾病看做是并存于一个连续统一体中的动态过程，认为人的健康状态往往波动于健康与疾病之间；承认在健康和疾病之间存在着一个广阔的中间区域（即“亚健康状态”或“第三状态”），此区域的任何一段上都是健康与疾病并存，故可称之为“亦此亦彼”。此时若能够及时发现并控制作用于人体的健康危险因素和致病因素，进行健康促进和疾病预防，即可促使健康向疾病发展的进程逆转。而体现综合性保健观念的预防战略及其按照慢性疾病自然史的不同发展阶段设计的三级预防措施，则为这种新型健康观提供了有力的

工作手段。

三级预防措施可以概括如下。第一级预防：无病防病，包括非特异性的健康促进和特异性的疾病预防措施，避免疾病侵入人体。第二级预防：有病早查早治，防止疾病恶化蔓延，预防合并症发生。第三级预防：限制残障，减少后遗症、合并症，提供康复与善终服务，最大限度地改善生命质量。全科医生作为个人和家庭的责任制保健医生，以在社区提供综合性、持续性、协调性服务见长，理应为社区、家庭和个人承担三级预防任务，成为三级预防措施的实际协调人。

2. 承担发展“照顾医学”的使命　这一使命的提出，来源于对“医学目的”的讨论。20世纪80年代中期由美国哈斯廷斯中心Daniel Callahan教授发起的，在世界卫生组织的支持下，13个发达程度不同的国家参与了该项研究计划。历时多年，于1996年11月提交了一份工作报告。该报告号召各国医学界、政府和公众“审查医学目的”，敦促将对“治愈和高科技”医学的优先选择转移到“照顾医学”，重点是公共卫生和预防。报告提出了四点新的医学目的：①预防疾病损伤、促进维持健康；②解除疾病引起的痛苦；③治疗照顾患病与无法治愈者；④避免早死、追求安详死亡。

由此联想到“治愈”（cure）和“照顾”（care）两个概念。现代医学偏向于“治愈”，当治愈无望时，便宣布放弃，忽视了对病人的照顾与同情，“对症处理”或“姑息治疗”实际上并未得到足够的重视。为了实现上述新的医学目的，需要在医院以外的广大社区发展“照顾医学”，以现代医学和替代医学（传统医学）为手段，实现为慢性病人解除痛苦并改善生命质量的目的，同时强化预防疾病与促进健康的有效方法的研究。发展照顾医学的重任，就历史性地落在了全科医生肩上。

3. 承担重塑医生形象，推进卫生改革的使命　高新医疗技术作为“双刃剑”，在挽救了大量危重病患者的同时，也产生了许多副作用，造成卫生资源的高投入、产出的低效率、服务的低覆盖和服务对象的低满意度。一些国家政府和公众已经感到“投入越多、满意越少”。并致使医生与病人之间的距离不断拉大。在很多医院里，病人被视为疾病的载体，医生仅对其所患疾病感兴趣，而不顾及其作为“人”的期望与情感需求；医生则成为高高在上的技术操作工，失去了昔日与病人亲密无间的关系，致使医患关系越来越走向冷淡和对立，医患矛盾不断加深。一味发展高新技术的弊端凸显，各国政府和医学界权威人士都试图通过卫生改革，纠正卫生资源配置的偏差，强调对基层医疗保健的投入和人文医学的发展，以适宜技术和高情感的手段，实现卫生服务的经济有效、高覆盖与高满意度。由于全科医生在基层医疗服务中使用适宜技术、并最接近和服务于广大社区民众，因此，重塑医生的良好形象、恢复密切的医患关系、实现卫生服务的公平性与经济性，这一推进卫生改革的重任也寄厚望于我们全科这支队伍。

四、我国全科医学发展与前景

全科医学的概念于20世纪80年代引入我国大陆，至90年代一些大城市开始探索社区卫生服务。

1997年《中共中央、国务院关于卫生改革与发展的决定》作出了“加快发展全科医学，培养全科医生”的重要决策。将全科医学和全科医生培养纳入了我国医疗卫生改革的重点。1999年卫生部等10部委下发了《关于发展城市社区卫生服务的若干意见》，确定了社区卫生服务是以基层卫生机构为主体，全科医师为骨干，以人的健康为中心、家庭为单位、社区为范围，解决社区主要卫生问题为目的，提供有效、经济、方便、综合、连续的基层卫生服务。同年卫生部下发了《关于发展全科医学教育的意见》，出台了《全科医师岗位培训大纲》，对全科医学教育的目标、发展原则、措施和培训标准等要求进行了全面的部署，全面启动了全科医学教育。2000年，卫生部颁发了《关于发展全科医学教育的意见》，提出了我国全科医学教育的发展目标。2006年人事部、卫生部、教育部等五部门联合颁发了《关于加强城市社区卫生人才队伍建设的指导意见》，进一步明确了全科医学应作为高等医学院校重点建设的学科。2010年，六部委联合颁发《以全科医生为重点的基层医疗卫生队伍建设规划》，明确到2020年，通过各种途径培养30万名全科医生，逐步形成一支数量适宜、质量较高、结构合理、适应基本医疗卫生制度需要的基层医疗队伍。2011年，国务院发布了《关于建立全科医生制度的指导意见》，明确提出建立全科医生制度，是实现人人享有基本医疗卫生服务的基本途径。对全科医生培养提出要求，逐步规范全科医生培养为"5+3"模式。前5年是临床医学基础教育阶段（医学本科生教育），后3年是全科医生规范化培养阶段（全科住院医师培养）。要求统一全科医生培养内容、准入条件及学位授予标准，逐步建立统一规范的全科医生培养制度。

上述文件发布后，中华医学会、中国医师协会呼吁全行业凝聚共识、形成合力，通过医疗卫生界的共同努力，使全科医学受到应有的重视，使全科医学学科建设取得长足、健康发展。然而，我国的全科医学尚处于起步阶段，全科医生人数少，偏远贫困地区尤为缺乏，民众对全科医生也不够了解，缺乏信任，医疗体制本身远未完善，由制度规范的三级医疗体制尚未真正建立。还需要我们广泛研究各国经验、博采众长，完善全科医学教育和服务体系，更好地满足民众对基层医疗服务的需求。

第二节　全科医学的概念与特点

一、全科医学

1. 全科医学的定义　全科医学（general practice）又称家庭医学（family medicine），是20世纪60年代末在北美洲的一些国家兴起的一门综合性医学学科。面向个体、家庭与社区，整合了临床医学、预防医学、康复医学以及人文社会学科相关内容于一体的新型临床二级学科，其专业领域涉及各种年龄、性别、各个器官系统以及各类疾病。全科医学以"家庭"和"社区"为核心要素，强调人性化、综合性、持续性的基本医疗卫生保健照顾。

1968年美国家庭医疗委员会（ABFP）成立，于1969年成为美国第20个医学专科委员会，家庭医学也成为与内科、外科并列的临床二级学科。这意味着家庭医学专业学科的诞生，是该学科建立的一个重要的里程碑。这一新型学科于20世纪80年代后期传入中国内地，1993年11月中华医学会全科医学分会成立，标志着我国内地全科医学学科的诞生。

2. 全科医学的知识范畴与学科特点

（1）全科医学的知识范畴：全科医学是一门综合性的医学学科，学科范围宽广，涉及医学和多个相关学科。例如：基础医学学科、各临床医学学科、行为科学、医学心理学、社会医学、预防医学、流行病学、医学伦理学、医学哲学等。虽然，全科医学是通科医疗的回归和发

展，但在知识结构、学科内涵、服务类型和服务方式上已创立了自己的学科体系，形成了与众不同的价值观和方法论。

（2）全科医学的学科特点：全科医学是一门独立的临床二级学科，与传统经验医学笼统思辨的整体论方法不同，全科医学需要以现代医学的研究成果来解释发生在病人身上的局部和整体变化，它的哲学方法是具有科学基础的整体论。因此，全科医生在临床上收集病史和处理患者的健康问题时，不仅考虑患者所患生理疾病的客观需求，还非常关注患者的主观需求，如患者的患病感受、对疾病预后的担忧等。服务的内容非常宽泛，不仅涉及内、外、妇、儿等专科的服务内容，而且还涉及行为科学、心理学、预防医学等学科领域，当然全科并不是简单的各科知识的相加，它拥有自己独特理论和知识体系。

3．全科医学与其他学科的关系

（1）全科医学与社会医学：从19世纪发展起来的社会医学是一门医学与社会科学相结合的交叉学科，它从不同的层次研究人群健康与社会因素和行为的关系，研究具有社会性的医学问题，以及卫生事业管理如何满足社会卫生服务需求等问题，为制定卫生事业的方针政策和发展规划，以及更新医疗卫生工作的观念提供理论与实践依据。

全科医学与社会医学关系十分密切：①全科医学吸收社会医学的研究成果，以生物-心理-社会医学模式和新型健康观作为理论基础；②全科医学在社会大卫生观指导下开展其服务；③全科医学运用社会医学有关方法，研究如何满足社区民众卫生服务需求等问题；④全科医学使社会医学的理论、方法与全科医生的日常服务相结合，扩大了社会医学的应用范围并丰富了其内涵，提高了社会医学研究成果的可操作性。

（2）全科医学与社区医学：社区医学是公共卫生和社会医学在20世纪中期深入发展的产物，1848年盖林提出社会医学以来，到20世纪初，欧洲国家将公共卫生学、社会卫生学、社会医学名称交替使用，70年代后英国改称社区医学。它是一门充分发掘利用社区资源，以满足社区卫生服务需求的医学学科，侧重于研究社会因素与健康和疾病的关系。一般认为，社区医学是应用多学科的方法，如流行病学、社会医学、统计学、人类学等方法和技术，对社区进行调查，并经过社区诊断确定社区存在的主要健康问题及与之相关的医疗保健需求，根据可应用的社区卫生资源，制定社区卫生计划、动员社区力量，通过多渠道的社区卫生服务，改善人群的健康水平，达到促进社区健康、满足社区群体卫生需求之目的。

全科医学属于临床二级学科，研究内容和研究目标主要以个体医疗保健为主，同时又将个体和群体保健融为一体。社区医学在群体目标上与全科医学是相同的。因此，全科医生就自然地成为了社区医学任务的主要执行者；而在落实社区医学的过程中所获得的资源，以及全科医生在社区实践中所获得的自身的训练，则为全科医学在社区中的实施奠定了坚实的基础。

（3）全科医学与临床医学的关系：全科医学与内科学、外科学一样，是临床医学的二级专科。全科医师也和内科、外科等专科医师一样，是全科医学专科的医师，能提供高质量的全科医疗服务，除独立开展全科医疗服务外，还能提供综合性的社区卫生服务，所以，在全科医生的培养中，临床医学是他们必须学习和掌握的专业知识。

（4）全科医学与中医学的关系：中医学是以中医药理论与实践经验为主体，研究人类生命活动中健康与疾病转化规律及其预防、诊断、治疗、康复和保健的综合性科学。中医学的多种理论与全科医学的思想有异曲同工之妙。其中最核心的思想是“整体观”、“辨证观”、

"治未病"以及中医的养生观念。

二、全科医疗

1. 概念 全科医疗(general practice,GP)在北美的一些国家和地区被称为家庭医疗(family practice),也是现阶段世界各国公认的基层医疗的最佳服务模式。它是将全科/家庭医学理论应用于病人、家庭和社区照顾,为个人、家庭、社区提供持续性、综合性、协调性、可及性的一种基层医疗卫生保健服务。整合了其他许多学科领域的知识和技能于一体化的临床服务模式,并强调运用家庭动力学、人际关系、咨询及心理治疗等方面知识提供综合性服务。

美国家庭医师学会(the American Academy of Family Physicians, AAFP)1999年对家庭医疗的定义是:"家庭医疗是一个对个人和家庭提供持续性和综合性卫生保健的医学专业,它是一个整合了生物医学、临床医学和行为科学的宽广专业。家庭医疗的范围涵盖了所有年龄、性别、每一种器官系统以及各类疾病实体。"

2. 基本特征

(1) 体现生物-心理-社会医学模式的服务:全科医学更加注重从生物-心理-社会三个方面改善和提高人的健康。全科医学所持有的整体论、系统论思维,突破了传统的专科医学对待疾病的狭窄的还原论方法,强调把患者看作社会和自然大系统中的一部分,从生理、心理、社会和文化等因素来观察、认识和处理健康问题。此外,由于基础医疗中所面临的精神问题和身心疾患日益增多,全科医生经常使用各种生活压力量表来检查和评价患者的心理社会问题,并全面了解其家庭和社会方面可能的支持力量,从整体上给予协调照顾。因此,可以说全科医学基于生物-心理-社会医学模式,体现了现代医学模式的优良服务。

(2) 人性化服务:随着医学的不断发展,人们逐渐认识到不应当把人仅仅看做是疾病的载体,还应考虑到病人是有情感、有思想、有尊严、有感觉的个体,全科医学顺应了这种认知模式的变化,重视人胜于重视疾病,充分了解病人,才能理解病人的问题,其照顾目标不仅是要寻找有病的器官,更重要的是维护服务对象的整体健康。为达到这一目标,在全科医疗服务中,医生必须视服务对象为重要合作伙伴,从"整体人"的生活质量的角度全面考虑其生理、心理、社会需求并加以解决;以人性化的服务调动患者的主动性,使之积极参与健康维护和疾病控制的过程,从而达到良好的服务效果。改变那种千篇一律的公式化处理问题方式,要求医生从各方面充分了解自己的患者,熟悉其生活、工作、社会背景和个性类型,以便提供适当的服务,如不同的、有针对性的预防和治疗建议。

(3) 可及性服务:全科医疗是基层医疗保健,其服务形式通常以门诊为主体,服务机构设立在居民小区附近,接近百姓,可及性是其重要特点,这种可及性服务主要体现在地理上的接近,使用上的方便,关系上的亲切,结果上的有效,以及价格上的合理等一系列特点。全科医生作为社区的一员,对自己服务的社区无论从风俗习惯、生活方式还是道德伦理等各方面都非常熟悉,居民对自己的医生同样信任和亲切。事实上,由于医患双方的亲近与熟悉,全科医生在诊疗中可以大大减少不必要的问诊、化验与辅助检查,从而获得比一般专科医疗更好的成本效益。国外经验表明,全科医生周到便捷的照顾,可以满足居民80%以上的卫生需求,因此全科医疗的普及可改变基层群众盲目就医和"看病难,看病贵"的状况。

（4）连续性服务：连续性服务是全科医学非常重要的原则，也是全科医学区别于其他二级临床医学专科的重要特征。全科医学倡导生命全过程的连续性照顾，其连续性可以体现为：①沿着人的生命周期各个阶段提供照顾。从婚育咨询、孕期、产期、新生儿期、婴幼儿期、少儿期、青春期、中年期、老年期直至濒死期，都可接受全科医疗服务。②沿疾病的周期（健康→疾病→康复）的各个阶段提供照顾。全科医疗对其服务对象负有一、二、三级预防的不间断责任，从健康促进、危险因素的监控，到疾病的早、中、晚各期的长期管理。③无论何时何地，全科医生对其服务对象都负有连续性责任，要根据病人需要事先或随时提供服务。

由于持续性服务是全科医疗区别于专科医疗的一个十分重要的特征，而我国医生对此还较为陌生，因此需要通过一些特定途径来实现这种服务，包括：建立家庭保健合同，以此固定医患双方的相对长期关系；建立预约就诊制度，保证患者就诊时能见到自己的全科医生，建立慢性病的随访制度，使任何一个慢性病患者可获得规范化的管理而不致失控；建立急诊或24小时电话值班制度，使全科医疗对患者的“首诊”得到保证；建立完整的健康档案（全科医疗病历），使每个服务对象的健康、疾病资料获得完整准确的记录和充分利用。医疗体制改革也要逐步有利于持续性照顾的实现。

（5）综合性服务：综合性照顾可以被定义为能覆盖一个很大范围的病人需要的照顾。字典中对于“综合性”有三个方面的解释：范围广、内容多、很普遍。家庭医师所提供的综合性照顾是家庭医学中的重要问题。综合性照顾体现在“全方位”、“立体性”的照顾，服务对象不分年龄、性别和疾患类型；服务内容包含医疗、预防、保健、康复、健康促进、计划生育等诸多方面；服务层面涉及生理、心理和社会文化；服务范围涵盖个人、家庭与社区（图2-1）。总之，要照顾于服务辖区中所有的个人、家庭、机构，无论其种族、社会文化背景、经济情况和居住环境有何不同，充分利用一切有利于服务对象的方法与手段，开展各种形式的医学照顾，包括现代医学、传统医学，因此全科医学又被称为一体化服务。

如果让患者到专科医生那里去解决躯体方面的问题，到心理医生那里去解决心理方面的问题，那么，由谁来考虑心理、社会问题与躯体健康问题之间的联系呢？不管什么健康问题都可能涉及生物、心理、社会等各方面因素，不能割裂，而必须整合在一起分析、解决。

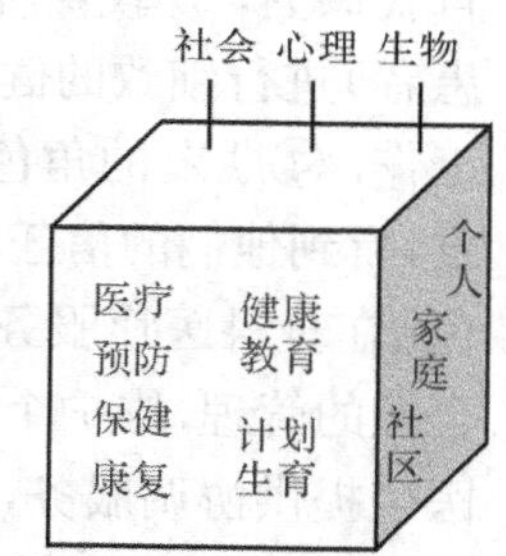

图2-1　综合性服务模式

全科医疗的服务项目，在诊疗方面包括一般的内、儿、妇产科、门诊外科、皮肤科、眼科、五官科、骨科、精神科常见问题，以及老年病、慢性病、环境及职业病的防治；在预防保健方面包括婚前检查、计划生育指导和优生咨询、妇幼保健、计划免疫、职业体检、周期性健康检查；还有心理咨询、医学咨询、健康教育、家庭医疗护理等。根据患者需要，可提供现代和传统医学的各种有效手段，例如我国的中医药学等。

（6）协调性服务：客观地讲，全科医生不是“万能医生”，要承担好持续性、综合性、基本医疗保健责任，实现为服务对象提供全方位、全过程的服务，全科医生除了具备良好的医学知识和临床经验外，还必须具有协调服务的能力，成为动员各级各类卫生资源服务于患者及其家庭的枢纽。

协调性服务是指针对每位患者的要求而进行的调整、组合保健服务的过程。协调性照顾需要关注患者健康照顾需求的所有方面，包括协调提供预防性服务和健康监护、及时地提供健康促进和对患者的宣传教育。协调性照顾需要全科医生同社区中的患者保持联系，明确他们的卫生需求，并为这些需求提供服务等。它包括在诊所提供照顾时，建立系统以减少所计划照顾内容遗漏的可能。全科医生必须协调好医院照顾和家庭照顾，同时，需要处理好患者专科照顾的要求（包括慢性病和精神疾病的照顾）。协调性照顾还包括建立、组织和领导一个健康照顾团队对社区中的患者提供学科之间的和多学科的照顾。各种健康资源的协调和利用使全科医生可以胜任其服务对象的“健康代理人”角色。一旦患者需要，全科医生将调动医疗保健体系和社会力量，为患者提供医疗、护理、精神、社会等多方面的援助。

（7）团队合作模式的健康服务：全科医疗是综合性的医学照顾，仅仅依靠个人的力量是难以完成的，需要良好的团队合作，各种力量的相合配合，才能卓有成效地开展全科医学服务。全科医疗团队以全科医生为核心，与社区公共卫生医师、社区护士、康复医师、心理咨询师、口腔医师、中医师、理疗师、接诊员、社会工作者、护工人员等协调配合，共同完成改善个体与群体健康状况和生命质量、促进健康的工作。

三、全科医生

全科医生是接受过医学系统教育与良好职业培训的全科医疗执行者。

1. 全科医师的角色

（1）对病人与家庭：全科医生承担着以下六种不同的角色。①临床医生角色：负责常见健康问题的诊治和病患全方位全过程管理，包括疾病的早期发现、干预、康复与终末期服务。如果在健康保险系统中建立了首诊和转诊制度，病人则必须首先到全科医生这里就诊，是病人进入医疗保险的“门户”。作为首诊医生，全科医生必须能够获取有效的医疗信息，及时对健康问题及其严重程度做出判别，必要时能够帮助患者联系会诊和转诊等。②咨询者角色：提供健康与疾病的咨询服务，对各种问题提供详细的解释和资料，给患者提供有效的自我保健。③教育者的角色：利用各种机会和形式，对服务对象（包括健康人、高危人群和患者）进行细致的健康教育，并进行效果的评估。另外，全科医生还承担着医学教育和培训工作。④朋友的角色：全科医生要全面了解所患健康问题的背景，成为个人及其家庭的朋友，得到他们的信任和支持，有效地帮助个人和家庭解决与健康相关的问题。⑤管理者的角色：在全科医疗服务中，全科医生针对社区中慢性病患者实施系统化、规范化、连续性和综合性的管理，维护个人和群体健康，同时也节省了大量的卫生资源。⑥协调者的角色：全科医生提供协调服务，包括动用家庭、社区、社会资源和各级各类医疗保健资源；与专科医生形成有效的双向转诊衔接工作。

（2）对医疗保健体系和保险体系：对医疗保健与保险体系来说，全科医生承担着两种角色。①守门人的角色：作为首诊医生，全科医生同时也是医疗保健体系的“门户”，为病人提供基本医疗保健，严格依据有关规章制度和公正原则、成本 / 效果原则等从事医疗保健活动，与保险系统共同管理好医疗保健；②团队管理与教育者的角色：全科医生作为社区卫生服务团队的核心人物，在日常医疗保健工作中管理人、财、物，协调各种人际关系以及与社区社会各方面的关系，负责团队成员的业务发展和继续教育，业务审计，并保证服务质量和学术水平。

（3）对社会：全科医生作为社区的重要成员，参与其中的各项活动，与居民建立亲密无间的人际关系，推动健康的社区环境与家庭的建立和维护。动员组织社区各方面积极因素，协助建立与管理社区健康网络，利用各种场合做好健康促进、疾病预防和全面健康管理工作；建

立与管理社区健康信息网络，运用各类形式的健康档案资料做好疾病监测和统计工作。

2. 全科医生的素质要求

（1）强烈的人文情感：全科医疗是以人为本的照顾，全科医生必须具有对人类和社会生活的热爱与持久兴趣，具有服务于社区人群并与人相互交流、理解的强烈愿望。对患者的高度同情心和责任感永远不变，就像母亲对孩子的爱心一样，是无条件的、全方位的、不求回报的，这种人格是当好全科医生的基本前提。

（2）出色的业务技能：全科医生应具有把服务对象作为一个整体人看待和服务的知识；既善于处理暂时性健康问题，又能对慢性病患者、高危人群与健康人提供持续性保健。因此，全科 / 家庭医学涉及社区常见疾病的各临床学科（包括中医学），乃至遗传学、心理学、行为科学、流行病学、统计学、预防医学、伦理学、社会学、经济学等学科中的相关知识技能，对于胜任全科医疗工作都是不可缺少的。

（3）良好的管理能力：全科医生是社区卫生服务团队管理者，具备一个强者的自信心、自控力和决断力，敢于并善于独立承担责任、控制局面。在集体环境中具有协调意识、合作精神和足够的灵活性、包容性，从而成为团队的核心，与各方面保持和谐的人际关系；又能随时平衡个人生活与工作的关系，以保障自己的身心健康与服务质量。

（4）执著的科学精神：为保持与改善基层医疗质量，科学态度和自我发展能力是全科医生的关键素质之一。全科医生必须树立终身学习的观念，在实践中不断积累经验，能够严谨、敏感而孜孜不倦地对待业务工作，注重任何继续医学教育的机会，能批判性地评价新知识，理解其与社区和全科医疗的相关性，并将其结合于日常服务实践中。

正是以上特定的专业素质，使人们能放心地把自己的健康托付给他们，使全科医生队伍能在强手如林的专科化时代以不可阻挡之势发展壮大，成为高素质的专业学科的载体和“人人享有卫生保健”目标的主要承担力量之一。

3. 全科医生的培养方式

（1）国外的全科医生培养与全科医学教育：全科医学教育培训体系在欧美国家已经存在了近40年的历史。很多国家都建立了国家级的全科/家庭医师规范化（执业）培训项目，并有严格的全科/家庭医学人才标准与考核制度，形成了较为完善的教育体系。

总的来说，英、美等发达国家全科医学教育与培训体系具备以下共同点：①建立了比较完善的全科医学终生教育体系，包括全科医学的高等医学院校的本科教育、毕业后医学教育和继续医学教育。②全科医学作为医学的一个二级学科纳入教育体系中，与其他专科学科有同等的地位，全科医师主要通过毕业后医学教育（规范化培训）来培养。③注重再教育，全科医师的继续医学教育与执业再注册紧密联系，从而保证了全科医师水平提高，以及社区医疗具有一定保障。④国家对全科医师规范化培训实行“三统一”：统一培训标准、统一考试内容、统一颁发证书。⑤毕业后规范化培训经费由国家提供。总之，形成了完善的教育培训体系。

（2）中国的全科医生培养与教育：我国全科医生的教育培养形式主要有三大类。①高等医学院校全科医学知识教育：开设全科医学有关的必修课和选修课，让学生们对全科医学及全科医师有所了解，为以后成为全科医师打下基础。②毕业后全科医学教育：毕业后的全科医学教育（全科医师规范化培训）；全科医生的岗位培训（在职人员的转型培训）；另外还有管理人员培训、卫生技术人员的全科医学知识培训等。③继续教育：全科医师在长期职业生涯中，需通过各种形式参加继续教育，并参加定期考核。毕业后的全科医师规范化培训（住院医师培训）是全科医学教育的核心，也是今后十年的发展方向。培训模式与英、美大致相同，高等医学院校本科学生毕业后经过规范化的全科医师培训，一般为3～4年，取得全科医师规范化培训合格证书获得全科主治医师任职资格。2011年7月1日出台的《国务院关于建立全科医生制度的指导意见》将我国全科医师培养逐渐规范为“5+3”模式，先接受5年医学本科教育，再接受3年的全科医师规范化培训。3年全科医师规范化培训可以采用两种方式，即“毕业后规范化培训”和“临床医学研究生教育”。

（顾　勤）

第三章　全科医学的基本原则与方法

第一节　以人为中心的健康照顾

一、以人为中心的健康照顾的基本原则与方法

（一）以人为中心的健康照顾的基本原则

完整的人及其健康问题是全科医学研究的主要对象，因此，以人为中心的健康照顾范围必然涵盖健康、亚健康和患病三类人群。社区卫生服务不仅要为常见病、多发病、非传染性慢性病人以及残疾人提供基本的医疗保健服务，还必须满足健康与亚健康人群的健康需求，从生物、心理、社会适应性等多方面以及个人、家庭和社区三个层面关爱社区居民，提高他们的健康水平和生活质量。所以，以人为中心的健康照顾的基本原则应包括以下几个方面:

1. 服务所有社区居民，包括病人、健康和亚健康人群。
2. 走进病人的内心世界，关注病人胜于关注疾病。
3. 重视家庭与健康的相互影响（遗传因素、生活习惯、行为方式等）。
4. 以预防为导向，突出以社区为范围的服务。
5. 建立科学的临床诊疗思维，努力提高全科医疗质量。
6. 充分发挥团队合作精神。
7. 维护病人的尊严，尊重病人的权利，满足社区居民的健康需求。
8. 构建有效的医患沟通机制，建立良好的医患关系。

（二）以人为中心的健康照顾的一般方法

1. 通过开展健康教育，使广大社区居民真正认识健康、重视健康、珍惜健康　健康问题涉及的是所有人群，而不仅仅是病人，通过健康教育可促使社区所有的家庭和个人养成良好的生活习惯和行为方式，促进身心健康，提高生活质量。

2. 帮助社区居民理解健康新概念，建立新的健康观　大多数人对疾病、健康与亚健康的认识程度取决于个人文化、个性、家庭、宗教、社会背景以及所接受的健康教育等因素的影响。

不同的人对健康、亚健康和疾病的认识与理解的层次是不一样的，因此，全科医生有必要在了解各种不同病人背景的基础上，做好健康教育工作，帮助社区居民逐步建立健康新概念和新的健康观，以提高他们对自身健康问题的理解、认识与关注程度。

3. 强化健康信念与健康问题的整体观

1）健康信念：是人们对自身健康的价值观念，也反映了人对自身健康的关心程度。健康信念影响病人对医嘱的顺从性或依从性，影响病人与医生的合作关系，同时还影响病人对疾患的焦虑程度和反应方式。

家庭中个人的健康信念模式可相互影响。例如病人的就医行为常常受其配偶的影响，父母亲对婴幼儿身体健康状况的认识和价值观与他们带孩子到儿童门诊就医的次数有关。

全科医生应该帮助社区居民建立正确的知、信、行统一的健康信念模式，设法让他们认识到拥有健康是人生的最大财富，个人应对自己的健康负责，珍惜和努力维护拥有的健康，并采取积极措施促进健康，这是维护个人健康的重要基础。

2）健康问题的整体观：建立健康问题的整体观是完整、正确地认识并全面、有效地解决健康问题的关键。全科医生应教育社区居民从以下几个方面来认识健康问题。

（1）健康问题是一个不可分割的整体，病人表现出来的健康问题有生物、心理、社会等各方面的原因，是诸种原因之间相互作用、相互影响的复杂过程和机制，是一个不可分割的整体。

（2）健康问题是一种复合物，是较大的系统(社会、环境等)与较小的系统(有机体内的各系统)共同作用于人这一整体而产生的一种复合物。这种复合物是一个不可分割的整体，无法被截然分割为各个不同的部分，但每一种复合物在表现形式上可以各有侧重。其表现形式就像是一座冰山露出水面的部分，这是被专科医生、心理医生和社会工作者看到的表面现象，但他们都没能完整地认识健康问题（图3-1、图3-2）。这不仅会使他们在判断上出现偏差，也会影响他们解决问题的效果、效率和效益。

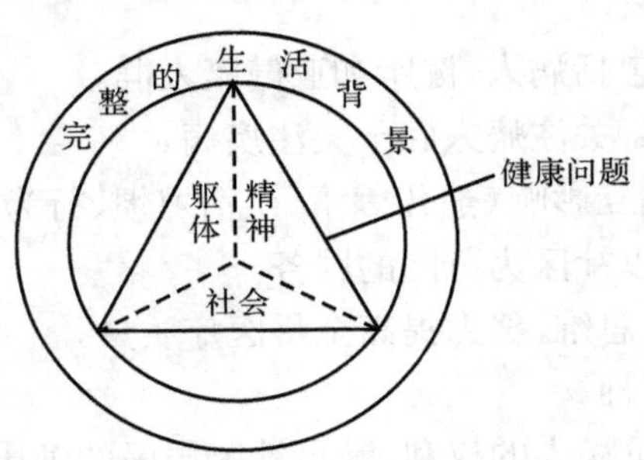

图3-1　健康问题的特征示意图

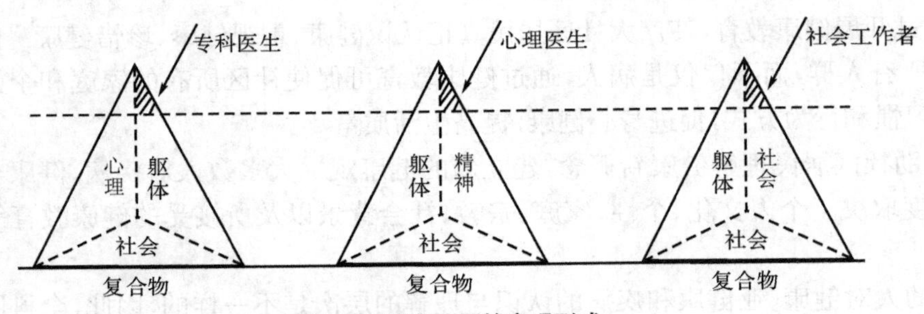

图3-2　健康问题的表现形式

3）医学服务的整体观：病人求诊往往是因为感到身体的某个部位不适或出现了症状，他们的最初目的可能是期望医生能帮助解决某个器官或系统的问题。但医学服务是针对病人提供的整体性服务，而不仅仅是针对器官、系统等部分的服务。病人需要的应该是一种能统筹兼顾、有轻重缓急、分先后次序的整体性服务。这种服务是完全针对作为一个完整的人的，而不仅仅是针对某一病变的组织或器官，也只有全科医生才可以提供这样的服务。

4. 认识亚健康，走出亚健康　长期以来，很多人认为无病即健康，疾病与健康两者之间

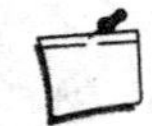

有明显界限。这种认识存在着忽略了病理基础不明的病患及某些功能性问题、忽略了慢性病的发病特点、忽略了亚健康状态、忽略了生活方式和心理状态的重要性等局限性。

（1）亚健康是一种介于健康与疾病之间的过渡状态。WHO关于健康的概念体现了一种积极的健康观，它不仅将躯体、精神和社会适应性统一为一体，同时还认为健康是一种状态，即把健康和疾病看作是并存于一个统一体中的动态过程。

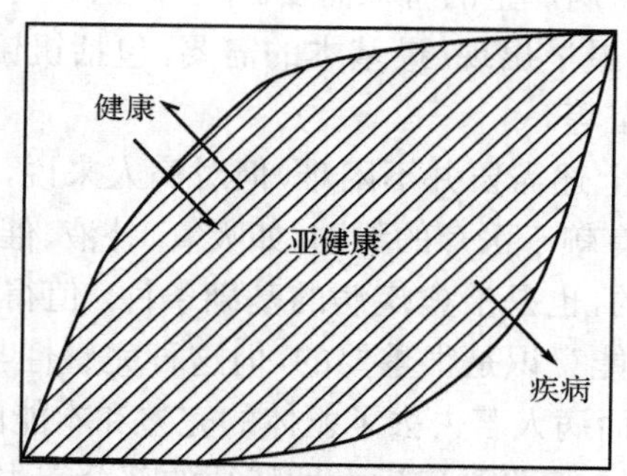

图3-3　人的健康状态的动态过程

事实上，人的健康状态正是波动于健康与疾病之间的过程（图3-3），在健康与疾病之间没有一条明显的分界线，即两者没有非此即彼的明显界限。许多人在大部分时间内往往处于一种两者之间的过渡状态，即亚健康状态。这种状态经现代医学检查大多无明显异常发现，主要表现有失眠、心理疲劳、注意力不能集中、食欲下降、便秘、性功能障碍、时差综合征、神经衰弱、焦虑、抑郁、抵抗力减弱、工作效率低下等心身障碍，尤其多发于经济发达、竞争激烈的国家和地区。亚健康是社会、心理、环境、生活方式和遗传等多因素作用的结果。亚健康具有严重危害，容易造成严重后果。其原因主要表现在对健康危害的隐蔽性和渐进性。据WHO的一项全球性调查表明，真正健康的人仅占10%左右，患有疾病的人占20%左右，而70%左右的人处于亚健康状态。这实际上是在向人们提出警告，如对此不加以重视，疾病就会接踵而至！

（2）全科医生通过加强健康教育，帮助社区居民建立良好的生活习惯和行为方式，是亚健康人群早日走出亚健康的重要途径。

二、以病人为中心的服务

以病人为中心的服务内容涵盖两个方面：一是属于医学技术性范畴的服务，包括认识疾病、治疗疾病、预防疾病；二是属于医学人文范畴的服务，包括理解病人、服务病人，满足病人需要。前者是手段，后者才是目的，而两者的关系又是密不可分、相互依存的。因为不理解病人，就无法真正了解病人所患疾病的性质及其严重程度，不治疗疾病，也谈不上最终服务于病人，满足病人的需要。

（一）尊重和理解病人

病人是具有自然属性和社会属性的人，病人具有同正常人一样的尊严和价值观。因此，只有在尊重和理解病人的前提下，才能更好地服务于病人，从而最大限度地满足病人的需要。

1. 病人的需要　病人作为一个受疾病困扰的特殊群体，在满足各种需要的迫切性与重要性上有着不同于健康人的某些特点，一些与生存密切相关的低层次需要往往处于相对优先的位置上。随着病情的好转，当这些低层次需要得到适当满足后，病人的较高层次的需要可能会突出地表现出来。因此，医护人员应当经常了解病人的需要及其动态变化，努力创造条件满足他们的合理要求。

马斯洛的需要层次理论对于我们了解病人的需要很有帮助，因为病人除了具有一般人的各种需要外，还有一些因患病产生的特殊需要。

（1）生理需要：是人类最早出现、最基本的需要，包括饥饿、疲劳、睡眠、母性反应、性欲、生育以及追求刺激和兴奋等。

一般而言，正常人满足上述需要并不困难，但对病人来说，由于疾病的影响，满足需要的正常途径受阻，因此常常有赖于医疗的帮助，如吸氧、补液、催眠和镇痛等。这些需要的满足是维持机体生存所必需的，也是治愈疾病的基础条件。值得注意的是，对所有的病人而言，保持躯体的完整性和本能意识是很重要的，但这种完整性与生存之间的矛盾常常导致动机的冲突和选择的困难，而病人若失去了躯体的完整和本能的意识也会导致严重的焦虑与不安。如乳腺癌病人手术全切除乳房后女性特征的部分丧失，骨肿瘤病人下肢截除后的躯体残缺等。

（2）安全的需要：当一个人认为自己的健康甚至生命受到疾病或损伤的威胁时，便会产生焦虑、恐惧等情绪反应，与此同时，对安全的需要便被置于最重要、最优先的位置上来。若强烈的安全需要得不到满足，病人便会坐立不安，陷入焦虑和恐惧的困扰之中。为了获得安全感，有些病人可能会采用否认或压抑机制，另一些病人则恰好相反，主动寻求有关信息。这些病人所关心的信息主要有疾病的诊断、病程和预后，疾病的治疗方案与所需费用，疾病对个人和家庭未来的影响，医生的经验与为人，护士的护理技巧与工作态度等。医务人员的镇定自信、认真负责的态度与言谈举止，准确的诊断和令病人信服的治疗措施以及有效的医患沟通和良好的医患关系，均可增强病人的安全感。

（3）爱与归属的需要：所有的病人都会希望能得到亲友和医护人员的关心、体贴、帮助和照料，也希望被周围的人接纳，成为新集体中受欢迎的成员，希望与病友之间关系融洽等。这种需要如果得不到满足，病人便会产生失落感、孤独感，以及抑郁、烦闷或愤怒等情绪反应。全科医生应该充分认识到病人的这种归属和爱的需要的重要性，以实际行动使病人感受到关心与爱，也应鼓励病人互相关心、互相帮助，注意协调好病人之间的关系。因为对病人来说，这也是一种有效的治疗和支持手段，它的满足可以调动其体内的潜能，从而进一步增强战胜病魔的信心和勇气。

（4）尊重的需要：同所有的人一样，病人也都渴望自己在别人心目中占有适当的位置或有好名声。作为“弱者”，他们的自我评价往往较低，但对别人如何看待自己却极为敏感，自尊心格外易受伤害。尊重的需要若得不到满足，便会使病人失去自信，产生自卑感和无助、抑郁乃至愤怒反应，这对疾病的治疗和健康的恢复极为不利。对此，医务人员必须予以高度重视，切不可有意或无意做出伤害病人自尊的事情。

（5）自我实现的需要：这是指个人有一种使自己的潜能得以充分发挥、自我价值得以体现的最高境界。处于复原或康复期的某些病人这类需要可能会凸现出来，但实际情况是所患疾病造成的心身功能的持久下降，往往会妨碍病人达到原定的自我实现的目标。因此，病人若不能根据个人心身状况作出适当调整，则会陷入失落、自卑、抑郁和愤怒等消极

情绪状态之中。对于这类病人，医务人员应帮助他们调整奋斗目标，使他们看到未来的希望所在。

2. 病人的人格尊严　病人同所有的人一样，也都有自己的人格尊严，一旦这种需要遭受挫折或被强行剥夺，就会产生自卑、弱小以及无能的感觉，这些感觉又会使病人丧失基本的信心。在诊疗过程中，大多数病人往往因为丧失了部分能力，处于被动、求助的地位而感到自卑，这反而增加了他们对自尊的需要，对自己人格尊严的极力维护。因此，来自医务人员的重视、赞赏、鼓励和尊重往往是对病人的最高奖赏。在专科医疗实践中，医生常扮演权威和决定者的角色，病人不大可能与医生进行平等的交流，病人的人格尊严和权利也就无法得到应有的尊重。在社区卫生服务实践中，全科医生改变了传统的“医-病”关系为“医-人”关系，与病人如朋友般地进行平等的交往、沟通，建立互相尊重、互相信任、互相关心、互相帮助的平等的人际关系，充分尊重了病人的人格尊严，使病人自己主动参与医疗实践过程，解决自身的健康问题。这也是维护病人平等求医、求护基本权利的前提。

3. 病人的主观能动性　在传统的临床诊疗实践中，往往过分强调医生、药物、手术以及其他治疗手段的作用，而病人常常扮演被动接受者的角色，对疾病的诊断、治疗方案的制定、治疗手段的选择、各项理化检查结果、药品的疗效及价格等没有足够的发言权。这不仅剥夺了病人应有的权利，更重要的是忽视了病人在治疗疾病过程中具有的主观能动性，因而降低了治疗的效果、效率和效益，有时甚至增加了治疗的危险性。

全科医生应该充分认识病人的主观能动性在治疗疾病过程中的重要性，病人自己具有巨大的健康潜能。许多健康问题要由病人自己去解决，尤其是与生活习惯和行为方式有关的一些疾病，包括一些常见病、多发病、诊断明确的慢性非传染性疾病等，只有充分发挥病人的主观能动性，才能充分调动病人自身的健康潜能。在社区卫生服务中，全科医生调动和发挥病人主观能动性的主要途径是通过教育、咨询、帮助以及共同制定治疗方案等方法，最终使病人变成为能有效地解决自身健康问题的人。这一点对于病人的康复和生活质量的提高是至关重要的。

4. 病人的个体差异　一个病人与一个任何其他个体一样，既有人的共同属性，又有不同于其他个体的特性，即个体差异。在生物医学模式下，病人的背景和具体情况尽管各不相同，但相同疾病的诊疗原则却是大同小异。祖国医学的“异病同治，同病异治”的辨证论治原则和体现个性化的治疗方案是符合不同病人的实际情况的，在今天看来，也是十分科学的临床思维方法。在对待病人个体差异性上，全科医学与中医学不仅在认识上完全一致，在制定和实施具体治疗方案时也具有非常有价值的相互借鉴作用。在全科医生看来，每一个病人的健康问题都是不同的，都具有自身特性，因为每一个病人的背景及其所处的环境都不一样。同一种疾病在不同的病人身上就会有不同的反应和意义。如糖尿病、高血压、尿毒症等对于一个十几岁的孩子和一个七八十岁的老人，两者的反应和意义大不相同，所制定和采用的诊疗或康复方案等不可能也不应该是雷同的。不同病人之间既有某些共性，又存在个性，全科医生要在共性中把握规律，在个性中把握特征。对所有的病人而言，不管健康问题的性质如何，一切医疗保健服务都应该体现个体化。

5. 病人角色　病人角色又称病人身份，是指从常态的社会人群中分离出来的、处于患病状态中、有求医和治疗行为的社会角色，是社会期待的病人的行为模式。当一个人患病或被认为患病后，便获得了病人身份或角色，具有了特定的社会地位，并将受到社会的关心和照顾，享有病人角色的权利，但同时也担当起病人角色的义务。病人的权利和义务是相辅相成的，权利是履行义务的保障，而履行义务是享有权利的前提或条件。

1981年10月在葡萄牙首都里斯本召开的世界医学大会上通过的、并在1995年9月和2005年10月分别在印度尼西亚巴厘和智利圣地亚哥的会议上进行两次修订的《里斯本病人权利宣言》，在维护病人正当权益方面具有非常重要的意义。

病人的权利一般包括以下几个方面：

（1）有权就个人的隐私、尊严、名誉、民族习惯、宗教信仰及文化信念获得尊重。

（2）有权接受安全、平等、规范且持续的医疗服务。

（3）有权知道自己的病情、诊断、诊疗方案、自然预后、诊疗风险、医疗费用等信息。

（4）有权接受或拒绝任何药物、检验或治疗，并获知所作决定可能引起的后果。

（5）有权依法获得自己的病历资料、医疗费用票据及其清单。

（6）有权向医院提出建议、投诉和感谢，并得到回应。

（7）有权依法申请医疗鉴定和提起诉讼。

（8）有权选择是否参与医学研究计划等。

病人的义务一般包括以下几个方面：

（1）应尊重医务人员的劳动及人格尊严，并遵从医嘱，配合医务人员的工作。

（2）应爱护自身的健康与安全，并珍惜医疗资源。

（3）应主动、如实提供健康状况，既往诊疗史、用药史、过敏史等信息。

（4）应自觉遵守法律法规、治安管理条例及医院规章制度，爱护医疗设施、设备并保持良好的医疗秩序。

（5）应及时、足额支付医疗费用。

（6）应承担由于疾病及现时医疗技术水平局限导致的医疗风险。

（7）不应要求医务人员提供不正确的资料、收据或病假证明书等。

病人在诊疗过程中，由于角色转变或在逐步适应过程中，常会出现以下几种病人角色行为的正常和失常表现，全科医生必须予以重视。

（1）角色行为冲突：表现为病人不承认患病，或不安心扮演病人角色，不切实际地认为很快就能治愈，急于求成。

（2）角色行为适应：表现为病人能冷静、客观地对待患病现实，从而规范自己的角色行为，如关注自己的疾病，遵循医嘱采取必要措施减轻自身疾病或症状等。

（3）角色行为减退：表现为病人忽视自己当前的疾病，过多地承担了正常角色的责任和义务。

（4）角色行为强化：表现为病人疾病行为的习惯化，具体地说，就是病人的病情虽已稳定或趋于稳定，而病人在心理上却仍然依赖于医生的治疗和他人的照顾。

总之，病人角色概念对理解病人以及医患之间的相互作用是十分重要的，这对于全科医生为社区居民提供个体化的服务同样具有重要意义。

（二）了解病人的背景资料

希波克拉底认为："了解你的病人是什么样的人，比了解他们患了什么病要重要得多"。因为病人既是疾病的载体，又不仅仅是疾病的载体。病人除了有疾病的生物学特征外，还具

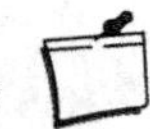

有人的心理和社会学特征。因此，了解病人的背景资料是诊疗服务过程中非常重要的环节。根据生物-心理-社会医学模式，全科医生应该从病人的微观世界和宏观世界两个层面来认识、分析并最终解决病人的健康问题（图3-4）。

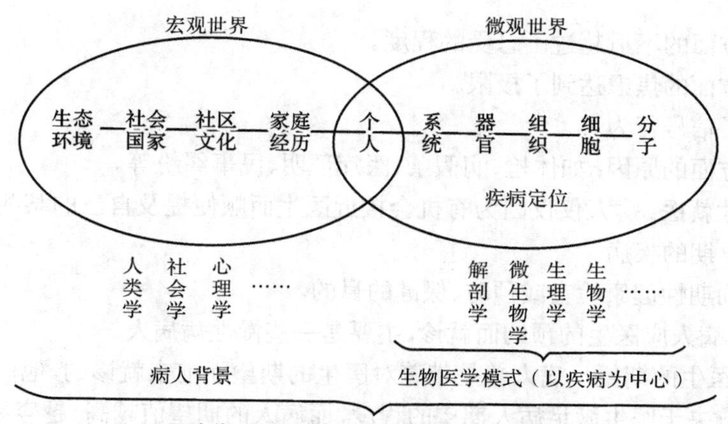

图3-4　病人的宏观世界和微观世界

不同的病人其就医背景也是不一样的。当全科医生面对一个病人时，首先要了解：这个病人是一个什么样的人？他为什么此时来就诊？他自己认为存在什么样的健康问题？他的需要是什么？他来就诊时对医生抱有什么期望?他对自己的健康是什么样的态度？对上述背景的详细了解有助于正确理解病人主诉的症状和问题的性质，从而找到健康问题的真正原因，确定真正的病人。

1. 病人的背景概况　了解病人是一个什么样的人必须基于较完整的背景之上。完整的背景包括社会背景是指文化修养、职业、宗教信仰、政治地位、经济状况、人际关系、社会支持网络、社会适应情况、价值观念等；社区背景是指团体关系、社区意识、社区资源、社区环境等；家庭背景是指家庭结构与功能状况、家庭生活周期、家庭资源、家庭角色、家庭关系、家庭交往方式等；个人背景是指性别、年龄、气质与性格、需要与动机、爱好与兴趣、能力与抱负、生活挫折等。要了解上述复杂的背景资料，绝非是在一次就诊中就能解决的，必须一方面要在为病人提供连续性服务的基础上不断积累，另一方面要与病人建立起一种朋友式的关系，以便在多次交往中不断深入、全面地了解有关背景资料。有一些背景资料可详细记录在个人和家庭健康档案中，另一些背景资料只能存在于全科医生的印象中，而全科医生要让病人知道你对这些资料感兴趣，对解决病人的健康问题有帮助、有价值。

2. 病人就诊的主要原因　有研究表明，病人开始出现症状后，30%～40%的人不理会这些症状，另有相同比例的人会采取一些自我保健措施，还有10%～20%的人会征询他人意见或寻求民俗治疗，仅5%～20%的人寻求专业性的医疗服务。有学者从社会学的角度分析了病人的患病及就诊过程，一个人从疾病的一个阶段进入另一个阶段的可能性依赖于疾病的性质、人的类型、家庭和社区的背景以及卫生资源的可利用程度等因素。实际上，有许多出现较严重症状的人并未求诊，而又有许多只有轻微症状的人寻求医疗服务。可以看出，促使病人就诊的原因不仅仅是疾病的严重性，它更多地涉及病人对出现的症状的理解程度以及功能障碍对其产生的影响和意义。总之，只有将临床症状与出现该症状的人联系起来，才能理解病人为什么会在这特定的时刻带着特定的问题就诊。Mcwhinney在《超越诊断》中详细讨论了这一问题，并描述了促使病人就诊的七个主要原因：

（1）躯体方面的不适超过了忍受的程度。

（2）心理方面的焦虑达到了极限。

（3）出现了信号行为。

（4）管理方面的原因：如体检、病假条、医疗证明、民事纠纷等。

（5）机会性就医：病人仅仅因为有机会接近医生而顺便提及自己的某些症状常有利于发现一些处于早期的疾病。

（6）出于周期性健康检查或预防、保健的目的。

（7）随访：病人应医生的预约而就诊，主要是一些慢性病病人。

3. 病人对医生的期望　病人总是带着对医生的期望而前来就诊的，他们对医疗服务的满意程度往往取决于医生满足病人期望的程度，而病人的期望值越高，越容易产生不满。因此，了解病人的期望程度可以使全科医生有针对性地改善自己的服务技巧。虽然不同的病人对医生的期望存在个体差异，但也有一些期望是共同的：①对医生品德的期望。②对医生医疗技术水平的期望。③对医生服务技巧的期望。④对就诊结果的期望。

与医生能平等、轻松地交谈或交往，从而建立起一种朋友式的医患关系，这往往是病人最直接的期望。面对一个既不熟悉又很刻板的医生，病人会明显感觉到紧张、被动，不敢主动提供有用的线索，而只能被动地回答医生的提问。有经验的全科医生在初次与病人交谈时，总是设法让病人觉得医生可近可信，从而消除病人心理上的紧张感，以便于与病人进行充分交流，在密切了医患关系的同时，也有利于了解病人、帮助病人。

值得注意的是，当病人的期望与医生的原则和能力有冲突时，耐心的说明和必要的解释是很重要的。首先应该表明，医生能理解病人的期望和心情；其次还应该说明为什么不能按其要求去做，这么做会引起什么不良结果，或为什么暂时做不到，原因是什么。另外，还要表明，医生将继续努力寻找解决问题的其他办法。为了在就诊结束前了解病人的期望或要求是否已经得到满足，全科医生礼貌地提醒几句往往也是很有效的。例如，你对我的诊疗服务满意吗?你还有什么要求?还有什么问题需要再讨论吗?别忘了将你身体康复的情况告诉我！等等。

4. 患病体验　是指病人经历某种疾患时的主观感受。要理解病人的患病体验似乎是一件非常困难的事情。

由于疾患往往只是病人生活中经历的一种体验而已。因此医生和病人在对疾患的理解上有时不太一致。对医生来说，疾患可能只是一种疾病概念而已，而对病人来说，疾患却是一种深刻的体验。在让病人了解疾病知识的同时，医生自己更应该了解病人的患病体验，只有这样，医患之间才能达成真正的一致和理解。而医生了解病人患病体验的途径只有两条，那就是用心去倾听和用心去感受。

由于每个人的生活经历和背景都不一样，所以，每个病人都有自己独特的患病体验。当然，患病体验作为一种相似的生活经历，也有普遍的特征。

一般的患病体验有以下几个方面：

（1）精神与躯体的分离。

（2）病人感觉到正与世界逐渐隔离。

（3）恐惧和焦虑。

（4）对健康的羡慕感。

（5）对理性本能的损害。

（6）容易被激怒。

（7）无时间感。

（8）拒绝接受症状等。

5. 疾患对病人的影响　疾患对病人生活的影响往往是多方面的，包括：①造成了经济拮据；②正常的活动被限制；③搅乱了生活规律；④威胁机体的完整性；⑤威胁个人的生命；⑥导致某种关系的破裂，如恋爱关系、婚姻关系、工作关系等；⑦导致生活意义的改变；⑧打断了正在执行的重要工作或人生计划等。

6. 求医行为　指人们在觉察到自己有某种疾患或身体不适时，寻求医疗帮助的行为。一般情况下，人们感到有病就会采取求医的行为，求医是一个患病的人进入病人角色之后可能选择的最主要的行为。但在现实生活中，我们也经常会遇到一些确实患有疾病却不表现出求医行为的病人，也经常见到一些无法诊断为疾病或确实没有疾病的人却表现出经常性的求医行为。这种求医行为的过少或过多都不利于健康或健康的恢复，因此有必要了解病人求医的原因及影响病人求医行为的因素。

有病求医应该是最普遍的常识，但在现实生活中存在着大量有病不求医的现象。有研究报道，有病而不求医的人占病人总数的2/3～3/4，这些病人有意或者无意地把自身置于医疗保护之外。造成这种情况的原因是复杂的、多方面的。因为求医行为是一种复杂的社会行为，它受到许多因素的影响，诸如求医者性别、年龄、民族、受教育程度、社会经济状况、医疗费用的支付形式以及个人的思维方式、对健康与疾病的观念等。

概括起来，影响求医行为的因素主要有以下几个方面：

（1）病人对疾病及疾病原因的理解。

（2）病人对疾病症状的认识和判断。

（3）不同年龄的影响。

（4）社会经济地位对求医行为的影响。

（5）文化教育程度的影响。

（6）医疗服务方面的因素。

7. 遵医行为　是按照医生开出的处方进行治疗和遵照医嘱进行预防保健的行为。遵医行为的好坏常常是影响疗效和疾病转归的决定性因素。不遵医的行为可以表现在许多方面，包括不按医生要求的用法、用量服药，擅自停药，不执行或不完全执行医生的治疗计划等等。有学者对高血压病人的治疗情况进行研究后发现：50%以上的病人在1年内退出治疗；剩下的病人中也仅有2/3服了足量的药物；结果仅有20%～30%的高血压病人的血压得到了很好的控制。研究指出，只有当病人服药量达到应服药量的80%以上时，病人的血压才开始下降。因此，遵医行为对病人的康复至关重要。

概括起来，影响遵医行为的因素包括以下几个方面：

（1）病人对疾病的认识及对治疗的主观愿望。

（2）疾病种类及病人的就医方式。

（3）病人对医生的满意程度。

（4）病人对医嘱内容的理解、记忆程度。

（5）治疗方式的复杂程度。

因此，提高病人的遵医率可以从以下几个方面着手：

（1）改变传统的观念，一切以病人为中心而不是以疾病为中心，加强医患沟通，建立良好的医患关系；在治疗措施上由病人被动顺从改为医患共同参与、合作，这对提高某些长期用药的慢性病病人的遵医行为尤其重要。

（2）高度重视病人在执行医嘱方面的偏差，采取必要的方法和手段改善病人对医嘱的理解、记忆以及执行医嘱的能力。

（3）医生开处方时要注意主次分明，遵循“验、便、贱”的原则，尽量使用疗效显著、不良反应小、容易服用的药物。

（三）以病人为中心的服务方法

以病人为中心的服务方法应包括以下几个方面：

1. 用心倾听，适当反馈。
2. 适时引导，充分沟通。
3. 接受病人的症状和体验。
4. 对病人做详细的解释和必要的教育。
5. 注重感情交流的作用。
6. 让病人参与决策过程。
7. 为病人提供多方面的支持和帮助。

全科医生的服务范围是超越疾病界限的，注重满足病人多方面的需要。然而仅凭全科医生个人的力量是不够的，必须充分利用各种可以利用的资源，才能最大限度地满足病人的需要。全科医生可以利用的资源有医疗的和非医疗的两大部分，前者包括诊疗、咨询、会诊、转诊等资源，后者包括社会资源、社区资源、家庭资源、宗教资源等。全科医生只有在为病人检查身体、开治疗处方、进行健康教育时，才明确地充当医生的角色，而在更多的场合，却充当病人及其家庭朋友的角色，为病人精心筹划、多方奔走、呼吁、求助。全科医生为病人提供的服务只有一部分是治疗性的，而更多的是支持性的。当病人的健康问题涉及心理、家庭、社区、社会等因素时，只有充分利用各种有效的资源，为病人提供多方面的支持和帮助，才能使病人的健康问题得以顺利解决，才能充分满足病人的需要。因此，如果全科医生仅仅充当医生的角色，不仅无法顺利地解决病人的健康问题，更无法满足病人的需要。全科医生为个人提供服务时，应充分了解各种可利用的资源状况，建立超越疾病范围的合作网络，采用以病人为中心的组织工具和临床方法，为病人提供多方面的支持和帮助，使病人作为一个人而得以顺利康复，而不仅仅是作为一种疾病被治愈或作为一种症状得以缓解。

全科医生为个人提供的服务至少应包括以下几个方面：①病人教育；②感情交流；③药物治疗；④预防、保健服务；⑤康复服务；⑥心理咨询与心理治疗；⑦家庭服务；⑧社区服务；⑨社会支持；⑩转诊和继续治疗。

（柯世怀）

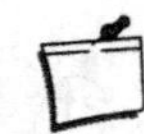

第二节　以家庭为单位的健康照顾

一、家庭的相关概念

（一）家庭的定义

家庭是构成人类社会的最基本单位。在不同的年代，家庭的定义和结构都在发生不同的变化，但不管怎么变化，家庭永远都是人类社会生活的基石，满足着人类最基本的生理、心理和社会需求。家庭的健康是社会稳定的基础，亦是个人健康和幸福的保证。

家庭的定义很多，传统的家庭定义是“一对通过婚姻结合，靠姻缘、血缘关系生活在一起的两个或两个以上人的组成单位”，随着社会的发展，人类生活与文化的多元化使得家庭的形式也发生了变化，出现了同居家庭、丁克家庭、单亲家庭、同性恋家庭等各种特殊结构的家庭，因此有学者将家庭定义为：能提供社会支持，其成员在出现身体或情感危机时能向其寻求帮助的一些亲密者所组成的团体。综合以上两种定义，目前较为完善的现代家庭定义是指“通过情感关系、法律关系和生物学关系联系在一起的社会团体”。其团体成员，即家庭成员具有以下特点：行为共同性、角色稳定性、关系情感性。

（二）家庭的功能

家庭的功能是满足成员生理、心理和社会的基本需求，具体有以下几点：

1. 满足情感需要的功能　家庭成员在血缘和姻缘关系作为纽带的基础上，通过相互交流得到的精神安慰与寄托，缓和与协调个人与社会之间的某些紧张关系，使每一位家庭成员都与一种归属感和安全感，并保持和谐良好的心理状态。

2. 满足生殖和性需要的功能　生儿育女，保证种族的延续，同时满足家庭成员的性需要，控制家庭外的性行为。

3. 抚养和赡养的功能　成年家庭成员对子女进行培养，对上一代年老的家庭成员进行照顾，通过提供衣食住行等相关的最基本生活设施，满足成员的生理需要。

4. 帮助家庭成员社会化的功能　家庭是每个人的第一所学校，通过父母对子女的教育以及家庭成员之间的相关教育，使成员懂得社会规范，学习社会知识和经验，将家庭成员培养成合格的社会成员。

5. 经济的功能　家庭是社会经济分配的最基本单位，家庭成员创造的社会财富在家庭内部重新分配，为其成员提供经济资源，以满足每一位成员从衣食住行到教育、娱乐、医疗等各种需要。

6. 赋予成员地位的功能　合法的婚姻为子女提供合法的社会地位。

（三）家庭的结构

家庭的结构即家庭中成员的构成及其相互间的关系，包括内在结构和外在结构。外在结构即家庭的类型，内在结构是指家庭成员间的相互关系，具体表现就是家庭关系。家庭关系的复杂性或家庭关系的不和谐，常常是许多家庭健康问题的根源。

1. 家庭外在结构（家庭类型）

（1）核心家庭：由已婚夫妇和未婚子女（包括收养子女）两代组成的家庭。核心家庭的特点是人数少、结构简单，家庭内只有一个权力和活动中心，利益、资源容易分配，家庭成员间容易沟通、相处。但由于家庭成员少，家庭资源有限，其抗危机能力较弱。目前，核心家庭已成为我国主要的家庭类型。

（2）扩展家庭：由两对或者两对以上夫妇与其未婚子女组成的家庭，根据成员结构不同，扩展家庭又可分为主干家庭和联合家庭。

主干家庭：是指一对已婚夫妇与未婚子女以及至少一方父母组成的家庭。主干家庭是核心家庭的扩大，有两个权利中心，其家庭成员一般具有直系血缘关系或姻缘关系，因而又称为直系家庭。

联合家庭：由至少两对或者两对以上的同代夫妇及其未婚子女组成的家庭。

扩展家庭的规模大，家庭成员多，关系和结构复杂，一般有多个权力中心，人际关系不易相处，但家庭内外资源丰富，应对家庭危机的能力也更强。

（3）其他家庭：包括单亲家庭、单身家庭、同居家庭、丁克家庭、同性恋家庭，这类家庭结构和功能均不完善，能获得的内外部家庭资源有限，往往家庭问题较多，需要引起全科医生的关注。目前我国这类家庭有增加的趋势。

2. 家庭的内在结构是家庭的内涵，包括权力结构、家庭角色、沟通类型和价值观四个方面。

1）权力结构

（1）传统权威型：受社会文化影响而形成的权威，我国一般由家庭中的成年男性承担，如父亲、长子；

（2）工具权威型：权威由经济基础决定，收入最高、供养家庭的人成为家庭的权威；

（3）感情权威型：权威由家庭感情生活中起决定作用的人承担，如妻子、未成年的子女等；

（4）分享权威型：家庭成员均分享权力，共同协商后作出决策，并共同承担家庭义务，这是理想的家庭权力类型，符合现代社会的民主思想。

2）家庭角色：角色是指与某一特定身份相关联的行为模式。家庭角色是家庭成员在家庭中的特定身份。每一种家庭角色都有为社会所公认的行为规范。

家庭角色要按照社会和家庭为其规定的特定模式去规范角色的行为，这些特定模式的行为称为角色期待。家庭角色是天生的，同时也是在发展变化的，一个家庭成员可以有多个不同的家庭角色，比如一个女性出生以后就有了“女儿”这个角色，结婚后她增加了“妻子”这个角色，生育后她又有了“母亲”这个角色。为了适应角色的变换，每个人都要去学习相应角色的知识和技能，适应角色的责任和权力，符合先前的角色期待。当个人无法适应增加的家庭角色，不能符合其角色期待时，便会产生各种心理困惑，这种现象称之为角色冲突。角色冲突会导致个体的心理障碍，家庭的功能不良，需要对此有足够的重视。

3）沟通类型：人一生的绝大部分时间是在家庭中度过的，家庭成员通过频繁的沟通交流感情，交换信息，调控行为。家庭内保持良好的沟通是维持家庭正常功能的重要途径。家庭沟通通过发送者（S）、信息（M）和接受者（R）这一传递轴完成，任何一个环

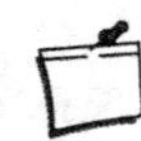

节出现问题，例如发送者没有清楚地表达出信息，这个信息可能是模棱两可的，或者接受者没有听清楚或没有理解这个信息，都会造成沟通不良甚至误解，影响到家庭关系。Epstein等描述了家庭中三种水平的沟通方式：①根据沟通的内容分为情感性沟通与机械性沟通。沟通内容与感情有关，称为情感性沟通，如"我爱你！"。沟通内容仅为传递信息，则称为机械性沟通，如"明天休息"，"把衣服叠好"。家庭成员之间的交往以感情交往为主，旨在满足感情需要的目的。②根据沟通时表达信息的清晰程度，分为清晰性沟通与模糊性沟通。清晰性沟通不经过掩饰，直接明了，如"这件衣服不适合你穿"。模糊性沟通是指经过了掩饰的、模棱两可的沟通方式，如"去不去随你便""你自己看着办"。③根据沟通时信息是否直接指向接受者，分为直接沟通与间接沟通。直接沟通必须清楚地表明所指的接受者，如"你下班早点回家！"。间接沟通没有针对某个接受者，而是泛指一些人，而深层的含义是针对某个人，如"别人下班回来的都挺早的"，又称掩饰性或替代性沟通。

家庭功能良好时，家庭成员间的沟通很顺畅，家庭功能出现问题时，首先反映在家庭沟通上，最先受到影响的一般是情感性沟通，而如果连机械性沟通也失常，家庭将陷入困境。家庭交往不同于任何社会场合的交往，家庭成员之间应多采取清晰性沟通和直接沟通，少采取模糊性沟通和间接沟通。有时，家庭问题的根本原因往往就是沟通方式的问题，良好的沟通方式可以改善家庭成员的关系，恢复良好的家庭功能。

4）家庭价值观：指家庭成员对客观事物（包括人、物、事）及对自己成员的行为结果的意义、作用、效果和重要性的总体的一致性评价，是对什么是好的、是应该的总看法。家庭价值观的形成与文化、宗教、经济、政治以及科技发展水平等密切相关。家庭是每个人的第一所学校，个人的人生观、价值观的形成基础都是在家庭环境中奠定的。

家庭价值观包括家庭的健康观、疾病观，决定了家庭采取什么方法来保护和促进家庭成员的健康，进而体现在家庭成员的就医行为、遵医方式以及日常的各种健康相关行为习惯上。因此，良好的家庭价值观，对个人的健康尤为重要，需要全科医生去了解和关注。

二、家庭对健康的影响

家庭对个体健康的影响主要体现在以下几个方面：

（一）遗传的影响

每个人都是其特定基因与环境之间相互作用的产物。父方或者母方的遗传缺陷有可能导致子女出现遗传性疾病。这种疾病常为先天性的，即一出生就患病，如先天愚型、血友病等，也有可能出生一定时间后才发病，有时甚至要经过几年、十几年甚至几十年后才能出现明显症状，慢性进行性舞蹈病一般要在中年时期才出现疾病的表现。有些遗传病需要遗传因素与环境因素共同作用才能发病。如哮喘病，遗传因素占80%，环境因素占20%；胃及十二指肠溃疡，遗传因素占30%～40%，环境因素占60%～70%。近亲结婚会大大增加遗传性疾病发生的概率，因此我国法律禁止三代以内的近亲结婚，同时通过一定的产前筛查，比如唐氏筛查，来减少遗传缺陷事件的发生。

（二）围产期的影响

胎儿在怀孕期间就已经受到家庭的影响，母亲的情绪会通过母体的神经-内分泌轴影响胎儿的生长和发育，同时怀孕期间的宫内感染、用药、射线等因素亦有可能影响胎儿的发育，比如饲养宠物的家庭要警惕弓形虫等寄生虫对妊娠妇女的感染，反应停事件也说明妊娠期的用药需要特别的谨慎。

（三）儿童发育及社会化的影响

家庭是儿童生理发育、心理成熟、社会化初步形成的重要场所，家庭结构和功能的异常会导致儿童出现各种躯体和心理方面的疾病以及人格障碍，尤其是在3个月到4岁这一儿童身心发展的关键时期，这一时期父母照顾与情感交流的缺失将有可能导致儿童出现一系列心理精神的问题。当今社会，随着离婚率的上升，人口流动性的加大，出现了越来越多的城市单亲家庭、农村留守儿童等社会现象，在这些环境中成长的儿童，出现心理、性格问题的风险远远高于正常家庭，需要全科医生的格外关注。

（四）感染性疾病传播的影响

家庭成员长期共同生活在一起，其中某一成员的感染性疾病很容易在日常的密切接触中传播给其他家庭成员，尤其是儿童。夫妻之间通过性行为会相互感染各种性接触传播疾病，如艾滋病、肝炎、梅毒等，这些疾病甚至可能通过分娩、哺乳等垂直途径传染给下一代。同时，密切的生活接触也会使一些病原菌在家庭传播，如幽门螺杆菌（HP）的感染就有明显的家庭聚集倾向，慢性乙型肝炎也有可能通过这种方式传染给缺乏免疫保护的其他家庭成员。医务工作者（尤其是感染科、呼吸科、ICU、急诊科等感染高危科室）在工作中有可能成为一些病原菌的携带者，在结束工作进入家庭后需要及时进行个人的清洁消毒，如手部、口腔等，防止将院内感染的病原菌带入家庭。

（五）慢性病和预期寿命的影响

家庭成员长期的共同生活会形成一致的生活方式，如饮食、锻炼、是否饮酒吸烟等。这些生活方式有些会促进成员的健康，有些则是许多慢性疾病的危险因素，导致慢性疾病的发生、进展。如长期高盐饮食导致高血压，高脂饮食导致高脂血症，这些会使心脑血管疾病的发生增加；家庭成员的吸烟及其他成员的被动吸烟，会使慢性阻塞性肺病、肺部肿瘤的发病增加；长期的饮酒会发生乙醇性肝硬化。此外，家庭生活的不和谐，生活压力事件的出现，会使家庭成员的心理和情绪受到影响，长期不良的情绪会改变个体的免疫功能，导致免疫监控的缺失，增加患肿瘤类疾病的风险，同时负面的心理暗示也会导致心理精神疾病的发生，影响成员的生活质量，甚至出现自残、自杀等极端情况。总之，这些慢性疾病将会改变家庭成员的预期寿命。

（六）疾病康复的影响

家庭的支持对各类疾病的康复有着重要的影响。脑卒中、股骨颈骨折等疾病会使许多老年人失去程度不同的生活自理能力，即失能。及早、规范的治疗和康复训练可以最大限度地减少失能对生活的影响，并且通过积极的功能锻炼使患者回归正常的家庭和社会生活。家庭是进行疾病康复的重要场所，家庭成员的鼓励，经济资源的支持，就医行为的协助，家庭生活的照顾将促进患者的康复。相反，家庭的漠不关心会使原先的疾病加重，出现新的并发症，增加致残率和死亡率；比如因不慎跌倒导致股骨颈骨折的老人，如及时进行手术和功能锻炼，可以恢复先前的生活，否则只有长期卧床，并会带来压疮、吸入性肺炎等并发症；脑卒中如果错过了最佳的治疗康复时机，等到神经萎缩、肌肉僵硬后，再进行治疗会很困难，预后也变差。目前我国相关疾病的发病率很高，其致残率远远高于西方国家，我们在这方面

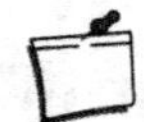

需要做的努力还很多。

（七）健康信念的影响

家庭成员的健康信念往往相互影响。家庭成员对待健康的态度及遵医、求医行为会受到其他成员和整个家庭的影响。在功能不良的家庭里面，其成员要么频繁就医，对医生过于依赖，要么对自己的健康漠不关心。同样，健康信念可以影响家庭成员对生活方式的态度，是努力改正不良的生活方式还是放任不管，是否共同建立良好的生活方式，如锻炼身体、不熬夜、不长期看电视、戒烟等，这些行为都将明显影响家庭成员的健康。

三、家庭生活周期

（一）家庭生活周期概念

家庭是一个动态变化的单元，家庭的变化伴随着家庭成员的发育成长，从出生到生命结束，每一阶段都与特定的发育成长进程相联系，成功地完成这些进程，就使人的生命得以继续向前发展，家庭也将进入一个新的平台，如此周而复始。每个家庭都将遵循着社会与自然的发展规律，经历产生、发展与消亡的过程，这一过程我们称之为家庭生活周期，亦有学者称为家庭生命周期。具体来说，家庭生活周期是指家庭经历从结婚、生产、养育儿女到老年的各个阶段连续的过程。

（二）家庭生活周期的划分

在家庭的发展过程中，杜瓦尔（Duvall）认为家庭生活周期主要分为8个阶段。家庭在每个阶段都有其特有的角色、责任及需求。

1. 新婚期　从准备结婚到第一个孩子出生，主要任务是双方相互沟通、适应，协调性生活及计划生育。

2. 第一个孩子出生期　第一个孩子介于0～30个月之间，其主要任务是调整进入父母角色，应对经济和照顾孩子的压力。

3. 学龄前　第一个孩子介于30个月～6岁之间，其主要任务是抚育孩子。

4. 学龄期　第一个孩子介于6～13岁之间，其主要任务是教育孩子，确保孩子的身心健康发育。

5. 青少年期　第一个孩子介于13～20岁之间，其主要任务是增进对孩子的了解、沟通。

6. 孩子离家期　第一个孩子离家至最小孩子离家之间；其主要任务是继续为孩子提供支持，同时逐步调整自己，以适应环境的改变。

7. 空巢期　从所有孩子离家至退休，其主要任务是巩固婚姻关系，计划退休生活。

8. 老年期　从退休至死亡，其主要任务是维护健康，应对疾病。

（三）家庭生活周期的照顾特点

每个家庭都会在不同的家庭生活周期面临相似的问题，尤其是新旧生活周期交替的时期，全科医生要做好个人的健康照顾，就必须深入到家庭，了解家庭生活周期，鉴别正常和异常的家庭发展状态，预测和识别家庭在特定时期可能或已经出现的问题，及时进行健康教育和咨询，必要时采取一定的预防和干预措施，保证家庭及其成员的健康发展（表3-1）。

表3-1　家庭生活周期

阶段	面临的主要问题	全科医生关注的重点
新婚期	双方生活方式的磨合与人际关系调整	沟通与咨询
	为怀孕做准备	孕前体检与遗传疾病筛查
	性生活的协调与计划生育	性生活与计划生育指导
	围生期生理和心理的适应	孕期检测与指导
第一个孩子出生期	父母角色的适应与产后健康	心理咨询与产后健康指导
	婴幼儿的哺育	婴幼儿哺育指导与发育监测
	婴幼儿疾病预防	婴幼儿预防接种与异常的早期干预
学龄前儿童期	儿童的身心发展	儿童发育指导与教育咨询
	安全保护问题	安全健康教育
	传染性疾病和呼吸道感染	卫生指导与疾病监测
学龄儿童期	学业问题	配合教育部门、家庭宣教与指导
	心理发展与性格形成	心理辅导、性格教育
	营养与运动	营养咨询与运动指导
青少年期	青少年心理问题	心理咨询
	性发育问题	生理健康教育、发育监测
	学习与社会化问题	配合教育部门
孩子离家期	心理问题	心理咨询
	慢性病问题	改变不健康生活方式
	更年期	更年期保健
空巢期	心理问题	心理咨询
	慢性疾病问题	健康教育、定期的体检与评估
	经济与医疗保障问题	合理规划，保险的选择与保障落实
老年期	疾病与残疾	慢病管理、康复治疗与家庭病床
	治疗与照顾问题	随访、与子女及社区沟通落实照顾
	丧偶与死亡	心理疏导与临终关怀

四、家庭健康问题评估

家庭健康问题评估，是通过了解家庭的结构和功能，分析家庭与个人健康之间的相互作用，掌握家庭问题的真正来源，为解决个人和家庭的健康问题提供依据。目前在全科医疗中广泛应用的家庭评估方法有：家庭关怀度指数（APGAR问卷）、家系图、家庭圈和家庭资源评估等。家庭关怀度指数和家庭圈主要反映某一家庭成员对家庭功能状态的主观感觉，多用于家庭功能的筛检。家系图主要反映家庭的客观资料，不同的评估方法之间可以取长补短，全科医生在实际工作中应根据具体需要而加以选择。

（一）家庭基本资料

1. 家庭的环境　包括家庭的地理位置、周围环境、居家条件、邻里关系、社区服务状况等。

2. 每个家庭成员的基本情况　包括姓名、性别、年龄、家庭角色、职业、文化程度、婚姻状况、主要的健康问题等。

3. 家庭的经济状况　家庭的主要经济来源、年总收入、人均收入、年总开支、消费观念等。

4. 家庭生活史　主要的家庭生活事件、家庭生活周期、家庭问题、家庭成员的健康问题等。

5. 家庭的健康信念和行为

（1）生活方式、健康维护和健康促进的行为，例如，吸烟、饮酒、饮食结构、体育锻炼等。

（2）疾病预防和控制措施，例如，免疫接种、定期体检、儿童保健、计划生育等。

（3）医疗保健服务的可用性、可及性、熟悉程度，医疗保险的类型，对医保的熟悉程度和可及性。

（4）对健康的关心程度、是否能及时作出求医决定、家庭照顾病人的能力如何。

（二）家系图

家系图又称家族谱，是通过家族树状图谱来反映家庭结构、家庭健康史、家庭成员的疾病间有无遗传联系等家庭信息，是全科医学健康档案的重要组成部分。家系图一般由3～4代人组成，从上到下辈分降低，从左到右年龄降低，夫妻关系的一般男左女右。一份家系图可以提供以下几个方面的资料：家庭人数、家庭的结构类型、家庭生活周期、家庭关系、遗传病的发病情况和家庭成员的基本资料，因此是了解家庭客观资料的最佳工具。全科医生可以通过家系图快速地了解、评估家庭情况，帮助进行全科医疗的决策。

（三）家庭圈

家庭圈是一种主观的家庭功能评估方法，由某一家庭成员自己画的关于家庭结构与家庭关系的图谱，以反映一个家庭成员对家庭关系的感性认识、情感倾向、家庭成员间关系的亲密程度。一般用大圆圈表示家庭，在大圆圈的适当位置上，用小圆圈表示成员，圈的大小代表家庭成员的权威性或重要性的大小，圈与圈之间的距离代表相互之间关系的亲疏程度。

通过家庭圈的讨论，全科医生可以了解病人的情感反应和可能存在的与家庭有关的心理、社会问题。家庭圈所反映的只是病人当前对家庭关系的主观感觉，会不停的变化，尤其是在家庭生活周期的转变阶段或家庭成员发生严重疾病时。家庭圈是一种了解家庭结构与功能的简单方法，可作为拜访功能障碍家庭的出发点。这个家庭中父亲是家庭中最重要的人物，其次是母亲。

（四）家庭功能的评估

Smilkstain于1978年根据家庭功能的特征，设计了“家庭关怀度指数”量表，问卷分两个部分：

第一部分：测量个人对家庭功能的整体满意度，共5个题目，每个题目代表一项家庭功能，简称APGAR问卷（表3-2）。

A代表适应（adaptation）：指家庭在发生问题或面临困难时，家庭成员对于内在或外在资源的运用情形。

P代表合作（partnership）指家庭成员对权利与责任的分配情况与做出决定的方式。

G代表成长（growth）指家庭成员互相支持而趋向于身心成熟与自我实现的情形。

A代表情感（affection）指家庭成员彼此之间的相互关爱的情形。

R代表亲密度（resolve）指家庭成员对彼此共享各种资源的满意情形。

表3-2 APGAR量表

内容	2分	1分	0分
	经常	有时	很少
1. 当我遇到问题时，可以从家人得到满意的帮助	□	□	□
2. 我很满意家人与我讨论各种事情以及分担问题的方式	□	□	□
3. 当我希望从事新的活动或发展时，家人都能接受并给予支持	□	□	□
4. 我很满意家人对我表达情感的方式及对我情绪的反应	□	□	□
5. 我很满意家人与我共度时光的方式	□	□	□

以上5个问题有3个答案可供选择，若答“经常”得2分，“有时”得1分，“很少”得0分。将5个问题得分相加，总分7～10分表示家庭功能良好，4～6分表示家庭功能中度障碍，0～3分表示家庭功能严重障碍。另外，通过分析每个问题的得分情况，可以粗略了解家庭功能障碍的基本原因，即哪一方面的家庭功能出了问题。

第二部分：了解受测者与家庭其他成员间的个别关系，分良好、较差、恶劣三种程度。

这种家庭功能评估的方法属于病人自我评价的一种类型，主要反映个别家庭成员对家庭功能的主观满意度。该方法简单易行，全科医生可通过这种方法在门诊对患者的家庭功能进行初步筛检。

（五）家庭资源

家庭及个人在发展过程中总会遇到各种困难及各种压力，情况严重时可能会导致家庭危机。这时就需要动员家庭所有成员在物资上和精神上予以支持，以维持家庭的基本功能。这种为维持家庭基本功能，应付紧张事件和危机状态所需要的物质和精神上的支持被称为家庭资源。家庭资源的充足与否，直接关系到家庭及其成员对压力及危机的适应能力。家庭资源可分为家庭内资源和家庭外资源。

1. 家庭内资源 包括：

（1）经济支持：指提供生活资料、支付医疗费用、负担社会活动费用等的能力。

（2）维护支持：指家庭对其成员的名誉、地位、权利和健康的维护与支持。

（3）医疗支持：指家庭为患病的家庭成员提供医疗照顾的能力。

（4）情感支持：指家庭对其成员的关怀与精神支持。

（5）信息与教育支持：家庭成员相互之间存在着潜移默化的影响。家庭要为个人提供必要的信息，培养每个成员的生活与社会活动技能，最终获得个性的发展与成熟。

（6）家庭设施支持：家庭居住场所及生活设施的支持，提供交往机会和实践场所，以便满足个人发展的需要，当健康照顾对设施有要求时可予以配合。

2. 家庭外资源 包括：

（1）社会资源：亲朋好友、社会团体的关心与支持。

（2）文化资源：文化教育、文化传统和文化背景的支持等。

（3）宗教资源：宗教信仰、宗教团体的支持。

（4）经济资源：工作收入、各种经济来源、社会赞助、保险支持等。

（5）教育资源：社会教育制度、教育水平、教育方式和接受教育的程度等。

（6）环境资源：所居住社区设施、附近公共设施、公共环境等。

（7）医疗资源：医疗卫生制度、医疗保健服务的可用性、医疗服务水平、家庭对医疗服务的熟悉程度等。

五、家庭危机与家庭治疗

（一）生活压力事件

生活中发生的各种事件均会对人的心理状态发生影响，家庭是每个人生活的主要场所，也是各种生活事件的重要来源。因此家庭生活事件是最常见的社会心理因素。尽管这些事件会对人的心理状态产生影响，但并不是每一种事件都会导致健康问题，只有当这些事件引起的心理反应积累到一定程度，超过了个体的调节能力时，才可能导致健康问题的出现。这里的超出调节有可能是生活事件的压力过大，也有可能是个体的心理承受能力过低。

生活压力事件分为以下四类：

1. 家庭生活事件　如家庭成员的去世、离异或者夫妻感情问题、家庭矛盾、新的家庭成员的加入等。

2. 个人生活事件　包括开始恋爱或者失恋、疾病、生活坏境改变、违法行为等。

3. 工作生活事件　包括就业、工作调整、退休、失业等。

4. 经济生活事件　包括收入减少、中奖、大额贷款等。

从20世纪60年代起，学者们对生活事件进行了较多的客观化和定量化研究，其中美国的Holmes（霍尔莫斯）和Rahe首先用定量的方法来评估心理因素对健康的影响，于1967年编制了“社会重新适应量表（social readjustment rating scale，SRRS）”。我国于20世纪80年代将该量表引入国内，并根据我国的实际情况进行了相应的修订。在修订的量表中，我国学者根据中国人对生活事件的承受能力将不同的生活事件进行归纳评分，称之为生活变化单位（life change unit）。

（二）家庭危机

生活压力事件不仅作用于个人，对其所在的家庭也会产生重要影响。一个家庭，在发展过程中，需要不断地应对各种威胁家庭完整性、发展甚至生存的压力事件，这些事件又称家庭压力事件。家庭对压力事件的应对和调整能力，取决于家庭资源的多少。如果家庭资源充足，家庭可以通过一定的调整，恢复到原来的平衡状态或者建立一个新的平衡；如果家庭内外资源不足，无法应对压力事件，家庭的正常功能就会遭到破坏，家庭便陷入危机状态，即家庭危机。

（三）家庭治疗

家庭治疗，是指对家庭的功能、角色、互动模式的调适，涉及心理、行为问题的治疗。家庭治疗是以家庭为对象实施的团体治疗模式，其目标是通过对所有家庭成员的协调，使家庭恢复和谐，家庭的各项功能能够健康运转。家庭治疗的重点不是家庭成员个人的心理研究和行为分析，而是着重探究家庭成员的互动关系，从家庭系统的角度去解释个人的心理与行为的各种问题，在治疗的过程中，个人的改变有赖于家庭整体的改变。

家庭危机是家庭治疗的一个重要适应证。造成家庭危机的原因往往很复杂，对其实施家庭治疗时，需要医生与家庭协定，对所有家庭成员介入，以了解家庭危机的缘由，家庭成员的角色情况，家庭相互作用模式以及成员的认知和行为情况等信息。家庭治疗并非所有的全科医生都适合去做，需要医生有心理学资深的阅历并掌握精神分析的方法，因此做好家庭治疗需要医生接受专业的家庭治疗培训。

Doherty和Barid于1986年将全科医生对家庭的介入程度分为5个等级（表3-3），其中经过家庭治疗专门培训的医生可以提供5级的家庭照顾服务，即家庭治疗；一般全科医生提供3～4级的家庭照顾服务；刚毕业的全科医生在1级的基础上，希望能提供2级的家庭照顾服务。在我国，由于国情和社会文化背景不同，我们希望普通的专科医生能够提供2级的家庭健康照顾，全科医生能够提供3～4级的家庭照顾服务。至于家庭治疗，由于其专业性较强，当遇到需要介入的家庭时，希望能够动员社会的其他力量，如专业的家庭治疗师、社会工作者、心理医生等，一起合作，提供相关的家庭照顾服务。

表3–3　家庭照顾的服务等级

级别	内容
1. 对家庭考虑得最少	与家庭只讨论生物学方面的问题
2. 提供医疗信息和咨询	诊治中考虑家庭因素，能简单地识别家庭功能紊乱并转诊
3. 同情和支持	同家庭的讨论中，强调压力和情感对疾病的治疗作用
4. 评估和干预	同家庭讨论，帮助他们改变角色和相互作用模式，以便更有效地适应压力、疾病和治疗
5. 家庭治疗	定期同家庭会面，改变家庭内在身心疾病有关的不良的相互作用模式

（王　沛）

第三节　以社区为范围的健康照顾

以社区为范围的健康照顾是基层医疗实践与流行病学、社区医学的有机结合，它超越了基层医疗仅仅为病人提供诊疗服务的传统模式，以积极的健康观为指导，通过预防、医疗、保健、康复一体化的过程，成为一种立足于社区的、以预防为导向的新型基层医疗模式。通过提供以社区为范围的健康照顾，全面了解社区健康问题，从而合理利用卫生资源，维护和提高社区全体居民的健康。

一、社区卫生调查

社区卫生调查是根据一定的调查目的，选择合适的调查方法，收集有关社区卫生

的资料，并进行统计分析，了解社区居民健康状况及其变化规律、人群的卫生服务需求、社区卫生服务状况及卫生资源，找出存在或潜在的社区健康问题的“病因”。因此它是提出解决社区健康问题的方案，制定社区卫生服务计划，进行社区诊断和社区干预的前提。

（一）社区卫生调查目的和对象

社区卫生调查目的：

1. 发现社区的主要卫生问题，为社区诊断提供依据。

2. 判断造成社区健康问题的原因。

3. 了解社区各种可用以解决社区卫生问题的资源。

4. 提供制定社区卫生保健计划的其他有关资料。

实际上在社区卫生调查中，往往需要对几种不同的对象进行调查，而对于同一对象的调查又可以根据不同的任务，提供所需要的多种资料。社区卫生调查的目的不同，调查对象亦有不同。

（二）社区卫生调查基本原则

1. 目的明确，重点突出。

2. 有足够数量的调查单位　数量过少，会影响调查结果的可靠性，稳定性和可重复性。

3. 随机化　随机化是确保每一个调查单位均有同等机会被抽取。随机化的目的在于减少样本偏差，使样本具有较好的代表性。

4. 相同条件下的对比　所谓相同条件系指参与比较的各组之间，除观察因素外，其他条件应尽量相近。

（三）社区卫生调查内容

1. 社区人口学资料　包括人口数量及构成，人口自然增长趋势等。

2. 社区人群健康状况　包括人群发病、患病、伤残资料，社区高危人群及危险因素，社区居民的健康意识，居民的求医行为等。

3. 社区环境状况

（1）社区自然地理条件。

（2）安全饮用水普及情况。

（3）环境污染情况。

（4）社区家庭结构及功能。

4. 社区资源　包括经济资源、卫生资源、文化教育资源和社区动员潜力等。

5. 卫生服务状况　包括卫生服务利用和卫生服务供给等。

（四）社区卫生调查设计

1. 确定调查方法　常用的有普查和抽样调查。抽样调查是社区卫生调查中最常用的方法。

随机抽样的方法有：①单纯随机抽样；②系统抽样；③分层抽样；④整群抽样；⑤多级抽样。在社区卫生调查中，常常采用多级整群抽样方法确定调查样本，即根据社区情况，先抽取居委会，再在抽中的居委会中进行家庭抽样。调查基本单位为居民家庭（户）。以所辖社区常住人口底册为准，按照随机原则，社区规模在5万人口以下的抽取800户，5万以上的抽取1 000户。对抽中的样本家庭中实际居住的全部成员进行调查。

2. 确定调查项目和设计调查表　调查项目是调查的内容,包括备考项和分析项。调查表是将调查项目按一定顺序编制而成。调查表的设计是关系到搜集的资料是否完整、准确、规范的重要条件,一定要由通晓专业的人精心设计。项目的排列顺序要有逻辑性,以便利填写。调查表的格式可分为一览表和单一表(表3-4)两种。

3. 确定调查方式　调查方式有直接观察法、询问法、填表法3种。

4. 调查资料的整理计划　整理计划主要包括设计分组、归组、设计整理表等方面。

5. 调查资料的分析计划　要说明用哪些指标和统计图表对资料的数量特征及分布规律进行描述,消除混杂因素的方法及预期要做哪些统计推断,回答和解决哪些社区健康问题等(详见第六章 社区卫生服务研究技能)。

(五)社区卫生调查实施

为使搜集到的资料及时、准确、可靠,实施过程中应明确组织者,实施阶段要按照调查设计的要求进行调查员培训、印刷调查表以及资料的收集等。并对宣传动员、时间进度、分工与联系、预算等做出安排,统一认识,统一方法,统一标准。此外应编制详细的填表说明供调查人员使用,以保证统一正确的理解与执行。设计者应亲自参加调查,以便发现问题及时修改和调整调查设计。

表3-4　某区社区居民健康及卫生服务需求调查表(式样)

编号:□□□□□□□□□□　　　　调查日期　　　年　　　月　　　日

调查时间 ________________　　　　调查员签名 ____________

户主姓名 ________________　　　　户口所在地 ________镇 ______村

家庭住址__________ 街道______ 居委会,门牌号:________ 家庭电话________ 个人编号 __________

一、基本情况

1 姓名:__________ 2 性别:①男 ②女　3 出生年月:__________ 4 民族:①汉②满③回④其他

5与户主的关系:①户主②户主配偶③子女或子女配偶④孙子或孙女⑤父母⑥祖父母⑦兄弟姐妹⑧其他

6 婚姻状况:①未婚②已婚③离婚④丧偶

7 文化程度:①不识字或识字很少②小学③初中④高中(含中专或技校)⑤大专⑥本科(含大学)及本科以上

8 工作类型:__________

9 您目前参加的医疗保险是(可多选):①公费②医疗保险③新型农村合作医疗④商业保险⑤自费⑥其他

10 2004年您的家庭总收入是多少 ①5000元以下②5000元~1万元③1万~2万元④2万元以上

11 2004年您的家庭医疗卫生费用占家庭总收入的比例为:

①0~10%②10%~20%③20%~30%④30%~40%⑤40%~50%⑥50%~60%⑦60%~70%⑧70%~80%⑨80%~90%⑩90%~100%

12在家平均每月居住情况:(选择答案②者停止调查)①常住②偶住

二、生活方式

13体育锻炼频率①每天②每周一次以上③偶尔④不锻炼,每次锻炼时间____分钟

14饮食习惯①荤素均衡②荤食为主③素食为主④嗜盐⑤嗜油⑥嗜糖

15吸烟情况 ①从不吸烟　②已戒烟　③吸烟　　　　平均______支/天

16饮酒情况 ①从不　②偶尔　③经常　④每天　　　平均______两/天

三、就医情况

17 当您感到身体不舒服时,您一般准备怎么办(选择答案①⑦⑧的直接进入问题19)

①不理会②到市级医院看病③到区级医院看病 ④到镇卫生院看病⑤到附近社区卫生服务站看病⑥找乡村医生看病⑦自己买点药吃⑧其他

18您选择该医疗机构就医的主要原因是:(可多选)

①价格便宜②离家近③医生技术好④医生服务态度好⑤设备条件好⑥感到安全⑦有熟人⑧其他

19 您最近一年内是否去过**卫生院看过病(回答"没去过"请直接进入问题23)①去过 ②没去过

20当您在**卫生院看病时,您感觉医生的服务态度怎样 ①好②比较好③一般④不好⑤说不好

21您认为总的来看**卫生院的技术水平怎样 ①好②比较好③一般④不好⑤说不好

22 您认为**卫生院就诊的设施和环境如何 ①好②比较好③一般④不好⑤说不好

23 您是否去过社区卫生服务站看过病(回答"没去过"请直接进入问题27)①去过 ②没去过

24当您在社区卫生服务站看病时,您感觉医生的服务态度怎样 ①好②比较好③一般④不好⑤说不好

25 您认为总的来看社区卫生服务站的技术水平怎样 ①好②比较好③一般④不好⑤说不好

26 您认为社区卫生服务站就诊的设施和环境如何 ①好②比较好③一般④不好⑤说不好

四、患病情况

27您最近两周内,是否觉得有身体不舒服(回答"否"请直接进入问题30)①是 ②否

28您患病后,采用的方式是(选择①者请进入问题31,选择②③④者直接进入问题30)

①未采取任何措施②纯自我医疗③找医生看病治疗④自我医疗和看医生

29如果您本次患病未采取任何措施,其最主要的原因是:(可多选)

①自感病轻②经济困难③无时间④交通不便⑤其他

30您目前是否自觉身体不适(如回答"否"请直接进入问题32)①是 ②否

31您目前经医生确诊所患疾病是:(为多选)

①高血压②冠心病③糖尿病④脑卒中⑤肿瘤⑥慢性支气管炎⑦高血脂⑧腰腿疼痛⑨青光眼⑩其他

五、体检及卫生需求

32 最近三年内,您多长时间进行一次体检:①半年②一年③两年④三年⑤不定期⑥从未

33健康体检:身高(cm):________体重(kg):______脉搏(次/分钟):________血压(mmHg)__________

34您是否经常获取一些保健知识(回答"否"请直接进入问题36)①是 ②否

35有关卫生保健方面的知识您主要从哪里获得(可多选)

①医生②电视③广播④报刊书籍⑤学校⑥家人⑦同事或朋友 ⑧墙报⑨不知道,说不好⑩其他

36您希望今后得到哪些卫生或健康方面的服务(可多选):

①没有需要②定期健康体检③健康教育讲座④保健医疗服务⑤康复指导⑥体育锻炼指导⑦其他

37您希望还能得到哪些卫生或健康方面的服务;您对卫生院及社区站还有哪些意见和建议:

出户时间:________________ 被调查者签名:____________ 审核人签名:______________

社区卫生调查的时间一般考虑在5月份或11月份气候适宜,天气不冷不热的季节进行,一个月内完成(20天左右集中调查,10天补漏),严格按照时间进度完成。

(六)社区卫生调查总结

主要总结通过本次调查发现了什么问题、说明了什么问题,并结合专业知识进行社区诊断,回答和解决社区人群健康的实际问题。同时总结调查过程中存在什么问题、应如何改进等。

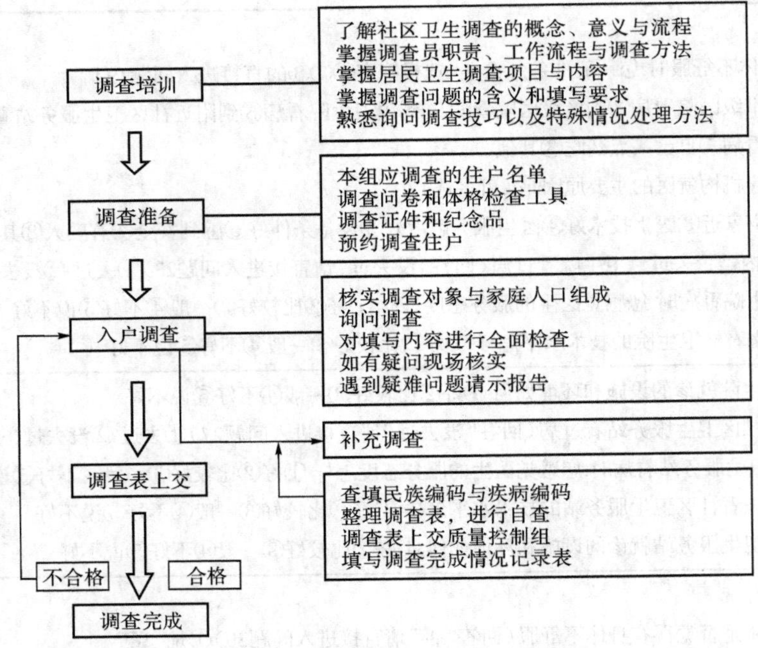

图3-3　社区卫生调查工作流程图

二、社区诊断

（一）社区诊断的概念和原则

1. 概念　社区诊断是运用流行病学、社会学和人类学的研究方法对一定时期内社区的主要健康问题及其影响因素、社区卫生服务的供给与利用以及社区综合资源环境进行客观、科学的评价；发现和分析问题，提出优先干预项目，并针对性地制定社区卫生服务工作规划，为实施以社区为范围的卫生服务提供依据。社区诊断一词最早出现于1950年，由于它将医学疾病诊断从个体扩展到群体，具有革命性意义。

社区诊断与临床诊断不同，临床诊断是在疾病发生之后，临床医生采集病人病史，对病人进行体格检查和实验室检查后得出的诊断。而社区诊断则是社区卫生工作者主动地进行社区卫生调查，收集社区内居民身体健康、社区内可利用卫生资源及资源利用情况等资料来对社区健康状态进行描述，并确定社区内主要卫生问题的过程。两者的区别见表3-5和图3-4。

表3-5　社区诊断与临床诊断区别

	社区诊断	临床诊断
目标	提高社区人群健康水平	使患者疾病痊愈
对象	社区人群和环境	个体
症状	人口、疾病和环境状况	头痛、发热、腹泻等
诊断依据	社区人口、疾病、环境等	病史、体检、实验室检查
诊断	社区主要健康问题	病名1、2、3…
防治方法	社区干预	治疗计划

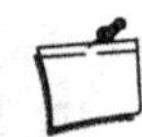

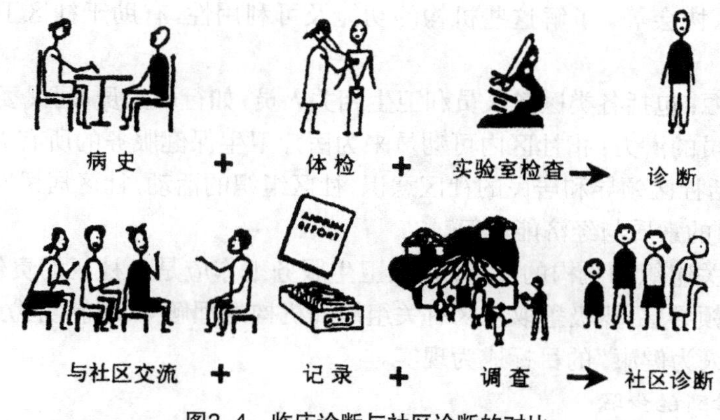

图3-4　临床诊断与社区诊断的对比

2. 原则　政府主导原则；科学完整原则；适宜可行原则；求实特异原则；循序渐进原则。

（二）社区诊断的内容

1. 发现社区卫生问题，进行需求评估　在社区卫生调查的基础上，了解社区居民的疾病谱及各种疾病的发病率、患病率、死亡率等。同时明确不同人群、不同地区、不同时间上述疾病的分布状况和严重程度，健康意识，行为方式等。此外要了解社区的卫生资源，卫生服务状况，环境状况，其中自然环境包括安全饮用水的普及情况，环境污染情况，家庭居住环境以及各种学习环境等，人文社会环境包括经济水平、教育水平、家庭结构与功能、社区的休闲环境等。

2. 确定优先解决的社区卫生问题　一个社区或一个人群在一定时期内所面临的卫生问题往往是众多的。由于卫生资源的限制，不可能面面俱到地解决所有的卫生问题。因此必须根据卫生问题的普遍性、严重性、可干预性和效益性来明确哪些问题需要优先解决。

优先解决的社区卫生问题包括重点疾病、重点人群、重点危险因素。

3. 明确目标人群有关特征　对优先问题所涉及的人群，应采用相应的流行病学和统计学方法，对其社会、经济、人口等方面的特征进行详尽的描述和分析，以期明确重点或高危目标人群，为干预提供必要的依据。同时要收集社区人口学资料，如人口数量与结构、出生与死亡情况等；社区健康状况，如人口的自然增长趋势、死亡率、死亡原因构成、发病率、患病率等；人群的主要危险因素，如吸烟、饮酒、社区人群的健康信念、求医行为等。

4. 明确社区可利用的资源　社区卫生服务的资源不仅仅来源于卫生机构，社区其他组织乃至居民的资源均可用于社区卫生服务。要搞清哪些资源是可利用的，哪些资源是尚待开发利用的。除通过各种渠道筹集必需的资源外，更为重要的是，要注重对社区已有资源的开发利用，充分提高其使用效率，可采取重新配置或优化管理程序等方法来达到这一目的。社区内可用于解决健康问题的资源包括：

（1）经济资源：包括社区整体的经济状况、公共设施、产业结构、交通状况等以及这些资源的多少及分布，直接影响到卫生服务的质量。

（2）机构性资源：包括医疗保健机构、社会福利机构、社会慈善机构、文化教育机构、社会团体如工会、协会等。了解这些机构的功能及可利用性，有助于社区卫生服务的持续性发展。

（3）人力资源：包括各类医务人员和卫生相关人员，如行政人员、居民委员会人员等。

（4）社区动员的潜力：指社区内可动员来为医疗卫生保健服务的所有人、财、物、信息、技术等资源。包括社区领导和居民的社区意识、社区组织的活动，社区居民对卫生事业的关心程度，社区人口的素质与经济能力等。

（5）争取有关组织和机构的支持：社区卫生服务工作应是全社区的责任。社区卫生工作者应善于开发领导层，积极争取社区有关组织和机构的理解与支持；建立必要的机制，使"健康为人人，人人为健康"的目标成为现实。

（三）社区诊断的步骤

社区诊断原则上以区县为单位计划部署，以街道社区为范围具体实施。五年为一个周期。

1. 确定社区诊断的目标　这个目标可以是诊断社区的卫生需求，也可以是较特异的目标如预防高血压或促进新生儿的健康等。

2. 确定所需要的信息　包括社会人口学、流行病学、环境与行为、教育与组织、管理与政策等信息。

3. 信息的收集　首先在现有的资料中寻找需要的信息；在充分利用现有资料的基础上，根据需要，开展社区动员，通过社区卫生调查、访谈等方式，收集相关资料。

1）收集现有资料：包括统计报表、经常性工作记录和既往作过的调查，现简单归纳于表3-6。利用现有资料应首先对其进行质量评价，经确定为可靠、可用资料后再进行进一步的数据分析。

表3-6　现有资料来源

可能的来源	内容	注意事项
CDC	生命统计资料	标准的统一
公安局	出生、死亡资料	死因诊断依据
卫生局或医院	疾病现患率资料	分母的定义与范围
CDC	疾病监测资料	覆盖人口面和代表性
企事业单位、学校	健康体检记录	诊断标准
科研院所	疾病现患及危险因素的调查、研究结果	标准的统一
政府行政部门	有关政策、组织、机构的文件	日期、有效期、保密与否
公安局、统计局	人口学资料	标准化与可比性
交通管理局	交通事故登记资料	分类与标准

2）专门资料的收集

（1）社区卫生调查：见"一、社区卫生调查"。

（2）访谈：调查人员带着问题去征求某些人的意见和看法。

访谈对象为社区领导者、医务人员和（或）专家等。

（3）专题小组讨论：根据调查目的，确定讨论主题，一小组调查对象在主持人的带领下，围绕主题进行讨论并由记录员现场记录。

参加对象：①本社区医疗、卫生工作人员；②本社区的居民代表；③本社区的行政管理工作人员；④一般8～10人一组。

4. 分析所获的信息　包括简单的卫生统计分析、流行病学分析、归纳综合分析。

5. 确定优先解决的社区卫生问题　通过上述信息分析所获得的资料，找出社区健康问题，包括：①引起大量死亡的疾病或死亡顺位中的前几位；②潜在寿命损失的主要原因和疾病；③社区发病、死亡情况严重于全国平均水平的疾病；④与这些疾病和死亡相关的主要危险因素，包括行为和非行为危险因素等。

然后依据有以下几点原则确定优先解决的社区卫生问题：

（1）普遍性：所确定的优先要解决的卫生问题在社区的人群中普遍存在，而不仅仅局限于某一区域或人群。通常用某种疾病的发病率和患病率的高低来表示。

（2）严重性和紧迫性：该卫生问题对社区内居民的健康状况影响很大，所造成的后果较为严重。如慢性病所致的生活自理能力丧失，生活质量下降，家庭负担过重等。或者该卫生问题已经引起了政府的强烈关注。国家出台了相应的政策，要求必须在近期内解决的问题，如对儿童进行脊髓灰质炎疫苗的强化免疫。

（3）可干预性：该卫生问题能够通过某些特定的措施或活动加以解决或改善。如通过宣传教育和定期为居民测量血压，可以改变社区内居民的不良生活习惯和增加高血压患者的依从性，以达到降低高血压等心脑血管疾病发病率的目的。

（4）效益性：在现有条件下，解决该卫生问题所取得的社会效益与经济效益均最佳。例如给新生儿接种乙肝疫苗可以预防乙型肝炎的发生，减低乙型肝炎的发病率；这一干预措施被公认为具有较高的成本效益。

6. 社区诊断报告　社区诊断报告的撰写要遵循以下几个原则：科学严谨有说服力；形式多样有动员力；形象生动有吸引力；社区特色有针对性；适宜性和可操作性。

1）人口学诊断

（1）静态人口：①人口数量：绝对数量（户籍数）、相对数量（居住+流动人口）。②人口构成：年龄、性别、职业、文化程度、民族、就业人口、抚养人口、医学敏感人口。

（2）动态人口：①人口增长率：自然增长率（出生率、死亡率）、社会增长率（迁入率、迁出率）。②构成变化率：人口发展趋势（如老龄化）。

（3）人口金字塔：人口金字塔（Population pyramld）是表示人口年龄构成的坐标图。人口金字塔坐标图通常以纵轴表示年龄，可以每岁或每5岁为一级；横轴为各年龄级别的人口实数，通常是分别画出男女性别图形，就构成年龄性别金字塔。人口金字塔的形状（图3-5），可反映出生、死亡率的历史变化。

2）流行病学诊断：①主要疾病、伤害的死亡率、死因构成和死因顺位。②人群主要健康问题及分布特征。③居民疾病现患情况：社区居民疾病谱。④疾病负担状况：不同病因的潜在生命损失年（YPLL）；残疾生存人年（YLDs）；残疾调整生存人年（DALY）；残疾现患率等。⑤社区特殊健康问题：损伤与中毒情况；居民或病人的生活质量；心理健康状况；疾病的社会、家庭负担状况。⑥卫生服务需求与居民满意度。

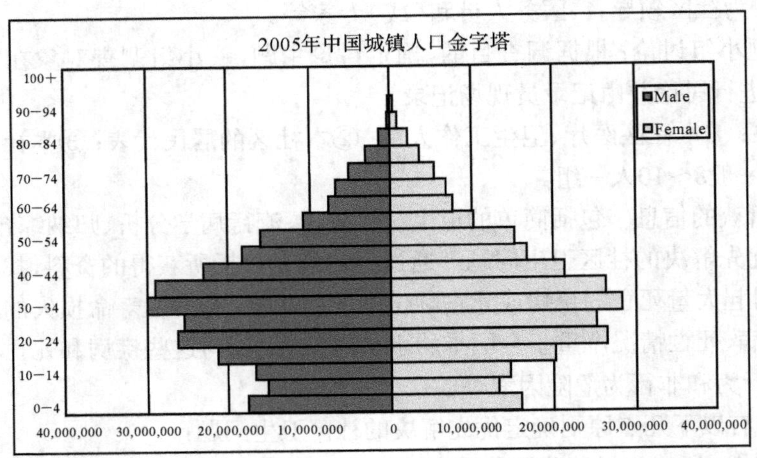

图3-5　人口金字塔

3）行为与环境诊断

（1）行为因素

①社区居民关于常见病的知识、态度、行为现状。

②与常见病有关的危险因素分布现况：吸烟、饮酒、超重、不参加体育锻炼，不合理膳食结构、高血压、高血脂、生活与工作的紧张度，性格特征等。

（2）社区环境

①自然环境：地理、地貌、自然植被、气象、生态、生物、自然灾害等。

②工作、生活环境：居住条件、卫生设施、饮用水、生活用燃料、工作环境的污染等。

（3）经济状况：①人均收入；②医疗费用支付方式和比例等。

4）管理与政策诊断：①社会经济发展政策。②社区卫生政策。③社区发展政策。④慢性病防治政策。⑤政策的受益面及实际覆盖面，政策的受损面及可能。⑥卫生资源及可利用的状况分析。

5）卫生服务与卫生需求诊断：①卫生知识的获取渠道；②居民患病情况，人群慢性病现患率及其顺位，居民两周患病情况分析；③健康体检情况；④就诊医院情况，年龄别、性别不同病因住院率与平均住院天数；年龄别、性别不同病因就诊率与日门诊量排序。

6）教育与组织诊断：①社区行政管理组织、机构及其功能分工。②各种组织、机构之间的关系如何。③教育与文化环境：宗教信仰、传统社会风俗习惯，受教育水平与行为观念。④慢性病防治工作中需要依靠的主要组织、机构是哪些，理由是什么。⑤开展慢性病防治工作会遇到阻力的组织、机构是哪些，原因是什么。⑥基层医疗机构、卫生防疫、防病机构人员的现状分析。

7. 考虑干预的可行性，制定干预计划　根据以上社区诊断内容，确定社区健康问题，对目标人群特征（如人口学特征、所处环境等）进行详尽的归类与描述，制定切实可行的干预计划。

制定和实施目标计划，应考虑以下问题：社区卫生服务系统干预该问题成功的可能性和有效性。同时要考虑可供利用的资源——“三力”（即人力、物力、财力）。

社区诊断报告格式一般包括5个部分：背景、资料来源与方法、结果、社区诊断小结、干预计划等（详见附 社区诊断报告示例）。

三、社区干预

（一）社区干预的概念

社区干预是针对社区内共同危险因素和不同目标人群所采取的一系列有计划、有组织的健康促进活动，以创造有利于健康的环境，改变人们的不良行为和生活方式，控制危险因素，预防疾病，促进健康，提高生活质量。

社区干预已经成为防治慢性病的重要手段。由于慢性病病因还不很清楚，但人们可以通过对主要危险因子如吸烟、不平衡膳食、高血压、缺乏运动等进行有效的社区干预，减少疾病的发生率，控制疾病的发展。

（二）社区干预的目标和目标人群

开展社区干预必需有明确的目标和目标人群，否则会事倍功半，造成人力、物力的浪费。

1. 总目标　人群中慢性病的发生和变化是一个缓慢的过程，一般很难通过仅数年的干预降低人群疾病的发病率和死亡率。但通过干预可在短期内看到政策、环境、知识、行为的改变。

通常将总目标分为近期目标和远期目标。

近期目标：改变政策、环境；改变人群的知识、信念和行为。

远期目标：改变人群的健康、疾病和死亡情况，如人群血压、血脂改变；发病率、死亡率变化等。

2. 针对不同危险因子的目标和目标人群

（1）吸烟：干预目标：①控烟的立法和实施；②建立和扩大无烟区；③建立无烟单位、无烟家庭；④禁止青少年吸烟；⑤预防妇女吸烟；⑥降低吸烟率。

目标人群：青少年、妇女、医生、老师、领导、吸烟者、不吸烟者。

（2）不平衡膳食：干预目标：①推广中国居民膳食指南；②降低食盐摄入；③防止脂肪摄入过多；④增加蔬菜、全谷类、薯类的摄入。

目标人群：社区居民、家庭主妇、老年、青少年、餐饮行业领导及工作人员。

（3）缺乏体育活动：干预目标：①提高人群对体育活动可预防慢性病的知晓率；②增加社区人群体育活动的参与率；③提高运动场所数和利用率；④增加开展社区体育运动次数。

目标人群：社区居民、学生、工人、干部、退休人员。

（三）社区干预策略和干预活动

1. 干预策略

（1）改变政策和环境：政策和环境的改变有利于社会对干预活动的支持，以扩大不良行为人群改变态度的范围和持久性。例如有的城市实施公共场所禁止吸烟法，建立不吸烟的环境，使公共场所吸烟明显减少。我国1998年有6个城市参加国际戒烟大赛，在一年后随访，自愿参赛者戒烟率保持在44.6%，可见政策环境改变的重要性。

（2）社区动员：在社区干预中如果没有人群的广泛参与，很难使全社区的面貌发生改变。社区动员不仅争取社区对干预活动的人、财、物支持，还可增加人群的参与率。

社区的积极参与可促进人群知识、态度、行为改变，促进健康的生活方式不断融合到社区文化和社区的共识之中。这种使全社区人群建立良好的行为方式所产生的巨大变化远高于仅由医院诊治发生的作用。例如美国1964到1978年，年吸烟率净下降1%，估计可减少吸烟相关的早逝人群20万。

为了做好社区动员，要注意开发领导层，应将开展干预活动的意义和可行的方案对领导讲清楚，争取领导的支持和参与。这方面我国有许多成功的例子。如天津为了开展慢性病干预，多年来得到市领导的重视和经费支持；北京为了开展学生营养午餐活动，通过开发市最高层领导而得到支持。

社区干预除卫生部门外，还需要部门间的合作，如政府、非政府组织、群众团体、老年社团等。

在对全人群进行动员和干预的同时，应考虑对重点人群或高危人群采取干预的策略。根据具体情况，可将对普通人群的干预与对重点人群的干预结合起来，二者互相补充，以取得更好的效果。需要注意的是在开展社区干预，动员人群广泛参与时，也不是任何活动将人群扩大的越多越好。

（3）健康教育：可利用各种渠道进行健康教育，提高社区居民相关健康知识的知晓率，促进健康行为的建立。健康教育的渠道有传媒传播（电视、报纸、电台、传单、宣传画等），人际传播（会议、面对面宣传）和组织传播（发文件）等。详见第九章社区健康教育。

（4）提供多方位服务：干预活动中需要社区调整服务方向，提供信息、示范、咨询，帮助人们选择健康的生活方式，改变行为，例如戒烟、选择健康食品、体育运动、提供健康信息、营养咨询、家庭保健服务、医疗指导等。在机构改革中，应适应市场需要，不断调整服务范围，才能求得社区干预工作的生存和发展。

2. 干预活动　干预活动指具体开展的某项活动，如无烟学校活动，35岁以上成人测量血压活动，高血压日宣传等。活动的设计应对活动目标、目标人群、时间、地点、主要方法、主要评价指标、负责单位和预算等有明确说明。

（四）社区干预步骤

1. 制定干预计划　在进行社区卫生调查和社区诊断的基础上，制定社区干预计划，包括确定目标，以及实现目标的策略和方法。有效的社区干预计划应结合社区居民和社区管理机构的意见制订方案。明确负责人，需要做什么，何时做等。计划的形式可以不同，但要尽可能详细。

社区干预计划一般包括以下几部分：摘要；背景和理由；目标；目标人群；干预策略和活动；干预评价；负责单位和协作单位；预算；可持续发展。

制定干预计划一方面可为干预的实施提供线索与资料，同时也可用于比较不同特征人群的诊断和干预效果等。

2. 干预实施　社区干预常常是一种由政府领导、基层医疗单位密切配合的群众性运动。干预项目的负责人应有较强的社会工作能力，一般由基层医疗单位负责人和社区管理机构的领导共同承担。在实施重要的社区干预项目时，社区资源的组织和利用往往需要协调多种人际关系。政府、其他社会团体的参与尤为重要。

干预实施的关键在于：①事先有良好的社区诊断；②合理可行的计划；③领导重视，部

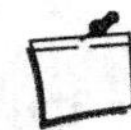

门间合作；④提供适宜的技能和培训；⑤良好的组织管理；⑥干预的同时进行评价，对活动适当调整；⑦资源到位。

社区干预实施的过程要加强监控，作好记录及统计。监控可利用人群调查资料或门诊资料及其他可用的资料。监控的目的是提高干预的质量。

3. 评价　评价社区干预进度和成效是整个干预计划的一个重要组成部分，包括过程评价和效果评价。过程评价贯穿于项目的每一个阶段中。其目的是通过监测和评价各阶段活动的进展情况、干预活动的效果，进行信息反馈，以及时了解项目实施的进展，调整不符合实际的计划，以保证综合防治的成功。效果评价主要评价计划是否达到干预的目的，包括近期影响评价和远期效果评价。近期影响评价的目的是确定项目实施后对中期目标，如行为或政策改变的作用，即项目执行后的直接效果。远期效果评价的目的是评价项目实施后对最终目的或结果的作用，即项目执行的长期效果，如患病率或健康状况的改变，人们的生命质量是否得到改善等。对社区健康项目来说，主要强调过程评价和近期影响评价。常见慢性病干预计划见附社区诊断报告示例。

【附】 社区诊断报告示例

社区卫生服务站（中心）社区诊断报告

为掌握×××社区居民健康状况及其有害健康的危险因素，查明社区人群主要健康问题和社区卫生问题，制定社区疾病控制和健康促进策略与措施，提高社区居民健康水平，对该社区进行社区诊断。

一、相关资料来源与调查方法

（一）资料来源

1. 社区基本资料　由社区居民委员会、街道办事处提供。

2. 社会、经济、环境与人口资料　来源于区统计局。

3. 患病资料　来源于社区各医疗卫生机构的统计资料及对居民的健康调查。

4. 居民出生及死亡资料　来源于区社区生命统计资料。

5. 居民危险因素和不良习惯　来源于对社区居民的调查和健康档案资料。

（二）调查方法

采用二阶段分层随机整群抽样方法，结合社区的地理分布特征，在该行政区中抽取2个街道、2个乡镇作为调查地区。

第一阶段抽样（抽取居委会）

每个乡镇/街道再分别随机抽取3个社区（行政村/居委会），共抽取4个乡镇/街道，12个社区（行政村/居委会）。

第二阶段抽样（抽取居民家庭）

调查基本单位为居民家庭（户）。对抽中的样本家庭中实际居住的全部成员进行调查。

(1)尽量收集实际住户资料,登记家庭底册,使用整理后的住户资料进行抽样。

(2)每个居委会抽取100户,计算抽样间距。

(3)专家技术指导组或质量控制组负责抽样。

$$抽样间距d=\frac{某居委会登记户数}{该居委会分配的样本数}$$

再从1~10中,随机选一个数,比如6,即得所需的调查户数编号分别为6,16,26,36,…

二、社区的基本情况(描述以下情况)

1. 社区类型　居民社区、企业社区、城市社区、农村社区或者是两个或几个的混合型。

2. 地形、地貌、地理位置　地理位置必须记录,特殊的与社区人群健康有关的地形、地貌也要记录,比如较大的臭水沟等。

3. 社区产业,经济状况。

4. 风俗习惯。

5. 社区内居委会数、单位数、户数、总人口数、育龄妇女数、流动人口数。

三、人口学诊断(描述以下情况)

1. 人口总数、总户数、性别及民族情况

附表1　××社区××年居民性别及民族构成

人口总数	总户数	男		女		汉族		少数民族	
		人数	%	人数	%	人数	%	人数	%

2. 各年龄段构成情况

附表2　××社区××年居民年龄构成

年龄段	0~6岁	7~14岁	15~34岁	35~59岁	60岁以上
人数					
%					

3. 社区15岁以上人口婚姻构成情况

附表3　××社区××年15岁以上人口婚姻构成

婚姻	已婚	未婚	离婚	丧偶
人数				
%				

4. 社区15岁以上人口文化程度构成情况

附表4　××社区××年15岁以上人口文化构成

文化程度	文盲半文盲	小学	初中	高(技)中	中专	大专	大学以上
人数							
%							

5. 社区15岁以上人口职业构成情况

附表5　××社区××年15岁以上人口职业构成

职业	管理者	一般职员	产业工人	农民工	学生	离退休	无业半失业
人数							
%							

(注:机关事业单位管理者、大中型企业高中层管理人员和私营企业主为管理者类,专业技术人员、办事人员、个体工商户和商业服务业员工归为一般职员。)

6. 居民家庭××年人均年收入及支出情况

人均年收入:______元,人均年支出:______元。

7. ××社区××年居民医疗保障状况构成情况

城镇基本医疗保险______%,自费______%,其他______%。

8. ××社区××年残疾人情况

残疾人______名,其中智残______人,肢残______人,视残 ______人,听残______人,语残______人,精神残______人,其他______人。

9. ××社区××年人口出生率、人口自然增长率,死亡率情况

人口出生率______,死亡率______,人口自然增长率______。(区卫生局提供区里总的情况)

10. ××社区××年负担系数

包括少年负担系数、老年负担系数、总负担系数、老年人口系数等(见第六章社区卫生服务研究技能)。

四、流行病学诊断

附表6　××社区××年前10位慢性病患病率顺位

慢性病种类	高血压	慢性胃肠炎	糖尿病	脑病血管	类风湿关节炎	椎间盘突出	慢性咽喉炎	泌尿系结石	消化性疾病	胆结石胆囊炎
人数										
%										
顺位										

附表7　××社区××年各类疾病死亡率(/10万)年龄构成

	0～岁	7～岁	15～岁	35～岁	55～岁	65～岁	70～岁	75～岁	80～岁
循环系病									
肿瘤									
呼吸系病									
损伤中毒									
内分泌代谢病									
消化系病									
精神病									
泌尿生殖系病									
传染病及寄生虫病									
神经系病									
其他类病									

附表8　××社区××年35岁及以上居民慢性病现患率(%)

	35～岁	40～岁	45～岁	50～岁	55～岁	60～岁	65～岁	70～岁	75～岁	80～岁
高血压										
冠心病										
糖尿病										
脑卒中										
恶性肿瘤										

附表9　××社区××年人群高血糖、高血脂分布状况

		受检人数	高血糖		高血脂	
			阳性例数	现患率(%)	阳性例数	现患率(%)
地区	城乡					
性别	男					
	女					
年龄	老年人					
	非老年人					
民族	汉族					
	非汉族					
文化	小学以下					
	初高中					
	大专以上					

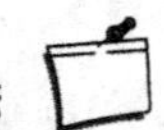

附表10 ××社区××年损伤与中毒死亡原因

	男性	构成比(%)	女性	构成比(%)	合计	构成比(%)
合计						
交通事故						
自杀						
意外跌落						
意外中毒						
溺水						
被杀						
其他						

附表11 ××社区××年居民死亡致生命、工作和价值年数损失分析

死因	死亡率(1/10万)	构成比(%)	YPLL标化率(‰)	构成比(%)	WYPLL标化率(‰)	构成比(%)	VYPLL标化率(‰)	构成比(%)
全死因								
恶性肿瘤								
循环系病								
呼吸系病								
损伤中毒								
内分泌病								

YPLL：潜在生命损失年数；WYPLL：潜在工作损失年数；VYPLL：潜在价值损失年数。

五、行为与环境诊断

附表12 ××社区××年15岁以上人口主要致病的危险因素

危险因素	吸烟	饮酒	肥胖	超重	口味偏咸
人数					
%					

附表13 ××社区××年15岁以上人口体育锻炼率

类型	走、慢跑、太极拳	健美操、舞蹈类	器械运动	球类运动	体育比赛
人数					
锻炼率(%)					

附表14　××社区××年居民过去30天每周食用各类食物次数的比例

食物	<1次/周		1～2次/周		>3次/周	
	人数	%	人数	%	人数	%
动物内脏						
油炸食物						
猪肉						
奶制品						
豆制品						
蛋类						
甜食						
鱼类						
禽类						
熟肉制品						

附表15　××社区××年居民居住条件、卫生设施、饮用水、生活用燃料情况

	房屋类型			人均住房面积（m²）	厨卧分开	使用换气设备	食用自来水	生活用燃料		
	平房	楼房	其他					煤气	柴草	其他
城区										
农村										
合计										

六、教育与组织诊断

1. 疾病预防控制领导小组　由区（县）政府负责，组织卫生、公安、民政、财政、物价、教育、老干部局、老龄委、宣传部等部门及街道办事处，成立跨部门的社区疾病防治领导小组。

2. 社区疾病预防和控制技术指导组　由防疫、保健、康复、健康教育、医疗、管理等专家组成。

3. 社区疾病预防控制办公室　由基层卫生处（科）等相关科室负责，组织日常社区疾病防治工作，协调卫生系统内部预防、医疗、康复、保健、健康教育等工作。

4. 常见病知晓率、措施率及疾病知识知晓率（表16）

附表16　××社区××年居民常见病的知晓率、措施率及疾病知识知晓率（%）

	高血压	高血脂	糖尿病
疾病知晓率			
措施率			
疾病知识知晓率			

注：疾病知晓率＝知道自己患有疾病的人数÷患有该疾病的总人数×100%；
措施率＝病人中采取措施进行疾病控制的人数÷知道自己患有疾病的人数×100%；
疾病知识知晓率＝知晓疾病概念的被调查者人数÷被调查者总数×100%。

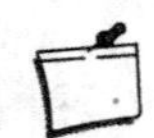

七、管理与政策诊断

社区卫生有关政策及政府支持社区卫生工作情况：国家十部委印发了《关于发展城市社区卫生服务的若干意见》、国家十一部委印发了《关于加快发展城市社区卫生服务的意见》，××省政府颁发了《××省社区卫生服务管理办法》、××市人民政府把社区卫生服务工作列为为民办实事之一，市卫生局为举办社区卫生服务机构给予优惠政策，政府配置社区卫生服务机构一些医疗设备，城区政府开展创建全国示范区活动，街道、社区对社区卫生服务工作比较支持，与社区卫生服务机构协作较好。

八、卫生服务与卫生需求诊断

附表17　××社区××年居民从医务人员处获得卫生保健知识的状况(%)

	经常获得	偶尔获得	从未获得
全社区			
城区			
乡村			

附表18　××社区××年城、乡居民就诊医院级别

就诊医院级别	城区	乡村	合计
三级医院			
二级医院			
一级医院			

附表19　××社区××年医疗机构及床位数情况

	机构数	床位数	千人床位数(‰)
卫生院			
卫生防疫机构			
妇幼保健机构			
合计			

附表20　××社区××年医疗卫生人员情况

	数量	千人医疗卫生人员数(‰)
西医师		
中医师		
公卫医师		
护师、士		
合计		

附表21　××社区××年卫生事业相关经费情况

卫生事业费（万元）	占GDP的比重（%）	卫生防疫经费（万元）	占卫生事业费的比重（%）	慢性病防治经费（万元）

九、社区诊断小结

通过对以上资料和数据分析得出以下结果。

（一）社区的主要卫生问题

1. 疾病谱排序以高血压、糖尿病、脑血管病、消化系统疾病、类风湿关炎、腰椎间盘突出、泌尿结石等慢性病为主。

2. 人口学特征以老龄化为主。由于60岁以上人口占全人口的13%，离退休人员占全人口的15%，该社区已成为老龄化社区，今后的卫生服务对象也主要是老年人口。

（二）危险因素

以不良生活行为方式为主。主要行为因素有社区居民缺少体育锻炼、吸烟、嗜酒、超重、肥胖、口味偏咸等。

（三）优先需要解决的问题

高血压、糖尿病及其危险因素以及老年人的健康问题。

十、常见慢性病干预计划

（一）高血压

1. 病因及主要危险因素

（1）有高血压、冠心病、糖尿病、脑血管病等慢性病的家族史。

（2）体重超重或肥胖。

（3）有过咸的饮食习惯。

（4）有吸烟（每天吸烟连续或累计六个月以上）、酗酒（一次喝3两以上白酒或3瓶以上啤酒）等不良的生活习惯。

（5）经常处于紧张状态的情绪。

（6）静式生活方式，缺乏体育锻炼与运动。

（7）其他如增龄、长期从事紧张作业。

2. 干预指导方案

（1）遵照医嘱按时服药和进行复查。

（2）进行血压监测：在住所附近的社区卫生服务站进行定期血压测量，有条件的家庭可自备汞柱式血压计，家庭成员接受社区卫生服务站测血压技能培训，进行自我保健性血压监测，观察血压动态变化，当收缩压≥140 mmHg或舒张压≥90 mmHg，并呈持续状态时，及时就医。

（3）进行有针对性的饮食干预，严格限制食盐摄入量，家庭做饭要采用定量盐勺和刻度酱油瓶（或自行标刻度），控制每日食盐量不超过6克，同时限制脂肪类食品的摄入，多食高纤维性食品和绿色蔬菜。

（4）改变不良的生活方式：戒烟、限酒（不饮高乙醇度酒，可饮少量葡萄酒或啤酒），限

制咖啡摄入量。

（5）保持适当的体重，特别是肥胖的患者，要经常进行体重的监测，衡量体重的标准多采用体重指数（BMI）。

$$BMI=体重（公斤）/[身高（米）]^2$$

正常值是在18.5～23.9之间。

（6）进行适量有氧运动，可进行慢跑、爬山、太极拳活动，每次不少于30分钟，每周不少于3次。

（7）生活作息有规律，保持充足睡眠，最好每日保持在8小时。

（8）保持良好的精神状态，心态平衡、情绪稳定。每日可欣赏音乐，学习绘画和书法，陶冶情操，缓解紧张的情绪。

（9）合理膳食。如果家庭成员有超重、肥胖或高血压患者，可以使用营养师推荐的食谱。

（二）糖尿病

糖尿病是以持续高血糖为基本生化特征，以糖、蛋白质、脂肪和继发的水、电解质代谢紊乱为主要病理特征的代谢性疾病。

1. 病因及主要危险因素

2型糖尿病的病因及危险因素主要有遗传和环境因素。

（1）遗传因素：有家族史者易患。

（2）胰岛素抵抗性和胰岛素作用不足。

（3）高热量饮食，如过多的摄入糖类、脂肪类食品等。

（4）缺乏体力活动及运动。

（5）肥胖及体重超重：肥胖及体重超重可使体细胞对胰岛素的敏感性降低。

（6）长期处于快节奏工作和生活环境之中。

（7）长期的心理情绪紧张和精神压力。

2. 干预指导方案

（1）积极配合医院进行长期规范化治疗。

（2）接受多种形式的糖尿病知识教育。

（3）调整饮食，控制热量的摄入：

①每日摄入的热量应控制在：成人休息状态：25～30 kcal/kg；轻体力劳动：30～35 kcal/kg；中体力劳动35～40 kcal/kg；重体力劳动40 kcal/kg。

②碳水化合物所占的热量应占饮食总热量的50%～60%。

③蛋白质和脂肪的比例：饮食中蛋白质的含量应为每日0.8～1.2 g/kg，约占总热量的10%～15%，但伴有糖尿病肾病者，应限制在每日0.6 g/kg。脂肪的摄入应占总热量的20%～25%。

④三餐的热量分配应为：早30%，中40%，晚30%。

（4）体育锻炼：运动可增强机体对胰岛素的敏感性，有助于降低血糖和血脂，增强体质。锻炼方式可选择散步、练太极拳等。锻炼时间宜在餐后一小时开始，饭前锻炼易引起低血糖。锻炼过程中应携带少量食品，如点心、糖块等，以备出现低血糖时食用。

（5）糖尿病患者的自我监测

①可以用手持血糖仪对空腹和餐后2小时血糖进行监测。测空腹血糖时，应在不吃早餐，不服降糖药的情况下进行。测餐后两小时血糖，应保持治疗方案不变。时间从吃第一口饭开始算起。患者控制血糖应达到以下标准：空腹血糖6. 1(110)~7. 8(140)mmol/L(mg/dl)，餐后2小时血糖7. 8(140)~11. 1(200)mmol/L(mg/dl)。

②每2~3个月，定期复查糖化血红蛋白(HbAlc)，了解糖尿病的控制程度，以便及时调整治疗方案。

③每半年全面检查血脂水平、心、肾、神经系统的功能和眼底情况，以便及早发现循环系统并发症，给予相应的治疗。

④每3~6个月应监测一次尿微量白蛋白，以便早期发现糖尿病、肾病。

⑤监测体重：每周测体重一次，计算体重指数；体重(公斤)/[身高(米)]^2，体重指数正常值应为18. 5~23.9。

(6) 为早期发现糖尿病，成人35岁以后应每年定期查血糖和尿糖；妊娠6月龄妇女需做口服葡萄糖耐量试验。

(7) 消除各种不良的生活方式，戒烟、戒酒，加强运动。

(8) 保持心态平衡，及时克服各种心理紧张压力，培养高尚 情操，如音乐欣赏、种花养草等，及时离开无法克服的紧张社会氛围和现状，多安排郊游、爬山等活动。

(范　群)

第四节　以预防为导向的健康照顾

在人类为生存而与自然环境作斗争的过程中，逐渐获得了一系列防止疾病发生的知识，并且逐步形成了一门相对独立的学科。这便是预防医学的前身，称为卫生学，主要研究个体的疾病预防与健康促进；现代预防医学创立于19世纪自然科学三大发现之后的欧洲，通过研究与总结一系列传染性疾病的传播、发病特点与治疗经验，人们逐渐认识到群体预防的重要性，将个人预防扩大到社会预防，将个人卫生扩展为公共卫生，这便是著名的第一次卫生革命。第一次卫生革命通过控制传染源、预防接种、改善环境等措施，有效地控制了传染病的流行，提高了人类的健康水平。

二战以后的20世纪，在经济和科学技术发展的带动下，医学得到了突飞猛进的发展，人类的平均寿命较之前任何一个历史时期都要长，社会的人口老龄化不断加剧，同时，疾病谱亦发生了改变，非传染性慢性疾病取代传染性疾病，成为危害人类健康的主要疾病。这些问题的解决，已成为当前面临的第二次卫生革命的主要任务。从医学模式的变化，到三级预防观念的提出，从加强健康促进和健康教育，到家庭照顾及社区保健，作为现代医学的重要组成部分，预防医学在第二次卫生革命中将继续发挥重要作用。因此，全科医生除了掌握临床医学的常用知识和技能外，还应对预防医学各方面的知识和技能有一定的了解，更需要将预防的理念、预防医学的知识和技能运用到日常的全科诊疗工作中，实现以预防为导向的健康照顾。

一、全科医生的预防特点

（一）概述

传统的预防医学是以人群为对象，研究健康影响因素及其作用规律，阐明外界环境因素与人群健康的相互关系，从而制定公共卫生策略与措施，以达到预防疾病增进健康延长寿命提高生命质量为目标的一门医学科学。其职能主要由疾病控制中心（CDC）负责，主要职能有三个：公共卫生执法、预防医学措施（免疫接种、健康检查、特殊人群保健）、健康教育。随着社会的发展，人口老龄化，疾病谱的改变，非传染性慢性病成为危害人类健康的主要疾病，预防医学的研究任务也在发生变化，逐渐从以急性传染病的群体预防为主转向为以慢性病的个体预防与群体预防相结合；从生物学预防扩大到心理、行为和社会预防；从独立的预防服务转向防治结合或防、治、保健、康复一体化的综合性预防；从以公共卫生人员为主体的预防转向以医生为主体的防治相结合的临床预防。

预防和临床相结合已成为必然趋势。作为全科医生，必须具备能为个人、家庭、社会提供综合性整体预防医疗保健服务的能力，不仅能对个体病人进行正确合理的治疗，更重要的是能加强人群的预防保健措施，预防疾病，使人群健康长寿。

（二）全科医生的预防医学观念

全科医生在疾病的预防和保健方面发挥着独特的作用。在生物医学模式主导的专科医疗下，大部分的医学教育和研究集中在已经生病的患者，而花费在预防方面的时间和资源日益减少。医生更倾向于主要对患者的症状进行评估和治疗，而不是以一种更积极的方式为人们提供保健，积极的方式即尝试预测疾病并阻止其发生。事实证明，临床医学和预防保健是不可分的，只有开展以健康为中心、以预防为导向、以社区适宜技术为支撑的医疗服务，才能满足居民日益增长的卫生需求。因此，全科医生成为了最佳的将预防医学与临床医学相结合的实践者。与同样提供预防服务的公共卫生医生不同，全科医生所提供的预防保健服务有其独特性，具体如下：

1. 以人为中心，认识健康与疾病的概念，服务于社区所有居民包括病人、健康和亚健康人群。

2. 在接诊的过程中，不仅仅解决现患问题，还应对健康状况和危险因素进行全面的评估，在治疗的同时制定预防保健方案，做到防治结合。

3. 在对疾病的认识上，不仅仅局限于单纯的生物学因素，能够自觉运用生物-心理-社会医学模式，整体评估患者的健康状况，并进行多层面的干预。

4. 着眼于整个社区人群，将个体预防与群体预防相结合，在个体预防与家庭照顾的基础上，能及时发现社区健康问题，并开展社区诊断，动员各种资源进行社区预防。

5. 全科医生服务的最终目标是提高社区全体居民的健康水平，在社区层面开展健康教育与健康促进，使服务人群树立良好的健康观，形成正确的健康信念，充分发挥主观能动性，与全科医生一道，共同实现生命质量的改善。

（三）全科医生提供预防服务的优势

世界卫生组织在《公共卫生新挑战》中，以救助落水者为例，举了一个非常生动的例子：医生相当于一个站在河边的救生员，当看到沿河而下的落水者时，他们就跳下去把落水者救上来，接着，又有一名落水者出现了……他们整天在忙于救助落水的人，而没有时间走到上游去看看，为什么会有这么多人掉到水里？因此，作为医生，仅仅成为一名合格的救生员是远远不够的，我们更需要的是找到落水的原因，并针对这些原因做点什么，使落水的人越来越少。事实上，对病人的评价和管理的过程，无不包含着预防的成分，全科医生有着独特的预防医学观念，是提供预防服务的最佳人选。具体如下：

1. 全科医生充分发挥地域优势，以社区为基础，发挥全科医生与居民接触多的优势，通过大多数社区居民每年数次的社区就诊，辅以特殊居民的家访，提供预防服务。

2. 全科医生以人为中心，能充分了解居民的健康信念，帮助其改变不良生活方式和行为，建立朋友式的医患关系，从而提供个体化的预防保健服务。

3. 全科医生诊疗时以家庭为单位，了解个体的家庭背景，全面评价健康危险因素，提供连续性的健康照顾。

4. 全科医生有一定的社会工作能力，能充分调动各种资源，为患者提供包括临床预防和公共卫生在内的各种协调性的预防服务。

5. 全科医生对疾病认识全面，预防观念强，善于发现问题，能提供三级预防措施。

二、临床预防服务

全科医疗服务是以预防为导向的医疗服务体系，是临床医学发展的重要标志。临床预防医学是预防医学的重要组成部分，是通过在临床场所评估和干预疾病的发病危险因素来实施的，临床预防医学是全科医生提供预防服务的重要实践，全科医疗服务亦是承担和实施临床预防服务的最佳方式。

临床预防工作是公共卫生学与初级卫生保健的结合，临床预防服务的对象主要是健康人和无症状“患者”。因此，在选择具体的预防措施时应考虑采用能够对健康者和无症状“患者”实施的方法，并且是临床医务工作者在日常临床医疗卫生服务工作中能够提供的预防服务内容。目前，常用的方法主要有：健康教育与健康咨询、筛检、免疫预防、化学预防、周期性健康检查和临床营养指导等。

（一）临床预防的特征

临床预防是预防医学的一个重要组成部分，是临床医学与预防医学的桥梁，是临床环境下预防医学的实践。在实践过程中，临床预防更多地使用临床医学的方法与手段，对象更个体化，较少使用行政或法律手段来达到目的；与临床医学一般被动地对已病患者的疾病进行诊疗相比，临床预防更积极地关注疾病的预防，并对所有人群提供全面的、主动的预防照顾。

临床预防具体有以下特点：临床预防工作的执行者以临床医务工作者为主体；是临床环境下防治结合的综合性医疗卫生服务；以个人为中心，主要针对慢性病，强调临床个体化预防；需要家庭和社会的共同参与，是个体与群体相结合的预防；是综合性的三级预防，并更加注重第一级和第二级预防的结合。

（二）临床预防的优势

全科医生在医疗服务过程中实施预防与治疗一体化的医疗卫生保健服务已成为当今最佳的医学服务模式，因为：

（1）全科医生长期在社区执业，提供首诊服务，能够广泛接触到社区内的各种病人及其家属，也能接触到各种健康和亚健康的人群，提供预防服务的机会较多。通过全科医生在

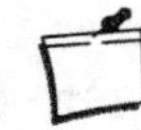

医疗卫生服务过程中把预防保健与日常医疗工作有机地结合，进行个体化的健康教育和咨询，及时纠正不良行为生活方式，提高社区居民的自我保健意识和能力，能最大程度发挥预防的效果。

（2）全科医生同患者（或健康人）之间在地域上的可及性、时间上的持续性，保证了两者之间可以进行充分的沟通和交流，更便于做好健康教育和健康咨询工作，同时也大大提高了患者（或健康人）对医生建议的依从性。

（3）全科医师比其他卫生工作者更多地直接接触服务对象，对他们的生理、心理变化以及家庭和社会背景情况（如婚姻、子女、工作、经济状况等）易于了解，而且全科医生在医疗卫生服务过程中所遇到的大部分卫生问题都属于早期，更易于实施早发现和早诊断，并可通过随访进一步了解服务对象的健康状况和行为改变情况，及时有针对性地提出改进建议。

（4）通过国家的强制规定和政策引导，目前许多常见病、多发病的防治工作如计划免疫预防、儿童保健、计划生育和慢病管理，已主要依靠社区医院的医师尤其是全科医师具体实施，广大居民已对这一类临床预防服务的具体工作非常认可。

（三）临床预防医学服务的主要内容

1. 健康咨询与健康教育　健康咨询是指医生与咨询对象之间所进行的交流，通过开展有针对性的健康教育，改变咨询对象的不良行为和生活方式，来降低疾病的危险因素，阻止疾病的发生和发展，改善疾病的预后。健康教育是指通过有计划、有组织、有系统的社会教育活动，使人们自觉地采纳有益于健康的行为和生活方式，消除或减轻影响健康的危险因素，预防疾病，促进健康，提高生活质量，并对教育效果做出评价。

开展健康咨询与健康教育的具体途径有：提供健康教育资料，如发放印刷品或者播放音像资料；设置健康教育宣传栏；开展公众健康咨询活动；举办健康知识讲座；开展个体化健康教育等。

2. 免疫预防　免疫预防是将抗原或抗体等生物制品通过适当的途径和方法接种输入到人体内，使机体产生特异性的免疫力（细胞或体液免疫），以提高人群免疫水平，预防传染病的发生和流行。

（1）免疫预防的种类：①人工自动免疫；②人工被动免疫；③被动自动免疫。

（2）计划免疫：计划免疫是根据传染病的疫情监测结果和人群免疫水平的分析，按照科学的免疫程序，有计划地使用疫苗，对特定人群进行预防接种，最终达到预防、控制并最终消灭相应传染病的目的。

我国计划免疫接种主要内容为“四苗防六病”，即对7周岁以下儿童进行卡介苗、脊髓灰质炎糖丸疫苗、百白破混合制剂和麻疹疫苗的基础免疫和以后适时的加强免疫，使儿童获得对结核、麻疹、脊髓灰质炎、百日咳、白喉和破伤风的免疫。随着科学技术的发展，越来越多安全有效的疫苗得到开发应用。同时结合我国的国情，不同的省份根据地域特点、疾病的流行情况和经济发展水平，在国家免疫规划的基础上，对计划免疫接种范畴有一定的调整。

3. 疾病筛查　指运用快速、简便的试验、体格检查或实验室检查等方法，在健康人群中发现外表健康而可能患有某种疾病的患者或有健康缺陷的人，以便早期诊断，及时治疗。此外，筛选还可用于发现处于高危因素的人群，以便早期发现并及早采取措施消除和控制这些危险因素，达到早期避免疾病的发生。

4. 化学预防　化学预防是指对无症状的人群使用药物、营养素（包括矿物质）、生物制剂或其他天然物质作为第一级预防措施，提高人群抵抗疾病的能力，以防止某些疾病发生。但已出现症状的病人服用上述任何一种物质来治疗疾病不在化学预防之列。有既往病史的人使用预防性化学物质亦不能称为化学预防。

（1）阿司匹林预防心脑血管疾病：在心血管疾病一级预防方面，阿司匹林是目前指南唯一推荐的抗血小板药物。严格筛选心血管疾病中高危人群，充分评估获益/风险比，并依据整体心血管风险评估来使用阿司匹林是一级预防取得疗效的关键。

阿司匹林用于心脑血管疾病一级预防的研究已经持续了30多年，并积累了许多确凿的循证证据。从1988年的英国医师研究（BMD），到2011年的日本阿司匹林用于糖尿病患者动脉粥样硬化一级预防研究（JPAD），一系列相关研究几乎一致证实了阿司匹林能有效降低心脑血管事件风险，使缺血性心脑血管疾病中高危人群获益。

为了合理规范我国心血管疾病一级预防，2011年《中国心血管病预防指南》（2010版）颁布，推荐如下人群使用阿司匹林75~100 mg/d进行一级预防：①患高血压但血压控制在150/90 mmHg以下，同时有年龄在50岁以上、具有靶器官损害（包括血浆肌酐中度增高）、糖尿病等情况之一者。②10 年缺血性心血管病风险≥10%的人群或合并≥3种危险因素者[血脂紊乱、吸烟、肥胖、≥50岁、早发心血管疾病家族史（男性<55岁，女性<65岁发病史）。阿司匹林也是指南唯一推荐用于脑卒中一级预防的抗血小板药物。2010年AHA/ASA脑卒中一级预防指南中指出，对于阿司匹林获益高于风险的心血管病高危人群，推荐使用阿司匹林预防心脑血管事件（不仅限于脑卒中）。

阿司匹林作为化学预防药物，主要的副作用是引起出血性疾病和消化道溃疡，因此需要正确评估适用人群，在使用过程中密切监测其副作用。

（2）绝经后妇女使用雌激素预防骨质疏松症和心脏病：雌激素是骨吸收抑制剂，可直接调节骨质代谢，延缓和减少绝经后的骨丢失，从而可以治疗骨质疏松，缓解骨关节痛，降低骨折的发生率。有报道，替代6年以上，腕骨、或髋骨骨折的发生率可减少50%以上，椎骨骨折的发生率减少90%。大量流行病学的研究显示，采用天然雌激素替代的绝经后妇女，发生缺血性心脏病的危险性降低35%～45%。心肌梗死的危险性减少50%。因心血管疾病致死的几率为未用HRT妇女的40%～50%，已有冠心病的妇女采用HRT收益更大。HRT能否防止中风尚不肯定。补充雌激素可改善绝经后妇女的认知功能，减少或延迟老年性痴呆症的发生。改善睡眠及大脑功能，提高情绪，调整心理，增强体力，提高生活质量及工作效率。

（王　沛）

第四章　全科医生临床思维模式

第一节　全科临床思维

一、概述

（一）全科临床思维的定义

全科临床思维是全科医生运用全科医学的理念、基础医学、临床医学、预防医学、康复医学及人文社会学科的相关知识对采集到的患者的疾病资料进行综合分析、逻辑推理，由此作出诊断、鉴别诊断以及制定下一步需要检查的方法、项目和处理策略的过程。

临床思维不仅是对患者作出诊断过程中的一种基本方法，同时对于诊疗后的疗效随访及判断预后等方面也是并不可少的。正确的临床思维是临床医生的基本功，它是在长期从事临床实践的经验中总结出来的，是任何“先进”的仪器无法替代的。因此，临床医生在临床实践中获得的患者信息越真实、越充分、临床经验越丰富、医学及人文等知识越广博，临床思维过程就 可能越简化、越容易接近疾病本质，做出正确的诊断的可能性就越大。所以，全科医生必须在临床实践中不断学习相关知识、认真领会诊治指南，才能事半功倍。

（二）临床思维的两大要素

1. 临床实践　通过各种临床实践，如采集病史、体格检查、必要的辅助检查以及诊疗操作等工作，细致而周密地观察病情，发现问题，分析问题，解决问题。

2. 科学思维　就是将疾病发生、发展的一般规律运用于判断特定的个体所患疾病的思维过程，是对收集到的患者的信息进行整理加工、综合分析的过程，是对具体的临床问题的综合评价、逻辑联系、判断推理的过程，并在此基础上建立疾病的诊断。对于即使暂时诊断不清，也可对各种临床问题的属性、范围作出相对正确的判断。

二、全科临床思维的一般特点

1. 病人的特殊性和复杂性　全科临床思维不仅需要考虑病人的生物学属性，同时需要考虑病人的心理、社会属性，不仅需要从医学角度分析临床问题，还要从经济、伦理、法律等角度分析病人可能存在的综合问题；不仅需要注意科学的、逻辑的因素，也要注意情感的、价值的因素。临床思维的主要对象是具有社会属性的人及其疾病过程。

2. 主体性和客体性的交错和相互作用　全科医生是临床认识和行动的主体，在临床思维中起主导作用；病人也是具有主观能动性的人，不同于自然界中一般的客体。在许多情况下，病人能够有意无意地参与临床思维。作为认识客体的病人，他对病痛的感受和叙述，对病因、病程的设想等等，都可为全科医生的思维提供素材、引导方向，对全科医生临床诊断的形成具有明确的作用，这即是病人主体性的表现。在治疗过程中病人的主体性也很突出，他不仅是一个被全科医生治疗的对象，同时他也参与治疗自己。全科医生提出的治疗方案，需要有病人的合作才能付诸实施。病人的主体性作用，对于全科医生的诊断是否正确、治疗是否有效，都会有直接的影响。因此，在临床上必须同时注意病人的客体性和主体性，既注意研究疾病的客观表现，又注意对病人主观能动性的调动和正确引导。

3. 时间的紧迫性和资料的不完备性　临床工作有很强的时间性，特别是对急重病人，必须在很短的时间内做出决断并进行治疗。因此不可能无时间限制地观察下去，这一点同一般的科学研究大不相同。因此，也就决定了临床判断往往要在不充分的根据上作出。疾病的发展是一个逐步暴露其特点的自然历程，而全科医生不可能等待这一自然历程的充分展开——那样患者可能已经面临死亡，或是不胜痛苦。尽管临床检查手段多种多样，全科医生也不能对一个患者遍行各种检查，而只能有目的有选择地进行某些项目的检查。因此全科医生只能在很不完善或不太完善或接近完善的资料基础上作出判断和决策，这必然是全科临床思维带有或然性的重要原因之一。

4. 全科临床过程的动态性　全科临床思维的认知的对象是活的病人，是正在不断发展变化着的疾病，这就要求全科医生的认识具有明显的动态性。临床诊断作出后，还要接受不断验证，随着病程的发展，可能要改变或增加诊断。治疗进行了，还要不断观察患者的种种反应，随机应变：注意调整治疗方案，消除副作用，增强疗效，加速患者的痊愈和康复。如果医生的思维停滞、僵化，将认识固定在疾病的某一阶段或诊断和治疗的某一模式（概念）上，则常常导致误诊、误治。所以，临床思维不是一次完成的，而是一个反复观察、反复思考、反复验证的动态过程。

5. 全科临床思维的或然性　全科临床思维具有较大的或然性。在某种意义上，几乎可以说初期的临床诊断都是假说，而治疗都有一定的经验性或试验性。造成诊断、治疗和预后判断或然性的因素很多，有的来自逻辑本性（例如以类比推理来提出拟诊、根据归纳推理来判明疗效等等，本身就有或然性），有的来自病人的个体特异性，有的来自资料的不完备性，有的来自客观上缺乏及时的特征性很强的诊断根据和治疗措施；当然也还有全科医生本人知识经验不足、观察不细、测量不准、思维方法不当等等主观的因素。说临床思维有或然性，并不是否认它也有确定性（如经过肺部X线摄片检查、痰中找结核菌等确诊某人患肺结核，这就是确定性的判断），而是说，由于认识疾病表现的多样性及病情复杂多变和时间性强等等原因，使得全科临床思维的推理过程中必然含有较多的不确定性，在完成一个阶段的判断之后，进一步的全科临床思维仍有不确定性。

6. 逻辑与非逻辑的统一　全科临床思维既是一个逻辑思维过程，又包含一些有时是很重要的非逻辑的因素。全科医生如果不掌握逻辑思维规则，就不可能进行科学的推理。

全科临床思维的非逻辑因素至少表现在两个方面。一个是医生作为思维的主体方面，除了有逻辑推理之外，还有“直觉”，以及尚未或不能用明确的概念表达出来的“个体经验”等非逻辑式的成分在起作用。非逻辑因素的另一个方面，是病人作为医疗的对象，即客体方面，具有社会心理性等多因素的客观影响。

7. 周期短、重复多　比起其他学科研究的认知过程来，临床思维显然具有周期短、重复机会多、正误揭晓快的特点。全科医生可以在比较短的时期内，多次从临床实践中重复观察，从感悟具体经过抽象到达思维中的“具体”这个不断深化的认知过程。并有机会用实践的结果反复检验自己的主观认识是否同客观实际相符，这对于提高临床思维能力是一个很有利的条件，应当自觉地加以利用。

三、临床思维的认知范畴

1. 正常与异常　在生物–心理–社会医学模式看来，正常和异常的医学界定包括三个方面，即躯体的正常和异常、心理的正常和异常和社会适应的正常和异常。

（1）躯体的正常和异常：对其的认知是生物医学的主要内容，对其判断的标准有卫生统计学标准、医学价值标准和文化价值标准。

（2）心理的正常和异常：人的正常心理是人对环境应答的能力，设置切合实际的生活目标的能力等等。异常心理是与某个确定的常模、文化常模或某种行为准则的偏离。判断正常心理与异常心理的标准有四种，即：个人经验标准、统计学标准、医学标准和社会适应标准。

（3）社会适应的正常或异常：其表现在：①人际关系协调/人际关系恶劣；②有社会责任心/无社会责任心；③社会角色扮演尽职/社会角色扮演失败；④行为合乎社会规范/行为与社会规范相背。

2. 整体与局部　人的生命体是整体与局部的统一。人的整体是指由人生命体内诸多在一定空间、时间中相互联系、相互作用的要素有机结合而成的动态统一体、过程集合体，即人从生到死纵横双向的历史全过程。人体的局部则是指，生命有机体在空间不同层次上的要素、部分，以及在时间上生命发展全过程中的各个时期、阶段。

人生命有机体的整体与局部是对立统一的关系。整体与局部相互联系、不可分割。整体在结构上离不开局部，由局部组成，整体的性质、功能需通过各局部功能的协作才能实现。整体与局部之间相互作用。生命有机整体与各个局部之间的联系，通过皮层中枢支配下的神经、体液及经络调节系统协调统一起来，并形成动态的相互作用。整体居于矛盾的主导地位，整体高于局部，对局部起着统帅、决定的作用。整体与局部之间相互渗透。二者在联系中常常可以相互转化。

3. 典型与非典型　在医学的概念中，典型与非典型具有层次性特点。一般具体化为典型症状、非典型症状；典型体征、非典型体征；典型疾病、非典型疾病；典型病例、非典型病例等。

在临床实践中，人们把在一定条件下表现比较普遍、特征比较明显的症状加以集中和概括，称之为典型症状，典型症状是疾病症状一般的表现形式。人们把在一定条件下那些不具有常模表现，不反映疾病鲜明、不具有代表性特征的症状称之为非典型症状。非典型症状是疾病症状特殊的表现形式。

典型疾病通常是指人们对其病因、病理、传播途径、症状表现、发病机制、治疗手段以及预后等因素的认识比较明确，并得到临床实践验证的一组疾病。非典型疾病是指对病因、病理、传播途径、症状表现、发病机制、治疗手段以及预后等因素认识还不明确，临床诊治困难比较大的一组疾病。

典型病例与非典型病例往往和具体病人相联系，包括病因、发病机制、病理解剖、病理生理、症状体征、诊断依据和治疗方案、疗效、预后、流行病学特点等等方面，与该疾病现有医学理论的吻合度高，这样的病人称为该疾病的典型病例。狭义的典型病例也可特指具有该疾病比较明显的几个特征的病例，是符合该疾病现有医学理论的典型病例。相应地，疾病特征与现有医学理论吻合度低的病人称为非典型病例。

典型与非典型并非绝对对立，而是相比较而存在，并在相应的具体要素基础上划分。典型与非典型的区分是相对的，并在一定条件下发生转化。典型病例、典型症状的典型性正在不断弱化。

典型症状的相对性，还表现在典型症状的出现受到相应条件的制约：典型症状、疾病和病例的条件性、典型要素的不完全具备性、典型要素表现的过程性、典型概念的变动以及受生态环境的制约。

4. 患者个体差异　患者个体差异的含义有广义和狭义之分。广义的病人个体差异指病人个体与个体之间的各种区别和差异，不一定具有临床意义，如正常的生理差异。狭义的病人个体差异一般是指有一定临床意义的各种区别和差异。

两千多年来，医学在不同层次上不断地发现并证实患者个体差异的存在及其本质。2000年人类基因组计划首次破解人类基因密码，绘制出人类约3万个基因30亿个碱基图谱。通过比较个体之间DNA“字母”即单个核苷变体之间的差异，科研人员得出人类99.9%的基因都是彼此相同的，个体的遗传差异为0.1%的结论。0.1%的差异意味每个个体身上30亿个碱基对中包含有大约300万个差异。科学家已成功绘制基因复制过程中出现不同突变的复制变异（CNV）图，补充了先前得到的人类基因图谱。基因密码的差异不是1%，而是10%甚至12%。“复制变异”还有不少内容有待研究，但有一点是清楚的，人类的个体差异比我们预料的更深刻更广博。

患者个体差异信息，从症状学的层面分析主要有三个方面的内容：①个体在生物、生理、理化等方面的差异，主要包括年龄、性别、人种、解剖、生理、生化、免疫遗传、病史等；②个体在心理方面的差异；③个体在社会方面的差异，包括地区差异、职业差异、行为差异、文化素质差异、社会生活差异，也都以不同方式、不同程度地影响着个体的疾病过程。

四、全科临床思维的一般方法

1. 建立拟诊　全科医生在各种检查，如问诊、体格检查、化验和各种特殊检查的基础上提出一个或几个“初步诊断”，即拟诊。严格来讲，拟诊属于一种假定性判断，从方法论的角度可以视之为假说。

从逻辑分析的角度可将拟诊的依据分为必要征、充足征、可能征、否定征四类：

（1）必要征：必要征对于诊断某种疾病来说是无之必不然，有之未必然的症征，又称恒见征。即要诊断该病，此征是不可缺少的，缺其诊断则不能成立。

（2）充分征：充分征对于诊断某种疾病来说是无之未必不然，有之必然的症征。即要诊断该病，有此征就可以“一锤定音”，确定诊断。

（3）可能征：可能征是常见于或可见于或偶见于某病的症征，这是临床上最常见的情况，也是临床诊断复杂性和概然性的一个重要来源。

（4）否定征：否定征是决不会出现于某病的症征，若此征出现则可“一票否定”排除该病的可能。

在拟诊思维过程中，寻找充分征和否定征具有十分重要的意义，因为前者“一锤定音”用以确定诊断，后者“一票否决”用以排除拟诊。

2. 病因探究

（1）简单枚举法：由某类事物中已观察到的对象都有某种属性而推出该类事物有

此属性的方法是简单枚举法。简单枚举法的可靠性取决于所枚举的某类事物中事例的数量，且无相反事实。枚举的数量越少，就越容易犯“以偏概全”或“轻率概括”的错误。

（2）穆勒五法：包括求同法、求异法、求同求异并用法、共变法、剩余法。剩余法是已知被研究的某一复杂现象是由复杂原因引起的，如果把各个可能起作用的因素一一加以排除，剩下的可能因素就是该现象的原因。剩余法的临床运用称为“排除法”或“除外诊断法”。排除法不是直接寻找所要肯定的某一疾病的因果联系，而是根据现有诊断资料的存在和缺失，通过否定其他疾病与现有诊断资料之间的因果联系，而间接地肯定某一疾病的存在。

简单枚举法和穆勒五法都属于不完全归纳法。不完全归纳的方法是通过个性来认识共性的。但是，不完全归纳方法又无法穷尽所有的对象，所以结论并不总是必然的。

3. 误诊分析　造成误诊的主观原因主要表现为以下几种：

（1）主观性思维：全科医生通过详细的询问病史和全面的体格检查充分的占有临床资料，是形成正确诊断的前提和保证。临床上常见有的医生仅凭病人的某一症状就先入为主地断定为某种疾病，既不作全面体检，也不详细询问病史或作必要的实验室检查，就想当然的下诊断和处方治疗，以至造成误诊。还有的医生是先入为主，不从病人的客观实际出发，而是从自己头脑里固有的框框出发，从成见出发，对客观事实视而不见，听而不闻，甚至凭自己头脑里早已形成的先入之见，对客观事实进行随心所欲地取舍。

（2）静止性思维：疾病都是一个发展变化的病理过程，因而，作为对于疾病认识的临床诊断也是一个发展变化的过程。全科医生应该在疾病发展的过程中始终对疾病进行动态观察，随时注意病情的变化，不断对照、检查、修正自己原来的诊断，以逐步取得对疾病本质的认识，最后确定诊断。但有的医生，面对复杂多变的病情却思维僵化，停滞不前，当原有的诊断不符合病情的新发展时，不能随变化了的情况改变自己的看法，而是固守原有结论，抱住初诊不放，这样势必导致误诊。

（3）片面性思维：人体是一个复杂的多层次的整体系统，任何一种疾病，都在不同程度或层次上涉及整体，是一个复杂的病理变化过程，它是通过形形色色的症状、体征表现出来的，完全局限于某一系统或器官的疾病是比较少见的。在临床诊断中，医生只有对这些复杂的症状、体征进行认真的、全面的分析，才有可能揭示出疾病的本质，做出正确的诊断，如果把疾病的某一表现夸大，以点代面、不及其余，轻率的肯定或否定都会导致误诊。

（4）表面性思维：临床认识的任务在于透过疾病现象抓住疾病本质。但是，疾病现象是外在的，可见的，直观的，而疾病本质则是要靠抽象思维来把握的，有相当的难度。全科医生的认识如果停留在病象表面，不做深入的研究，就容易被现象所蒙蔽，则难免发生误诊和漏诊。

减少和避免误诊：深入临床是减少和避免误诊的首要前提；广积知识是减少和避免误诊的基本途径；善于思考是减少和避免误诊的关键手段；从善如流是减少和避免误诊的重要条件。

4. 治疗的决策

（1）避免决策失误：决策的失误是根本的失误。治疗决策事关生命安全，不可不慎。最大的谨慎是对依据的深究：治疗决策的依据是什么？是主观意见？是个人经验？是否经得起检验？在循证医学发展的今天，医疗决策如果依旧停留在经验决策的水平上，是跟不上时代发展的。

（2）明确治疗目标：明确治疗目标的意义在于，要根据治疗方案与治疗目标的贴近度，从治疗方案是否能够满足目标的要求决定治疗方案的取舍。只有能够较好地实现既定目标的治疗方案才是可行的，不利于目标实现的治疗方案应在首先淘汰之列。

（3）坚持疗效优化：疗效优化是指治疗效果而言的，既包括抑制或治愈疾病的各种近期效果，诸如控制感染、修复创伤、纠正休克、调整代谢，避免复发等等；还包括远期后果，诸如延长生命和保留功能，防止感染，增进社会效益等多个方面。

（4）强调安全第一：由于疾病及其演变的复杂性，医学发展水平和医生个人知识的局限性，治疗手段特别是药物的二重性以及医疗器械，仪器性能的不稳定性，使治疗包含着不安全的因素。在制订治疗方案时，对这些因素应充分估计，并采取一定措施或安排一定条件，加以防止或避免。同时，防止医源性疾病，也是制定医疗方案时必须十分重视的问题。

（5）注意条件约束：制订治疗方案必须在约束性因素的限制下进行，要考虑到各方面条件的约束，包括疾病的性质、程度；病人机体的一般状况、心理状况、家庭状况；治疗水平和护理技术水平等等。对约束条件分析不足，会导致治疗方案的低效甚至失败。

（6）注重时效原则：一般说来，病变在早期治疗常事半功倍。所以早期诊断，早期防治，迅速处理病人是时效原则的主要要求。但及时不等于一味求快，如需进一步明确诊断，或应做必要的准备，或者情况与病程发展的特殊要求，在采用一定治疗措施时，还需待机而行。在治疗中，要防止求稳等待，以致坐失良机贻误病人，但也要注意避免发生欲速则不达的情况。

（7）突出救治重点：抢救急重病人的决策，是治疗决策中最困难、最有特点的决策，它集中表现了一个医生的知识水平和思维能力。因为急重病的特点是起病急、病情重、进展快、变化多，这就要求医生必须在很短的时间里，能对病人的诊断和治疗作出决策，及时抢救，否则病情会进一步恶化，甚至危及病人生命。

（8）减损方案危害：通过对治疗方案可能带来的危害性进行分析，即分析研究实施治疗方案后可能给病人造成的危害。治疗决策不能仅仅考虑好的后果，还要考虑不良后果。只有在权衡得失之后才能正确地判定该治疗方案的优劣。

（9）分析失悔程度：分析治疗方案的不良后果，除了应考虑它可能造成的问题或差错外，还可以分析它的失悔度和机会损失。所谓失悔度，就是实施某一治疗方案可能出现的最坏结果给临床医生带来的失悔程度。机会损失是指实施某一治疗方案使病人可能丧失的其他治疗机会。

（10）了解敏感域值：所谓了解治疗方案的域值，即从分析治疗方案敏感度大小的角度，考虑一旦实施这项治疗方案后，是否能够适应意外事件的干扰。选择治疗方案应有一定的弹性以加强适应性、灵活性。所谓敏感域值分析，即考察和确定治疗方案的实施过程中遇到意外或反常情况时所承受的震荡程度。全科医生应当注意这项治疗方案在什么情况下可能失效，在什么情况下还能予以调节。

五、临床思维的一般程序及基本要点

（一）一般程序

1. 从解剖学的观点着眼，观察病人有何结构异常。

2. 从生理的观点着手，分析病人有何功能改变。

3. 从病理生理的角度，提出病理变化和发病机制的可能性。

4. 考虑几个可能的致病原因。

5. 考虑病情的轻重，勿放过严重情况。

6. 提出1~2个特殊的假说。

7. 检验该假说的真伪，权衡支持与不支持的症状体征。

8. 找寻特殊的症状体征组合，进行鉴别诊断。

9. 设计诊断范围，考虑诊断的最大可能性。

10. 提出进一步检查及处理措施。

（二）临床思维的基本要点

1. 基本原则　首先考虑常见病与多发病。

2. “一元论”原则(特指成人，不包括老年病人)。

3. 首先原则　应首先考虑器质性疾病的存在可能。

4. 优先原则　优先考虑可治性疾病的诊断。

5. 排除原则　慢病诊治过程中，应排除恶性疾病的存在。

6. 实事求是的原则　诊治过程中，根据实际病情的发展，及时修正完善原先的诊断与治疗方案。

7. 循证医学的原则。

六、循证医学概述

自1992年循证医学（Evidence Based Medicine，EBM）的概念提出以来，循证医学发展迅速，并被广泛地应用于临床实践中。其理论和实践在深度和广度方面不断扩展，使临床医学研究和临床实践发生了巨大的变化，由经验医学向循证医学转变是21世纪临床医学的一场深刻变革，也是临床医学发展的必然趋势。

循证医学是遵循科学证据的临床医学。它提倡将临床医师个人的临床实践和经验与客观的科学研究证据结合起来，将最正确的诊断、最安全有效的治疗和最精确的预后估计服务于每位具体患者。循证医学实践包括3部分：患者、医生、证据。

（一）循证医学发展的背景

1. 信息与网络的迅猛发展　随着计算机与网络技术的发展，医学信息的存贮与传播已经变得越来越便捷和普及。医学文献分析与检索系统MEDLARS（MEDical Literature Analysis and Retrieval System）是开发研制的当今世界上最大的最具权威性的生物医学文献联机数据库系统。该系统拥有50多个数据库，收录了自1965年以来生物医学书刊中的近1 900万条书目和文献题录，通过多种途径提供国内外联机检索。由于医学期刊数量巨大，文献的质量良莠不齐，医生必须具备分辨优劣的能力，利用计算机技术快速获取最新的临床科研成果应用于临床实践中。

2. 临床科研方法学兴起　20世纪80年代以来，欧美等发达国家的临床医生越来越重视临床科研方法学。随机对照试验（Randomized controlled trial，RCT）在这些国家逐步得到临床医生的广泛认同，并开展了大量的单中心及多中心RCT临床试验。在这些多中心临床试验所得出的结论中有些可能与药理学实验的结论有所不同，很多从理论上认为有效的疗法被临床试验证实无效，也有一些过去认为无效的或疗效不确定的方法却被证实为有效。这些情况告诉临床医生，临床决策应以临床的宏观证据为依据。

3. 临床证据的出现　大样本的临床RCT及Meta分析的结果，使得临床医生不得不承认，单凭推理或病理生理学理论来指导临床行为有时是不靠谱的。有些治疗措施从理论上认为有效的，但通过临床实践并不一定真正有效。

4. Meta分析引入临床研究　Meta分析是一种研究方法，是一种文献定量分析的系统评价方法，比文献综述更具有客观性。此方法于20世纪70年代开始应用于医学健康领域，80年代，则逐渐应用到临床医学的各个领域。我国学者于90年代初开始利用Meta分析方法开展疾病的诊断、治疗、干预及决策等临床各个领域的研究，并取得了一些成果。

5. 人类疾病谱发生变化　近几十年来，威胁人类健康的一些重要疾病已由单因素疾病逐渐转变为多因素疾病。随着医学科学的发展，人们对传染病的认识不断深入，许多传染性疾病通过预防及有效的治疗手段得到控制，曾经在人类疾病死亡谱上占首位的单因素的传染病，现在已经退让给由多因素致病的慢性病，如肿瘤、心脑血管疾病、糖尿病等，慢性病已经成为人类主要的致死性疾病。由于慢性病的诊断治疗比较复杂，对这类疾病的防控往往需要依靠临床试验的宏观证据来提供解决方案。

6. 制药业的蓬勃发展给临床决策带来困惑　近几十年来，由于世界许多财团投资于制药业，使得临床新药越来越多，特别是对同一类药、同一种作用机制的药物，临床医生在选择时感到困惑，也只能依靠临床试验来解决如何正确地选择治疗方案。

7. 临床经济学的发展对临床医疗实践提出新的要求　21世纪临床医学研究面临的难题中最主要的有：有限卫生资源与快速增长的人口及其不断提高的卫生需求之间的矛盾；卫生服务的成本-效果最佳平衡点的确定及其干预控制；卫生研究与卫生决策、医学模式与医疗行为、医学科研与医学教育之间成果转化的速度和效率；各国及各地区范围内有限卫生资源的合理配置、高效使用和医疗公平化问题。

医疗费用的增长，使各国政府不得不努力寻求更合理、更有效的医疗服务。同时，医疗保险业的兴起，也强烈要求医院为患者提供有效的价廉的诊断治疗措施。

在这种情况下，以临床经验为基础的医疗技术就显得软弱无力。与此同时，RCT研究结果不断证明以往许多被列为标准的治疗对病人无益，甚至有害。鉴于此，临床研究的证据正受到越来越多的重视，于是医疗技术标准制定的科学化、有效性的问题便提到日程上来，这正是临床医学向循证医学转变的原因。

（二）循证医学与传统医学的区别

传统医学是以经验推论的思维方法为特征，用科学的思维方法，探索和寻找新的认识及解决问题的证据。循证医学则是除了重视个人的临床经验外，尤其强调临床研究证据，而基础理论或动物实验等依据，只是作为诊疗工作中的参考。循证医学可简单概括成证据的医学，以此指导临床。目前，在疾病的治疗方面国际公认的大样本随机对照试验（RCT），是证明某种疗法的有效性和安全性的“金标准”。

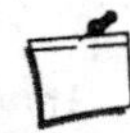

循证医学与传统医学最重要的区别在于它所应用的临床实践证据，是采用科学的标准进行了严格的分析与评价，从而被确认是真实的、有临床重要意义的、并适用于临床实践的、当代最佳的科学证据。

例如二氢吡啶类钙拮抗药，在理论上该药具有扩张动脉和静脉的作用，有助于减轻心脏的前后负荷，改善血流动力学状况；可扩张冠状动脉，改善心肌的灌注状态，对缺血或损伤的心肌有益；而且动物实验中也证实对慢性充血性心力衰竭及实验性心肌梗死动物的状况可获改善，甚至可减少死亡率。但长期临床研究表明，这类药物会增加慢性心力衰竭、急性心肌梗死患者的病死率，不宜作为基本治疗。因此，一种治疗方法的实际疗效，必须经过随机对照临床试验的验证，仅仅根据个人或少数人的临床经验和证据是不够的。在临床治疗中应用循证医学，可能为患者提供个体化、安全、有效的治疗方案。

（孙国庆）

第二节　常见临床病症的鉴别与处理

一、发热

（一）概述

正常人的体温受体温调节中枢调控，使机体产热和散热的过程处于动态平衡，保持体温在相对恒定的范围内。当机体在致热原（pyrogen）或其他的原因作用下导致体温调节中枢的功能障碍时，引起机体产热增加和（或）散热减少，致使体温升高超出正常范围时，称为发热（fever）。

（二）病因分类

临床通常依据其病因将发热分为感染性发热（infective fever）和非感染性发热（noninfective fever）。

1. 感染性发热　为发热最常见的病因。各种病原体包括：细菌、病毒、真菌、支原体、立克次体、螺旋体、原虫、寄生虫等侵入机体后引起的感染，无论是全身性或局部性感染，还是急性、亚急性或慢性感染，均可引起发热。

2. 非感染性发热　是指病原体以外的各种原因引起的发热。主要见于以下原因：

（1）无菌性坏死物质的吸收：由于组织细胞坏死、组织蛋白分解及组织坏死产物的吸收所致的无菌性炎症，常可引起发热，又称为吸收热（absorption fever）。常见于：大手术后内出血、大面积烧伤；内脏的梗死及肢体坏死等；或由于癌症、白血病、淋巴瘤及溶血反应等所致的组织坏死与细胞破坏等。

（2）抗原–抗体反应：风湿病、药物热、血清病等。

（3）内分泌及代谢疾病：甲亢、严重脱水等。

（4）皮肤散热减少：广泛皮炎、慢性心力衰竭等。

（5）体温调节中枢功能失常：中暑、安眠药中毒、颅内出血、颅脑损伤及颅内肿瘤等。

（6）恶性肿瘤：恶性实体瘤、白血病等。

（7）自主神经功能紊乱：原发性低热、感染后低热、夏季低热及生理性低热等。

（8）遗传性疾病：恶性高热（malignant hyperthermia，MH）是由常规麻醉用药引起围手术期死亡的遗传性疾病。它是一种亚临床肌肉病，即患者平时无异常表现，在全麻过程中接触挥发性吸入麻醉药（如氟烷、安氟醚、异氟醚等）和去极化肌松药（如琥珀酰胆碱等）后出现骨骼肌强直性收缩，产生大量能量，导致体温持续快速增高，如无特异性治疗药物丹曲洛林（Dantrolene），而一般的临床降温措施又难以控制体温的恶性升高时，严重时最终将导致患者的死亡。

（三）临床特点

1. 发热的程度　按口测法（口腔温度）测得体温的高低临床将发热的程度分为：

（1）低热：37.3～38℃。

（2）中等发热：38.1～39℃。

（3）高热：39.1～41℃。

（4）超高热：41℃以上。

2. 发热的临床过程及特点　发热的临床经过一般分为以下三个阶段：

（1）体温上升期：体温上升期常有疲乏无力、肌肉酸痛、皮肤苍白、畏寒或寒战等现象。由于本期产热大于散热，因此体温升高，引起发热。

体温升高主要有两种形式：①骤升型：体温在几小时内达39～40℃或以上，常伴有寒战。小儿易发生惊厥。常见于疟疾、大叶性肺炎、败血症、流感、急性肾盂肾炎、输液或某些药物过敏反应及恶性高热等。②缓升型：体温在几日内逐渐上升达高峰，多无寒战。如伤寒、结核病、布氏杆菌病等。

（2）高热期：是指体温上升达高峰之后保持一定时间，持续时间的长短与病因不同而有差异。如疟疾可能仅持续数小时；而大叶性肺炎、流感可持续数天；伤寒甚至可能持续数周。

（3）体温下降期：由于病因消除，致热原的作用逐渐减弱或消失，体温中枢的体温调节点逐渐恢复至正常水平，产热相对减少，散热大于产热，使体温降至正常水平。此期表现为出汗多，皮肤潮湿。

体温下降的方式主要有两种形式：①骤降，指体温于数小时内迅速下降至正常，有时可略低于正常，常伴有大汗淋漓。常见于疟疾、急性肾盂肾炎、大叶性肺炎及输液反应等。②渐降，指体温在数日内逐渐降至正常，如伤寒、风湿热等。

3. 热型及临床意义

（1）稽留热（continued fever）：是指体温恒定地维持在39～40℃以上的高水平，达数天或数周，24 小时内体温波动范围不超过1℃。常见于大叶性肺炎、斑疹伤寒及伤寒高热期等。

（2）弛张热（remittent fever）：又称败血症热型。体温常在39℃以上，波动幅度大，24 小时内波动范围超过2℃，但始终在正常体温的水平以上。常见于败血症、风湿热、重症肺结核及化脓性炎等。

（3）间歇热（intermittent fever）：体温骤然上升达高峰后持续数小时，又迅速降至正常水平，无热期（间歇期）可持续1天至数天，高热期与无热期可反复交替出现。常见于疟疾、

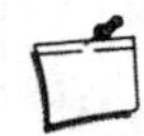

急性肾盂肾炎等。

（4）波状热（undulant fever）：体温逐渐上升达39℃或以上，数天后又逐渐下降至正常水平，持续数天后又逐渐升高，如此反复发生多次。常见于布氏杆菌病等。

（5）回归热（recurrent fever）：体温迅速上升至39℃或以上，持续数天后又骤然下降至正常水平。高热期与无热期各持续若干天后规律性交替一次。可见于回归热、霍奇金(Hodgkin)病等。

（6）不规则热（irregular fever）：发热的体温曲线无一定规律。可见于结核病、风湿热、支气管肺炎、渗出性胸膜炎等。

由于抗生素、糖皮质激素及解热镇痛药物的广泛使用甚至滥用以及患者个体差异等情况，使得典型的热型在临床上并不常见。因此，在临床诊疗工作不能把诊断思维仅局限于把热型作为诊断疾病的依据，顾此失彼，造成误诊。

（四）伴随症状

1. 寒战　常见于大叶性肺炎、败血症、疟疾、急性肾盂肾炎、流行性脑脊髓膜炎、急性溶血、药物热、输液或输血反应等。

2. 结膜充血　常见于麻疹、流行性出血热、斑疹伤寒、钩端螺旋体病等。

3. 单纯疱疹　口唇单纯疱疹，多见于急性发热性疾病，如：大叶性肺炎、流行性脑脊髓膜炎、流感、间日疟等。

4. 淋巴结肿大　常见于传染性单核细胞增多症、风疹、淋巴结结核、局灶性化脓性感染、白血病、淋巴瘤、丝虫病及癌肿转移等。

5. 肝脾肿大　常见于传染性单核细胞增多症、肝及胆道感染、病毒性肝炎、疟疾、黑热病、布氏杆菌病、风湿性疾病、白血病、淋巴瘤等。

6. 出血　皮肤黏膜出血可见于严重感染、流行性出血热、重症肝炎及血液疾病等。

7. 关节痛　常见于败血症、猩红热、布氏杆菌病、风湿病及痛风等。

8. 皮疹　常见于麻疹、猩红热、风疹、斑疹、伤寒、水痘、风湿性疾病及药物热等。

9. 昏迷　根据发热与昏迷发生的先后进行判断，如先发热后昏迷，常见于流行性乙型脑炎、流行性脑脊髓膜炎、中毒性菌痢、斑疹伤寒、中暑等；而先昏迷后发热，见于脑出血、巴比妥类药物中毒等。

10. 黄疸　肝炎、胆囊炎、胆管炎、败血症及急性溶血等。

11. 腹痛　急性胆囊炎、急性肠道感染、肝癌等。

12. 尿痛、尿频、尿急　急性肾盂肾炎、膀胱炎、肾结核等。

（五）病史询问要点

1. 起病缓急、病程长短、发热程度及起病有无诱因等。

2. 有无伴随症状，如畏寒、寒战、大汗、盗汗或某些系统的症状等。

3. 详细询问有无各系统症状及体征。

4. 有无传染病接触史及疫区长期生活史，有无群聚性发病，有无性病史、旅游史及职业等。

5. 发病后的一般状况，如饮食、睡眠及精神状况等。

6. 家庭成员健康情况，有无类似的发病史。

7. 本次患病后的诊治经过以及疗效等。

（六）全科医学诊断思维

发热是临床最常见的症状之一，由于其病因复杂，90%以上患者通过各种检查，可以明确诊断；5%～10%诊断不明，被认为是不明原因发热（fever of undetermined origin，FUO）。感染性疾病仍然是FUO最常见的原因，占总数45%～55%。澳大利亚著名全科医生John Murtagh指出：应该记住，发热的病程越长，诊断感染性的可能性越小——发热持续6个月以上是感染源性的罕见（只有6%）。研究表明9%是人为的。

在进行临床接诊的诊断思维中需考虑以下情况：

1. 具有这种症状或体征的常见病有哪些，依据伴随症状加以分析，如发热伴有寒战、黄疸，需注意右下叶大叶性肺炎、败血症及急性化脓性胆管炎等。

2. 有没有忽视了什么重要的疾病，如心内膜炎、尿路感染及恶性肿瘤等。

3. 有没有什么疾病容易被遗漏，如结核病、艾滋病、慢性心力衰等。

4. 临床应选择哪些检查项目更加有利于做出诊断，以下为常用的辅助检查，对于鉴别是感染性或非感染性发热以及常见病、多发病等方面，有一定意义。

（1）血、尿及粪常规：可作为常规筛查项目。

（2）血、尿及粪培养：对分辨有否细菌感染及药敏试验有益。

（3）胸片：对呼吸道感染等疾病诊断有帮助。

（4）腹部超声波检查：对不明原因的发热伴腹痛的患者，本检查简便，有利于鉴别诊断。

（5）根据患者伴随症状、体征等合理选择辅助检查项目，既可以减轻患者的经济负担，又可以减少对患者的医源性伤害等。

（七）处理原则

1. 病因治疗　为治疗关键。

2. 对症治疗　用以缓解症状，促使患者早日康复。

（1）降温治疗：分为物理降温，如湿敷、擦浴、降温毯等，以及药物降温，如解热镇痛药、人工冬眠等。但在降温治疗过程中，应密切注意患者的情况，以避免因大量出汗，造成血容量不足，引起虚脱和低血压等。

（2）辅助治疗：饮水、输液及纠正水电解质失衡等。

（3）诊断性治疗：根据患者的个体情况试用抗感染、抗结核、抗风湿等治疗，并密切观察疗效、不良反应及药物的毒副作用。

3. 注意事项

（1）避免随意选用抗生素，以免造成耐药菌的产生。

（2）避免随意选用肾上腺皮质激素。

（3）避免快速降温造成大量出汗，血容量不足，引起患者虚脱。

（4）注意营养支持及水电解质平衡。

（5）如果经过三次诊疗后，患者仍不能得出诊断结论，那么就应该及时要求其他医师会诊或转院进一步诊疗。

（八）病案分析

1. 病案介绍　患者男性，32岁。3天前在建筑工地劳动时因下大雨，不慎淋雨受凉，夜间出现畏寒、寒战及发热，体温39.3℃，以下午或傍晚为明显。最初认为是由于受凉“感冒”所致，自服“退热片”进行处理，但症状未见改善，并出现咳嗽、咳黏液痰、右侧胸痛。

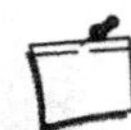

体格检查：体温39.5℃，脉搏118次/分钟，呼吸26次/分钟，血压 120/80 mmHg 。神志清晰，急性热病容，面颊绯红，鼻翼扇动，皮肤灼热、干燥。皮肤黏膜未见紫绀、皮疹及出血点。气管居中。右下胸廓呼吸运动幅度减小，触诊语颤音增强，叩诊浊音，听诊可闻及支气管呼吸音。心率118次/分钟，心律齐，未闻及病理性杂音。腹部平软，肝脾未及。双下肢无水肿。

2. 全科医生临床诊疗思维　首先根据所询问到的病史、症状及体格检查的结果，来分析患者的病因是感染性发热，抑或是非感染性发热。再依据伴随症状来推断患病的系统或器官。然后考虑应该采取何种辅助检查方法来加以验证诊断。

本例患者在发病前有淋雨受凉史，畏寒、寒战、高热及咳嗽、咳痰、胸痛的呼吸道症状。体格检查：高热、脉搏快、呼吸快。急性病容，右下胸廓呼吸运动幅度减小，触诊语颤音增强，叩诊浊音，听诊可闻及支气管呼吸音等特征，初步可以推断为感染性发热，是由呼吸系统疾病所致，即右侧肺部疾病。为明确诊断，根据本机构的具体条件可选择以下辅助检查：血常规、X线胸片及心电图检查。如有条件，可进行痰液、血液培养等微生物学检查。

3. 辅助检查结果

（1）血常规：白细胞计数 14.2×10^9/L，中性粒细胞 95%，淋巴细胞 5%。

（2）X线胸片：右下肺野大片炎症浸润阴影，右肋膈角变钝。

4. 诊断

（1）诊断：右侧细菌性肺炎并胸膜炎，病原菌以肺炎链球菌感染可能为大。

（2）诊断依据：综合分析本例患者在发病前有淋雨受凉史，畏寒、寒战、高热及咳嗽、咳痰、胸痛的呼吸道症状。体格检查：高热、脉搏快、呼吸快。急性病容，右下胸廓呼吸运动幅度减小，触诊语颤音增强，叩诊浊音，听诊可闻及支气管呼吸音等特征。血常规检查：白细胞计数增高，中性粒细胞增高。胸部X线摄片：右下肺野大片炎症浸润阴影，右肋膈角变钝。故右侧细菌性肺炎并胸膜炎的诊断明确。

5. 鉴别诊断

（1）肺结核：急性粟粒型肺结核可起病急，持续高热伴有呼吸道症状，但胸部X线检查，常为两肺弥漫性粟粒性病灶，易于鉴别。

（2）肺癌：一般可根据患者年龄大、有吸烟史、咯血、消瘦及胸部X线摄片或CT检查进行鉴别诊断。必要时，可进行痰找脱落细胞或纤维支气管镜检查加以鉴别。

6. 治疗措施

（1）生命体征监测：对于急性肺部感染的患者应密切监测体温、脉搏、呼吸、血压、神志及发绀等基本生命体征情况，以便及早发现有无病情的恶化，如感染性休克、呼吸衰竭等情况，有利于及时予以处理。

（2）病因治疗：抗菌药物的合理应用是治疗细菌性肺炎的关键措施，一旦初步诊断细菌性肺炎，必须立即使用抗菌药物。

本病例初步诊断为：右侧细菌性肺炎并胸膜炎，病原菌以肺炎链球菌感染可能为大。所以在抗菌药物的选择上首选青霉素，240万～1 000万U/日，分次肌注或静脉滴注，使用前必须做青霉素皮肤敏感试验。对青霉素过敏者，或耐药者，可选用呼吸系喹诺酮类或二、三代头孢菌素类抗生素。抗菌药物的疗程一般使用2周左右，如果治疗72小时后症状无改善，应分析原因，常见于：①选择的抗菌药物对感染菌无效或为耐药菌；②出现并发症，如肺脓肿、脓胸等；③诊断有误，如为特殊菌感染（结核、真菌等）；④药物热等。

（3）支持治疗：患者需要卧床休息，补充营养、维生素；适量饮水及维持电解质平衡等。

（4）降温治疗：发热虽然是疾病的症状，通常是机体对疾病的反应，它能刺激机体的免疫系统，对感染具有积极的、重要的防御作用。对于高热患者不伴有其他严重疾病的患者，可以不给予降温。但对于发热可能加重病情或促进疾病发生发展或威胁患者生命的情况，如高热引起惊厥，尤其是在儿童中容易发生，应予以及时降温处理。适当的降温治疗，可以缓解患者症状，促使机体早日康复。常用的降温方法可分为物理降温和药物降温。但在降温处理中需注意避免大量出汗，以致患者脱水虚脱。①物理降温：可分为冷水湿敷、冰敷、乙醇擦洗、温水擦浴及使用降温毯。使用前应注意患者有无冷过敏，使用中应注意皮肤反应等。②药物降温：解热镇痛药、人工冬眠及中草药等。在应用解热镇痛药前应了解患者有无此类药物过敏史、有无消化道溃疡史及血液疾病史等。不恰当的使用解热镇痛药物，不但可能影响热型的观察，甚至可能会产生一些严重的毒副作用，如白细胞减少、消化道出血等。

（5）祛痰治疗：可使用氯化铵、盐酸氨溴素及鲜竹沥等化痰，以利气道分泌物引流，促使肺部炎症的消散。而镇咳药可能不利气道分泌物引流，有碍肺部炎症的消散。

7. 注意事项

（1）避免随意选用抗生素，尤其是在选用喹诺酮类抗生素时，应注意其禁忌证。

（2）避免随意选用肾上腺皮质激素。

（3）防治降温造成的大量失水，血容量不足，引起患者虚脱。

（4）注意营养支持及水电解平衡。

8. 转诊标准

（1）经过抗菌治疗72小时后，症状无好转。

（2）出现严重并发症，如休克、呼吸衰竭、肺脓肿及脓胸等。

（3）疑似气道有阻塞，如肿瘤、异物等。

9. 预防宣教　避免受寒、劳累。身体不适时，应及早就医。

二、乏力

（一）概述

乏力（weakness）是一种感到机体虚弱、无力感觉，患者对于“乏力”可有不同的描述，如疲惫、疲乏、没有力气或精神，对周围事物缺乏兴趣等。它伴随着虚弱和非常希望休息、睡眠等主观感觉。疲劳、乏力可能是“门票”性质的症状：因焦虑或抑郁，使病人提出寻求帮助。任何原发性精神疾病都可以出现疲劳、乏力的症状。乏力常常是迫使患者就医的症状之一。

（二）病因分类

1. 非器质性原因　疲乏最常见的原因是心理应激，包括焦虑状态、抑郁和躯体障碍性心理疾病。Hickie等人的研究表明在一个到全科诊所就医的样本群中有25% 的人患有慢性疲乏。这其中有70% 的人是因为心理应激。其他人被怀疑患有抑郁性疾病。并发现那些长期疲劳的患者中只有0.3% 被他们的家庭医生诊断此病。Jerrett的研究，在嗜睡患者中62.3% 的人找不到器质性原因，常见原因是睡眠障碍和生活应激。其中大多数人后来被证明是心

理问题或精神疾病，包括抑郁、焦虑状态或是丧亲之痛等。

2. 生活方式原因

（1）工作迷倾向使之精疲力竭，甚至发生“过劳死”。

（2）缺乏运动和锻炼。

（3）久坐式的生活及工作方式。

（4）由于肥胖引起呼吸功能障碍。

（4）缺乏足够的睡眠时间。

3. 器质性原因

（1）感染性疾病：任何感染、发热均可以引起体能消耗增加，导致乏力，常见于病毒感染、细菌感染及结核病。须注意艾滋病等。

（2）呼吸系统疾病：如哮喘、慢性阻塞性肺部疾病等引起组织缺氧。

（3）循环系统疾病：如慢性心力衰竭等。

（4）代谢内分泌性疾病：如糖尿病、甲状腺疾病、原发性醛固酮增生症及电解质紊乱等。

（5）血液系统疾病：如贫血、白血病等。

（6）泌尿系统疾病：如急慢性肾功能不全、尿路感染等。

（7）肝脏疾病：如急、慢性肝炎及肝硬化等。

（8）神经肌肉疾病：如颅内疾病、脊髓灰质炎、椎间盘突出、周围神经炎、重症肌无力、特发性炎症性肌病、肉毒中毒、肌营养不良等。

（9）恶性肿瘤：各系统的恶性肿瘤均可引起乏力，临床应予以重视。

（10）其他：如药物（降压药、安眠剂等）、毒品及酗酒等。

（三）临床特点

常常感觉全身无力，提不起精神，即使在经过休息后症状也无明显改善。

（四）伴随症状

1. 发热　如感染性疾病、多发性肌炎、皮肌炎、系统性红斑性狼疮、恶性肿瘤等。

2. 皮肤改变　根据皮肤的改变，有利于鉴别诊断的分析，如黄疸等。

（1）紫绀：如先天性心脏病（发绀型）、心力衰竭、呼吸衰竭等。

（2）苍白：如贫血、Sheehan病等。

（3）黑色素沉着：如肝硬化、Addison病等。

（4）出血点、出血斑：如再生障碍性贫血、白血病、脾功能亢进等。

（5）皮疹：见于发疹性传染病、皮肌炎、系统性红斑性狼疮及风湿病等。

3. 感觉障碍　如脑血管病后遗症、糖尿病并发周围神经病等。

4. 水肿　如心力衰竭、肝硬化及甲状腺功能减退等。

5. 心律失常　如心肌炎、周期性麻痹等。

6. 消瘦　近期消瘦应注意恶性肿瘤、甲状腺功能亢进、甲状腺功能减退及糖尿病等。

7. 全身淋巴结肿大　见于白血病、传染性单核细胞增多症、结核病及淋巴瘤等。

（五）病史询问要点

1. 起病情况　起病的缓急、病程长短及有无诱因等。

2. 伴随症状　有无发热、畏寒、寒战、大汗或盗汗等。

3. 系统症状及体征　了解各系统症状及体征。

4. 有无传染病接触史及疫区长期生活史，以及性病史、旅游史及职业等。

5. 发病后的一般状况，如饮食、睡眠及体重变化等。

6. 家庭成员的健康情况，有无类似发病史。

7. 诊治经过。

（六）全科医学诊断思维

1. 具有这种症状或体征的常见病有哪些？根据乏力伴随的相似症状，如有发热，需注意感染性疾病、风湿性疾病及恶性肿瘤等进行鉴别诊断。如乏力伴有消瘦，需进行甲亢、甲减、糖尿病及恶性肿瘤之间的鉴别诊断。

2. 有没有忽视了什么重要的疾病，如恶性肿瘤、心律失常、心肌病、贫血、艾滋病及肝炎等。

3. 有没有什么疾病容易被遗漏，如“隐匿性”抑郁症、早期充血性心力衰竭、肾功能不全、更年期综合征、甲状腺功能亢进、甲状腺功能减退、颅脑损伤后、脑血管意外及早期妊娠等。

4. 临床应选择哪些检查项目有利于做出诊断？

（1）血、尿、粪常规检查。

（2）肝肾功能、电解质、血糖、血脂检查。

（3）胸部X线检查。

（4）心电图检查。

（5）甲状腺功能检查。

（6）其他检查。

（七）处理原则

1. 病因治疗　对诊断明确的患者首先进行对因治疗。

2. 对症治疗

（1）心理疏导。

（2）对焦虑、失眠的患者，适当选用镇静安眠药物。

（八）病案分析

1. 病案介绍　患者女性，42岁，农民。因月经增多2月余，面色苍白、头晕、乏力1个月，加重1周。

患者于2月前起在无明显诱因下出现月经增多，经期延长，经量每日100 ml左右，呈暗红色，伴血块，未引起重视。于1个月前，当月经再次来潮时，发现面色苍白，同时伴有头晕、乏力、胸闷、心悸、纳差、夜间多梦、失眠，时有低热，体温在38℃以下。无寒战、鼻出血、牙龈出血、皮肤黏膜淤点淤斑等。起病后，自认为是劳累所致，未予以注意，由于近1周症状加重而来门诊。

患者平时有偏食史，喜素食。无胃病、肾炎史。既往月经正常，否认妇科疾患史。

体检：体温37.6℃，脉搏102次/分，呼吸20次/分，血压 105/75 mmHg。神志清晰，发育一般，中度贫血貌，皮肤无淤点淤斑，浅表淋巴结未及，巩膜无黄染，舌苔光滑。胸骨无压痛，两肺检查无特殊。心率102次/分，心律齐，心尖区2/6级收缩期吹风样杂音，范围较局限。肝脾肋下未及，肾区无叩击痛，两下肢无水肿，神经系统无阳性体征，轻度匙状甲。

2. 全科医生临床诊疗思维　从该患者的病史、症状及体征分析，中年妇女、月经增

多、头晕、乏力；有贫血貌，匙状甲等，应考虑：贫血、妇科疾病，如子宫肌瘤等。为明确诊断，可以选择做以下辅助检查：如血常规、尿常规及粪常规+隐血；B型超声波检查子宫及附件。

3. 辅助检查结果

（1）血常规：血红蛋白72 g/L，白细胞4.4×10^9/L，血小板208×10^9/L，网织红细胞0.02。

（2）尿常规：(—)。

（3）粪常规及大便隐血：阴性。

（4）B型超声波：子宫前壁可见一个57 mm × 47 mm大小的肌瘤。

4. 诊断

（1）诊断：缺铁性贫血（中度）、子宫肌瘤。

（2）诊断依据：①女性，40岁；②月经量增多伴有贫血貌，匙状甲等；③血常规：血红蛋白72 g/L，白细胞4.4×10^9/L，血小板208×10^9/L，网织红细胞0.02；④B超检查：子宫前壁有子宫肌瘤存在。

5. 鉴别诊断

（1）慢性再生障碍性贫血：一般全血细胞减少，网织红细胞<0.01。骨髓检查有助于鉴别诊断。

（2）溶血性贫血：急性溶血性贫血常有起病急骤、腰背及四肢酸痛、头痛、呕吐、寒战、高热、面色苍白、血红蛋白尿及黄疸等。慢性溶血性贫血则表现为贫血、黄疸及脾肿大等。可与之进行鉴别。

（3）巨幼细胞性贫血：表现为贫血的症状，重者可有全血细胞减少，轻度黄疸。口腔黏膜、舌乳头萎缩，舌面呈“牛肉样舌”，可伴舌痛。可出现神经系统症状如对称性远端肢体麻木，共济失调或步态不稳等。血常规：成大细胞性贫血。血清维生素B_{12}缺乏等。根据以上特征进行鉴别诊断。

6. 治疗措施

（1）避免偏食，多食含铁丰富的食物。

（2）首选口服补充铁剂，如琥珀酸亚铁片0.1 g，每日3次。如口服铁剂无效或有严重消化道反应，改用右旋糖酐铁肌注，每次50 mg，每日或隔日缓慢肌内注射。使用前，需预先计算注射用铁剂的总需求剂量。注射铁剂的总需求量计算方法：

铁剂的总需求量（mg）=（需达到的Hb浓度－患者的Hb浓度）× 0.33 × 患者体重（kg）

（3）妇科会诊，确定子宫肌瘤的诊断及制定处理措施。

7. 注意事项

（1）注意影响铁剂吸收的因素：如进食谷类、乳制品及浓茶、咖啡、四环素等可影响铁剂的吸收，而鱼、肉、维生素C片及稀盐酸等可以促进铁剂吸收。

（2）注意铁剂应用的疗程：口服铁剂后，首先表现为外周网织红细胞增多，高峰在开始服药后5～10日；血红蛋白浓度在2周后上升，一般2个月左右恢复正常。但铁剂治疗需要在血红蛋白恢复正常后至少再维持治疗4～6个月，待铁蛋白正常后方可停药。因此，不能因为检查血红蛋白正常，就予以停用补铁治疗，而必须注意选择适当的疗程。

（3）注意铁剂应用的不良反应：肌注铁剂，需注意过敏反应。避免过量使用铁剂，以防组织中铁的沉积过多而发生血色素病。

8. 转诊标准

（1）贫血原因不明，需要进行骨髓涂片等检查进行鉴别诊断的患者。

（2）不能控制的阴道出血，需妇科进一步确诊或治疗的患者。

9. 预防宣教　避免纠正偏食习惯，均衡营养，适当补充铁剂。防控肿瘤性疾病。

（方建新）

三、消瘦

（一）概述

消瘦（emaciation），又称体重减轻，是指各种原因造成人体体重降低，当体重低于标准体重的10%以上时称为消瘦。

但由于许多低体重者并非某种疾病患者，所以有人主张将体重低于正常的情况也分为两种程度，低于标准体重的10%为低体重，只有低于标准体重的20%者方称为消瘦。目前国内外多采用体重指数（BMI）判断体重情况，BMI＜18.5 kg/m²为消瘦。如果进行性的体重下降或在短期内显著消瘦临床意义更大，应及时检查原因。

（二）病因分类

1. 体质性消瘦　个别人生来即消瘦，无病理性表现，且非进行性，生活状态如常人，常有家族性因素。

2. 神经-内分泌及代谢性疾病　如下丘脑综合征、垂体功能减退症、甲状腺功能亢进症、慢性肾上腺皮质功能减退症、糖尿病、胰高糖素瘤等。

3. 恶性肿瘤或血液病。

4. 慢性感染　如结核病、慢性化脓性感染、血吸虫病、寄生虫病、艾滋病等。

5. 消化道疾病　如口腔及咽部疾病、慢性胃肠疾病、慢性肝胆疾病、慢性胰腺疾病等。

6. 神经性厌食。

7. 重度创伤与烧伤所致的消瘦。

8. 药物　某些药物亦可引起消瘦如甲状腺制剂，苯丙胺等可促使身体代谢明显增加；长期服用泻药影响肠道吸收功能等。

（三）临床特点

1. 营养不良由机体摄入及利用的能量不足所致，其临床特点包括以下几个方面：

（1）有食源不足、食欲下降或消化、吸收、利用障碍史。

（2）去除营养不良因素后，症状可明显缓解。

（3）其他器质性或精神性疾病。

2. 慢性消耗性疾病

（1）消化性溃疡、慢性肠炎：可有腹痛、胃灼热、反酸、呕吐、腹泻等症状。

（2）慢性肝炎：可伴有乏力、纳差、恶心、腹胀、肝区疼痛、黄疸等。

（3）结核病：可伴有低热、盗汗、咳嗽、咯血等。

（4）恶性肿瘤：可伴有恶病质以及各种肿瘤特有的症状及体征。

3. 甲状腺功能亢进症　可伴有怕热、多汗、性情急躁、震颤多动、心悸、多食、大便次数增多、突眼、甲状腺肿大等。

4. 慢性肾上腺皮质功能减退症　可伴有皮肤色素沉着、乏力、纳差、低血压、低血糖、抵抗力下降。

5. 希恩(Sheehan综合征)　可伴有性腺功能减退、闭经、无乳、皮肤苍白、毛发脱落等甲状腺及肾上腺皮质功能减退的表现。

6. 神经性厌食 临床常有一些特点：

(1) 多见于年轻女性，年龄常小于25岁，对进食有成见。

(2) 消瘦明显，体重多低于标准体重的25%。

(3) 常伴有闭经，体重恢复到一定水平时，月经可以恢复。

(4) 无其他器质性或精神性疾病。

7. 精神性疾病　如抑郁症可因厌食或者拒食而导致重度消瘦。

8. 其他　若消瘦伴有高血压，尤其阵发性发作者应考虑嗜铬细胞瘤的可能。

(四) 伴随症状

1. 消瘦而伴有食欲亢进应考虑有否甲状腺功能亢进症、糖尿病、嗜铬细胞瘤。

2. 消瘦伴有身材矮小、肝脾肿大如去过血吸虫病流行地区者应考虑有否血吸虫病或其他寄生虫病。

3. 消瘦伴食欲缺乏、恶心、呕吐、腹泻、黄疸、便血或吞咽困难等消化道症状要考虑是否为消化道疾病。

4. 女性如有消瘦、闭经、产后大出血史 应考虑希恩综合征。

5. 消瘦伴长期发热 应考虑结核病、慢性化脓性感染如肝脓肿、传染性疾病、结缔组织病、恶性肿瘤等，尤其患有肝肺肾的恶性肿瘤及白血病、淋巴瘤、恶性组织细胞病等可有长期发热，但起病时常先有消瘦、乏力、食欲缺乏等。

6. 消瘦伴有皮肤色素沉着、低血压、低血糖要考虑是否为肾上腺皮质功能减退症。

7. 消瘦伴有情绪低落、自卑、食欲缺乏要考虑是否为抑郁症。

(五) 病史询问要点

1. 消瘦发生的时间及速度。

2. 有无遗传性疾病及肿瘤家族史。

3. 经济状况和饮食习惯，发病年龄，身高情况。

4. 籍贯、职业，有无传染病接触史及疫区长期生活史。询问性病史、旅游史及吸毒史。

5. 了解各系统症状及体征。

6. 对女性应询问月经史、生育史，有无产后大出血史。

7. 相关药物的应用。

8. 诊治经过。

9. 其他　有无创伤及手术史(尤其是胃肠道手术)。

(六) 全科医学诊断思维

消瘦可由生理性原因引起，也可由多系统疾病引起。在进行临床接诊的诊断思维中需考虑以下情况：

1. 具有这种症状或体征的常见病有哪些？如糖尿病、甲状腺功能亢进等。

2. 有没有忽视了什么重要的疾病？如恶性肿瘤等。

3. 有没有什么疾病容易被遗忘？如神经性厌食等。其他，如：心理、家庭、工作、学习及社会等问题。

4. 临床应选择哪些检查项目有利于作出诊断？根据患者具体情况，可选择血、尿、粪常规、粪隐血等检查，血液生化检查，甲状腺功能等检查以及选择X线胸片、B超、内镜检查等。

（七）处理原则

1. 病因治疗　为治疗关键。

2. 对症治疗　改善食欲，合理饮食，补液补充能量等治疗。

3. 非药物治疗　作为全科医生应重视非药物治疗，如缓解患者紧张情绪，指导合理的饮食及生活方式，制定随访计划，并适时转诊给相应专科医生。

4. 注意事项　如果经过三次诊疗后，患者仍不能得出诊断结论，那么就应该及时要求其他医师会诊或转院进一步诊疗。

（八）病案分析

1. 病案介绍　王先生，53岁，公司职员，目前身高1.72 m，体重60 kg,近半年来无明显诱因自觉乏力、口干，体重下降约5 kg。

2. 全科医生临床诊疗思维　全科医生应根据患者病史、体征和简单的实验室检查，区分引起消瘦的不同原因，针对病因进行治疗和随访，以避免漏诊及误诊。

本例患者出现消瘦同时有乏力、口干等症状，故应首先考虑有无糖尿病可能。同时结合其年龄特点，需进一步检查排除肿瘤性疾病。

3. 辅助检查结果

（1）空腹血糖 9.1 mmol/L, 餐后2小时血糖13.8 mmol/L 。

（2）血尿粪常规、胸片、腹部超声等均未有异常发现。

（3）甲状腺功能正常。

4. 诊断

（1）诊断：2型糖尿病。

（2）诊断依据：患者的病史、症状、体征及辅助检查：空腹血糖 9.1mmol/L, 餐后2小时血糖13.8 mmol/L 。无其他引起消瘦的临床证据，故2型糖尿病诊断明确。

5. 鉴别诊断

（1）型糖尿病：多见于儿童青少年，起病急，三多一少症状明显，有自发酮症倾向，自身抗体阳性，胰岛素分泌绝对缺乏。

（2）甲状腺功能亢进症：有心悸、多汗、烦躁、多食、消瘦等代谢亢进表现甲状腺毒症表现、可有眼征、甲状腺肿大等 。实验室检查 T3、T4增高，TSH下降，甲状腺摄碘增多。

（3）药物引起高血糖：噻嗪类利尿药、呋塞米、糖皮质激素、口服避孕药、阿司匹林、吲哚美辛、三环类抗抑郁药等可抑制胰岛素释放或拮抗胰岛素的作用，引起糖耐量减低，血糖升高，尿糖阳性。

（4）继发性糖尿病：肢端肥大症（巨人症）、Cushing综合征、嗜铬细胞瘤可分别因生长激素、皮质醇、儿茶酚胺分泌过多，拮抗胰岛素而引起继发性糖尿病或糖耐量减低。此外，长期服用大量糖皮质激素可引起类固醇糖尿病。详细询问病史，细致地体格检查，配合必要的实验室检查，一般不难鉴别。

6. 治疗原则　由于糖尿病的病因及发病机制尚未完全阐明，尚缺乏病因治疗。本病一般为终生性疾病，因此，糖尿病的治疗必须是长期的和综合性的，要涉及糖尿病教育和医学营养治疗，生活方式的改变、心理障碍的调整和各种药物的合理应用，发生低血糖时的应对措施，病情的自我监测，同时要调动患者及其家属积极参与，并与医务人员密切配合，方能取得满意的效果。

7. 注意事项　血糖控制必须安全、可行、科学、坚持个体化原则。治疗中要尽可能避免低血糖的发生。

8. 转诊标准

（1）患者为新诊断糖尿病，可转诊内分泌专科进行病情评估，制定治疗方案。

（2）经全科医师治疗后，血糖控制差。

（3）糖尿病酮症酸中毒、糖尿病非酮症高渗综合征、低血糖等。

9. 预防宣教

（1）健康教育，指导健康的生活方式：如戒烟限酒、清淡饮食、体育锻炼、合理膳食。

（2）注意避免感染、应激、突然停药等原因引起的急性并发症，如糖尿病酮症酸中毒等。

四、水肿

（一）概述

水肿（edema）是指人体组织间隙有过多的液体积聚使组织肿胀，是临床上常见的症状和体征。水肿可分为全身性与局部性。当液体在体内组织间隙呈弥漫性分布时称全身性水肿(常为凹陷性)；液体积聚在局部组织间隙时呈局部水肿；发生于体腔内称积液，如胸腔积液、腹腔积液、心包积液。一般情况下，水肿这一术语，不包括内脏器官局部的水肿，如脑水肿、肺水肿等。

（二）病因分类

水肿的病因可以某一因素为主，但往往有多种因素参与，从不同的角度，水肿可有不同的分类方法。在这里主要介绍临床上常用的分类方法。

1. 全身性水肿

（1）心源性水肿：主要见于右心衰竭等。

（2）肾源性水肿：可见于各型肾炎及肾病等。

（3）肝源性水肿：主要见于失代偿期肝硬化等。

（4）营养不良性水肿：见于长期营养不良及消耗性疾病等。

（5）内分泌代谢疾病：如甲状腺功能减退引起的黏液性水肿等。

（6）其他原因：如药物（肾上腺皮质激素等）所致的全身性水肿。

2. 局部性水肿

（1）局部炎症所致的水肿。

（2）肢体静脉血栓形成及血栓性静脉炎。

（3）淋巴回流受阻所致的水肿。

（4）血管神经性水肿。

（5）神经营养障碍所致的局限性水肿。

（6）局部黏液性水肿。

（三）临床特点

水肿的临床表现多种多样，根据病因不同，临床表现各异。

1. 全身性水肿

（1）心源性水肿：主要见于右心衰竭。水肿程度可由于心力衰竭程度而有所不同，可自轻度的踝部水肿到严重的全身性水肿。水肿的特点是首先出现在身体的下垂部位。能下床活动者，最早出现于踝部内侧，行走活动后明显，休息后减轻或消失；经常卧床者以腰骶部为明显。颜面部一般不肿。水肿为对称性、凹陷性。通常伴有颈静脉怒张、肝脏肿大、静脉压升高，严重时出现胸水、腹水等。

心源性水肿还可见于缩窄性心脏疾病，如缩窄性心包炎、心包积液或积血、心肌或心内膜纤维组织增生及心肌硬化等。

（2）肾源性水肿：可见于各型肾炎和肾病。疾病早期晨间起床时有眼睑与颜面水肿，病情发展，可出现全身水肿。常有尿液成分改变、高血压及肾功能损害等表现。

（3）肝源性水肿：常见于失代偿期肝硬化患者。主要表现为腹水，也可先出现踝部水肿，逐渐向上蔓延，一般头、面部及上肢无水肿。辅助检查可发现肝功能异常及门脉高压的表现。

（4）营养不良性水肿：由于慢性消耗性疾病长期营养缺乏、蛋白丢失性胃肠病、重度烧伤等所致低蛋白血症或维生素B_1缺乏，可产生水肿。水肿发生前常有体重减轻表现。水肿常从足部开始逐渐蔓延至全身。

（5）内分泌代谢疾病所致水肿：①甲状腺功能减退症：一种特殊类型水肿，称为黏液性水肿。水肿特点为非凹陷性水肿，水肿不受体位影响，水肿部位皮肤增厚、粗糙、苍白、温度减低；②甲状腺功能亢进症：部分患者可出现凹陷性水肿和局限性黏液性水肿；③原发性醛固酮增多症、库欣综合征：可出现下肢和面部轻度水肿。

（6）其他原因的全身性水肿：①妊娠性水肿：大多数妇女在妊娠后期出现不同程度水肿，其中多数为生理性水肿，分娩后可自行消退，但也有部分妊娠妇女的水肿是病理性的；②经前期紧张综合征：多在经前7至14天出现眼睑、踝部及手部轻度水肿，月经后水肿逐渐消退，可伴有乳房胀痛及盆腔沉重感；③药物性水肿：有使用药物史，可以是药物过敏反应、药物性肾脏损害、药物致内分泌紊乱导致水肿等，可见于糖皮质激素、雄激素、雌激素、胰岛素、萝芙木制剂、甘草制剂等应用中；④特发性水肿：水肿原因不明，可能与内分泌功能失调有关，绝大多数见于女性；⑤其他，如结缔组织疾病所致水肿、高温环境引起的水肿、肥胖性水肿等。

2. 局部性水肿

（1）局部炎症所致的水肿：见于疖、痈、丹毒、蜂窝组织炎，水肿发展常迅速，同时有红、热、痛，可伴随有畏寒、发热、头痛、厌食等毒血症状。

（2）肢体静脉血栓形成及血栓性静脉炎：水肿发生于单侧肢体，发展常迅速，为凹陷性水肿，伴随症状或体征有发热、患肢疼痛、局部皮温升高、浅表静脉扩张、花斑状发绀、Homan征阳性（即足背屈时激发疼痛）。

（3）淋巴回流受阻所致的水肿：水肿发生于单侧肢体，发展因不同病因而缓慢或迅速伴随症状或体征可有皮肤增厚、干燥、粗糙、色素沉着、出现疣或棘状物等。

（4）血管神经性水肿：多位于头面部、颈部、上、下肢，发展常迅速，部分呈反复进行性加

重，呈非凹陷性水肿，边界不清，中央微凹，皮肤呈苍白或蜡样光泽。伴随症状或体征有皮肤肿胀、热感，发作时间较长者局部可出现毛发脱落，发生于咽喉部者可出现呼吸和吞咽困难。

（5）神经营养障碍所致的局限性水肿：是由于神经营养障碍引起局部毛细血管渗透性增加所致。见于某些中枢神经系统疾病（如脑出血后），其瘫痪或麻木的患肢可生轻度乃至中度的水肿，发展缓慢，呈非凹陷性水肿。

（6）局部黏液性水肿：见于甲状腺功能亢进症。

（四）伴随症状

1. 水肿伴肝肿大　可能为心源性、肝源性与营养不良性，心源性可伴有颈静脉怒张。

2. 水肿伴重度蛋白尿　则常为肾源性，而轻度蛋白尿也可见于心源性。

3. 水肿伴呼吸困难与发绀　常提示由于心脏病、上腔静脉阻塞综合征等所致。

4. 水肿伴心跳缓慢、血压偏低　可见于甲状腺功能减退症。

5. 水肿与月经周期有明显关系　可见于经前期紧张综合征。

6. 水肿伴消瘦、体重减轻　可见于营养不良。

（五）病史询问要点

1. 水肿出现时间（早晨或傍晚）、急缓、部位（开始部位及蔓延情况）、全身性或局部性、是否对称性、是否凹陷性，与体位变化及活动关系，水肿呈持续性或间歇性，水肿趋向好转或恶化。

2. 有无心、肾、肝、内分泌及代谢性疾病病史及其相关症状，如心悸、气促、咳嗽、咳痰、咯血、头晕、头痛、失眠、腹胀、腹痛、食欲、体重及尿量变化等。

3. 水肿与体力活动、药物、饮食、月经及妊娠的关系。

4. 平时生活习惯、营养条件、有无过敏现象、职业上接触的物质等。

5. 若是局部水肿，应询问局部有无外伤、肿块压迫或炎症情况，有无可引起该区域静脉和（或）淋巴系统回流受阻、压力增高等情况。

6. 诊治经过。

（六）全科医学诊断思维

1. 具有这种症状或体征的常见病有哪些？如急性肾炎、肝硬化、右心衰竭。

2. 有没有忽视了什么重要的疾病？如心脏、肾脏等疾病。

3. 有没有什么疾病容易被遗漏？如甲状腺功能减退症、甲状腺功能亢进症等。

4. 临床应选择哪些检查项目有利于作出诊断？根据患者病史，可以选择血常规、尿常规、血液生化（肝肾功能等）、甲状腺功能、心电图、胸片等检查。必要时，可进行肝肾、心脏超声心动图检查等。

（七）处理原则

1. 病因治疗　为治疗关键，针对不同病因积极治疗。

2. 对症治疗　主要是利尿，利尿剂可依据血清电解质情况选用。低白蛋白血症者可输注白蛋白。

3. 注意事项

（1）避免随意应用利尿剂及过度利尿导致脱水和电解质紊乱。

（2）如果经过三次诊疗后，患者仍不能得出诊断结论，就应该及时要求其他医师会诊或转院进一步诊疗。

（八）病案分析

1. 病案介绍　患者男性，75岁，20年前体检发现高血压，血压160/95 mmHg，间断服用常药降压片，血压很少监测，偶有头晕、头痛。5年前开始出现心悸，活动后易气喘和疲劳，有时夜间憋醒。2年前体检血压170/90 mmHg，胸片示心脏扩大。开始较规律服用降压片，血压控制在130～150/80～90 mmHg。1周前，患者受凉后出现咳嗽、咳痰，心悸气喘加重，伴发热，体温38℃左右，尿量减少，晚间下肢有肿胀感，用手指按压出现凹陷，夜间需高枕睡眠。

体格检查：体温 38.1℃，呼吸 28次/分钟，心率 102次/分钟，血压140/90 mmHg，口唇轻度发绀，颈静脉无怒张。两下肺可闻及细小湿啰音，心界扩大，心律不齐，可闻及早搏，心尖部可闻及收缩期吹风样杂音。腹软，无压痛，肝肋下1指，脾未触及。双下肢轻度凹陷性水肿。

2. 全科医生临床诊疗思维　临床医师接诊水肿病人后要通过仔细询问病史、全面而重点的体格检查，首先明确是全身性水肿还是局限性水肿，再依据水肿特点、伴随症状和阳性体征来推断患病的系统或器官，进一步根据医院现有条件有目的性地选择辅助检查项目，获取临床资料，经过分析综合、推理判断，得出初步诊断，再在医疗实践过程中验证诊断，及时补充或修正初步诊断，直至最后确立正确诊断。

本例患者有高血压病史长达20年，平时血压控制不佳，5年前开始出现心悸，活动后易气喘和疲劳，有时夜间憋醒，提示存在劳力性呼吸困难，是慢性心力衰竭的表现。此次发热咳嗽后气急加重，出现少尿，下肢水肿；体格检查：两下肺可闻及细小湿啰音，心界扩大，肝肋下1指，踝部凹陷性水肿，符合心源性水肿的特点，目前诊断心力衰竭。结合病史，其病因考虑为原发性高血压，此次发作的诱因很可能是肺部感染。为明确诊断，根据本机构的具体条件可选择以下辅助检查：血常规、尿常规、血生化、X线胸片及心电图检查，有条件可行心脏超声检查。

3. 辅助检查结果

（1）血常规：白细胞12×10^9/L，红细胞3.2×10^{12}/L，中性粒细胞90%，血小板11×10^9/L。

（2）尿常规：蛋白（+）。

（3）胸片：双肺纹理粗，右下肺有散在片絮状阴影，心影向左右明显增大。

（4）心电图：窦性心律，频发性房性早搏。

（5）血生化：肝肾功能无异常。

4. 诊断

（1）诊断：原发性高血压，心力衰竭，肺部感染。

（2）诊断依据：根据患者的病史、症状、体征及辅助检查结果，诊断明确。

5. 鉴别诊断　心力衰竭主要应与以下疾病相鉴别。

（1）支气管哮喘：左心衰竭夜间阵发性呼吸困难，常称之为“心源性哮喘”，应与支气管哮喘相鉴别。前者多见于中老年人，多有心脏病史及心脏增大等体征，常在夜间发作，两肺可闻及广泛的湿罗音和哮鸣音，对强心剂有效；而后者多见于青少年，无心脏病史及心脏体征，有过敏史，发作时肺内满布哮鸣音，对支气管舒张药及肾上腺皮质激素等有效。

（2）右心衰竭与心包积液、缩窄性心包炎等的鉴别：三者均可出现颈静脉怒张、肝脏肿大，下肢水肿等表现，应根据病史、心脏及周围血管体征进行鉴别，超声心动图检查可得以确诊。

（3）慢性右心衰竭与肝硬化腹水伴下肢水肿鉴别：除基础心脏病体征有助于鉴别外，

非心源性肝硬化不会出现颈静脉怒张等上腔静脉回流受阻的体征。

6. 治疗措施

（1）一般治疗：①吸氧，休息；②生命体征检测：血压、心率、血氧饱和度等；③监测体重变化、尿量等；④低盐饮食，控制钠盐摄入。

（2）消除诱因：控制肺部感染，积极选用适当的抗菌药物治疗。

（3）病因治疗：控制血压；以血管紧张素转换酶抑制剂和利尿剂为首选。

（4）改善心功能：改善症状的短期治疗，可给予利尿剂、扩血管药物、正性肌力药物等。待心力衰竭症状好转，病情稳定可慎用β受体阻滞剂。

7. 注意事项

（1）治疗中注意控制补液容量，避免加重和诱发急性心力衰竭。

（2）避免过度利尿导致脱水和电解质紊乱。

（3）治疗中注意观察治疗反应，及时调整心衰用药，同时注意发现和避免血管紧张素转换酶抑制剂和洋地黄类药物的不良反应。

8. 转诊标准

（1）患者突发气促，呼吸＞30次/分钟，端坐呼吸，或者呼吸浅慢不规则，咯粉红色泡沫痰。

（2）病人出现烦躁加重，或有意识模糊或者意识淡漠。

（3）出现心动过速，心率在100次/分钟以上，血压升高显著或明显下降出现休克者。

（4）原有慢性心力衰竭者，服药未能控制，出现水肿进行性加重。

（5）患者出现夜间阵发呼吸困难，端坐呼吸。

（6）患者尿量进行性减少，甚至无尿。

（7）慢性心衰者出现呕吐咖啡样胃内容物，排柏油样黑便。

（8）心悸，查体发现心律不齐，心率快，＞100次/分钟。

9. 预防宣教

（1）慢性心力衰竭的预防首先在于基本病因的治疗，如积极纠正严重贫血、高血压、缺血性心脏病、重度瓣膜病等。

（2）避免或控制心力衰竭的诱发因素，如呼吸道感染、钠盐摄入过多、过度劳累、心律失常等。

（茅　丹）

五、黄疸

（一）概述

黄疸（jaundice）是由于血清中胆红素含量升高致使皮肤、黏膜和巩膜黄染的症状和体征。正常血清总胆红素为1.7～17.1 μmol/L(0.1～1 mg/dl)；当血清总胆红素在17.1～34.2 μmol/L(1～2 mg/dl)的范围时，临床上黄疸不易被察觉，故称之为隐性黄疸；在血清总胆红素超过34.2 μmol/L(2 mg/dl)时，临床上则出现可见的黄疸。

体内的胆红素主要来源于血红蛋白。正常红细胞的平均寿命大约是120天，血液循环中衰老的红细胞经过单核巨噬细胞破坏，降解为血红蛋白，血红蛋白在组织蛋白酶的作用下进一步分解为胆红素、珠蛋白及铁。正常人每日由红细胞破坏生成的血红蛋白约为7.5 g，生成胆红素4 275 μmol（250 mg），占总胆红素80%～85%。另外，来源于骨髓幼稚细胞的血红蛋白和肝内含有亚铁血红素的蛋白质（如过氧化氢酶、过氧化物酶、细胞色素氧化酶及肌红蛋白等）生成的胆红素为171～513 μmol（10～30 mg），占总胆红素的15%～20%。这些胆红素又被称为旁路胆红素。

上述形成的胆红素称为游离胆红素或称为非结合胆红素（UCB），在血液中与血清蛋白结合而运输，因其不溶于水，不能被肾小球滤过，故尿液中不会出现非结合胆红素。非结合胆红素在肝脏内，经葡萄糖醛酸转移酶的催化作用与葡萄糖醛酸结合，形成胆红素葡萄糖醛酸酯或称为结合胆红素（CB），其为水溶性，能通过肾小球滤过从尿中排出。

CB从肝细胞经胆管中的胆汁排入肠道后，在回肠末端及结肠由肠道细菌的脱氢作用还原为尿胆原（总量为68～476 μmol）。尿胆原大部分从粪便中排出，称为粪胆原。小部分（10%～20%）经肠道吸收，通过门静脉血回到肝内，其中的大部分再转变为结合胆红素，再随胆汁排入肠内，形成"胆红素的肠肝循环"。

正常情况下，胆红素在血循环中保持动态平衡，血中胆红素的浓度相对恒定。总胆红素（TB）1.7～17.1 μmol/L（0.1～1.0 mg/dl），其中CB 0～3.42 μmol/L（0～0.2 mg/dl），UCB 1.7～13.68 μmol/L（0.1～0.8 mg/dl）。

（二）病因分类

1. 溶血性黄疸　由于大量红细胞破坏，产生大量的UCB，超出肝细胞的摄取、结合及排泄能力；另外，由于溶血造成的贫血，血液携氧容量减少导致组织缺氧和红细胞破坏产物的毒性作用，削弱了肝细胞对胆红素的代谢功能，以致UCN在血液中潴留，引起黄疸。

凡能引起溶血的疾病都可产生溶血性黄疸。如海洋性贫血、遗传性球形红细胞增多症、自身免疫性溶血性贫血、新生儿溶血、输注异型血后的溶血、阵发性睡眠性血红蛋白尿、蚕豆病、蛇毒、毒蕈及伯氨喹等。

临床表现：一般为轻度黄疸，呈浅柠檬色，不伴皮肤瘙痒，主要为原发病的症状。急性溶血者，可有发热、畏寒、头痛、腰痛及呕吐。可有不同程度的贫血和血红蛋白尿，严重者甚至发生急性肾衰竭。

实验室检查：血中TB增加，以UCB为主，CB基本正常。

2. 肝细胞性黄疸　由于肝细胞受损导致对胆红素的摄取与结合功能降低，血中UCB增加。而未受损的肝细胞仍能将UCB转化为CB。一部分CB经毛细胆管从胆道排泄；另一部分CB经已损害或坏死的肝细胞反流入血中；亦可因肝细胞肿胀、汇管区渗出性病变与水肿以及胆小管内的胆栓形成使胆汁排泄受阻而反流进入血液中，致血中CB亦增加而出现黄疸。

各种能够引起肝细胞损害、导致肝功能异常的疾病均可引起黄疸，如病毒性肝炎、肝硬化、中毒性肝炎、败血症及钩端螺旋体病等。

临床表现：皮肤、黏膜呈浅黄至深黄色，疲乏、食欲减退，严重者可有出血倾向。

实验室检查：血中TB、CB与UCB均增高；在黄疸型肝炎时，CB增高的幅度常高于UCB。尿中CB定性阳性，尿胆原阳性。其他不同程度的肝功能异常等。

3. 胆汁淤积性黄疸　由于胆道阻塞，阻塞上方的压力增高，胆管扩张，导致小胆管与毛细胆管破裂，胆汁中的胆红素反流入血。

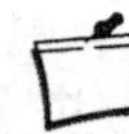

胆汁淤积肝内性与肝外性。肝内性又可分为肝内阻塞性胆汁淤积和肝内胆汁淤积。肝内阻塞性胆汁淤积见于肝内泥沙样结石、癌栓、寄生虫病（如华支睾吸虫病）等。肝内胆汁淤积见于毛细胆管型病毒性肝炎、药物性胆汁淤积（如氯丙嗪、甲睾酮等）、原发性胆汁性肝硬化及妊娠复发性黄疸等。肝外性胆汁淤积见于胆总管结石、狭窄、炎症水肿、肿瘤及蛔虫等阻塞。

临床表现：皮肤呈暗黄色，完全阻塞者颜色更深，甚至可呈黄绿色，可伴有皮肤瘙痒，心率过缓；尿色深，粪便颜色变浅，甚至呈白色陶土色。

实验室检查：血中CB增高，尿胆红素试验阳性，尿胆原及粪胆原减少或缺，如血中碱性磷酸酶及总胆固醇增高。

4. 先天性非溶血性黄疸　本型黄疸是由于肝细胞对胆红素的摄取、结合和排泄功能障碍所致，本组疾病在临床上较为少见。

（1）Gilbert综合征：由于肝细胞摄取UCB功能障碍及微粒体内葡萄糖醛酸转移酶不足，导致血中UCB增高而引起黄疸。患者除黄疸外，其他症状不多，肝功能正常。

（2）Crigler-Najiar综合征：由于肝细胞缺乏葡萄糖醛酸转移酶，以致UCB不能转化成CB，导致血中UCB增高而引起黄疸，可产生核黄疸，见于新生儿，预后极差。

（3）Rotor综合征：属常染色体隐性遗传性疾病。由于肝细胞摄取UCB和排泄CB存在先天性缺陷导致胆红素增高，引起黄疸。

一般溶血性黄疸的诊断困难不大。临床上主要应进行肝细胞性黄疸与胆汁淤积性黄疸的鉴别诊断，分析胆红素升高的类型及血清酶的变化是进行鉴别诊断的关键。在CB/TB的比值中，胆汁淤积性黄疸比值多在60%以上，甚至超过80%，而肝细胞性黄疸则偏低。血清酶血检查，反映肝细胞损害的酶（ALT、AST等）在肝细胞性黄疸中明显升高；而反映胆管阻塞的酶（ALP、5'NT及GGT）升高明显。但两种类型黄疸的检查结果亦可存在重叠，并缺乏明显的分界线。因此，有时需要选择相关的影像学检查，甚至活体组织检查等方法来进行鉴别诊断。

（三）临床特点

皮肤、黏膜及巩膜出现不同程度的黄染或伴有皮肤瘙痒。

实验室检查：血清胆红素增高。根据黄疸的不同病因，可能伴有贫血、肝功能异常和（或）影像学检查发现有肝胆胰腺等疾病存在。

（四）伴随症状

了解和检查患者的伴随症状及体征对诊断有重要的意义。

1. 发热　黄疸伴有发热时，需注意肝、胆道的炎症与急性传染病（如钩端螺旋体病等）、败血症及大叶性肺炎等疾患。发热、寒战、腰背酸痛、血红蛋白尿及贫血，提示急性溶血性贫血。

2. 腹痛　黄疸伴有右上腹阵发性绞痛，常见于胆石症、胆道蛔虫症。右上腹隐痛或胀痛应考虑病毒性肝炎。肝癌及胰腺癌等恶性疾患常常为持续性疼痛或剧痛；中晚期胰腺癌侵及腹腔神经丛，出现持续性剧痛，向腰背部放射；餐后加剧，夜间和（或）仰卧位与脊柱伸展时加剧，俯卧、蹲位、弯腰坐位或蜷膝侧卧位可使腹痛减轻，以致患者不能平卧，常呈卷曲坐位。右上腹剧痛伴高热、寒战、黄疸为夏科（Charcot）三联征，提示急性梗阻性化脓性胆管炎。

3. 肝脏肿大　黄疸伴发热、寒战、肝脏肿大提示急性胆道感染、阻塞或肝脓肿。明显肿大，质地坚硬，表面凹凸不平有结节者，常见于肝癌。轻度肝脏肿大，质地较硬，边缘不整，表面有小结节，见于肝硬化。颈静脉怒张、肢体下垂部位水肿、肝颈静脉反流征阳性，应注意右心衰竭。若轻度至中度肿大，质地柔软或中等硬度，表面光滑，见于病毒性肝炎等。

4. 脾脏肿大　见于病毒性肝炎、钩端螺旋体病、败血症、疟疾、肝硬化、溶血性贫血及淋巴瘤等。

5. 胆囊肿大　常见于胰腺癌、壶腹癌、胆总管癌、胆总管结石等引起的胆总管阻塞等。

6. 腹水　可见于重症肝炎、肝硬化失代偿期、肝癌及右心衰竭等。

（五）病史询问要点

1. 起病缓急、病程长短及诱因等，有无群集发病。

2. 有无发热、畏寒、寒战、大汗或盗汗及消瘦等。

3. 了解各系统症状及体征。

4. 有无传染病接触史及疫区长期生活史以及性病史、旅游史及职业等。

5. 发病后的一般状况，如饮食、睡眠及精神状况等。

6. 家庭成员健康情况，有无类似发病史。

7. 诊治经过，如有无到何处就诊，诊断、治疗情况及治疗结果如何等。

（六）全科医学诊断思维

1. 具有这种症状或体征的常见病　凡是胆红素产生过多和（或）影响胆红素的摄取、结合和排泄功能的疾病因素，均可能引起黄疸。因此，临床上需根据患者的症状及体征加以鉴别诊断。首先考虑常见病、多发病，如病毒性肝炎、胆囊炎、胆石症等。优先选择常用的检查手段，如血常规、尿常规、肝功能、肝炎病毒抗体及B型超声波检查等。对拟患肿瘤的患者，如胆囊肿大伴有黄疸的患者，须警惕胰腺癌、壶腹癌、胆总管癌、胆总管结石等引起胆总管阻塞的鉴别诊断，需考虑转诊上级医院作进一步的辅助检查。

2. 有没有忽视了什么重要的疾病　必须要考虑黄疸是否与恶性肿瘤有关。肝脏肿大伴黄疸、发热、消瘦者，须注意感染性与非感染性疾病的鉴别，如肝脓肿、肝癌等。

3. 有没有什么疾病容易被遗漏　是否在服用或使用过能引起溶血、损害肝功能和（或）胆汁淤积的药物或食物，如伯氨喹啉、蚕豆、利福平等。慢性右心衰竭因肝脏淤血肿大，晚期可伴黄疸等。通过病史询问、体格检查等可作出判断。

4. 临床应选择哪些检查项目有利于作出诊断

（1）血、尿及粪常规检查：血、尿常规检查有利于判断有否溶血性黄疸。

（2）血液生化检查：根据胆红素及其比值、酶学的改变，可帮助分辨各种类型的黄疸。

（3）血液肿瘤标志物检查：如AFP、CEA等，提示有无恶性疾病的存在。

（4）肝胆胰腺超声波检查：由于B型超声波检查能较完整地显示扩张的肝内、外胆管和判断其扩张顺序，因而在阻塞性黄疸的鉴别诊断方面有着重要作用。

（5）必要时选择腹部CT、胰胆管逆行造影等检查。

（七）处理原则

1. 病因治疗　明确病因及去除病因是治疗的关键。

2. 对症治疗　利胆降黄治疗。对诊断不明、拟为恶性肝胆疾病或急性化脓性胆管炎等患者需及时转诊上级医院作进一步的检查、治疗。

（八）病案分析

1. 病案介绍　患者男性，25岁，出租车司机。因乏力、纳差，尿黄1周。

患者于1周前，无诱因出现四肢乏力、上腹部不适、食欲减退、厌油腻及恶心，食量由原来每餐半斤减至2两，尿色加深如浓茶样，并感畏寒，发热。自认为是劳累所致，未去就诊。近1周出现皮肤发黄、眼黄。

病前未服四环素、利福平、异烟肼等药物。患者因工作关系，经常在外就餐，近期无血制品注射史。3个月前，健康体检无异常。

体格检查：体温37.8℃，呼吸18次/分，脉搏86次/分，血压 120/75 mmHg 。急性黄疸病容，皮肤巩膜黄染，无肝掌及蜘蛛痣，浅表淋巴结未及。心肺无异常。腹平软，肝肋下1.0 cm，边缘钝，有充实感，轻度压痛；脾未及，移动性浊音阴性。

2. 全科医生临床诊疗思维　黄疸的发生与胆红素的生成增多、肝功能代谢能力减退或排泄障碍有关，临床上可以选择血常规、尿常规、肝功能、肝炎病毒抗体及肝、胆及脾超声波进行检查，予以鉴别黄疸的原因。

3. 辅助检查结果

（1）血常规：血红蛋白130 g/L，白细胞6.1×10^9/L，中性粒细胞0.7，淋巴细胞0.3。

（2）尿常规：尿胆红素（+），尿胆原（+）。

（3）肝功能及病原学检查：总胆红素100.38 μmol/L，直接胆红素79.95 μmol/L。丙氨酸氨基转移酶（ALT）600 IU/L以上，门冬氨酸氨基转移酶（AST）179 IU/L。总蛋白72.1 g/L，白蛋白46.3 g/L，球蛋白25.8 g/L。甲肝抗体阳性（抗-HAV Ig M阳性），乙肝表面抗原阴性，丙肝抗体阴性。

（4）B超检查：肝脏普遍肿大，肋缘下1.5 cm，血管壁回声增强，呈现“灰暗肝”，肝内血管末梢支显现。胆囊及脾脏未见明显异常。

4. 诊断

（1）诊断：急性甲型黄疸型病毒性肝炎。

（2）诊断依据：①患者经常在外就餐；②乏力、纳差、尿黄、上腹不适；③急性黄疸面容，皮肤巩膜黄染，肝肿大；④尿胆红素（+），尿胆原（+）；⑤肝功能肝酶学检查明显异常，抗-HAV Ig M阳性。

5. 鉴别诊断

（1）药物性肝炎：由于使用某些药物损害了肝脏功能，所以药物性肝炎患者亦可能出现乏力、纳差，尿黄、皮肤巩膜黄染、肝肿大等与病毒性肝炎相似的症状或体征。

药物性肝损害的诊断依据：①在服药前无肝损害；②用药后1～4周内出现肝损害表现；③发病初期可伴有发热、皮疹、瘙痒等过敏表现；④有肝内淤胆或肝细胞损害的病理或临床表现；⑤外周血嗜酸性细胞＞6%等。

常见的肝毒性药物有：①抗生素类药物，如利福平、异烟肼等，及四环素、红霉素、螺旋霉素等；②解热镇痛药物，如保泰松、阿斯匹林等；③抗精神病药物，如氯丙嗪、奋乃静；④抗抑郁药物，如阿米替林等；⑤抗癫痫药物：丙戊酸钠等；⑥镇静药物：苯巴比妥等；⑦抗甲亢药物：他巴唑、甲亢平等；⑧抗肿瘤药物，如丝裂霉素、更生霉素等；⑨降糖药物，如优降糖、拜糖平等；⑩心血管药物，如异搏定、安搏律定等。以及某些中药类药物，如大黄、何首乌、苍耳子、天花粉等。

临床依据该患者无使用过损害肝脏的药物；肝酶学检查异常及肝炎病毒抗体检查的结

果可以除外药物性肝炎。

（2）传染性单核细胞增多症：是由EB病毒感染所引起的淋巴细胞增生性急性自限性传染病。主要临床特征为发热、咽痛、肝脾淋巴结肿大，外周血肿淋巴细胞显著增多。可有ALT升高，部分患者有黄疸。

依据该患者虽有黄疸、肝肿大和肝功能异常。但是其：①无咽痛；②浅表淋巴结不肿大；③周围血象中，淋巴细胞不增多等，可进行鉴别诊断。

（3）胆囊炎胆石症：急性胆囊炎是胆囊管梗阻和细菌感染引起的炎症。约95%以上的患者有胆囊结石，称为结石性胆囊炎。患者可有上腹部不适、疼痛、发作常见于夜间、饱食及进食油腻食物后。疼痛可放射至右肩、肩胛和背部。可有恶心、呕吐、厌食等。部分患者可有发热、黄疸。体检：右上腹可有压痛及反跳痛，部分患者可触及肿大胆囊。辅助检查：外周白细胞升高，ALT可升高，胆红素增加。B超：胆囊增大、囊壁增厚>4 mm、可见明显水肿时“双边征”。伴有胆囊结石时，可见结石影。

依据血常规、尿常规、肝功能、肝炎病毒抗体及B型超声波检查的结果，一般可予以鉴别。

6. 治疗措施　急性甲型病毒性肝炎是自愈性疾病，预后良好，一般不会转为慢性肝炎，治疗主要分为对症治疗和支持疗法。

（1）做好隔离消毒工作，及时进行传染病疫情报告。

（2）卧床休息，清淡饮食，后改普食。

（3）护肝降酶退黄治疗，西药应用维生素类或对肝脏有益的药物；中草药以清热利湿制剂为主等。

（4）支持疗法，即适当补充葡萄糖，供给足够的能量。

7. 注意事项　原则上不使用肾上腺糖皮质激素，但对恶心、呕吐非常严重和（或）黄疸上升迅速，病情较重，有发展为重型肝炎倾向的患者，可短期（3～5日，一般不超过7～10日）应用中等剂量肾上腺糖皮质激素（相当于泼尼松龙30～40 mg）。

应禁饮酒；禁用一切损害肝脏的食物及药物等。

8. 转诊标准　对拟诊急性病毒性肝炎或慢性病毒性肝炎病情加重者，应及时转上级医院进一步诊治。

9. 预防宣教　注意个人卫生，做到饭前便后要洗手；做好餐饮卫生管理，注意不随便在外进食、不饮生水、不食半生不熟的食物，如毛蚶、牡蛎等。加强卫生宣传，提高全民卫生意识。

（方建新）

六、头痛

（一）概述

头痛（headache）是临床常见的症状，是指额、顶、颞及枕部的疼痛。

（二）病因分类

引起头痛的病因众多，大致可分为原发性头痛和继发性头痛两类。

1. 原发性头痛　由于原发性头痛不能归类于某一确切病因，故又称为特发性头痛。如

偏头痛、紧张型头痛、丛集性头痛、三叉神经痛及其他原发性头痛。

2. 继发性头痛　可由各种颅内病变如颅内感染、脑血管病变、颅内肿瘤、颅脑外伤、全身疾病（如发热、内环境紊乱以及滥用精神活性药物）等引起。

（三）临床特点

1. 发病情况　急性发病并有发热者常为感染性疾病引起。颅内疾病如蛛网膜下腔出血者，常常急剧、持续头痛，并有不同程度的意识障碍。血管性头痛或神经官能症，具有长期、反复发作或搏动性的头痛。颅内占位性病变，常有头痛进行性加重并有颅内压增高的症状（呕吐、脉缓、视神经乳头水肿等）。肌收缩性头痛（又称肌紧张性头痛）为慢性头痛，但无颅内高压的症状，常在焦虑、情绪紧张时发作，多见于青壮年。

2. 头痛部位　偏头痛及丛集性头痛多在一侧。颅内肿瘤引起的头痛常位于前额部或颞部，后颅窝的肿瘤头痛可位于后枕部。高血压引起的头痛多在额部或整个头部。全身性感染或颅内感染性疾病，常为整个头部疼痛。蛛网膜下腔出血可能还伴有颈部疼痛。眼源性头痛局限于眼眶、前额或颞部。

3. 头痛的程度与性质　头痛的程度一般分为轻、中、重三种，但与病情的轻重并不一致。三叉神经痛、偏头痛及脑膜刺激的疼痛最为剧烈。脑肿瘤的疼痛程度多为中度或轻度。高血压、血管性及发热性疾病引起的头痛，常有搏动性。

4. 头痛发作与时间的关系　颅内占位性疾病常表现为晨起头痛，鼻窦炎引起的头痛亦以清晨或上午多见。丛集性头痛常在晚间发作。女性偏头痛与月经期有关。

5. 加重或缓解头痛的因素　颅内高压性、血管性、颅内感染性及脑肿瘤性头痛在咳嗽、打喷嚏、摇头及俯身时加剧，呕吐后头痛缓解。丛集性头痛在直立位时可缓解。偏头痛在使用麦角胺后可缓解。

（四）伴随症状

1. 头痛伴发热　见于感染性疾病（全身性或颅内疾病）。

2. 头痛伴恶心、呕吐　为颅内压增高、偏头痛，患者在呕吐后头痛可减轻。

3. 头痛伴癫痫发作　见于脑血管畸形、脑肿瘤及脑内寄生虫病等。

4. 头痛伴脑膜刺激征　见于蛛网膜下腔出血或脑膜炎等。

5. 头痛伴眩晕　提示小脑肿瘤、椎-基底动脉供血不足等。

6. 头痛伴视力障碍　注意青光眼、脑肿瘤等。

（五）病史询问要点

1. 头痛起病的快慢（急性头痛、慢性间歇性头痛）、头痛部位、头痛性质、头痛持续时间、头痛程度等。如为慢性头痛，则询问头痛间歇发作次数和日期。

2. 患病以来的伴随症状、诱发加重和缓解因素。有时可提供病因的依据，所以尽可能仔细询问。

3. 诊疗经过问诊　在外做过的检查：血常规、头颅CT/MRI、脑脊液检查结果。血压、眼压和五官科检查结果。经过哪些治疗，疗效如何。

4. 其他　遗传家属史；长期疫区居住史；头颅外伤史及在牧区的生活史，应注意包虫病和囊虫病。

（六）全科医学诊断思维

1. 具有这种症状或体征的常见病有哪些？如头痛伴有发热，既可以是颅内感染，亦可能是全身感染，需要加以鉴别。

2. 有没有忽视了什么重要的疾病？如慢性硬膜下血肿，常见于老年人，仅有头部轻微外伤史，甚至可能没有头部外伤史。由于慢性颅内高压、智力障碍等，可能被误认为是神经官能症或老年痴呆等。

3. 有没有什么疾病容易被遗漏？如颅内肿瘤、颅内寄生虫病等。

4. 临床应选择哪些检查项目有利于作出诊断？根据病情，选择脑电图、头颅CT、头颅MRI、腰椎穿刺 脑脊液检查、脑血管造影等检查。

（七）处理原则

头痛治疗包括药物治疗和非药物治疗两部分。治疗原则包括对症处理和原发病治疗两方面。

1. 对因治疗　病因治疗是关键。

2. 对症治疗

（1）药物治疗：止痛药物包括非甾体抗炎止痛药、中枢性止痛药和麻醉性止痛药。

（2）非药物治疗：头痛非药物治疗包括物理磁疗法、局部冷（热）敷、吸氧等。

3. 预防宣教

（1）头痛的防治应减少可能引发头痛的一切病因，包括避免头、颈部的损伤、感染、避免接触及摄入刺激性食物、避免情绪波动等，同时还应及时诊断及治疗继发头痛的原发性疾病。镇静药、抗癫痫药以及三环类抗抑郁药物对于预防偏头痛、紧张性头痛等原发性头痛发作有一定效果。

（2）头痛患者应减少巧克力、乳酪、酒、咖啡、茶叶等易诱发疼痛食物。同时饮食应清淡，忌辛辣刺激、生冷的食物。

（八）病案分析

1. 病案介绍　患者女性，45岁，小学教师。

主诉：头痛半年余伴左侧肢体乏力半月。

现病史：患者于半年前无明显诱因出现头痛、头昏，头痛位于前额部，程度轻，间歇性发作，休息后未缓解，未引起重视，之后头痛持续，并渐渐加重，伴纳差，在当地医院予对症处理后未缓解，半月前出现左上肢持物不稳，左下肢行走乏力，现来我院门诊，行头颅CT检查后入院。发病以来无发热，无咳嗽、咳痰，无恶心、呕吐，无腹痛、腹泻，无抽搐。发病以来，大小便正常，四肢感觉正常。

既往史：平时身体健康，无外伤史，无高血压、糖尿病史，无慢性头痛史，无疫区接触史。

体格检查：体温36.5℃，脉搏68次/分，呼吸16次/分，血压 120/80 mmHg。神志清楚，双侧瞳孔等大等圆，对光反应敏感，言语表达正常，颈软，心律齐，两肺呼吸音清，腹平软，无压痛，左侧上下肢肌力4级、肌张力正常，病理征阳性，右侧肢体肌力、肌张力均正常，病理征阴性。

2. 全科医生临床诊疗思维　头痛是临床最常见的症状之一，须了解头痛的各种特征，重点包括头痛部位、性质、程度、发作时间、起病快慢、伴随症状以及有无诱发、加重和缓解的因素等，详细追问有无家属史、颅脑外伤史等。再根据临床体检有选择地进行必要的实验室和辅助检查，从而作出正确诊断。

本例患者慢性头痛，在半年前，无明显的诱因出现头痛、头昏，由间歇性发作到持续性

头痛，程度由轻逐渐加重，头痛经休息和止痛药等未见缓解，并且出现颅内压增高症状和伴随症状，左侧肢体偏瘫，初步可以推断头痛是由颅内占位性病变引起，且位于右侧大脑。为明确诊断，则行头颅CT扫描，包括平扫和增强扫描，并进一步行头颅MRI检查。

3. 辅助检查结果　头颅CT检查：右侧颞叶凸面脑膜瘤。

4. 诊断

（1）诊断：右侧颞叶凸面脑膜瘤。

（2）诊断依据：患者有无明显的诱因出现头痛、头昏，由间歇性发作到持续性头痛史；头痛程度由轻逐渐加重，头痛经休息和止痛药等未见缓解；出现颅内压增高症状及左侧肢体偏瘫；头颅CT检查：右侧颞叶凸面脑膜瘤。故诊断明确。

5. 鉴别诊断

（1）肌收缩性头痛（紧张性头痛）：为双颞或枕部持续性钝痛或头部束带紧扎样头痛，无搏动性，也无恶心、呕吐、畏光和畏声，疼痛部位有压痛，慢性头痛，往往病史长，反复发作。

（2）血管性头痛（偏头痛）：慢性头痛，病史长，反复发作，无明显加重。为颞部或双颞部的搏动样头痛，头痛持续数小时或几天，伴恶心、呕吐、面色变白等自主神经症状，睡眠后减轻，疲劳后诱发。

（3）丛集性头痛（组胺性头痛）：多见于中青年男性，发作前无先兆，为一侧眼及眼眶周围的剧烈胀痛或钻痛，呈搏动性，可向同侧头部扩散，同时伴同侧球结膜充血、流泪，少有呕吐。一般持续15～180分钟，发作呈丛集性，持续数周乃至数月后缓解，一般1年发作1～2次，有的呈明显季节性，以春秋季多见。缓解期可持续数月至数年。本病60岁以上患者少见，提示其病程有自行缓解倾向。

（4）头部外伤引起的头痛：有明确的头部外伤史，头痛程度及持续时间与头部损伤的轻重程度无平行关系。外伤性头痛首先要排除颅内损伤，必要时行头颅CT检查，以明确诊断。

（5）高血压脑出血引起的头痛：常引起突发的、剧烈的头痛，视出血部位及出血量的多少，可以出现恶心、呕吐、偏瘫及不同程度的意识障碍，患者往往是老年人，有高血压病史，头颅CT可明确诊断。

（6）自发性蛛网膜下腔出血引起的头痛：常由于颅内动脉瘤破裂出血引起。为急性发作的剧烈头痛，病人常诉撕裂样疼痛，多无明确定位，可以双额、顶、枕或满头痛，疼痛可放射至颈部，出现颈项强直，严重的可出现意识障碍，甚至死亡。头颅CT及脑血管造影可明确诊断。

（7）颅内感染（脑膜炎）引起的头痛：多为急性或亚急性起病，为全头疼痛，程度一般较剧烈，常以枕部明显，多伴呕吐，多有发热等急性感染症状。脑膜刺激征阳性，可有局灶性神经系统体征，病情严重时可出现意识障碍，腰穿脑脊液检查可明确诊断。

6. 治疗措施　病因治疗：行开颅肿瘤切除术。

7. 注意事项　避免引起颅内压增高的因素，如用力排便、发热等。

8. 转诊标准　诊断明确，和患者交代病情后，及时转诊，行手术治疗。

9. 预防宣教　头痛，如出现进行性加重、对症处理未缓解，特别是有偏瘫、失语、癫痫发作等伴随症状时，必须及时就诊，及时检查，以尽早明确诊断，及时治疗。

（丁志良）

七、昏迷

（一）概述

昏迷（coma）是意识障碍中最严重的一种，表现为意识持续中断或完全丧失。昏迷的发生意味着在各种病理情况下高级神经活动处于极度抑制状态，主要表现为对外界的各种刺激的无反应性，同时可伴运动、感觉、反射功能障碍及大、小便失禁等。按照其意识障碍的程度可分为轻度昏迷、中度昏迷及深度昏迷三个阶段。

（二）病因分类

导致昏迷的原因很多，临床通常分为：颅内疾病和颅外疾病（全身性疾病）。

1. 颅内疾病

（1）脑血管疾病：为最常见的昏迷原因，包括脑缺血、脑出血、蛛网膜下腔出血、脑栓塞、脑血栓形成、高血压脑病等。

（2）脑占位性疾病：如脑肿瘤、脑脓肿。

（3）颅脑损伤：脑挫裂伤、颅内血肿等。

（4）颅内感染：各种脑炎、脑膜炎、蛛网膜炎、室管膜炎、颅内静脉窦感染等。

2. 颅外疾病

（1）急性感染性疾病：严重脓毒血症、感染中毒性脑病等。

（2）内分泌与代谢性疾病（内源性中毒）：如肝性、肾性、胰性、肺性、心源性脑病、糖尿病性昏迷、垂体危象、甲状腺危象、乳酸中毒等。

（3）外源性中毒：包括工业毒物、药物、农药、食物、植物或动物类中毒等等。

（4）缺乏正常代谢物质：①缺氧，如CO中毒、贫血性脑病，窒息及高山病；②缺血，如心律失常、心力衰竭、心脏骤停、心肌梗死、休克等；③低血糖，如胰岛素瘤、严重肝病、胃切除术后、RI注射过量及饥饿等。

（5）水、电解质平衡紊乱。

（6）物理性损害：如日射病、热射病、电击伤、溺水等。

（三）临床特点

昏迷是严重的意识障碍，表现为意识持续中断或完全丧失。按其临床表现的程度，可分为三个阶段：

1. 轻度昏迷　意识大部分丧失，无自主运动，对声、光刺激无反应，对疼痛刺激尚可出现痛苦的表情或肢体退缩等防御反应。角膜反射、瞳孔对光反射、眼球运动、吞咽反射等可存在。

2. 中度昏迷　对周围事物及各种刺激均无反应，对于剧烈刺激可出现防御反射，角膜反射减弱，瞳孔对光反射迟钝，眼球无转动。

3. 深度昏迷　全身肌肉松弛，对各种刺激全无反应，深、浅反射均消失。

（四）伴随症状

1. 发热　先发热然后有昏迷，可见于重症感染性疾病；先有昏迷然后有发热，见于脑出血、蛛网膜下腔出血、巴比妥类药物中毒等。

2. 呼吸缓慢　是呼吸中枢受抑制的表现，可见于吗啡、巴比妥类、有机磷杀虫药等中毒、银环蛇咬伤等。

3. 瞳孔散大　可见于颠茄类、乙醇、氰化物等中毒以及癫痫、低血糖状态等。

4. 瞳孔缩小　可见于吗啡类、巴比妥类、有机磷杀虫药等中毒。

5. 心动过缓　可见于颅内高压症、房室传导阻滞以及吗啡类、毒蕈等中毒。

6. 高血压　可见于高血压脑病、脑血管意外、肾炎尿毒症等。

7. 低血压　可见于各种原因的休克。

8. 皮肤黏膜改变　出血点、瘀斑和紫癜等可见于严重感染和出血性疾病；口唇樱红色提示一氧化碳中毒。

9. 脑膜刺激征　见于脑膜炎、蛛网膜下腔出血等。

10. 局部神经系统体征　见于脑血管意外或颅内占位性病变。

11. 呼吸气味　如伴有大蒜气味、分泌物增多者，为有机磷中毒；肝臭考虑为肝性脑病；尿臭味为尿毒症；烂苹果味为糖尿病酮症酸中毒；酒味为乙醇中毒等。

（五）病史询问要点

1. 起病时间、发病前后情况、诱因、病程、程度。

2. 有无发热、头痛、呕吐、腹泻、皮肤黏膜出血及感觉与运动障碍等相关伴随症状。

3. 有无高血压、动脉硬化、糖尿病、颅脑外伤、急性感染休克、肝肾疾病、肺源性心脏病、癫痫、肿瘤等病史。

4. 有无服毒及毒物接触史。

5. 发病后的一般状况。

6. 诊治经过。

（六）全科医学诊断思维

昏迷是临床常见的急危重症之一，其病因复杂，死亡率高，许多病人可留有不同程度的后遗症，因此早期诊断显得尤为重要，大部分患者通过认真采集病史、体格检查及相关辅助检查，可以明确诊断。由于昏迷病人大多数生命体征可能不稳定，给进一步检查带来了困难。这就需要有清晰的临床思维，再作出必须进行哪些辅助检查，既有利于作出诊断，又可减少检查中的风险。

1. 具有这种症状或体征的常见病有哪些？如发热伴有昏迷者，应注意是颅内或颅外疾病所致，如是脑炎，还是中毒性脑病等。

2. 有没有忽视了什么重要的疾病，如糖尿病、颅内肿瘤等。

3. 有没有什么疾病容易被遗漏，如药物中毒（自杀）等。

4. 临床应选择哪些检查项目有利于做出诊断，根据患者病情可考虑选择血、尿及粪常规；血生化检查；心电图；头颅CT等检查。

（七）处理原则

1. 病因治疗　为治疗关键。

2. 对症治疗

（1）保持呼吸道通畅，吸氧，防止误吸，必要时气管切开或插管行机械通气。

（2）维持有效血循环，纠正休克。

（3）颅压高者给予降颅压药物，如20%甘露醇、呋塞米、甘油等，必要时进行侧脑室穿刺引流等。

（4）预防或抗感染治疗。

（5）控制血压、血糖及控制体温，控制抽搐。

（6）维持水电解质酸碱平衡，营养支持。

（7）给予促醒药物，如醒脑静、安宫牛黄丸等。

（8）注意口腔、呼吸道、泌尿道及皮肤护理。

3. 注意事项

（1）观察病情时注意昏迷度的变化，记录昏迷和清醒的时间。

（2）昏迷病人随时有呼吸、心搏骤停可能，须随时做好心肺复苏抢救准备。

（3）保持工作镇静有序，及时安慰家属，做好必要的解释工作。

（4）维持生命体征，及时、安全转运上级医院。

（八）病案分析

1. 病案介绍　患者男性，56岁，2小时前在玩牌时，突发头痛，随后即感右侧肢体无力，逐渐出现神志不清，唤之不应，期间出现恶心呕吐胃内容物一次，由家属送至我院急诊，以往有“高血压病”史10年，未规则服药。否认“糖尿病、心脏病”史，否认外伤史。

体格检查：体温36.6℃，脉搏96次/分，呼吸20次/分，血压 195/100 mmHg 。浅昏迷，压眶反应存在，双侧瞳孔等大等圆，直径2.5 mm，对光反射存在，双眼向左侧凝视，右侧鼻唇沟浅，伸舌不合作，唇不发绀，颈软，脑膜刺激征阴性，两肺呼吸音粗，未闻及啰音。心界无明显扩大，心率96次/分，心律齐，未及杂音。腹平坦，腹肌柔软，肝脏肋下未及，双下肢无水肿。右侧肢体偏瘫，肌力0级。

2. 全科医生临床诊疗思维　首先根据病史、症状及体格检查的结果，分析是颅内疾病抑或颅外疾病致昏迷。再依据伴随症状，起病缓急、急诊基本辅助检查来明确病因。

本例患者既往有高血压病史，且不规则服用降压药。病人在玩牌中突然起病，出现意识障碍。有典型神经系统定位体征，初步可推断为急性脑血管意外，为明确诊断，可选择以下辅助检查：血常规、血生化、血糖、心电图检查及头颅CT、MRI等检查。

3. 辅助检查结果

（1）血常规、血生化：未见明显异常。

（2）即刻血糖：15 mmol/L。

（3）心电图：左室高电压。

（4）头颅CT：左侧基底节脑出血。

4. 诊断

（1）诊断：左侧基底节脑出血。

（2）诊断依据：①有“高血压病”史10年，未规则服药；②发病时有激动状况（玩牌），突发头痛；③无颅脑外伤史；④有颅内高压症状如神志不清伴恶心、呕吐胃内容物；⑤血压高；⑥右侧肢体偏瘫；⑦头颅CT：左侧基底节脑出血。故脑出血诊断可以成立。

5. 鉴别诊断

（1）脑梗死：可有肢体活动障碍，颅CT示低密度梗死灶。

（2）外伤性脑出血：多有明确的外伤史，CT可显示血肿。

（3）脑动脉瘤、动静脉畸形、脑肿瘤引起的脑出血：常表现为慢性病程突然加重，MRI、MRA、DSA等检查有助于鉴别诊断。

（4）食物或药物中毒：突然发病、昏迷的患者需注意与全身性中毒（乙醇、药物、CO）及

代谢性疾病（糖尿病、低血糖、肝性昏迷、尿毒症）进行鉴别。一般根据相关既往病史或饮食情况，结合嗅诊患者呼气的气味等以及检查血、尿糖、肝肾功能、血氨等易于鉴别。

6. 治疗措施

（1）一般治疗：患者卧床，监测生命体征，注意瞳孔和意识变化，保持呼吸道通畅，吸氧，加强护理，意识障碍或消化道出血者宜禁食24～48小时后放置胃管。

（2）血压处理：急性期不主张积极降压，降压可影响脑血流量，导致低灌注或脑梗死，舒张压控制在100 mmHg左右较合理，急性期后可常规药物降压。

（3）控制脑水肿：脑出血后48小时水肿达到高峰，维持3～5日或更长时间后逐渐消退，脑水肿可使颅内压增高，甚至发生脑疝，是脑出血主要死因，降低颅内压，控制脑水肿是一项重要的救治措施。常用控制脑水肿药物有：①渗透性利尿剂，如20%甘露醇、10%复方甘油、甘油果糖；②皮质类固醇，如地塞米松、甲强龙等；③利尿药，如呋塞米等；④提高胶体渗透压，如10%白蛋白等。

（4）止血：通常无须用抗纤维蛋白溶解药，早期（3小时内）可给予抗纤溶药物，如6-氨基已酸、止血环酸、立止血等。

（5）保证营养和维持水电解质平衡：每日液体输入量按尿量+500 ml计算，高热、多汗、呕吐或腹泻的患者还需适当增加入液量。

（6）并发症防治：①感染，常并发肺部感染、尿路感染，可根据经验或培养药敏选用抗生素治疗；②应激性溃疡，可引起消化道出血，可用H2受体阻滞剂或质子泵抑制剂；③稀释性低钠血症，因抗利尿激素分泌减少，尿钠增多，血钠降低，加重脑水肿，每日限制水摄入量，补钠缓慢纠正；④脑耗盐综合征，心钠素分泌过高导致低钠血症，治疗应输液补钠；⑤癫痫发作，安定静脉缓慢推注；⑥中枢性高热，物理降温，冰毯机，药物用溴隐亭；⑦下肢深静脉血栓形成，勤翻身、被动活动或抬高患肢可预防，治疗用低分子肝素。

7. 注意事项

（1）急性期不主张积极降压，降压可影响脑血流量，导致低灌注或脑梗死。

（2）注意脑血管意外有时合并心血管意外。

（3）注意排除代谢性脑病，如低血糖昏迷。

（4）做好医患沟通。

8. 转诊标准　建议所有考虑脑出血病人，且有意识障碍者，在评价转运安全及确认家属承担转运风险的基础上，可边治疗边转上级医院。

9. 预防宣教　积极控制三高，注意饮食，适当锻炼。

（庄智伟）

八、咳嗽与咳痰

（一）概述

咳嗽（cough）是一种反射性防御动作，通过咳嗽可以清除呼吸道分泌物及气道内异物。但频繁、剧烈的咳嗽对患者的工作、生活和社会活动均可能造成严重的影响。咳嗽还可使呼吸道内感染沿支气管扩散，剧烈的咳嗽可导致呼吸道出血，甚至诱发自发性气胸等。

痰液是指气管、支气管的分泌物或肺泡内的渗出液，经咳嗽将痰液咳出称为咳痰（expectoration）。

按照病程的长短将咳嗽分为急性咳嗽、亚急性咳嗽和慢性咳嗽3类。急性咳嗽为短于3周，亚急性咳嗽为3～8周，慢性咳嗽为超过8周。

按性质又可将咳嗽分为干咳与湿咳。咳嗽无痰或痰量极少，称为干性咳嗽；咳嗽伴有咳痰称为湿性咳嗽。

（二）病因分类

1. 呼吸道疾病　凡是从鼻腔至小气道的各处黏膜受到生物、理化等因素刺激时，均可引起咳嗽。

2. 胸膜疾病　胸膜炎症、肿瘤或胸膜破坏（如气胸、血胸胸腔穿刺等），均可导致咳嗽。

3. 心血管疾病　肺动脉高压、心力衰竭及肺栓塞等，亦可引起咳嗽。

4. 中枢神经因素　从大脑皮质发出冲动传至延髓咳嗽中枢，人可随意引起咳嗽反射或抑制咳嗽反射。

5. 其他因素所致慢性咳嗽　如服用血管紧张素转化酶抑制剂后咳嗽、胃食管反流病所致咳嗽和习惯性及心理性咳嗽等。

（三）临床特点

1. 咳嗽的性质　咳嗽无痰或痰量极少，称为干性咳嗽。干咳或刺激性咳嗽常见于急性或慢性咽喉炎、喉癌、急性支气管炎初期、气管受压、支气管异物、支气管肿瘤、胸膜疾病、原发性肺动脉高压以及二尖瓣狭窄等。咳嗽伴有咳痰称为湿性咳嗽，常见于慢性支气管炎、支气管扩张、肺炎、肺脓肿和空洞型肺结核等。

2. 咳嗽的时间与规律　突发性咳嗽常由于吸入刺激性气体或异物、淋巴结或肿瘤压迫气管或支气管分叉处所引起。发作性咳嗽可见于百日咳、支气管内膜结核以及以咳嗽为主要症状的支气管哮喘（变异性哮喘）等。长期慢性咳嗽，多见于慢性支气管炎、支气管扩张、肺脓肿及肺结核。夜间咳嗽常见于左心衰竭和肺结核患者，引起夜间咳嗽的原因，可能与夜间肺淤血加重及迷走神经兴奋性增高有关。

3. 咳嗽的音色　指咳嗽声音的特点。如：①咳嗽声音嘶哑，多为声带的炎症或肿瘤压迫喉返神经所致；②鸡鸣样咳嗽，表现为连续阵发性剧咳伴有高调吸气回声，多见于百日咳、会厌、喉部疾患或气管受压；③金属音咳嗽，常见于因纵隔肿瘤、主动脉瘤或支气管癌直接压迫气管所致的咳嗽；④咳嗽声音低微或无力，见于严重肺气肿、声带麻痹及极度衰弱者。

4. 痰的性质和痰量　痰的性质可分为黏液性、浆液性、脓性和血性等。黏液性痰多见于急性支气管炎、支气管哮喘及大叶性肺炎的初期，也可见于慢性支气管炎、肺结核等。浆液性痰见于肺水肿。脓性痰见于化脓性细菌性下呼吸道感染。血性痰是由于呼吸道黏膜受侵害、损害毛细血管或血液渗入肺泡所致。上述各种痰液均可带血。健康人很少有痰，急性呼吸道炎症时痰量较少，痰量增多常见于支气管扩张、肺脓肿和支气管胸膜瘘，且排痰与体位有关，痰量多时静置后可出现分层现象：上层为泡沫，中层为浆液或浆液脓性，下层为坏死物质。恶臭痰提示有厌氧菌感染。铁锈色痰为典型肺炎球菌肺炎的特征；黄绿色或翠绿色痰，提示铜绿假单胞菌感染；痰白黏稠且牵拉成丝难以咳出，提示有真菌感染；大量稀薄浆液性痰中含粉皮样物，提示棘球蚴病（包虫病）；粉红色泡沫痰是肺水肿的特征。日咳数

百至上千毫升浆液泡沫痰还需考虑肺泡癌的可能。

5. 咳嗽的病程

（1）急性咳嗽：病因相对简单，普通感冒、急性气管-支气管炎是急性咳嗽最常见的疾病。

（2）亚急性咳嗽：最常见的原因是感染后咳嗽，其次为上气道咳嗽综合征（upper airway cough syndrome，UACS）、咳嗽变异性哮喘等。在处理亚急性咳嗽时，首先要明确咳嗽是否继发于先前的呼吸道感染，并进行经验性治疗。

感染后咳嗽多表现为刺激性干咳或咳少量白色黏液痰，通常持续3～8周，X线胸片检查无异常。

感染后咳嗽为自限性，多能自行缓解。通常不必使用抗生素，但对肺炎支原体、肺炎衣原体和百日咳杆菌引起的感染后咳嗽，使用大环内酯类抗生素治疗有效。对部分咳嗽症状明显的患者可以短期应用镇咳药、抗组胺药加用减充血剂等。异丙托溴铵可能对部分患者有效。

（3）慢性咳嗽：常见病因包括咳嗽变异性哮喘、UACS、嗜酸粒细胞性支气管炎和胃食管反流性咳嗽。这些病因占呼吸内科门诊慢性咳嗽病因的70%～95%。其他病因较少见，但涉及面广，不仅与呼吸系统疾病有关，还与其他系统的疾病有关。

（四）伴随症状

1. 咳嗽伴发热　多见于急性上、下呼吸道感染、肺结核、胸膜炎等。

2. 咳嗽伴胸痛　常见于肺炎、胸膜炎、支气管肺癌、肺栓塞和自发性气胸等。

3. 咳嗽伴呼吸困难　见于喉水肿、喉肿瘤、支气管哮喘、慢性阻塞性肺病、重症肺炎、肺结核、大量胸腔积液、气胸、肺淤血、肺水肿及气管或支气管异物。

4. 咳嗽伴咯血　常见于支气管扩张、肺结核、肺脓肿、支气管肺癌、二尖瓣狭窄、支气管结石、肺含铁血黄素沉着症等。

5. 咳嗽伴大量脓痰　常见于支气管扩张、肺脓肿、肺囊肿合并感染和支气管胸膜瘘。

6. 咳嗽伴有哮鸣音　多见于支气管哮喘、慢性喘息性支气管炎、心源性哮喘、弥漫性泛细支气管炎、气管与支气管异物等。当支气管肺癌引起气管与支气管不完全阻塞时可出现呈局限性分布的吸气性哮鸣音。

7. 咳嗽伴有杵状指（趾）　常见于支气管扩张、慢性肺脓肿、支气管肺癌和脓胸等。

（五）病史询问要点

1. 发病性别与年龄　疾病的发生与性别和年龄有一定关系。如异物吸入或支气管淋巴结肿大是致儿童呛咳的主要原因；长期咳嗽对青壮年来说首先须考虑的是肺结核、支气管扩张，而对男性40岁以上吸烟者则须考虑慢性支气管炎、肺气肿、支气管肺癌，对青年女性患者须注意支气管结核和支气管腺瘤等。

2. 咳嗽的程度与音色　咳嗽程度是重是轻，是单声还是连续性咳，或者发作性剧咳，是否嗅到不同异味时咳嗽加剧，对咳嗽原因的鉴别有重要意义。如单声咳常出现在干性胸膜炎、大叶性肺炎等患者；声嘶多出现在声带的炎症或肿瘤压迫喉返神经的患者；鸡鸣样咳嗽多出现在百日咳、喉部疾患患者；金属音咳嗽多为胸部肿瘤患者的表现；发作性咳嗽或嗅到不同异味时咳嗽加剧多见于支气管哮喘患者。慢性干咳(3个月以上)需注意有无后鼻部分泌物滴流、变异性哮喘、慢性支气管炎和胃食管反流的存在及是否服用降压药物所致。

3. 咳嗽伴随症状　伴随症状是鉴别诊断的重要依据。

（六）全科医师诊断思维

在进行临床接诊的诊断思维中需考虑以下情况：

1. 具有这种症状或体征的常见病有哪些？依据伴随症状加以分析，如咳嗽伴有发热、寒战时，需注意大叶性肺炎等。

2. 有没有忽视了什么重要的疾病？如伴有咯血、消瘦等，需警惕肺部恶性肿瘤。

3. 有没有什么疾病容易被遗漏？支气管扩张、肺结核、慢性心力衰竭等可有慢性咳嗽，需加以鉴别。

4. 临床应选择哪些检查项目更加有利于做出诊断？以下为常用的辅助检查：

（1）血常规。

（2）痰培养。

（3）胸片。

（七）处理原则

根据《咳嗽诊断和治疗指南》（2009年，钟南山主编），按确诊疾病名称选择各自临床路径治疗。

1. 病因治疗　是治疗咳嗽原发病的关键所在。

2. 对症治疗

（1）止咳化痰：对于诊断明确的咳嗽患者，有刺激性干咳的患者可使用镇咳药物；对痰液较多或伴有咯血量较多的患者，禁用镇咳药，以防窒息。对咳痰患者，可使用超声雾化、化痰药物，促使痰液稀释，以利咳出。

（2）抗生素：对细菌、支原体、衣原体及真菌等微生物感染的患者，可选用抗生素治疗。

（3）补液：对痰液黏稠的患者，可适当饮水或补液，达到湿化痰液，有利咳出。

3. 戒烟。

（八）病案分析

1. 病案介绍　患者男性，62岁，间断咳嗽、咳痰伴喘息5年，加重两周。

该患者的基层接诊记录如下。

S（主观资料，subjective）：间断咳嗽、咳痰伴喘息5年，加重两周。5年前患者受凉后出现咳嗽、咳痰伴喘息，服用抗炎止咳药可缓解，此后5年间断出现上述症状，多于冬春季出现，每年发作3～4个月。两年前曾因上述症状住院经X片检查确诊为“慢性喘息性支气管炎”。两周前患者受凉后流涕、咽痛，而后转为咳嗽、咳痰伴喘息，痰量多且黏稠不易咳出，自服急支糖浆、甘草片等未见缓减而逐渐加重，夜间明显，以致影响睡眠。发病以来食欲差，进食少。患者吸烟史30年，每日20支左右。

O（客观资料，objective）：体格检查：体温36.8℃，脉搏90次/分钟，呼吸18次/分钟，血压120/75 mmHg 。精神差。颈静脉无充盈，胸廓正常，双肺呼吸音粗，可闻及少量散在细湿啰音及喘鸣音，心率90次/分，心律齐，未闻及杂音。服软，肝脾未触及，双下肢不肿。辅助检查：白细胞计数 12×10^9/L，中性粒细胞78%。X片：双下肺纹理增粗、紊乱。

A（评价，assessment）：根据症状、体征和辅助检查结果分析，目前慢性喘息性支气管炎急性发作可以确诊，尚未发生阻塞性肺气肿、肺源性心脏病。

P（处理计划，plan）：针对目前存在的问题提出诊疗计划。

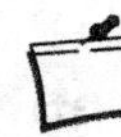

2. 全科医生临床诊疗思维　咳嗽是临床常见的症状之一，可由呼吸道疾病、胸膜疾病、心血管疾病、中枢神经因素及其他因素所致，如服用血管紧张素转化酶抑制剂、胃食管反流病和习惯性及心理性咳嗽等。

鉴于该患者为老年人，有咳嗽、咳痰伴喘息病史5年。2周前因受凉后流涕、咽痛，而后转为咳嗽、咳痰伴喘息，痰量多且黏稠不易咳出，故临床首先应考虑为慢性呼吸系统疾病的可能性较大，但尚需排除有无心力衰竭等情况。为明确诊断，根据本机构的具体条件可选择以下辅助检查：血常规、X线胸片等检查。如有条件，可进行痰液微生物学检查、肺功能及动脉血气分析等检查。

3. 辅助检查结果

（1）血常规白细胞计数：12×10^9/L，中性粒细胞78%。

（2）胸部X片：双下肺纹理增粗、紊乱。

4. 诊断

（1）诊断：慢性喘息性支气管炎（急性发作）。

（2）诊断依据：根据患者有慢性咳嗽史，每年咳嗽发作3～4个月；吸烟史30年，每日20支左右；血常规检查白细胞增加；胸部X片：双下肺纹理增粗、紊乱。无其他慢性心肺疾患史。

5. 鉴别诊断

（1）支气管哮喘：咳嗽变异型哮喘以刺激性咳嗽为特征，灰尘、油烟、冷空气等容易诱发咳嗽，常有家庭或个人过敏疾病史。对抗生素治疗无效。支气管激发试验可用于鉴别。

（2）肺结核：常有咯血、低热、盗汗、乏力及消瘦等症状。痰液检查抗酸杆菌及胸部X线检查有利于鉴别。

（3）肺癌：多有长期吸烟史，咯血、刺激性咳嗽、胸痛及消瘦等。痰液检查病理细胞、胸部X线摄片、CT检查等有利于鉴别诊断。

6. 治疗措施

（1）非药物治疗：①生活方式指导：戒烟；避免吸入空气中有害粉尘和气体，定期开窗通风；多吃蔬菜、水果，优质蛋白饮食，增强体质，提高机体抵抗力；保持心态平衡。②吸氧：家中可备制氧机，每次1～2小时，每日2～3次，氧流量1～2 L/分，切勿高流量吸氧。③家人给予精神上安慰、体贴和鼓励，监督按时服药。

（2）药物治疗：①控制感染；②祛痰、镇咳；③解痉、平喘；④雾化疗法。

上述治疗5天后，病人来复诊，症状缓解。

7. 注意事项　对慢性支气管炎急性发作的患者开始治疗前，应考虑是否需要使用抗生素？如需要使用，则需注意选择适宜的抗生素，但应避免滥用或长期使用，造成病原微生物的耐药。对于气急严重、肺部有较多哮鸣音者，并排除心力衰竭的患者，可考虑适当的选用肾上腺糖皮质激素，短期应用，须避免滥用或长期使用而产生副作用。尚需警惕有无发生心力衰竭或呼吸衰竭，密切监测生命体征甚为重要，有条件可进行末梢血氧饱和度监测、动脉血气分析等。

8. 转诊标准

（1）抗生素治疗3天以上，症状未见改善或加重者，如出现精神紊乱、嗜睡、昏迷等。

（2）有合并症，如糖尿病、冠心病等。出现新的体征，如发绀、外周水肿及新近发生心律失常。

（3）高龄COPD患者病情急性加重等。

（4）经氧疗、无创呼吸机辅助通气后，病情仍恶化。

（5）疑似呼吸道肿瘤需要进一步检查者，如痰找肿瘤细胞、纤维支气管镜及肺CT等检查项目。

9. 预防宣教

（1）进行社区康复指导：如耐寒锻炼；呼吸锻炼；戒烟；避免接触有害粉尘和气体；加强营养；及时治疗上呼吸道感染；氧气治疗及家庭护理及健康指导。

（2）病人教育：生活方式指导；保持心态平衡；遵医嘱按时服药及按期复诊。

（赵宗权）

九、咯血

（一）概述

喉及喉部以下任何呼吸道部位的出血，经口腔咯出称为咯血（hemoptysis）。

（二）病因分类

虽然引起咯血原因很多，但临床主要见于呼吸系统和心血管疾病。

1. 支气管疾病　支气管扩张、支气管肺癌、支气管结核及支气管结石等。

2. 肺部疾病　肺结核、肺炎及肺脓肿等。

3. 心血管疾病　心力衰竭等。

4. 其他　出血性疾病及风湿性疾病等。

（三）临床特点

1. 年龄　青壮年咯血常见于肺结核、支气管扩张、二尖瓣狭窄等。40岁以上有长期吸烟史(纸烟20支／日×20年)者，应高度注意支气管肺癌的可能性。儿童慢性咳嗽伴少量咯血与低色素贫血，须注意特发性含铁血黄素沉着症的可能。

2. 咯血量　一般认为每日咯血量在100 ml以内为小量，100～500 ml为中等量，500 ml以上或一次咯血100～500 ml为大量。大量咯血主要见于空洞性肺结核、支气管扩张和慢性肺脓肿。支气管肺癌少有大咯血，主要表现为痰中带血，呈持续或间断性。慢性支气管炎可出现痰中带血或血性痰。支原体肺炎常伴有剧烈咳嗽。

3. 颜色和性状　因肺结核、支气管扩张、肺脓肿和出血性疾病所致咯血，其颜色为鲜红色；铁锈色血痰可见于典型的肺炎球菌肺炎、肺吸虫病和肺泡出血；砖红色胶冻样痰见于典型的肺炎克雷白杆菌肺炎。二尖瓣狭窄所致咯血多为暗红色；左心衰竭所致咯血为浆液性粉红色泡沫痰；肺栓塞引起咯血为黏稠暗红色血痰。

（四）伴随症状

1. 咯血伴发热　多见于肺结核、肺炎、肺脓肿、流行性出血热、肺出血型钩端螺旋体病、支气管肺癌等。

2. 咯血伴胸痛　多见于肺炎球菌肺炎、肺结核、肺栓塞（梗死）、支气管肺癌等。

3. 咯血伴呛咳　多见于支气管肺癌、支原体肺炎等。

4. 咯血伴脓痰　多见于支气管扩张、肺脓肿、空洞性肺结核继发细菌感染等。其中干

性支气管扩张则仅表现为反复咯血而无脓痰。

5. 咯血伴皮肤黏膜出血　可见于血液病、风湿病、肺出血型钩端螺旋体病和流行性出血热等。

6. 咯血伴杵状指　多见于支气管扩张、肺脓肿、支气管肺癌等。

7. 咯血伴黄疸　须注意钩端螺旋体病、肺炎球菌肺炎、肺栓塞等。

（五）病史询问要点

1. 确定是否咯血　首先须鉴别是咯血还是呕血。注意询问出血有无明显病因及前驱症状，出血的颜色及其血中有无混合物等。从咳出物的pH分析，咯血一般是碱性的；而呕血多为酸性的。

2. 发病年龄及咯血性状　仔细询问发病年龄及咯血性状对分析咯血病因有重要意义。如青壮年大咯血多考虑肺结核、支气管扩张等；中年以上间断或持续痰中带血则须高度警惕支气管肺癌的可能；中老年有慢性潜在疾病出现咳砖红色胶冻样血痰时多考虑克雷伯杆菌肺炎等。

3. 伴随症状　询问有无伴随症状是进行鉴别诊断的重要步骤。如伴有发热、胸痛、咳嗽、咳痰首先须考虑肺炎、肺结核、肺脓肿等；伴有呛咳、杵状指须考虑支气管肺癌；伴有皮肤黏膜出血须注意血液病、风湿病、肺出血型钩端螺旋体病和流行性出血热等。

4. 个人史　须注意有无结核病接触史、吸烟史、职业性粉尘接触史、生食海鲜史及月经史等。如肺寄生虫病所致咯血、子宫内膜异位症所致咯血均须结合上述病史作出诊断。

（六）全科医学诊断思维

1. 具有这种症状或体征的常见病有哪些？如支气管扩张、肺脓肿等可均有咳脓性痰、咯血等，可根据有无慢性咳嗽、咳痰病史、发热及胸部X线摄片加之鉴别。

2. 有没有忽视了什么重要的疾病？如肺结核病、恶性肿瘤等。

3. 有没有什么疾病容易被遗漏？如血液病、风湿性疾病、肺寄生虫病及支气管子宫内膜异位症等。

4. 临床应选择哪些检查项目有利于作出诊断？根据患者的具体情况，可选择血常规、胸部X线摄片及CT检查、痰病理细胞检查、纤维支气管镜检查或支气管造影术等。

（七）处理原则

1. 对因治疗　根据患病原因加以治疗是关键。

2. 对症治疗

（1）保持呼吸道通畅。

（2）少量咯血可予一般的止血剂。

（3）大咯血的处理：保持呼吸道通畅，防止窒息；迅速建立输液通道，补充血容量，纠正休克；应用止血药；必要时输新鲜血等。

3. 注意事项

（1）若咯血量大，注意发生窒息；对病因不明者，需及时转上级医院进一步诊治。

（2）避免随意选用抗生素。

（八）病案分析

1. 病案介绍　患者男，19岁，未婚，山区进城务工者。一周前无明显诱因下出现咳嗽、咳痰、咯血，初为痰中带血，量不多，伴有发热，夜间盗汗，体温在38～39℃波动，当地经抗感染治疗后（具体不详），症状无好转。咯血量增多，每日50～60 ml，为鲜血，无明显胸痛。既往“体健”，无预防接种史。

体格检查：体温38.3℃，脉搏86次/分钟，呼吸23次/分钟，血压100/60 mmHg，神志清晰，消瘦，皮肤黏膜未见皮疹，无发绀，全身浅表淋巴结未及，胸廓无畸形，气管居中，甲状腺未触及，两肺呼吸音粗，右下肺可及湿啰音，心率86次/分，心律齐，未闻及病理性杂音。腹软，无压痛，肝脾肋下未及，双下肢无水肿。

2. 全科医生临床诊疗思维　本例患者男性，山区进城务工者，无进行预防接种史。一周出现有发热、盗汗、咯血、咳嗽、咳痰呼吸道症状。体格检查：有体温，消瘦。右下肺可及湿啰音。初步可以推断咯血为右侧肺部疾病。为明确诊断，根据本机构的具体条件可选择以下辅助检查：血常规、X线胸片及心电图检查。如有条件，可进行PPD试验、痰液微生物学检查。

3. 辅助检查结果

（1）血常规：基本正常。

（2）X线胸片示：右下肺背段可见斑片絮状阴影。

（3）血沉：20 mm/h（外院带入）。

4. 诊断

（1）诊断：肺结核可能大。

（2）诊断依据：根据患者有咳嗽、咳痰、咯血，伴有发热，夜间盗汗；X线胸片示：右下肺背段可见斑片絮状阴影。故考虑肺结核的可能性较大。

5. 鉴别诊断

（1）支气管扩张：患者一般可出现咳脓性痰，量多，且长期反复出现。

（2）肺癌：一般患者年龄较大、有吸烟史，可根据胸部X线摄片或CT检查进行鉴别诊断。必要时，可进行痰找脱落细胞或纤维支气管镜检查加以鉴别。

6. 治疗措施　疫情报告，呼吸道隔离；口服止血药物。

7. 注意事项　选择合适体位，谨防因咯血量大，发生窒息。

8. 转诊标准　对拟诊肺结核的患者，予以转诊有关医院，以便明确诊断及制订治疗方案。

9. 预防宣教　做好消毒隔离、保持呼吸道通畅、加强营养、不随地吐痰；对患者家属及其密切接触的人员进行体格检查，以便及时发现患者。

（王　燕）

十、呼吸困难

（一）概述

呼吸困难（dyspnea）是指患者主观感到空气不足、呼吸费力，客观上表现为呼吸运动用力，严重时可出现张口呼吸、端坐呼吸及发绀等。

（二）病因分类

引起呼吸困难的原因繁多，主要为呼吸系统和心血管系统疾病。

1. 呼吸系统疾病 常见于：①气道阻塞；②肺部疾病；③胸壁、胸廓、胸膜腔疾病；④神经肌肉疾病；⑤膈运动障碍。

2. 循环系统疾病 如左心和（或）右心衰竭、心包压塞、肺栓塞和原发性肺动脉高压等。

3. 中毒 如糖尿病酮症酸中毒、吗啡类药物中毒、有机磷杀虫药中毒、氢化物中毒、亚硝酸盐中毒和急性一氧化碳中毒等。

4. 神经精神性疾病 如脑出血、脑外伤、脑肿瘤、脑炎、脑膜炎、脑脓肿等颅脑疾病引起呼吸中枢功能障碍和精神因素所致的呼吸困难，如癔症等。

5. 血液病 如重度贫血、高铁血红蛋白血症、硫化血红蛋白血症等。

（三）发生机制与临床特点

根据发生机制及临床表现特点，将呼吸困难归纳分为以下五种类型。

1. 肺源性呼吸困难 肺源性呼吸困难主要是呼吸系统疾病引起的通气、换气功能障碍导致缺氧和（或）二氧化碳潴留引起。临床上常分为三种类型：

（1）吸气性呼吸困难：严重者吸气时可见“三凹征”（three depression sign），三凹征的出现主要是由于呼吸肌极度用力，胸腔负压增加所致。常见于喉部、气管、大支气管的狭窄与阻塞。

（2）呼气性呼吸困难：主要是由于肺泡弹性减弱和（或）小支气管的痉挛或炎症所致。常见于慢性支气管炎（喘息型）、慢性阻塞性肺气肿、支气管哮喘、弥漫性泛细支气管炎等。

（3）混合性呼吸困难：主要是由于肺或胸膜腔病变使肺呼吸面积减少导致换气功能障碍所致。常见于重症肺炎、重症肺结核、大面积肺栓塞（梗死）、弥漫性肺间质疾病、大量胸腔积液、气胸、广泛性胸膜增厚等。

2. 心源性呼吸困难 主要是由于左心和(或)右心衰竭引起，尤其是左心衰竭时呼吸困难更为严重。

（1）左心衰竭发生的主要原因是肺淤血和肺泡弹性降低。其机制为：①肺淤血，使气体弥散功能降低；②肺泡张力增高，刺激牵张感受器，通过迷走神经反射兴奋呼吸中枢；③肺泡弹性减退，使肺活量减少；④肺循环压力升高对呼吸中枢的反射性刺激。

（2）右心衰竭严重时也可引起呼吸困难，但程度较左心衰竭轻，其主要原因为体循环淤血所致。其发生机制为：①右心房和上腔静脉压升高，刺激压力感受器反射性地刺激呼吸中枢；②血氧含量减少，乳酸、丙酮酸等代谢产物增加，刺激呼吸中枢；③淤血性肝大、腹腔积液和胸腔积液，使呼吸运动受限，肺交换面积减少。

临床上主要见于慢性肺源性心脏病、某些先天性心脏病或由左心衰竭发展而来。另外，也可见于各种原因所致的急性或慢性心包积液。其发生呼吸困难的主要机制是大量心包渗液致心包压塞或心包纤维性增厚、钙化、缩窄，使心脏舒张受限，引起体循环静脉淤血所致。

3. 中毒性呼吸困难 代谢性酸中毒可导致血中代谢产物增多，刺激颈动脉窦、主动脉体化学受体或直接兴奋刺激呼吸中枢引起呼吸困难。

某些药物如吗啡类、巴比妥类等中枢抑制药物和有机磷杀虫药中毒时，可抑制呼吸中枢引起呼吸困难。

化学毒物中毒可导致机体缺氧引起呼吸困难，常见于一氧化碳中毒、亚硝酸盐和苯胺类中毒、氢化物中毒。其发生机制分别为：一氧化碳中毒时，吸入的CO与血红蛋白结合形成碳氧血红蛋白，失去携带氧的能力导致缺氧而产生呼吸困难；亚硝酸盐和苯胺类中毒时，使血红蛋白变为高铁血红蛋白失去携带氧的能力导致缺氧；氢化物中毒时，氢离子抑制细胞色素氧化酶的活性，影响细胞呼吸作用，导致组织缺氧引起呼吸困难，严重时引起脑水肿抑制呼吸中枢。

4. 神经精神性呼吸困难 神经性呼吸困难主要是由于呼吸中枢受增高的颅内压和供血减少的刺激，使呼吸变为慢而深，并常伴有呼吸节律的改变，如双吸气（抽泣样呼吸）、呼吸遏制（吸气突然停止）等。临床上常见于重症颅脑疾患，如脑出血、脑炎、脑膜炎、脑脓肿、脑外伤及脑肿瘤等。

精神性呼吸困难主要表现为呼吸频率快而浅，伴有叹息样呼吸或出现手足搐搦。临床上常见于癔症患者，病人可突然发生呼吸困难。其发生机制多为过度通气而发生呼吸性碱中毒所致，严重时也可出现意识障碍。

5. 血源性呼吸困难 多由红细胞携氧量减少，血氧含量降低所致。表现为呼吸浅，心率快。临床常见于重度贫血、高铁血红蛋白血症、硫化血红蛋白血症。除此以外，大出血或休克时，因缺氧和血压下降，刺激呼吸中枢，也可使呼吸加快。

（四）伴随症状

1. 伴发热 多见于肺炎、肺脓肿、肺结核、胸膜炎、急性心包炎等。

2. 伴一侧胸痛 见于大叶性肺炎、急性渗出性胸膜炎、肺栓塞、自发性气胸、急性心肌梗死、支气管肺癌等。

3. 伴咳嗽、咳痰 见于慢性支气管炎、阻塞性肺气肿继发肺部感染、支气管扩张、肺脓肿等；伴粉红色泡沫痰见于急性左心衰竭。

4. 伴意识障碍 见于脑出血、脑膜炎、糖尿病酮症酸中毒、尿毒症、肺性脑病、急性中毒、休克型肺炎等。

5. 发作性呼吸困难伴哮鸣音 多见于支气管哮喘、心源性哮喘。突发性重度呼吸困难见于急性喉水肿、气管异物、大面积肺栓塞、自发性气胸等。

（五）病史询问要点

1. 呼吸困难发生的诱因 有无劳累、情绪激动、大便屏气等诱因；有无药物、毒物摄入史；有无颅脑及胸部外伤史。

2. 呼吸困难发病过程 询问起病是突然发生、缓慢发生、还是渐进发生或者有明显的时间性；询问起病是安静时发生，还是活动后发生。

3. 呼吸困难与体位的关系 如左心衰竭引起的呼吸困难。

4. 伴随症状 如发热、咳嗽、咳痰、咯血、胸痛等。

5. 既往病史 引起呼吸困难的基础疾病，如心肺疾病、肾病、代谢性疾病病史。

6. 诊治经过。

（六）全科医学诊断思维

呼吸困难尤其是急性呼吸困难是临床常见的急危重症之一，死亡率较高，需要及时处理，快速、准确地判定呼吸困难的病因，对治疗有着重要的作用，但严重呼吸困难的患者，一些检查往往受到限制，必须仔细衡量检查风险和对症治疗的得失。

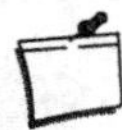

1. 具有这种症状或体征的常见病有哪些？如呼吸困难伴有发热、咳嗽、咳痰时，需注意以往健康状况，如以往有慢性咳嗽、咳痰及活动时呼吸困难史者，结合胸部体征检查，应考虑慢性支气管炎急性发作；而对以往体健的患者，则需注意胸部急性感染，如大叶性肺炎、胸膜炎等。

2. 有没有忽视了什么重要的疾病？如胸部恶性肿瘤、心力衰竭等。

3. 有没有什么疾病容易被遗漏？如自发性气胸等。

4. 临床应选择哪些检查项目有利于作出诊断？根据患者病情可选择血常规、血液生化检查、心电图、胸部X线摄片、心脏超声波、血气分析及心钠肽和脑钠肽检查等。

（七）处理原则

1. 病因治疗　处理呼吸困难的根本在于治疗原发病，积极的病因治疗是综合治疗的基础,如肺炎、肺脓肿等应积极抗炎治疗；心力衰竭时应积极强心、利尿、扩张血管治疗；严重贫血时可以输血和改善贫血。

2. 对症治疗　在严重急性呼吸困难可能危及生命时,应首先保持气道通畅，监测生命体征，取适当体位，吸痰，吸氧，必要时予以建立人工气道，机械通气。

3. 注意事项

（1）迅速判断并处理呼吸衰竭的患者。

（2）呼吸衰竭患者氧疗时注意血气分析的变化，必要时应用机械通气。

（3）注意纠正水电解质酸碱紊乱。

（4）处理呼吸困难的同时积极诊治原发病。

（5）安全转运上级医院。

（八）病案分析

1. 病案介绍　患者男性，68岁；受凉后2天，突发胸闷、气急，咳嗽、咳“粉红泡沫痰”，无发热，伴大汗、头昏。既往史：10年前明确诊断为“高血压病、冠心病、心功能不全、高脂血症”史，平时间断服药。吸烟史30年，每日20支。

体格检查：体温36.8℃，脉搏128次/分钟，呼吸29次/分钟，血压180/75 mmHg 。神志清楚，精神萎靡，痛苦貌，呼吸促，端坐位，口唇发绀，颈静脉充盈，两肺下半部存在广泛湿啰音，两肺底有湿啰音，心界无扩大，心率128次/分，心律不齐，闻及早搏8～10次/分，心尖区可闻及2/6收缩期杂音，第一心音减弱，肺动脉瓣区第二心音亢进及可闻及舒张期奔马律，未闻及心包摩擦音。腹部平软，无压痛，移动性浊音阴性，双下肢轻度水肿。

2. 全科医生临床诊疗思维　本例患者有“高血压病”史、“高脂血症”史及受凉的病史。体格检查：血压高，端坐呼吸。两肺广泛湿啰音，心率快，有心律失常，心尖区可闻及2/6级收缩期杂音，肺动脉瓣区第二心音亢进及可闻及舒张期奔马律，未闻及心包摩擦音，下肢轻度水肿。因此可初步诊断为心源性呼吸困难。

3. 辅助检查结果

（1）心电图检查提示：窦性心动过速，心率128次/分，室性早搏，左室肥大。

（2）X线胸片：心影普遍增大，肺门血管影增强，肺野模糊，可见Kerley B线。

（3）B型脑钠肽（BNP）：2 344 ng/ml。

4. 诊断

（1）诊断：高血压病（3级极高危）；急性左心衰竭，心功能Ⅳ级，频发室性早搏；肺部感染。

（2）诊断依据：根据以往病史、目前症状、体征及辅助检查结果，诊断明确。

5. 鉴别诊断

（1）心绞痛：疼痛时间短，心肌酶谱改变不明显。

（2）主动脉夹层：胸痛伴极度交感兴奋，MRI有助于鉴别。

（3）急性心包炎：胸痛、发热、心包摩擦音，广泛导联ST段弓背向下抬高。

（4）肺动脉栓塞：咯血、呼吸困难、低氧，EKG SⅠQⅢ TⅢ，血气分析及D-二聚体可助诊断。

6. 治疗措施

（1）基本病因治疗：控制血压。

（2）消除诱因：感染是最常见的诱因，尤其是呼吸道感染。该患者有受凉史，肺部有较多的湿性啰音，故应予以选择抗生素进行治疗。

（3）一般处理：绝对卧床休息，吸氧，监测生命体征。

（4）利尿药：利尿剂是心力衰竭治疗中最常用的药物，急性心力衰竭多选择襻利尿药，如呋塞米（速尿）；慢性心力衰竭则选择噻嗪类利尿药，如氢氯噻嗪（双氢克尿噻）。应用利尿剂过程中，应注意水电解质紊乱的发生。

（5）血管紧张素转换酶抑制剂（ACEI）：用于心力衰竭可以改善心力衰竭时的血流动力学、减轻淤血症状，降低心力衰竭患者代偿性神经-体液的不利影响，限制心肌、小血管的重塑，以达到维护心肌的功能，推迟充血性心力衰竭的进展，降低远期死亡率的目的。服用本类药物后，有10%～20%的患者出现干咳，可能与体内缓激肽增高有关，停药后可以消失。本类药物禁用于高血钾症、孕妇及双肾动脉狭窄者。

（6）血管紧张素II受体拮抗剂（ARB）：作用与ACEI相似，缺少抑制缓激肽降解的作用，干咳发生率较低。本类药物治疗心力衰竭的临床对照研究的经验不及ACEI，当患者不能耐受ACEI的干咳时，可考虑使用。禁忌证同ACEI。

（7）醛固酮受体拮抗剂：螺内酯等作为保钾利尿剂，在心力衰竭的治疗中已经有较长的历史。近期的临床研究证明小剂量的螺内酯阻断醛固酮效应，可抑制心血管的重构、改善慢性心力衰竭的远期预后有很好的作用。应用时，应注意发生高血钾症。

（8）洋地黄类药物：本类药物作为正性肌力药物治疗心力衰竭的历史已经有200多年，可明显改善症状，减少住院率，提高运动耐量，增加心排血量。急性心力衰竭时，一般选用快速剂型，如毒毛花苷K或毛花苷C（西地兰）；病情稳定或慢性心力衰竭可选用地高辛。

在使用洋地黄类药物中，应注意发生洋地黄中毒的情况。

（9）其他：如硝酸酯类等。

7. 注意事项

（1）注意休息，控制摄入的钠盐量。

（2）长期服用利尿剂、ACEI及洋地黄治疗的患者，应注意水电解质紊乱及洋地黄中毒的情况。

8. 转诊标准

（1）对诊断不明或原发病因不清楚的患者。

（2）出现急性心力衰竭表现或合并生命体征不稳定的严重患者。

9. 预防宣教

（1）戒烟、戒酒，不饮浓茶，适当锻炼，避免情绪激动。

（2）控制心血管疾病有关危险因素。

（3）对患有高血压、冠心病及糖尿病等相关疾病患者，应坚持长期定时服药，监测血压、血糖、血脂，定期门诊随访，及时予以健康指导。

(庄智伟)

十一、胸痛

（一）概述

胸痛（chest pain）是指颈部以下及腹部以上的疼痛，是临床上常见的症状。

（二）病因分类

引起胸痛的主要原因是胸部疾病，也可由腹部疾病放射至胸部。

1. 胸壁疾病　急性皮炎、皮下蜂窝织炎、带状疱疹、肋间神经炎、肋软骨炎、流行性肌炎、肋骨骨折、多发性骨髓瘤、急性白血病等。

2. 心血管疾病　冠状动脉硬化性心脏病（心绞痛、心肌梗死）、心肌病、二尖瓣或主动脉瓣病变、急性心包炎、胸主动脉瘤（夹层动脉瘤）、肺栓塞（梗死）、肺动脉高压以及神经症等。

3. 呼吸系统疾病　胸膜炎、胸膜肿瘤、自发性气胸、血胸、支气管炎、支气管肺癌等。

4. 纵隔疾病　纵隔炎、纵隔气肿、纵隔肿瘤等。

5. 其他　过度通气综合征、痛风、食管炎、食管癌、食管裂孔疝、膈下脓肿、肝脓肿、脾梗死等。

（三）临床特点

1. 发病年龄　青壮年胸痛多考虑胸膜和肺部炎症、心肌炎，40岁以上则须注意心绞痛、心肌梗死和支气管肺癌。

2. 胸痛部位　胸壁疾病所致的胸痛常固定在病变部位，且局部有压痛；心绞痛及心肌梗死的疼痛多在胸骨后方和心前区或剑突下,范围约手掌大；夹层动脉瘤引起疼痛多位于胸背部或腰部；胸膜炎引起的疼痛多在胸侧部；食管及纵隔病变引起的胸痛多在胸骨后；肝胆疾病及膈下脓肿引起的胸痛多在右下胸；肺尖部肺癌引起疼痛多以肩部、腋下为主。自主神经功能失调引起的胸痛常常位置游走不定。脊柱疾病压迫神经根引起的疼痛沿神经定位分布。

3. 胸痛性质和程度　胸痛的程度可呈剧烈、轻微和隐痛。胸痛的性质可有多种多样。例如带状疱疹呈刀割样或灼热样剧痛,触电样抽痛；食管炎多呈烧灼痛。肋间神经痛为阵发性灼痛或刺痛；心绞痛呈绞榨样痛并有重压窒息感，心肌梗死则疼痛更为剧烈并有恐惧、濒死感；气胸在发病初期有撕裂样疼痛；胸膜炎常呈隐痛、钝痛和刺痛；夹层动脉瘤常呈突然发生胸背部撕裂样剧痛或锥痛；肺梗死亦可呈胸部剧痛或绞痛。

4. 疼痛持续时间　平滑肌痉挛或血管狭窄缺血所致的疼痛为阵发性，炎症、肿瘤、栓塞或梗死所致疼痛呈持续性。如神经痛一般数秒钟；心绞痛发作持续1～5分钟，心肌梗死疼痛持续时间很长(可达数小时或更长)且不易缓解;消化道溃疡持续数小时,与进食时间相关;肺炎引起的胸痛可以从起病至就诊持续数天时间;自主神经功能失调者描述常有数月甚至数年病程。

5. 影响疼痛因素　主要为疼痛发生的诱因、加重与缓解的因素。如心绞痛可在心脏负荷加重或天气寒冷时诱发,休息后或含服硝酸甘油后缓解,而心肌梗死所致疼痛服药无效或仅能部分缓解。胃食管疾病多与进食相关,常有精神紧张焦虑和进食较多糯米类食物和甜食等导致胃酸分泌增加的诱因,部分饮水或直立可缓解,服用抗酸剂和促动力药物可减轻或消失。胸膜炎及心包炎的胸痛可因咳嗽或深呼吸而加剧。脊柱压迫神经根所致疼痛在扭转身体、持重时发生或加重。

(四)伴随症状

1. 胸痛伴有咳嗽、咳痰和(或)发热　常见于气管、支气管和肺部疾病等。部分咳嗽也可以是肺水肿,急性左心衰竭的表现,需结合痰液的性状。发热则提示感染。

2. 胸痛伴呼吸困难　常提示累及肺且病变范围较大,如大叶性肺炎、自发性气胸、渗出性胸膜炎和肺栓塞等。如果有端坐呼吸、夜间阵发性呼吸困难则更多考虑心功能衰竭。

3. 胸痛伴咯血　主要见于肺栓塞、支气管肺癌、肺结核或支气管扩张合并感染。粉红色泡沫痰见于急性左心衰竭,常提示心肌梗死。

4. 胸痛伴苍白、大汗、血压下降等休克表现　多见于心肌梗死、夹层动脉瘤、主动脉窦瘤破裂和大块肺栓塞等。

5. 胸痛伴吞咽困难　多提示食管疾病,如反流性食管炎、食管肿瘤,胃底贲门肿瘤等。也有部分心脏神经症患者感吞咽困难,但相关检查无阳性发现。

(五)病史询问要点

详尽的病史是诊断的重要部分,初诊偶然检查的心电图常常是正常的,慢性冠状动脉粥样硬化性心脏病人中有1/3心电图无特殊变化。冠心病的诊断大多通过准确的病史确立。胸痛的问诊必须包括以下几点:

1. 胸痛的部位、性质、病程、范围等。

2. 起病的缓急、诱因、严重的程度、有无放射痛、影响因素及缓解方式等。

3. 伴随症状。

4. 以往有无类似发作,治疗、用药情况及既往史。

5. 年龄、职业、家庭情况、家族史。这些背景资料可以帮助医生了解患者的精神状态、危险因素及家庭支持。这些因素的存在与否,不仅对除外和确立诊断非常重要,而且与治疗依从性相关。

(六)全科医学诊断思维

1. 具有这种症状或体征的常见病有哪些?如肺炎、肺癌、心绞痛、消化道溃疡、心脏神经症等较为常见。

2. 有没有忽视了什么重要的疾病?如心肌梗死、主动脉夹层、大块肺梗死、张力性气胸等可能危及生命的疾病在诊断开始时就不要忽视。

3. 有没有什么疾病容易被遗漏?如带状疱疹、老年人的胸椎肋骨骨折、自发性气胸等。

4. 临床应选择哪些检查项目有利于作出诊断?在详细的病史和体格检查的基础上先形成初步印象,再选择一些检查项目为初步印象提供依据。

(1)胸部X线摄片、心电图:是最常用的检查方法。

（2）胸部CT：可检出较早期的肿瘤。

（3）肺动脉CTA：怀疑肺梗死时。

（4）B超：明确膈肌下疾病等。

（5）平静心电图和负荷心电图的对照：冠心病最重要的筛选办法是平静心电图和负荷心电图的对照，但负荷心电图在束支传导阻滞、左室肥厚、服用洋地黄或低钾血症、严重贫血或过度换气为禁忌。

（6）心肌核素扫描、冠状动脉64排CT扫描、冠状动脉造影检查：在有条件开展的医院可以选择。

（7）心脏超声：可观察所有类型的心脏结构改变（先天性心脏病、风湿性心脏病、高血压心脏病、肺源性心脏病、肥厚型心肌病、扩张性心肌病）、冠心病心肌缺血处室壁运动障碍、左室射血分数和心包病变。

（8）血液学检查：血象的增高可证实细菌性感染的存在；心肌酶谱、肌钙蛋白的增高提示心肌细胞损害。如果合并肿瘤指标的增高，可建议患者进一步行影像学检查，并考虑气管镜、胸腔镜、纤维胃镜等侵入性检查获得病理学诊断。

（七）处理原则

1. 病因治疗　为治疗关键。针对炎症、缺血、损伤、化学刺激等机制选择不同的治疗方法。植物神经功能性疾病可调节自主神经功能或寻求精神心理科医师帮助。

2. 对症治疗　除外胃食管疾病的胸痛，均可以选择解热止痛药；癌症转移所致的疼痛，可分阶段使用麻醉镇痛药。

3. 注意事项　如果经过三次诊疗后，患者仍不能得出诊断结论，那么就应该及时要求其他医师会诊或转院进一步诊疗。

（八）病案分析

1. 病案介绍　患者男性，65岁，阵发性胸骨后疼痛2天。昨夜间入睡后痛醒，位于胸骨后绞痛，可以承受，无冷汗，范围约手掌大，无放射痛，持续一小时，含服“硝酸甘油1片、保心丸2片”并在坐起后约一小时逐渐缓解，伴胸闷，无心悸、气短，白天劳动及锻炼时无胸痛发作。夜眠可，食欲中等，无恶心、呕吐，伴嗳气，无反酸，两便无异常。一年间有类似发作数次，门诊考虑“心绞痛”，“LDL 3.92 mmol/L”，予“美百乐镇”口服。

既往有“高血压病”史十年，平时服“倍他乐克”，无“糖尿病”史。无外伤手术史，无药物过敏史，无输血史。

体格检查：神志清，精神好，体型偏瘦，血压130/75 mmHg，颈部淋巴结未及肿大，心率70次/分，心律齐，无杂音，两肺呼吸音清，无啰音，腹平软，剑突下按压饱胀感，无压痛、反跳痛，肝脾肋下未触及，双下肢无水肿。

2. 全科医生临床诊疗思维　临床上首先要甄别是由哪个系统或器官的疾病引起的可能性较大，再选择相应的检查方法予以确定。鉴于该患者为老年患者，有高血压、高脂血症及“心绞痛”病史。所以首先应考虑是否为心血管疾病引起的胸痛。应选择心电图、心肌酶谱及心肌坏死标记物的测定。

3. 辅助检查结果

（1）发作时心电图检查：ST段抬高，T波高尖。间歇性右束支传导阻滞。

（2）缓解后心电图检查：ST段及T波恢复至原先状态。

（3）急诊肌钙蛋白、心肌酶谱：正常。

4. 诊断及鉴别诊断

（1）诊断：不稳定性心绞痛。

（2）诊断依据：患者为老年人；有高血压、高脂血症及“心绞痛”病史；胸痛为静息状态下起病。发作时心电图提示ST段抬高，T波高尖。

5. 鉴别诊断

（1）急性心肌梗死：疼痛部位与心绞痛相似，但临床症状更剧烈，可能伴有休克、心力衰竭等。心电图除有ST段抬高，常合并异常Q波。心肌酶谱及心肌坏死标记物的测定异常。

（2）其他疾病引起的心绞痛：冠脉开口狭窄或闭塞（主动脉关闭不全、风湿性冠脉炎、梅毒性主动脉炎），肥厚型心肌病，X综合征等。

（3）肋间神经痛：疼痛部位不固定，多为持续发作。心电图检查有利于鉴别诊断。

6. 治疗措施

（1）硝酸甘油发作时舌下含服。

（2）长效硝酸酯睡前口服预防夜间发作。

（3）加用钙通道阻滞药硝苯地平与β受体阻滞药联用。

（4）加用阿司匹林并考虑联合氯吡格雷抗血小板。

（5）他汀类调脂药稳定斑块。

（6）曲美他嗪增加心肌葡萄糖代谢。

7. 注意事项　不稳定性心绞痛有进展至心肌梗死的危险，必须足够重视。首先做相应辅助检查，除外急性心肌梗死这一严重的疾病。

8. 转诊标准　对于拟诊为不稳定型心绞痛的患者，应及时、安全予以转诊。

9. 预防宣教　合理饮食，戒烟、戒酒；保持乐观心态，适当体力活动（以不发生疼痛为度），避免可能发生心绞痛的诱因；定期门诊随访。

随身携带急救药品，如硝酸甘油片等，胸痛及时含服，如果心绞痛持续时间超过15分钟，或连续含服3片硝酸甘油（每隔5分钟含一片）仍无缓解，必须急诊。

（王敏红）

十二、腹痛

（一）概述

腹痛（abdominal pain）是临床很常见的症状，大多数是由腹部疾病引起，但腹外疾病或全身疾病亦可引起。临床上根据起病缓急、病程长短分为急性腹痛和慢性腹痛。其中需要做外科紧急处理的急性腹痛，一般称为“急腹症（acute abdomen）”。急腹症以急性腹痛为主要表现，具有发病急、进展快、变化多、病情重、病因复杂等共同特点。需要早期诊断和及时处理，一旦延误诊断或治疗方法不当，将会给病人带来严重危害，甚至死亡。

（二）病因分类

1. 急性腹痛

（1）腹腔器官急性炎症：如急性胆囊炎、急性胰腺炎、急性梗阻性化脓性胆管炎、急性

阑尾炎等。

（2）空腔脏器阻塞或扩张：如胆道系统结石、急性肠梗阻、肠道急性扭转等。

（3）脏器扭转或破裂：如小肠或结肠扭转、内疝绞窄穿孔、异位妊娠破裂出血等。

（4）腹膜炎症：如胃十二指肠溃疡急性穿孔、胃癌急性穿孔、急性肠穿孔等。

（5）腹腔内血管阻塞：如肠系膜血管栓塞、腹主动脉瘤、脾血管梗塞等。

（6）腹壁疾病：如腹外疝、腹壁外伤等。

（7）胸腔疾病所致的腹部牵涉性痛：如肺炎、肋间神经痛、膈胸膜炎、急性心包炎、急性心肌梗死、急性右心衰竭等。

（8）全身疾病所致的腹痛等。

2. 慢性腹痛

（1）腹腔脏器慢性炎症：如慢性胃炎、慢性胆囊炎等。

（2）消化道运动障碍：如肠易激综合征等。

（3）溃疡病：如胃、十二指肠溃疡等。

（4）腹腔脏器扭转或梗阻：如慢性胃肠扭转、十二指肠瘀滞等。

（5）脏器包膜的牵张：如心力衰竭导致肝淤血、肝脓肿、肝癌等。

（6）中毒与代谢障碍：如尿毒症、铅中毒等。

（7）肿瘤压迫及浸润：如胃肠道肿瘤，常以恶性肿瘤居多。

（三）临床特点

1. 腹痛部位　一般腹痛多为病变所在部位，而腹痛开始部位或疼痛最显著部位，往往与病变部位一致。根据腹腔内脏器官的解剖位置，一般可初步判断病变所在脏器。

（1）全腹：如脏器破裂、穿孔等。

（2）转移性右下腹痛：如急性阑尾炎等。

（3）右肩背部放射性：如肝胆疾病等。

（4）会阴部：如泌尿系结石等。

2. 腹痛性质和程度

（1）持续性腹痛：炎症、缺血、出血或肿瘤浸润等。

（2）阵发性腹痛：空腔脏器的平滑肌痉挛，如胃肠道、胆道、输尿管平滑肌痉挛等。

（3）持续性腹痛伴阵发性加剧：炎症和梗阻并存，如绞窄性肠梗阻、胆囊结石并急性胆囊炎等。

（4）刀割样腹痛：是化学性腹膜炎的特点，如胃十二指肠溃疡穿孔、急性出血坏死性胰腺炎等。

（5）钻顶样腹痛：胆道蛔虫病等。

3. 发病诱因与既往史

（1）油腻食物：胆道疾病等。

（2）暴食、饮酒：胰腺疾病等。

（3）剧烈运动：注意肠扭转等。

（4）腹内压增加：可能引发疝嵌顿等。

（5）慢性胃病史：溃疡病穿孔等。

(四) 伴随症状

1. 伴发热、寒战　如胆道系统感染、腹腔脏器脓肿等。

2. 伴腹胀、呕吐、肛门停止排气排便　如肠梗阻等。

3. 伴血便　如肠套叠、绞窄性肠梗阻、急性出血坏死性肠炎、肠系膜动脉栓塞、肠系膜静脉血栓形成等。

4. 伴血尿　如泌尿系结石、感染等。

5. 伴腹泻　如急性胃肠炎、细菌性痢疾、急性盆腔炎等。

6. 伴胸闷、咳嗽　如肺炎、胸膜炎等。

7. 伴心律失常　如心绞痛、心肌梗死等。

8. 月经停止　如宫外孕破裂等。

9. 月经中期　如卵巢滤泡或黄体破裂等。

(五) 病史询问要点

1. 性别和年龄

(1) 婴幼儿：胆道或肠道的先天性疾患等。

(2) 幼儿：肠套叠、胆道蛔虫、蛔虫性肠梗阻等。

(3) 青壮年：急性阑尾炎、急性胃十二指肠溃疡穿孔、急性胰腺炎等。

(4) 中老年：胆囊炎、胆结石、消化道肿瘤等。

(5) 生育期妇女：异位妊娠破裂等。

2. 起病情况　起病的缓急、有无诱因及缓解因素、有无既往史等。如：油腻食物诱发胆道疾病；暴食、饮酒诱发胰腺疾病；剧烈运动诱发肠扭转；腹内压增加诱发嵌顿疝；慢性胃病史诱发溃疡病穿孔。

3. 腹痛的性质　隐痛、胀痛、烧灼样痛或绞痛等。

(1) 持续性腹痛：炎症、缺血、出血或肿瘤浸润。

(2) 阵发性腹痛：空腔脏器的平滑肌痉挛，如胃肠道、胆道、输尿管平滑肌痉挛。

(3) 持续性腹痛伴阵发性加剧：炎症和梗阻并存，如绞窄性肠梗阻、胆囊结石并急性胆囊炎等。

(4) 刀割样腹痛：是化学性腹膜炎的特点，如胃十二指肠溃疡穿孔、急性出血坏死性胰腺炎等。

(5) 钻顶样腹痛：胆道蛔虫病。

4. 其他

(1) 了解各系统症状及体征。

(2) 有无传染病接触史、疫区长期生活史以及性病史、旅游史及职业等。

(3) 发病后的一般状况。

(4) 家庭成员健康情况，有无类似发病史。

(5) 诊治经过。

(六) 全科医学诊断思维

1. 具有这种症状或体征的常见病有哪些？如急性阑尾炎、溃疡病穿孔等均可出现右下腹疼痛，应根据病史加以鉴别。

2. 有没有忽视了什么重要的疾病？如腹痛伴有黄疸时，应注意鉴别有无恶性肿瘤，如

胰腺癌、胆管癌等。

3. 有没有什么疾病容易被遗漏？如过敏性紫癜、异位妊娠破裂等。

4. 临床应选择哪些检查项目有利于作出诊断？根据患者病情，可选择血、尿、粪常规；胸、腹部X线检查；超声波检查及腹腔穿刺等检查。

（七）处理原则

1. 病因治疗　是治疗关键。

2. 对症处理　腹痛的诊断大多在门诊、急诊室完成，要求接诊医师在最短时间内做出诊断和治疗。

（1）对诊断不明的腹痛慎用镇痛剂，以免掩盖症状，延误诊断和治疗。

（2）对生命体征不稳定的患者，应积极予以救治。

（八）病案分析

1. 病案介绍　患者男性，21岁，已婚，江苏淮安人，患者1天前始觉上腹痛，约5小时后转移右下腹痛，并逐渐加剧。无肩背部牵涉痛。无呕吐、腹胀、腹泻。以往身体健康。

体格检查：体温37.5℃，脉搏95次/分，呼吸18次/分，血压 120/75 mmHg。神清，精神可，无皮肤巩膜黄染，未触及浅表淋巴结肿大；胸廓无畸形，两肺呼吸运动对称，两肺呼吸音清，未闻及干湿啰音；心界不大，心率95次/分，心律齐，心音中，未闻及病理性杂音。右下腹麦氏点有压痛及反跳痛，轻度肌紧张，全腹未触及肿块，肝肾区无叩击痛，无移动性浊音，肠鸣音5次/分，不亢进，未闻及气过水音。

2. 全科医生临床诊疗思维　本例患者在发病前无暴饮、暴食、饮酒史，病程中，无畏寒发热，无头晕乏力，无胸闷心悸，无腹胀腹泻，无黑便及便秘症状。有明确的转移性右下腹痛。体格检查：右下腹麦氏点有压痛及反跳痛，轻度肌紧张。为明确诊断，可选择以下辅助检查：血常规、尿常规、X线腹部平片及心电图检查。如有条件，再进行B超、肝功能、血淀粉酶、尿淀粉酶等检查。

3. 辅助检查结果

（1）血常规：白细胞计数 11.2×10^9/L，中性粒细胞 85%；尿常规：基本正常范围。

（2）X线腹部片：膈下无气体，肠管无积气。

（3）心电图：窦性心律，正常范围。

4. 诊断

（1）诊断：急性阑尾炎。

（2）诊断依据：依据患者的病史、症状、体征及辅助检查结果。

5. 鉴别诊断

（1）急性梗阻性化脓炎胆管炎：起病急，有上腹部比较剧烈的持续性、进行性加重疼痛，有畏寒发热、黄疸的Charcot三联症，易于鉴别。

（2）急性胰腺炎：除了腹痛，还多有腹胀、发作早且频繁呕吐，胆源性胰腺炎腹痛开始于右上腹后转至正中偏左，可向左肩、左腰背放射，严重时有两侧腰背部放射。作B超、肝功能、血淀粉酶、尿淀粉酶及CT检查，有助于鉴别诊断。

（3）其他：如胃肠炎、上消化道溃疡、右下肺炎、急性下室壁心肌梗死等，依据详细的病史询问，完善的体格检查，结合胸腹部X线、心电图检查等，有利于鉴别诊断。

6. 治疗措施

（1）生命体征监测：对于急性腹痛的患者应密切监测体温、脉搏、呼吸、血压、神志等基本生命体征以及腹部体征变化情况，以便及早发现病情的进展、恶化，如感染性加重、肝功能障碍等情况，有利于及时予以处理。

（2）手术治疗：绝大多数急性阑尾炎一旦确诊，应及早施行阑尾切除术。

（3）一般治疗：患者需要卧床休息，禁食，注意水及维持电解质平衡等。

7. 注意事项

（1）注意急性阑尾炎的并发症：腹腔脓肿、内外瘘形成及化脓性门静脉炎等。

（2）阑尾切除术后并发症：出血、切口感染、粘连性肠梗阻、阑尾残株炎及粪瘘等。

8. 转诊标准 一经确诊急性阑尾炎，立即转诊。

9. 预防宣教 进行健康宣教，及时就医。

（姚栋晧）

十三、腹泻

（一）概述

腹泻（diarrhea）指排便次数增多，粪质稀薄，或带有黏液、脓血或未消化的食物。如解液状粪便，每日3次以上，或每天粪便总量大于200 g，含水量大于80%，则认为是腹泻。腹泻可分为急性腹泻与慢性腹泻，腹泻时间超过2个月者为慢性腹泻。

（二）病因分类

1. 急性腹泻

（1）肠道疾病：常见的是由病毒、细菌、真菌、原虫、蠕虫等感染所引起的急性肠道感染、细菌性食物中毒及急性出血性坏死性肠炎。此外，还有Crohn病或溃疡性结肠炎急性发作、急性缺血性肠病等。亦可因使用抗生素而发生的抗生素相关性小肠、结肠炎。

（2）急性中毒：①动物性毒物，如河豚、鱼胆等；②植物性毒物，如毒蕈等；③化学性毒物，如砷、磷、铅、汞等。

（3）全身性感染：如败血症、伤寒、副伤寒、钩端螺旋体病等。

（4）其他：如变态反应性肠炎、过敏性紫癜；或服用某些药物如氟尿嘧啶、利血平及新斯的明等；以及某些内分泌疾病，如肾上腺皮质功能减退危象、甲亢危象。

2. 慢性腹泻

（1）消化系统疾病：①胃部疾病，如慢性萎缩性胃炎、胃大部切除后胃酸缺乏等；②肠道感染性疾病，如慢性细菌性痢疾、慢性阿米巴痢疾、肠结核、血吸虫病、肠鞭毛原虫病、钩虫病、绦虫病等；③肠道非感染性疾病，如Crohn病、溃疡性结肠炎、吸收不良综合征、结肠多发性息肉等；④肠道肿瘤，结肠绒毛状腺瘤、肠道恶性肿瘤等；⑤胰腺疾病，慢性胰腺炎、胰腺癌、胰腺切除术后等；⑥肝胆疾病，慢性胆囊炎与胆石症、肝硬化、胆汁淤积性黄疸等。

（2）全身性疾病：①内分泌及代谢障碍疾病，如甲状腺功能亢进、肾上腺皮质功能减退、胃泌素瘤、血管活性肠肽（VIP）瘤、类癌综合征及糖尿病性肠病；②其他系统疾病，系统性红斑狼疮、硬皮病、尿毒症、放射性肠炎等；③神经功能紊乱，如肠易激综合征等。

（3）药物副作用：如利血平、甲状腺素、洋地黄类药物、考来烯胺（消胆胺）等。某些抗

肿瘤药物和抗生素的使用亦可导致腹泻。

（三）临床特点

1. 年龄与性别 轮状病毒性胃肠炎和致病性大肠埃希菌性肠炎多见于婴幼儿；细菌性痢疾以儿童及青壮年多见，而阿米巴痢疾则以成年男性多见；肠易激综合征患病者多为中青年女性；溃疡性结肠炎、克罗恩病、肠结核等多见于青壮年；结肠癌和胰腺癌主要见于中老年患者；肠壁血管硬化引起的大肠缺血性腹泻主要见于老年患者。

2. 起病与病程 急性腹泻起病急骤，病程较短，常见于感染或急性食物中毒。慢性腹泻起病缓慢，病程较长，常见于慢性感染、非特异性炎症、吸收不良、消化功能障碍、肠道肿瘤或神经功能紊乱等。

3. 腹泻次数与粪便形状 急性感染性腹泻常有不洁饮食史，多在饮食后24小时内发病，每天排便数次甚至数十次，可有集体发病倾向；多为糊状或水样便，少数为脓血便。慢性腹泻每天排便次数增多，可为稀便、亦可带黏液、脓血，见于慢性痢疾、炎症性肠病及结肠、直肠癌等。阿米巴痢疾的粪便呈暗红色或果酱样。肠易激综合征患者的粪便中有黏液，而无脓血。

（四）伴随症状

1. 发热 见于急性细菌性痢疾、急性细菌性食物中毒、伤寒、副伤寒、肠结核、败血症、克罗恩病、溃疡性结肠炎急性发作期及肠道恶性淋巴瘤等。

2. 腹痛 急性腹泻常伴腹痛，尤以感染性腹泻较为常见。小肠疾病的腹泻引起的腹痛常在脐周，便后缓解不明显；结肠病变的腹泻所伴腹痛多在下腹部，便后腹痛症状常缓解。分泌性腹泻往往无腹痛。

3. 消瘦 多见于小肠病变、胃肠道恶性肿瘤、肠结核及吸收不良综合征等。

4. 里急后重 提示病变位于结肠直肠，如急性痢疾、直肠炎及直肠肿瘤等。

5. 腹部包块 见于胃肠道恶性肿瘤、肠结核、克罗恩病及血吸虫性内芽肿等。

6. 重度脱水 常见于分泌性腹泻，如霍乱、细菌性食物中毒及尿毒症性肠炎等。

7. 关节肿痛 见于克罗恩病、溃疡性结肠炎、系统性红斑狼疮、肠结核、Whipple病等。

8. 皮疹或皮下出血 见于败血症、伤寒或副伤寒、麻疹、过敏性紫癜、糙皮病等。

（五）病史询问要点

1. 腹泻的起病 起病缓急、病程、有无不洁饮食史及同食者群体发病情况等。是否与摄入脂肪餐有关，或与紧张、焦虑有关。分泌性腹泻粪便量每日常超过1L，而渗出性腹泻粪便量远少于此量。次数多而量少与直肠刺激有关。

2. 是否伴有发热、畏寒、寒战、大汗或盗汗等。

3. 粪便的性状及臭味 大便奇臭多有消化吸收障碍，无臭多为分泌性水泻。

4. 是否伴有其他系统的症状及体征。

5. 有无传染病接触史及疫区长期生活史，性病史、旅游史及职业等。

6. 家庭成员健康情况，有无类似发病史。

7. 诊治经过及治疗结果。

（六）全科医学诊断思维

1. 具有这种症状或体征的常见病有哪些？如腹泻伴有发热者，可见于感染性或非感染性疾病，通过了解粪便性状、粪便和血液培养等检验方法，有利于进行鉴别诊断。

2. 有没有忽视了什么重要的疾病？如慢性细菌性痢疾与直肠癌可能均会有黏液脓血便、里急后重及消瘦等的临床表现，通过纤维结肠镜检查有助于明确诊断。

3. 有没有什么疾病容易被遗漏？如甲状腺功能亢进、老年患者肠壁血管硬化引起的大肠缺血性腹泻及肠结核等。

4. 临床应选择哪些检查项目有利于作出诊断？

（1）对伴发热的腹泻患者，进行血及粪便常规检查、粪及血液培养，有利于对感染性或非感染性腹泻的鉴别诊断。

（2）对伴腹块的患者，选择X线钡剂造影或纤维结肠镜检查，有利于鉴别腹部包块的性质。

（七）处理原则

1. 病因治疗　找出病因，对因治疗是处理腹泻的根本办法。

2. 对症治疗

（1）纠正水、电解质和酸碱失衡。

（2）止泻止痛：对诊断不明或感染性腹泻慎用止泻药。

（3）调整肠道菌群失调。

（八）病案分析

1. 病案介绍　患者男性，28岁。因发热、腹痛、腹泻伴脓血便3天。

患者于3天前，出现畏寒、发热及全身不适，体温39.0℃，傍晚开始出现脐周及下腹部阵发性疼痛，腹泻，为黄色稀便，量较多，共6次。次日大便减少，呈黏液样，带血，色鲜红，每日10余次，伴明显的里急后重及口干、乏力。发病后，曾自服“抗生素”，症状未缓解而来就诊。

发病前3天曾进食“变质”西瓜。既往无慢性腹泻、便血史。

体检：体温39.1℃，脉搏86次/分，呼吸24次/分，血压 105/75 mmHg。急性病容，轻度脱水貌，心肺无殊，腹平软，肝脾未及，脐周及下腹部有压痛，左下腹尤甚，无反跳痛，肠鸣音亢进。

2. 全科医生临床诊疗思维　患者为年轻人，有进食“变质”食物史。临床有畏寒、发热、腹痛、腹泻、里急后重及黏液血便，故首先考虑为感染性疾病，定位在乙状结肠及直肠。

为明确诊断，可选择血常规、粪常规检查。如有条件，可进行粪培养进行微生物学检查。

3. 辅助检查结果

（1）血常规：白细胞计数10.8×10^9/L，中性粒细胞0.90，淋巴细胞0.10。

（2）粪常规：外观黏液脓血便。黏液（3+），白细胞（3+），脓细胞（+），红细胞（+），可见巨噬细胞，未见阿米巴滋养体。

（3）胸腹部X线检查：无异常。

4. 诊断及鉴别诊断

（1）诊断：急性细菌性痢疾（普通型）。

（2）诊断依据：①夏季发病，发病前有不洁食物史；②发热、腹痛、腹泻脓血便伴里急后重；③左下腹压痛，肠鸣音亢进；④大便镜检呈典型细菌性痢疾样改变。

5. 鉴别诊断

（1）急性阿米巴痢疾：可以有腹痛、腹泻黏液样血便。但该患者起病较急，发热，有明显里急后重；大便以黏液为主，非暗红色果酱样，无特殊腥臭；镜检：白细胞多于红细胞，无阿米巴滋养体。故可以排除急性阿米巴痢疾的诊断。

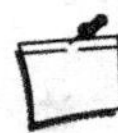

（2）肠套叠：可以出现腹痛、腹泻黏液血便。该病多发生于小儿，该患者为成年男性，发病呈季节性；腹痛无明显发作与缓解期，无中毒症状及腹块；大便呈黏液而非全血；腹部X线透视未见肠套叠的特殊表现。

6. 治疗措施

（1）监测生命体征有明显的改变，注意有无中毒性休克的发生及严重脱水情况。

（2）消化道隔离，予易消化、少渣半流质或流质食物。

（3）大便培养（包括噬盐菌培养、艾尔托弧菌培养）及药物敏感试验。

（4）选用喹诺酮类药物，抗菌谱广，口服吸收好，副作用少。但对于年龄＜18岁的患者、孕妇及过敏者禁用。口服至症状消失，大便镜检正常后1周。其他可选用头孢曲松、阿奇霉素等。

（5）口服或静脉补液。

7. 注意事项　在儿童中，应注意中毒性菌痢的发生，表现为感染性休克等危重情况。脑型菌痢则以中枢神经系统症状为主要表现，此型较为严重，病死率高，需要提防。急性菌痢需要及时、适当地进行治疗，防止转变为慢性菌痢。反复腹泻，患者可出现脱水情况，应注意适当予以补液。

8. 转诊标准

（1）对于诊断不清，拟诊为肠道肿瘤等疾患，需进一步检查的患者。

（2）重症急性细菌性痢疾的患者。

9. 预防宣教

（1）做好卫生宣教，使居民做到不吃变质食物、饭前便后洗手。

（2）切断传播途径，做好患者的隔离治疗及传染源的控制。

（3）对于慢性菌痢及未治愈的带菌者禁止从事餐饮、幼托等服务业工作。

（方建新）

十四、腰背痛

（一）概述

腰背痛（lumbodorsalgia）是指腰背部组织损伤或潜在组织损伤所引起的不愉快感觉和情感体验，是常见的临床症状之一，其中以局部病变占多数。也可因临近器官病变或其放射性疼痛所引起。

（二）病因分类

腰背痛的病因复杂多样。临床根据致病因素的不同作如下分类：

1. 外伤性

（1）急性损伤：因各种直接或间接暴力以及肌肉拉力所致的腰椎骨折、脱位或腰部肌肉、软组织损伤。

（2）慢性损伤：工作、学习时不良体位、劳动姿势、搬运重物等引起的慢性累积性损伤。

2. 炎症性

（1）感染性：分为特异性感染（如：结核、伤寒等）和非特异性感染（由各种化脓菌引起的感染）所致的局部感染性炎症。大量炎症介质的释放，引起腰背部疼痛。

（2）无菌性炎症：寒冷、潮湿、变态反应和重手法推拿可引起局部骨与软组织炎症，导致骨膜、韧带、筋膜和肌纤维的渗出、肿胀变性等一系列炎症性病理改变。

3. 退行性变　人体发育一旦停止，其退行性改变则随之而来，一般认为人从20～25岁则开始退变，在人体脊柱的退变中，纤维环、髓核组织的退变较早。随后出现前后纵韧带，小关节退变，骨刺形成，髓核突出和骨刺均可压迫或刺激神经组织而引起疼痛。

4. 先天性疾患　常见的有脊柱隐裂、腰椎骶化或骶椎腰化、发育性椎管狭窄和椎体畸形等，这类疾患在年轻时常无症状，但这些骨性结构的异常所形成的薄弱环节，为积累性损伤时出现腰背痛提供了基础。同时，该部位也较早出现退变。

5. 肿瘤性疾患　原发性或转移性肿瘤对胸腰椎及其周围软组织的侵犯可导致剧烈且顽固性的腰背痛。

6. 内脏疾病　内脏病变也可引起腰背痛；呼吸系统疾病，如肺胸膜病变引起上背部疼痛；泌尿系统疾病如肾及输尿管结石、炎症；盆腔、直肠、前列腺及子宫附件炎症均可引起放射性腰背痛。

（三）临床特点

不同疾病引起腰背痛具有不同特点。

1. 脊柱病变

（1）脊柱骨折：有明确的外伤史，如高处坠落伤，足跟或臀部先着地；车祸伤；骨折部位可能有皮下淤血、脊柱后突畸形；骨折部位有压痛、叩击痛，腰背部活动明显受限等表现。

（2）椎间盘突出：青壮年多见，以下腰部疼痛常见；常有搬重物或扭伤史，起病可急可缓。主要表现下腰痛和坐骨神经痛，两者可同时或单独存在，有时在咳嗽、打喷嚏时症状加重或诱发，大多在卧床休息时能缓解，可出现下肢发麻、发冷或间隙性跛行。

（3）增生性脊柱炎：脊柱的退行性病变，多见于50岁以上患者，晨起时感腰痛、腰酸胀、僵硬活动不便，活动后症状改善；但过多活动，又可诱发或加重腰痛症状，因此，傍晚时腰痛较重，卧床休息疼痛缓解，敲打腰部有舒适感。局部压痛不明显。

（4）结核性脊柱炎：以腰椎最常见，其次为胸椎。腰背痛常为首发症状，疼痛较为局限，呈隐痛、钝痛或酸痛，夜间痛常见。活动后加剧，伴有结核中毒症状，如午后低热、盗汗、乏力、纳差和消瘦。晚期可出现脊柱畸形，寒性脓肿及脊髓压迫症状，严重者出现截瘫。

（5）化脓性脊柱炎：少见，常因败血症、菌血症或局部创伤（外伤、胸腰椎手术、腰穿和椎间盘造影）感染所致。有剧烈的腰背痛，压痛、叩痛明显，同时伴有畏寒高热等全身中毒症状。

（6）脊椎肿瘤：转移性恶性肿瘤最常见，表现为顽固性腰背痛，剧烈持久，休息及药物难以缓解，可出现脊髓、神经根压迫症状。

2. 脊柱旁软组织病变

（1）腰肌劳损：常因腰扭伤治疗不彻底或积累性损伤所致，表现为腰骶部酸胀、钝痛，休息后缓解，劳作后加重。特别是弯腰工作时疼痛明显，而伸腰或叩击腰部时疼痛缓解。

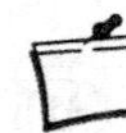

（2）腰肌纤维织炎：常因寒冷、潮湿，慢性劳损所致腰背部筋膜及肌肉组织水肿，纤维变性。常为腰背部弥漫性疼痛，以腰椎两旁肌肉及髂嵴上方为主，晨起重，活动后好转。但过多活动又加重。轻叩腰部则疼痛缓解。

3. 脊神经根病变

（1）脊髓压迫症：见于椎管内原发性或转移性肿瘤、硬膜外脓肿或椎间盘突出等，表现为神经根激惹征，患者常感觉颈背、腰背痛，并沿一根或多根脊神经后根分布区放射，疼痛剧烈，呈烧灼样或绞榨样痛，脊柱活动、喷嚏、咳嗽时加重。有一定定位性疼痛，可有感觉障碍或运动障碍。

（2）蛛网膜下腔出血：可因血液刺激脊膜和脊神经后根，引起剧烈的腰背痛。

（3）腰骶神经根炎：表现为下腰部和腰骶部疼痛，伴有僵直感，疼痛向臀部及下肢放射，腰骶部压痛明显，严重时有节段性感觉障碍，下肢无力，肌肉萎缩，腱反射减退。

4. 内脏疾病引起的腰背痛

（1）泌尿系统疾病：肾炎、肾盂肾炎、泌尿道结石、结核、肿瘤、肾下垂和肾积水等均可引起腰背痛。常伴有血尿。

（2）盆腔器官疾病：男性前列腺炎和前列腺癌常引起下腰骶部疼痛，伴有尿频、尿急，排尿困难；女性慢性盆腔炎、附件炎、宫颈炎、子宫脱垂等也可引起腰骶部疼痛，且伴有下腹部坠胀感和盆腔压痛。

（3）消化系统和呼吸系统疾病：如溃疡病、急性胰腺炎、溃疡性结肠炎及克罗恩病等，除可有腰背部疼痛外，其消化系统症状较为突出。胸膜炎、肺结核和肺癌等也可出现腰背部疼痛。

（四）伴随症状

1. 脊柱畸形　外伤畸形错位、先天性发育异常、脊柱结核及强直性脊柱炎等。可表现为脊柱的后凸、侧弯及旋转畸形。

2. 活动受限　脊柱外伤、强直性脊柱炎及腰背部软组织急性扭挫伤等。

3. 长期低热　脊柱结核、类风湿关节炎等。

4. 高热　化脓性脊柱炎及椎旁脓肿等。

5. 尿频、尿急和排尿不尽　见于尿路感染、前列腺炎或前列腺增生等。剧痛伴血尿，可能由肾脏或输尿管结石引起。

6. 嗳气、反酸及上腹部胀痛　见于溃疡病或胰腺疾病等。

7. 腹泻或便秘　见于溃疡性结肠炎及克罗恩病等。

8. 月经异常、痛经、白带增多　见于宫颈炎、盆腔炎、卵巢和附件炎症或肿瘤。

（五）病史询问要点

1. 起病时间　能否准确指出疼痛具体时间。询问病史时，应注意区别疼痛发生时间，是在夜间，还是在晨起时，抑或在下午。

2. 起病缓急　外伤所致的疼痛往往起病较急，外伤后立即出现。而退变性和积累性损伤起病相对较缓。

3. 疼痛部位　注意区分疼痛是发生在下腰椎、胸腰段还是胸背部。还应注意是在棘突上、棘突间还是椎旁软组织。

4. 疼痛的性质　主要包括酸痛、胀痛、钝痛、刺痛、烧灼痛等，注意区分疼痛的剧烈程度。

5. 诱因和缓解因素　包括前驱症状、与腹压增加的关系、与体位的关系、与运动和休息的关系等。

6. 演变过程　应详细询问疾病发生、发展的过程。

7. 伴随症状。

8. 职业特点。

9. 诊治过程等。

(六) 全科医学诊断思维

1. 具有这种症状或体征的常见病有哪些？如脊柱压缩性骨折、腰背部扭挫伤等可能均有腰部活动受限等症状，临床需根据病史、体格检查及辅助检查来加以鉴别。

2. 有没有忽视了什么重要的疾病？如脊椎肿瘤、胰腺疾病等。

3. 有没有什么疾病容易被遗漏？如骨质疏松症、结核性脊柱炎等。

4. 临床应选择哪些检查项目有利于作出诊断？根据患者的具体情况，可以选择血生化常规、脊柱X线摄片、骨密度检查、腹部超声波检查、CT和MR检查等。

(七) 处理原则

1. 病因治疗　为治疗关键。

2. 对症治疗

(1) 物理治疗：包括推拿、按摩、理疗等。

(2) 药物治疗：可选择非甾体类镇痛药、激素、肌松药，也可中药或中西药联合治疗。

(3) 手术治疗：手术治疗包括解除神经的压迫、矫正脊柱的畸形、重建脊柱的稳定等。

(4) 功能锻炼：腰背肌功能锻炼是腰背痛必要的治疗手段。

(5) 心理治疗：对一些慢性腰背痛患者还需要作相应的心理辅助治疗。

(6) 加强护理：对瘫痪者非常重要，避免长期卧床带来的一系列并发症。

3. 注意事项　对于病情较重或经过三次诊疗后，患者仍不能得出诊断结论，那么就应该及时要求其他医师会诊或转院进一步诊疗。

(八) 病案分析

1. 病案介绍　患者男性，48岁，工人。3年前在劳动时搬运50 kg重物时，不慎扭伤腰部，出现下腰部疼痛而后逐渐向右下肢放射，坐立不安，打喷嚏、咳嗽时疼痛加重。曾行牵引治疗，卧床休息疼痛逐渐缓解，但时重时轻，近2月来，反复发作。

体格检查：体温37℃，脉搏76次/分，呼吸14次/分，血压120/75 mmHg。神志清晰，屈颈试验（Linder征）阳性；脊柱向右侧凸，腰4、5棘突旁压痛并向右下肢放射至臀部及小腿直至踇趾背侧，右小腿外侧痛觉减退，右踇趾背伸力减弱。腱反射正常，病理征阴性。直腿抬高试验左侧90°，右侧45°；直腿抬高加强试验（Bragard征）阳性。

2. 全科医生临床诊疗思维　本例患者在发病前有搬运重物时腰扭伤史，除腰疼外，还出现右下肢放射痛。体格检查：屈颈试验（Linder征）阳性；脊柱向右侧凸，腰4、5棘突旁压痛并向右下肢放射至臀部及小腿直至踇趾背侧，右小腿外侧痛觉减退，右踇趾背伸力减弱。腱反射正常，病理征阴性。直腿抬高试验左侧90°，右侧45°；直腿抬高加强试验（Bragard征）阳性等特征。因此，初步可以推断为下腰椎疾患，且有神经根性放射痛的表现。也即下腰椎疾病且对神经根有激惹。为明确诊断，可选择X线腰椎正侧位片及腰椎CT

或MR检查。

3. 辅助检查结果

（1）腰椎X线平片：正位，腰椎向右侧突；侧位，腰4、5椎间隙变窄。

（2）CT：腰4、5椎间盘明显向右后方突出，压迫硬膜囊和神经根。

（3）MR：腰4、5椎间盘明显向右后方突出，压迫硬膜囊和神经根。

4. 诊断

（1）诊断：腰4、5椎间盘突出。

（2）诊断依据：根据患者的病史、症状、体征、腰椎X线、CT及MR检查结果。

5. 鉴别诊断

（1）腰肌劳损：其疼痛位于椎旁，骶脊肌紧张，无下肢放射痛。MR和CT检查无明显阳性特征。

（2）腰椎管狭窄：多出现间歇性跛行，一般下肢症状重于腰部症状，且患者年龄大、腰部X线摄片或CT检查进行鉴别诊断。必要时，可进行MR检查加以鉴别。

（3）椎管内良性肿瘤：发病率较低，但症状、体征有时与椎间盘突出症极为相似，可借助CT、MR或椎管内造影加以区分。

6. 治疗措施

（1）保守治疗：对于腰椎间盘突出的患者首先要卧床休息缓解疼痛，同时可适当选用推拿、按摩、理疗等物理治疗措施；疼痛剧烈者可给予非甾体类镇痛药、激素、肌松药缓解疼痛。在疼痛缓解后，需要行适当的腰背肌功能锻炼，以减少复发。

（2）手术治疗：手术治疗包括解除神经的压迫、矫正脊柱的畸形、重建脊柱的稳定等。

本病例诊断为：右侧腰4、5椎间盘突出，时间较长，保守治疗效果不佳，症状反复发作并加重，因此，有手术适应证。在完善术前检查后，行腰4、5间隙开窗减压，腰4、5间隙髓核摘除术，压迫解除后患者症状改善。

7. 注意事项

（1）严格掌握手术适应证。

（2）谨慎选用肾上腺皮质激素。

（3）对于合并消化道溃疡患者应谨慎选用非甾体类镇痛药及肾上腺皮质激素。

8. 转诊标准

（1）有手术适应证者。

（2）症状、体征与影像学表现不符者。

（3）经正规保守治疗2周，症状无改善或加重者。

9. 预防宣教　养成良好的工作、生活习惯对预防腰椎间盘突出非常重要，如：避免不良坐姿、久坐；正确弯腰提物体的方法；坚持腰背肌功能锻炼等。身体不适时，应及早就医。

十五、关节痛

（一）概述

关节痛（arthralgia）是关节疾病最常见的症状，根据不同病因及病程，关节痛可分急性和慢性，急性关节痛以关节及其周围组织的炎性反应为主，慢性关节痛则以关节囊肥厚及骨性增生为主。

（二）病因分类

1. 外伤

（1）急性损伤：因外力碰撞关节或使关节过度伸展扭曲，关节骨质、肌肉、韧带等结构损伤，造成关节脱位或骨折，血管破裂出血，组织液渗出，关节肿胀疼痛。

（2）慢性损伤：持续的慢性机械损伤，或急性外伤后关节面破损留下粗糙瘢痕，使关节润滑作用消失，长期摩擦关节面，产生慢性损伤。关节长期负重，使关节软骨及关节面破坏。关节活动过度，可造成关节软骨的累积性损伤。关节扭伤处理不当或骨折愈合不良，畸形愈合所致负重不平衡，造成关节慢性损伤。

2. 感染　如外伤后细菌侵入关节；败血症时细菌随血液到达关节内；关节临近骨髓炎、软组织炎症、脓肿蔓延至关节内；关节穿刺时消毒不严或将关节外细菌带入关节内。常见的病原菌有葡萄球菌、肺炎链球菌、结核杆菌和梅毒螺旋体等。

3. 变态反应和自身免疫性疾病　因病原微生物及其产物、药物、异种血清与血液中的抗体形成免疫复合物，流经关节沉积在关节腔引起组织损伤和关节病变。如类风湿关节炎、细菌性痢疾、过敏性紫癜和结核菌感染后反应性关节炎。如外来抗原或理化因素使宿主组织成分改变，形成自身抗原刺激机体产生自身抗体，引起器官和非器官特异性自身免疫病。关节病变是全身性损害之一，表现为滑膜充血水肿，软骨进行性破坏，形成畸形如类风湿关节炎、系统性红斑狼疮引起的关节病变。

4. 退行性关节病　又称增生性关节炎或肥大性关节炎。分原发和继发两种，原发性无明显局部病因。多见于肥胖老人，女性多见，有家族史，常有多关节受累。继发性骨关节病变多有创伤，感染或先天性畸形等基础病变，并与吸烟、肥胖和重体力劳动有关。病理变化为关节软骨退化变薄，软骨细胞萎缩，破裂坏死，软骨下组织硬化，骨小梁稀疏囊性变，骨关节边缘骨赘形成，滑膜充血水肿。

5. 代谢性骨病　维生素D代谢障碍所致的骨质软化性骨关节病。如阳光照射不足、消化不良、维生素D缺乏和磷摄入不足等。各种病因所致的骨质疏松性关节病，如老年性、失用性骨质疏松；脂质代谢障碍所致的高脂血症性关节病，骨膜和关节腔组织脂蛋白转运代谢障碍性关节炎；嘌呤代谢障碍所致的痛风；以及某些代谢内分泌疾病如糖尿病性骨病；皮质醇增多症性骨病；甲状腺或甲状旁腺疾病引起的骨关节病均可出现关节疼痛。

6. 骨关节肿瘤　良性肿瘤如骨样肿瘤，骨软骨瘤，骨巨细胞瘤和骨纤维异常增生症。恶性肿瘤如骨肉瘤、软骨肉瘤、骨纤维肉瘤、滑膜肉瘤和转移性骨肿瘤。

（三）临床特点

1. 外伤性关节痛　急性外伤性关节痛常在外伤后即出现受损关节疼痛、肿胀和功能障碍。慢性外伤性关节炎有明确的外伤史，反复出现关节痛，常于过度劳动和负重及气候寒冷等刺激时诱发，药物及物理治疗后缓解。

2. 化脓性关节炎　起病急，全身中毒症状明显，早期则有畏寒、寒战和高热，体温高达39℃以上。病变关节红肿热痛。位置较深的肩关节和髋关节则红肿不明显。患者病变关节持续疼痛，功能严重障碍，各个方向的被动活动均引起剧烈疼痛，患者不愿活动患肢。

3. 结核性关节炎　儿童和青壮年多见。负重大、活动多、肌肉不发达的关节易于患结核。其中脊柱最常见，其次为髋关节和膝关节。早期症状和体征不明显，活动期常

有疲劳低热、盗汗及食欲下降。病变关节肿胀疼痛，但疼痛程度较化脓性关节炎轻。活动后疼痛加重。晚期有关节畸形和功能障碍。如关节旁有窦道形成，常可见有干酪样物质流出。

4. 风湿性关节炎　起病急剧。常为链球菌感染后出现，以膝、踝、肩和髋关节多见。病变关节出现红肿热痛，呈游走性，肿胀时间短，消失快，常在1~6周内自然消肿，不留下关节僵直和畸形改变。

5. 类风湿关节炎　多由一个关节起病，以手中指指间关节首发疼痛。继则出现其他指间关节和腕关节的肿胀疼痛。也可累及踝、膝和髋关节，常为对称性。病变关节活动受到限制，有僵直感，以早晨为重故称晨僵。可伴有全身发热。晚期病变关节附近肌肉萎缩，关节软骨增生而出现畸形。

6. 退行性关节炎　早期表现为不行、久站和天气变化时病变关节疼痛，休息后缓解。如受累关节为掌指及指间关节，除关节疼痛外，患者常感觉手指僵硬肿胀，活动不便。如病变在膝关节则常伴有关节腔积液，皮温升高，关节边缘有压痛。晚期病变关节疼痛加重，持续并向他处放射，关节有摩擦感，活动时有响声。关节周围肌肉挛缩常呈屈曲畸形，患者常有跛行。

7. 痛风　常在饮酒、疲劳或高嘌呤饮食后急起关节剧痛，局部皮肤红肿灼热。患者常于夜间痛醒。以第1跖趾关节、踇趾关节多见。踝、手、膝、腕和肘关节也可受累。病变呈自限性，有时在1～2周内自行消退，但经常复发。晚期可出现关节畸形，皮肤破溃，经久不愈，常有白色乳酪状分泌物流出。

（五）伴随症状

1. 关节痛伴高热畏寒　局部红肿灼热，见于化脓性关节炎等。

2. 关节痛伴低热、乏力盗汗、消瘦、纳差　见于结核性关节炎等。

3. 全身小关节对称性疼痛，伴有晨僵和关节畸形　见于类风湿关节炎。

4. 关节痛呈游走性，伴有心肌炎、舞蹈病　见于风湿热等。

5. 关节痛伴有血尿酸升高，同时有局部红肿灼热　见于痛风等。

6. 关节痛伴有皮肤红斑、光过敏、低热和多器官损害　见于系统性红斑狼疮等。

7. 关节痛伴有皮肤紫癜，腹痛腹泻　见于关节受累型过敏性紫癜等。

（五）病史询问要点

1. 关节疼痛出现的时间　反复发作的慢性关节疼痛，疼痛不剧烈，而以其他器官受累症为主，如系统性红斑狼疮、代谢性骨病等常难以陈述确切的起病时间。外伤性、化脓性关节炎常可问出起病具体时间。

2. 关节疼痛的诱因　风湿性关节炎常因气候变冷、潮湿而发病；痛风常在饮酒或高嘌呤饮食后诱发；增生性关节炎常在关节过度负重，活动过多时诱发疼痛。

3. 疼痛部位　化脓性关节炎多为大关节和单关节发病；结核性关节炎多见于髋关节和脊椎；指趾关节痛多见于类风湿关节炎；增生性关节炎常以膝关节多见；踇趾和第一跖趾关节红肿热痛多为痛风。

4. 疼痛出现的缓急程度及性质　急性外伤，化脓性关节炎及痛风起病急剧，疼痛剧烈，呈烧灼切割样疼痛或跳痛；骨折和韧带拉挫伤则呈锐痛；骨关节肿瘤呈钝痛；系统性红斑狼疮，类风湿关节炎，增生性骨关节病等起病缓慢，疼痛程度较轻，呈酸痛胀痛。

5. 加重与缓解因素　化脓性关节炎局部冷敷可缓解疼痛；痛风多因饮酒而加重，解热镇痛药效果不佳而秋水仙碱效果显著；关节肌肉劳损休息时疼痛减轻，活动则疼痛加重；增生性关节炎夜间卧床休息时，静脉回流不畅骨内压力增高，疼痛加重，起床活动后静脉回流改善，疼痛缓解，但活动过多疼痛又会加重。

6. 伴随症状　包括局部症状如红肿灼热，功能障碍和肌肉萎缩，并询问有何全身症状，以便明确关节痛是否因全身疾病引起。

7. 职业及居住环境　长期负重的职业易患关节病，如搬运工、翻砂工、体操、举重、摔跤运动员等。工作和居住在潮湿寒冷环境中的人员，关节病的患病率明显提高。

8. 慢性疾病及用药史　逐一询问有无慢性病，特别是引起关节痛的疾病，并了解用药情况，如是否长期服用镇痛药和糖皮质激素等。

（六）全科医学诊断思维

1. 具有这种症状或体征的常见病有哪些？如风湿性关节炎、类风湿性关节炎、痛风等需要进行临床鉴别。

2. 有没有忽视了什么重要的疾病？如骨关节肿瘤等。

3. 有没有什么疾病容易被遗漏？如代谢性骨病等。

4. 临床应选择哪些检查项目有利于作出诊断？根据患者的具体情况，可选择血生化常规检查、骨密度、骨关节X线摄片或MRI检等。

（七）处理原则

1. 病因治疗　是治疗关节痛的治本措施、关键所在。

2. 对症处理

（1）关节制动：包括卧床休息、石膏固定、夹板固定或牵引。

（2）药物治疗：非甾体类镇痛药、激素等。

（3）物理治疗：如理疗等。

（4）关节穿刺：穿刺可以引流出关节液减轻关节内压力，缓解疼痛，关节液可以做常规和生化检查，查明关节痛的原因等。

3. 注意事项

（1）要准确判断疾病的缓急，及时处理，以免造成关节功能的永久性损害。

（2）不能确诊，要及时会诊、转诊。

（八）病案分析

1. 病案介绍　患者女性，63岁，退休工人。左膝关节疼痛2年，加重半月。2年前无诱因下出现左侧膝关节疼痛，以上下楼梯时为甚，似有针刺感，时重时轻。近半月来左侧膝关节疼痛明显加剧、胀痛，并感觉膝关节肿胀。影响左下肢活动，无发热、盗汗。口服芬必得稍有缓解。于今日来院就诊。

体格检查：体温36.8℃，脉搏74次/分，呼吸15次/分，血压 120/75 mmHg 。神志清晰，左膝关节肿胀明显，无皮肤发红，皮温不高。左膝关节内侧压痛明显，膝关节碾磨试验+，浮髌试验+，过伸试验+，过屈试验+，余无特殊。

2. 全科医生临床诊疗思维　本例患者在发病前无外伤史，无发热。病程达两年，左膝关节疼痛，以上下楼梯时为甚。体格检查：左膝关节肿胀明显，无皮肤发红，皮温不高。左膝关节内侧压痛明显，膝关节碾磨试验+，浮髌试验+，过伸试验+，过屈试验+。依据上述症状、

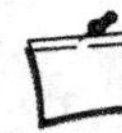

体征，可初步排除外伤性和感染性关节痛。结合患者年龄考虑为关节退变所致骨关节炎可能性较大。为明确诊断，可选择以下辅助检查：①X线膝关节正侧位片+轴位片检查。②血常规、血尿酸检查。③抗"O"、血沉、C反应蛋白和类风湿因子检查，有条件可行抗环瓜氨酸肽抗体（抗CCP抗体）测定。④膝关节MRI检查。

3. 辅助检查结果

（1）X线膝关节正侧位片+轴位片：左膝关节轻度内翻畸形，内侧关节间隙狭窄，胫骨内侧平台密度最高硬化，股骨内、外侧髁及胫骨内、外侧平台边缘骨质增生，骨刺形成。髌股关节间隙狭窄，关节面硬化、毛糙。

（2）血常规：白细胞计数 6.2×10^9/L，中性粒细胞 56%，淋巴细胞 5%。

（3）血尿酸检查：血尿酸 350 μmol/L。

（4）抗"O"、血沉、C反应蛋白和类风湿因子检查 均在正常值范围内。

4. 诊断

（1）诊断：左膝关节骨关节炎。

（2）诊断依据：依据患者的病史、症状、体征及X线膝关节正侧位片检查结果，患者膝关节退变性疾病诊断明确。

5. 鉴别诊断

（1）类风湿关节炎：其发病以四肢小关节为主，也可累及四肢大关节，单一大关节病变极少见；一般患者有晨僵症状。实验室检查，其血沉较快，C反应蛋白增高，类风湿因子可阳性。抗CCP抗体阳性。

（2）化脓性关节炎：由细菌经血循播散或关节周围感染侵犯关节所致，除有剧烈的关节疼痛外，常有全身中毒症状，如高热等，局部有红、肿、热、痛表现。血常规检查，白细胞计数较高，中性百分比高。X线片可见骨破坏；关节穿刺可抽出脓性液体，穿刺液培养可确诊。

（3）痛风性关节炎：为嘌呤代谢异常所致，尿酸沉积滑膜引起滑膜炎症。临床可见膝关节肿胀，局部红。发病前常有高嘌呤饮食史。实验室检查，血尿酸最高。

（4）风湿性关节炎：四肢大关节对称性受累，发病前可有链球菌感染病史，可出现皮肤环形红斑或风湿结节。实验室检查，抗"O"、血沉、C反应蛋白异常。

6. 治疗措施

（1）患肢制动：对于急性发作的骨关节炎，可行制动治疗，以缓解疼痛。

（2）药物治疗：①非甾体抗炎药，可控制炎症，缓解疼痛；②硫酸氨基葡萄糖胺，可促进滑液分泌和软骨修复；③抗骨质疏松药物。

（3）关节穿刺冲洗治疗或关节内注射玻璃酸钠治疗，也可予以关节内局封治疗。

（4）手术治疗：①关节清理手术，主要目的是清理增生的骨刺、退变剥脱的关节软骨以及增生的炎性滑膜；②人工膝关节置换手术。

本病例诊断为：左膝关节骨关节炎，病程较长，且有急性发作。予以关节冲洗并注射玻璃酸钠（每周1次，连续5周），同时辅以芬必得治疗。患者膝关节疼痛消失，后继续给予硫酸氨基葡萄糖胺口服。

7. 注意事项

（1）严格掌握手术适应证。经药物治疗无效者可考虑手术治疗。

（2）谨慎选用肾上腺皮质激素。

（3）对于合并消化道溃疡患者应谨慎选用非甾体类镇痛药及肾上腺皮质激素。

8. 转诊标准

（1）有手术适应证者。

（2）症状、体征与影像学表现不符者。

（3）经正规保守治疗，症状无改善或加重者。

9. 预防宣教　养成良好的生活习惯，控制体重，坚持锻炼对预防骨关节炎非常重要，身体不适时，应及早就医。

(蔡小强)

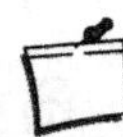

第五章　医学伦理与医患沟通

第一节　医学伦理

一、医学伦理的含义

医学伦理学是研究医学道德的一门科学。医学道德是一种职业道德，是调节医务人员与患者、医护人员之间、医学与社会之间关系的行为准则。其主要研究内容有：医学伦理的基本原则、规范、作用及发展规律；医务人员与病人之间的关系（医患关系）；医务人员之间的关系（医际关系）；卫生部门与社会之间的关系。在医学发展中，医学道德具有全人类性、继承性、时代性和个体性等特征。

医学伦理学作为一门学科，它的创立与发展和医疗工作中医患关系的特殊性质具有十分密切的关系。病人求医时一般要依赖医务人员的专业知识和技能，而病人自己又常常不能较客观地判断医疗质量。病人常要把自己的一些隐私告诉医务人员，这就意味着病人要绝对地信任医务人员，医务人员必须要履行一种特殊的道德义务，即把病人的利益放在首位，使自己的一切行为值得病人的信任。公元前四世纪的《希波克拉底誓言》是医学伦理学的最早文献，其要旨是医生应根据自己的“能力和判断”采取有利于病人的措施，保守病人的秘密。世界医学联合会通过的两个伦理学法典，即1948年的《日内瓦宣言》和1949年的《医学伦理学法典》，都发展了《希波克拉底誓言》的精神，明确指出病人的健康是医务人员要首先关心、具有头等重要地位的问题，医务人员应无例外地保守病人的秘密，对同事如兄弟，坚持医业的光荣而崇高的传统。

以往医学伦理学一般都含有美德论和义务论两个内容。美德论讨论有道德的医务人员应具备哪些美德、哪些品质。许多文献都认为医生应具有仁爱、同情、耐心、细心、谦虚、谨慎、无私、无畏、诚实、正派等美德。义务论讨论医务人员应做什么、不应做什么。现代医学伦理学则有两个新的方面：其一，由于医疗卫生事业的发展，医学已经从医生与病人间一对一的关系发展为以医患关系为核心的社会性事业。作为一种社会性事业，就要考虑收益和负担的分配以及分配是否公正的问题，尤其是卫生资源的公正分配和尽可能利用这些资源使最大多数人得到最佳医疗服务等涉及卫生政策、体制和发展战略问题。这构成了医学伦理学一个新的内容，即公益论。其二，以往的医学伦理学提出的医生的道德义务，或道德价值和信念都是绝对的，是一种“至上命令”，因为它们的权威被认为来自神圣的宗教经典，或来自不朽的医圣。因此，不管是以法典还是案例体现的这些规范或价值无条件地适用于一切情况。但由于生物医学技术的广泛应用和迅速发展，医疗费用的上涨，以及价值的多元化，现代医学伦理学更多地涉及病人、医务人员与社会价值的交叉或冲突，以及由此引起的伦理学难题。例如古代中、西医学的传统都不允许堕胎术，但妇女要求在生育问题上行使自主权，以及人口爆增引起的节制生育的社会需要，对上述传统价值提出了挑战。在应孕妇要求实施人工流产术时又要考虑手术对她健康的影响以及胎儿的地位。

二、医学伦理学的基本原则

医务人员对待患者必须遵循的四项基本原则。

1. 不伤害与避害　亦称无伤原则，指在诊治过程中不使病人的身心受到损伤或侵袭性检查治疗中，权衡对患者的利害关系，采取"两害相权取其轻"的原则。这是医务工作者应遵循的基本原则。一般地说，凡是医疗上必需的，属于医疗的适应证，所实施的诊治手段是符合不伤害原则的。相反，如果诊治手段对病人是无益的、不必要的或者禁忌的，而有意或无意的强迫实施，使病人受到伤害，就违背了不伤害原则。不伤害原则不是绝对的，因为很多检查和治疗，即使符合适应证，也会给病人带来生理上或心理上的伤害。如肿瘤的化疗，虽能抑制肿瘤，但对造血和免疫系统会产生不良影响。临床上的许多诊断治疗具有双重效应。如果一个行动的有害效应并不是直接的、有意的效应，而是间接的、可预见的，如当妊娠危及胎儿母亲的生命时，可进行人工流产或引产，这种挽救母亲的生命是直接的、有益的效应，而胎儿死亡是间接的、可预见的效应。

临床上可能对病人造成伤害的情况有：医务人员的知识和技能低下；对病人的呼叫或提问置之不理；歧视、侮辱、谩骂病人或家属；强迫病人接受某项检查或治疗措施；施行不必要的检查或治疗；医务人员的行为疏忽、粗枝大叶；不适当地限制约束病人的自由；威胁或打骂病人；拒绝对某些病人提供医疗照护活动，如艾滋病病人等；拖拉或拒绝对急诊病人的抢救等。对此，医务人员负有道德责任，应该避免发生。

不伤害原则与其他原则冲突的情况：第一，不伤害原则与有利原则的冲突。如一足部有严重溃疡的糖尿病病人，经治疗病情未减轻，有发生败血症的危险，此时为保住病人的生命而需对病人截肢。表面上看，这样做对病人将造成很大的伤害，但是为了保全病人的生命，这样做是符合有利原则的，因为，"两害相权"要取其轻。第二，不伤害原则与公正原则的冲突。如在稀有卫生资源的使用上，一个病房有四个肾衰竭病人同时需要肾移植，但因肾源有限，不可能使每个需要的人都得到，只能按公正原则进行病人选择，未得到肾的病人在身心上将受到伤害，这是不伤害原则和有利原则同时与公正原则相冲突的情况。第三，不伤害原则与尊重原则的冲突。这多表现为医务人员为尊重患者的自主性而无法选择使病人不受到伤害的医疗行为。

2. 行善与有利　指一切医疗行为都要从维护患者利益出发，为患者选择受益最大、伤害最小的诊疗方案。有利原则要求医务人员的行为对病人确有助益，必须符合以下条件：病人的确患有疾病；医务人员的行动与解除病人的疾苦有关；医务人员的行动可能解除病人的疾苦；病人受益不会给别人带来太大的损害。

有利原则与其他原则的冲突：第一，有利原则与不伤害原则的冲突。医务人员的行为，往往不单纯给病人带来益处且常常伴有副作用，此时有利原则要求医务人员权衡利害，使医疗行为能够得到最大可能的益处，而带来最小可能的危害。在人体实验中，受试者可能并不得益，而且很可能受到伤害，然而这种实验对其他大量的病人、对社会、乃至下一代有好处，即有利于社会大多数人。第二，有利原则与自主原则的冲突。当医务人员合乎科学的选择与病人的自主决定不一致，一般多以病人有其特殊原因（如经济原因或情感方面的原因等）引起，如某孕妇若继续妊娠将对健康很不利，但孕妇出于某种原因抱一线希望要把孩子生下来，这就使医生基于有利原则劝孕妇终止妊娠的决定与孕妇的自主决定产生矛盾。第

三，有利原则与公正原则的冲突。这可见于上述不伤害原则与公正原则的冲突的论述，而且用在这里更恰当。

3. 自主与尊重　指尊重患者与家属的自主权与决定权，检查与治疗要取得患者与家属的知情同意。医务人员尊重病人的自主性绝不意味着放弃自己的责任，必须处理好病人自主与医生之间的关系。尊重病人包括帮助、劝导、甚至限制患者进行选择。医生要帮助患者选择诊治方案，必须向患者提供正确、易于理解、适量、有利于增强病人信心的信息。当患者充分了解和理解了自己病情的信息后，患者的选择和医生的建议往往是一致的。当患者的自主选择有可能危及其生命时，医生应积极劝导患者做出最佳选择。当患者（或家属）的自主选择与他人或社会的利益发生冲突时，医生既要履行对他人、社会的责任，也要使患者的损失降低到最低限度。对于缺乏或丧失选择能力的患者，如婴幼儿和儿童患者、严重精神病和严重智力低下等患者，其自主选择权由家属或监护人代理。

4. 公正与公平　指对待患者要一视同仁，尊重患者的人格与权利。医疗公正是指社会上的每一个人都具有平等合理享受卫生资源或享有公平分配的权利，享有参与卫生资源的分配和使用的权利。在医疗实践中，公正不仅指形式上的公正，更强调公正的内容。如在稀有卫生资源分配上，必须以每个人的实际需要、能力和对社会的贡献为依据。

第二节　医患沟通

一、医患关系的含义和内容

所谓医患关系（doctor-patient relationships），就是在医学实践活动中产生的人际关系。这种关系通常分为狭义的和广义的两类。狭义的医患关系是指医生与患者之间的关系。广义的医患关系是指医务人员（包括医生、护士、医技人员、医疗行政和后勤人员等）与患者一方（包括患者本人、患者的亲属、监护人、单位组织等）之间的关系。从全面改善医患关系的角度来看，我们应更重视广义的医患关系。

医患关系的内容表现为两个方面：一是属于医学技术性服务范畴（包括认识疾病、治疗疾病、预防疾病等内容），是指医务人员在诊断疾病、实施技术操作、提供专业技术服务的过程中与患者之间形成的相互关系。医患关系的技术层面带有相当的专业性，并体现在医疗活动的各个环节中，相对于非技术层面来讲，技术层面体现医患之间的平等性差距就大。二是属于非技术服务范畴或称为医学人文服务（包括理解病人、服务病人，满足病人的需要），即医生与患者“纯”人际关系，主要是指医务人员与患者在一般社会交往层面发生的相互交流因素和作用。它主要包括医患之间的社会交往、心理沟通、语言和非语言交流、服务态度、工作作风等。医患关系非技术方面实际上体现了社会人际关系最普遍、最基本的原则，就是人与人之间的平等、尊重、信任及诚实，没有这个基础，任何人际关系都不可能很好地维系。由于医学工作的特殊性，医患关系的非技术层面与一般人际交往相比，有其特殊的要求。这主要是指这种人际交往必须符合医疗职业的行业特点，要有高尚的医疗职业素养和道德水平，要有博大的胸怀，要有能针对患者病痛的语言能力等等。社会对医生的品格期望是极高的，而且医务人员的服务态度对患者的治疗效果影响是很大的。希波克拉底曾经说“一些病人虽然意识到其病况的险恶，却仅仅由于对医生德行的满足而恢复了健康”。所以，医患关系的非技术方面是今天医患关系的主体或主要方面。

二、医患关系的基本模式

1. 主动-被动型　是具有悠久历史的医患关系模式，在现代医学实践中仍然普遍存在，其特点是医患双方不是双向互动作用，而是医生对患者单向发生作用。患者到医院就诊，不能对医师的责任实施有效监督，处于被动地位；医师掌握诊疗技术给患者诊治，处于主动、主导地位，决策权和决定权全部在医生一方，医生权威性不容怀疑，患者被动接受诊治。此种模式要点和特征是：“为患者做什么”，优点是能发挥医生的积极作用，但完全排除了患者的主动性。主动-被动模式在当代主要适用于急症抢救治疗的情况，比如患者受重伤或意识丧失而难于表述主观意愿。

2. 指导-合作型　是现代医学实践中医患关系的基础模式，其特点是在医疗活动中保持医生的主动外，患者被看做是有意识、有权利的人，在医患双方关系中有一定的主动性，但患者的主动以执行医生意志为前提，对医生指令性的治疗措施只能跟从与合作，医生虽担当指导者但仍然有权威。此种模式要点和特征是：“告诉患者做什么”，优点是能发挥医患双方的主动性、积极性，有利于建立融洽的医患关系，提高诊治效果和纠正医疗差错，但医患之间权利仍是不平等的。其适用于头脑清醒、能够表述病情并与医生合作的患者。

3. 共同参与型　是现代医疗期待发展的医患关系新模式，其特点是患者在医疗过程中主动参与医师合作，向医师提供各种情况，帮助医师做出诊断，和医师一起商量治疗方案，医患关系近似相等权利与地位，在整个诊断过程中能发挥医患双方积极性。此种模式要点和特征是“帮助患者自疗”，优点是该模式有利于增进医患双方了解，消除医患隔阂，建立良好医患关系。共同参与模式适用于患慢性病、且具有一定的医学科学知识水平的患者。

三、医患关系的特点

医患双方的权利和义务使医患关系定格为一种双向的、特定的人际关系，与其他人际关系相比有其不同的特点。我国医疗卫生工作公益福利事业的性质决定了医患关系长期以来呈现这样几个基本特点：①以社会主义人道主义为原则建立起来的平等关系，具有平等性。②以社会主义法制为保障建立起来的契约下的信赖关系，具有诚信性。③以救死扶伤相关联，以医疗技术为保证的契约下的委托关系。在这三种基本关系下形成的医患间的技术与非技术关系，忽视了如何发挥患者及亲属的主观能动性和充分尊重患者及亲属的权力的重要问题。20世纪以来，随着社会主义市场经济理论等的提出，医疗市场经济的形成与竞争也日渐呈现，各种新经济现象，使其尚处在相对稳定的计划经济体制下福利性质的医院普遍受到冲击。在这种情况下，医患关系也在发生变化，正在向“指导-合作型”或“共同参与型”的新型医患关系转变。应该说，这是科技进步、观念更新、人们自主参与意识增强的必然结果。

四、医患关系中的权利与义务

1. 医生的权利　传统医学在医患关系中较为强调医生的权利，认为医生具有独立的、

自主的权利。这是由医生职业的严肃性和医术的科学性决定的。在诊治过程中，采用什么治疗方法，用什么药物，需作什么检查，是否手术等都属于医生权利范围内的事，只能由医生自主决定。医生的这种权利不受外界干扰，即使是来自社会的或者政治原因的干预，医生有权根据患者疾病作出判断，排除其他非医学理由的种种影响。

（1）医生的诊治权：国务院卫生行政部门规定的标准，获得与本人执业活动相当的医疗设备基本条件；在注册的执业范围内，进行医学诊查、疾病调查、医学处置、出具相应的医学证明文件，选择合理的医疗、预防、保健方案。

（2）医生的特殊干涉权：在特定情况下，医生还有特殊干涉权利。当然这种权利不是任意行使的，只有当病人自主原则与生命价值原则、有利原则、无伤原则、社会公益原则发生矛盾时，医生才能使用这种权利。

（3）医生的工作、学习及获酬的权利：从事医学研究、学术交流，参加专业学术团体；参加专业培训，接受继续医学教育；获取工资报酬和津贴，享受国家规定的福利待遇。

（4）医生对卫生事业管理的参与权利：对所在机构的医疗、预防、保健工作和卫生行政部门的工作提出意见和建议，依法参与所在机构的民主管理。

（5）在执业活动中，人格尊严、人身安全不受侵犯。

2. 医生的义务

1）对病人的义务

（1）医生必须承担诊治的义务：以其所掌握的全部医学知识和治疗手段，尽最大努力为患者治病，这是医疗职业特点所决定的。只要选择这一职业，医生就不能以任何政治的、社会的等非医疗理由来推托为患者治病的义务。

（2）解除痛苦的义务：不仅仅是躯体上的，而且包括患者精神上的痛苦和负担。医生不仅要用药物、手术等医疗手段努力控制患者躯体上的痛苦，而且还要以同情之心，理解、体贴、关心患者，做好心理疏导工作，解除患者心理上的痛苦。

（3）解释说明的义务：医生有义务向患者说明病情、诊断、治疗、预后等有关医疗情况，这不仅是为了争取患者的合作，使其接受医生的治疗，更为重要的是尊重患者的自主权利。

（4）保密的义务：医生不仅有为患者保守秘密的义务，对患者的隐私守口如瓶，而且还有对患者保密的义务，如有些患者的病情让本人知道会造成恶性刺激，加重病情恶化，则应该予以保密。

2）对社会的义务：宣传、普及医学科学知识，发展医学科学等。为病人治病是医生履行社会责任的一个方面。一般来说，对患者和对社会尽义务是统一的，但是，由于利益的基点不同和指向不同，也会发生矛盾和冲突。当产生矛盾时，必须首先考虑社会利益，医生要以社会利益为重，尽量说服患者使个人利益服从社会利益，使两者的利益统一起来。

3. 患者的权利　在医患关系中双方应按照一定的道德原则和规范来约束、调整自身的行为，尊重彼此的权利和履行的义务。医务人员尊重病人的权利并督促病人履行相应的义务，是提供高品质医疗服务的重要方面。

（1）平等享受医疗的权利：当人们的生命受到疾病的折磨时，他们就有解除痛苦、得到医疗照顾的权利，有继续生存的权利。任何医护人员和医疗机构都不得拒绝病人的求医要求。人们的生存权利是平等的，享受的医疗权利也是平等的。医护人员应平等地对待每一个病人，自觉维护一切病人的权利。

（2）知情同意的权利：病人有权获知有关自己的诊断、治疗和预后的最新信息。在医疗活动中，医疗机构及其医务人员应当将患者的病情、医疗措施、医疗风险等如实告知患者，及时解答其咨询；但是，应当避免对患者产生不利后果。

（3）要求保守个人秘密的权利：病人有权要求有关其病情资料、治疗内容和记录应如同个人隐私，须保守秘密。病人有权要求对其医疗计划，包括病例讨论、会诊、检查和治疗都应审慎处理，不允许未经同意而泄露，不允许任意将病人姓名、身体状况、私人事务公开，更不能与其他不相关人员讨论别人的病情和治疗，否则就是侵害公民名誉权，受到法律的制裁。

（4）免除一定社会责任和义务的权利：按照病人的病情，可以暂时或长期免除服兵役、献血等社会责任和义务。这也符合病人的身体情况、社会公平原则和人道主义原则。

（5）有获得赔偿的权利　由于医疗机构及其医务人员的行为不当，造成病人人身损害的，病人有通过正当程序获得赔偿的权利。

4. 患者的义务

（1）保持和恢复健康的义务：医务人员有责任帮助病人恢复健康和保持健康，但对个人的健康保持需要病人积极参与。病人有责任选择合理的生活方式，养成良好的生活习惯，保持和促进健康。

（2）积极接受和配合诊治的义务：病人患病后，有责任和义务接受医疗护理，和医务人员合作，共同治疗疾病，恢复健康。病人在同意治疗方案后，要遵循医嘱。

（3）尊重医务人员劳动、遵守医院规章制度的义务：医院的各项规章制度是为了保障医院正常的诊疗秩序，就诊须知、入院须知、探视制度等都对病人和家属提出要求，这是为了维护广大病人利益的需要。医院需要保持一定的秩序。病人应自觉维护医院秩序，包括安静、清洁、保证正常的医疗活动以及不损坏医院财产。

（4）支持医学科学发展的义务。

五、医患关系的影响因素及对策

1. 影响医患关系的因素

（1）医生方面：①医生的医疗观。当今生物医学模式已转向生物-心理-社会医学模式，人们的健康观、医疗观发生了重要变化，然而，有些医务人员仍坚持传统的生物医学模式，看不到或不重视情感、思想、意识等心理因素和社会因素对诊治的影响，高速发展的高新技术的广泛应用，医患关系“人机化”状况，助长一些医务人员单纯技术观点，而广大人民群众、患者则按照新医学模式要求医务人员履行其职责，势必造成医患彼此期望值上的较大差距，影响了医患之间的关系。②医生的道德修养。在现实生活中，少数医务人员医德修养不够，缺乏全心全意为患者服务的精神，对工作不负责任，主要表现在：对分科界限不清的疾病或复合性疾病的患者，相互推诿，以致延误诊治；对急诊患者或疑难患者怕担责任，一推了之；对患者态度生硬，无视患者就医权利等，尽管是少数却直接损害了白衣天使的形象，影响了医患关系。

（2）患者方面：①不遵守就医道德。②对医务人员不信任。少数患者不讲就医道德，不遵守医院各项规章制度，不尊重医务人员的人格和尊严，稍有不如意就指责、谩骂甚至出现殴打医务人员现象。

（3）管理和社会方面：①医院管理上的缺陷。从微观管理角度，医院管理存在不少问题，如医院管理思想不够端正，对医务人员的教育、管理不力，存在着开“大处方”、“重复检查”或“不必要的检查”等经济化倾向，增加了患者不合理负担；医院管理不够科学，各项制度落实不严，医疗质量不高，医疗缺陷乃至医疗事故尚未控制住，与优质服务相差一定距离，致使医院和医生在群众中的可信度降低，也影响着医患关系。②社会对卫生事业的投入不足和不正之风。③卫生立法跟不上时代发展的步伐。

2. 改善医患关系的对策　由于医患关系发展趋势呈现出的新特点，使得当前影响医患关系的因素也变得多元化，如医方的管理因素、医德因素、语言行为因素、技术因素、法规因素、服务观念因素等，患方的素质因素、需求因素、心理因素等，可以说既有内因，也有外因，且这些因素是相互联系、相互作用的。要处理好医患关系，就必须正确认识和处理各种影响因素，从政府、医院、患者三方入手，多管齐下，综合治理。

（1）增加卫生资金投入，缓解医疗供需矛盾：经济基础决定上层建筑，这就要求政府部门进一步完善财政补偿机制，加大对卫生经费的投入，并保证定项补助经费的到位，为医院发展注入活力。优化资源配置，缓解医疗供需矛盾。从总体上说，当前国内卫生资源总量不少，但分布不平衡，主要都集中在大中城市，基层相对卫生资源不足。政府要加强宏观调控，积极实施区域卫生规划，调整存量，控制增量，坚持以需求方为导向的资源配置原则，使医疗服务市场供求关系平衡，努力缓解医疗供需矛盾。

（2）深化卫生改革，加强科学管理，加强医疗保障体系建设：政府要加快推行和完善农村合作医疗和城镇职工基本医疗保险制度。通过实行大病统筹，合作医疗，努力保证低收入者的基本医疗。要从根本上改变农村缺医少药，城市社区医疗救助明显不足的状况，使各种疾病的患者都能得到及时有效的救治。要把医疗保障的重点放到基层去，使老百姓能看得上病，看得起病，由此才会在全社会范围内建立起平等、尊重、信任、和谐的医患关系。

（3）加快卫生立法，切实用卫生法规规范医患双方行为：当医患之间发生冲突性矛盾时，用带强制性的卫生法规来调节就更显其权威性和有效性。高科技和生命科学技术的出现，给医患关系带来很多新问题，尤其是市场经济的发展也给医患关系带来许多新情况和新理念。这就迫切要求尽快完善卫生行政立法，用法律手段来规范和调整医患关系。

（4）医院要遵循市场经济和医学自身的规律，主动加强质量管理和内涵建设，不断强化服务功能，满足人们日益增长的预防、保健、医疗等多层次的需求：要树立正确的发展观念，走优质、高效、低耗的经营管理之路。变经济管理为科学管理，建立健全各项规章制度，改革旧的模式和体制。要严把质量关，向管理要效益，以质量求生存，凭优质赢信任。只有坚持以质量效益取胜，坚持“优质、适价、高效”，才能维持良好的医患关系。

（5）加强医德医风建设，落实医德规范，提高服务水平：医院要建立健全自我约束的双重机制，处理好经济效益与社会效益的关系，完善医德医风建设运行机制，落实好医德规范。医务人员要适应医院改革与医学模式的转变，真正落实“以患者为中心”的服务理念，把个人利益与患者利益、医院利益紧密联系在一起。针对医德医风滑坡现象，要强化教育引导，加强制度规范，建立内外监督机制，坚决杜绝和消除“红包”现象，这也是深化医院改革，保证医患关系健康发展的重要内容和必备条件。加强对患者就医德的宣传教育和引导，密切医患关系。医院要加强对患者的教育和宣传，使他们尊重和信任医务人员，尊重和体谅医务人员的劳动，主动配合，参与治疗，遇到纠纷时要以科学为依据，以法为度，实事求是。同时，通过适当方式宣传医德医风，引导患者不要跟社会上的不正之风，摒弃送了“红包”就保险的错误认识，通过主流思想的宣教，提高他们的就医观念和认识。

（6）患者是建立良好医患关系的重要方面，拥有很大的自主权：患者对市场经济大环境就医行为要有一个正确的认识，要理解医学的高风险性和探索性，尊重医务人员的劳动。当诊疗过程中出现意外时，患者及家属要通过医疗鉴定、法律程序等正常途径来依法解决，不能威胁恐吓、无理取闹、干扰医院正常工作程序。另外，医院的规章制度、运行秩序是经过科学的提炼和总结制定出来的，不能为方便某个人而破例，对医院的运行程序要予以理解和支持。只有患者保持正确的态度和清醒的认识，以理智的心态和科学的态度对待医患双方，医患关系才能逐步走上正常的轨道。

六、医患沟通的技巧

1. 善于运用词语性沟通方式　患者能够理解的词语和词句（进食、禁食）；避免不适当地使用医学术语（里急后重）；恰当使用开放式（还有哪里不舒服？）或封闭式（有没有腹痛？）的问题；避免语言的暗示作用；避免重复提问；注意倾听方法的运用（听病人的诉求）；恰当使用鼓励性的语言；注意语速、音调和音量的控制。

2. 善于观察分析　分析患者语言的“表面意思”、“情感流露”和“潜在愿望”，是提高医患沟通的有效性专业化要求。（不配合的病人不能单看他的表面意思，要理解情感流露及潜在愿望）

3. 重视非词语性沟通方式的作用　在沟通信息的总效果中，语词占7%，音调占38%，面部表情和身体动作占55%。因此，应十分重视非语词沟通技巧。目光接触是非语词沟通重要的信息渠道，可以表达和传递难用语言表达的感情。医生要善于发现目光接触中所提示的信息，善于用目光接触传递对患者的关爱或询问等信息（要抬头看患者）。面部表情是人的情绪和情感的外在表现。医生要善于识别和解释病人的面部表情，善于控制自己的面部表情。掌握身体姿势、副语言和相隔距离等非语词沟通技巧在医患沟通中也十分重要。

4. 营造宽松气氛　医生以整洁的仪表和亲切、热忱与稳重的态度迎接病人，面带微笑招呼患者并请其坐下或握手、寒暄等，都有助于消除患者的紧张与不安。

5. 保持注意力集中　会谈的时候务必注意倾听病人的谈话，对病人诉说的内容和表达方式要保持敏锐的观察力，交谈时与病人保持目光接触，对病人的谈话要作出适当的反应。

6. 引导谈话方向　医生要善于引导会谈的方向，在仔细倾听的基础上，提出适当的问题或适当地转换话题，控制会谈进程。

7. 及时澄清问题　医生在会谈时要善于把握重点，深入探寻。有疑问时要及时加以澄清。

8. 与特殊患者的沟通

（1）与儿童患者的沟通：交流环境的布置、语言的选择应注意儿童生理特点，注意多使用鼓励性的语言。

（2）与青少年患者的沟通：注意青少年自主性、独立性强的特点，采用成人对成人的言谈方式，避免长篇大论式的说教。注意保护青少年的隐私问题，采用恰当方式与其交流。

（3）与老年患者的沟通：老年患者家庭关系、人际关系比较复杂，心理问题比较多，认知能力和感官能力下降。倾听要格外有耐心。交流的时候要注意条理化，发问和处置要简明扼要。

（4）与问题患者的沟通：对有疑病症倾向的病人，要认真排除生理方面是否有疾病，并给予适度的支持和关心；对多重抱怨的病人，应注意其生活压力事件所导致的调适不良的结果，并多作心理疏导工作；对于充满愤怒的病人，医生应以坦诚的态度，表达积极协助的意愿，通过沟通找到压力源并加以疏解；对依赖性强的病人，医生应鼓励他们主动地解决自己的问题，并协助其利用各种有效的资源，以减少对医师的依赖程度；对于自大的病人，在沟通时，医生应避免争吵，将其自大的态度向适当的方向引导。

（5）与预后不良或临终患者的沟通：医生要做的是，减轻患者身体的痛苦以及给予心理上的支持，找到激发病人积极振奋的精神状态是十分重要的。但医生不应给予患者不实的保证，以免患者以后因失望而更绝望。不宜抑制患者悲哀的心情，在每一个阶段都给予心理上的支撑。

（李云涛）

第六章　社区卫生服务研究技能

第一节　卫生统计基本方法

卫生统计方法是应用数理统计和概率论的原理和方法，研究社区卫生服务领域中的科研设计和数据收集、整理、分析推断的一门学科。它是认识医学现象数量特征的重要工具。

卫生统计方法已经成为社区卫生工作者基本素质的标志。这里我们仅介绍一些基本的、常用的、重要的统计指标和方法。要求社区卫生工作者不仅要会计算，更重要的是要知道这些指标和方法适合于什么类型的资料，计算的结果能说明什么问题等。因此理解概念并动手实践是根本。

例如以下关于率和构成比的描述，你认为说法正确吗？

1. 某地在20岁以上人群中开展了一项高血压普查，共普查对象20 000人，发现高血压患者2000人，因此得出此地高血压的发病率为10%的结论。

2. 2002年11月～2003年6月中国内地共发生SARS病例5 327例，其中因SARS死亡348例，因此得到SARS的死亡率为6.53%。

3. 甲、乙两市2003年传染病报告病例分析显示：甲市乙型肝炎病例占全部报告病例数的30%，而乙市乙型肝炎病例仅占全部报告病例数的20%，这说明甲市乙型肝炎的流行较乙市严重。

4. 某市共有两个区，甲区共有10万人口，乙型肝炎年发病率为100/10万，乙区共有20万人口，乙型肝炎年发病率为110/10万，因此推出该市平均乙型肝炎年发病率为105/10万。

一、统计工作的基本步骤

医学统计工作的全过程一般分为4个基本步骤，即设计、收集资料、整理资料和统计分析。这4个步骤是相互联系，不可分割的。

（一）设计

一份良好的研究设计应该是专业设计和统计设计的有机结合。专业设计主要考虑专业方面的需要，保证了研究课题的先进性和实用性，而统计设计则保证了研究课题的经济性和可重复性。

（二）收集资料

收集资料是按设计的要求及时通过合理可靠的手段取得准确、完整的原始数据。医学统计资料主要来自四个方面：①统计报表；②报告卡（单）；③日常医疗卫生工作记录；④专题调查和实验研究。

（三）整理资料

整理资料是将调查或实验得到的原始资料归纳汇总，使其系统化、条理化，以便进一步统计分析。

1. 检查和核对资料　核查一般包括逻辑检查和统计检查。

2. 设计分组　分组有两种：①质量分组；②数量分组。

3. 设计整理表，归纳汇总。

（四）分析资料

统计分析包括统计描述和统计推断。统计描述指用统计指标及统计图表等方法对资料的数量特征及其分布规律进行描述。统计推断指如何抽样，如何由样本信息推断总体特征，包括参数估计和假设检验两方面。

二、医学统计资料类型

根据资料性质可将医学统计资料分为数值变量资料和分类变量资料两大类。

（一）数值变量资料

数值变量资料又称计量资料，是对每个观察单位用定量的方法测定某项指标（特征）的数值大小所得的资料。一般有度量衡单位。如身高（cm）、体重（kg）、浓度（mmol / L）、血压（mmHg）等均为数值变量资料。

（二）分类变量资料

分类变量资料又称定性资料，表现为互不相容的类别和属性，一般无度量衡单位。分类变量资料又可分为：

1. 无序分类资料　又称计数资料，它是指先将观察单位按某项特征进行分组，再清点各组观察单位的个数所得的资料。如观察某人群，按性别进行分组，清点男性人数和女性人数。

2. 有序分类资料　又称等级资料，它是指将观察单位按某项特征的等级顺序分组（具有半定量性质），再清点各组观察单位个数所得的资料。如观察用某药治疗某病患者，治疗结果可分为治愈、显效、好转、无效四组，再清点各组人数。这种分类资料有等级顺序，故亦称为等级资料。

三、基本概念

（一）同质和变异

同质即具有相同的性质。在同质条件下，各观察单位对同一观察指标表现出来的个体间的差异，称为变异。同质观察单位之间的变异，是生物的重要特征。

在有变异事物中，观察单位的某项特征（如身高、体重）称为变量。变量的取值称为变量值或观察值。

（二）总体和样本

总体是根据研究目的而确定的同质的所有观察单位某种变量值的集合。从总体中随机抽取具有代表性的一部分个体的过程称为抽样。所抽得的一部分个体变量值的集合称为样本。样本所包含的观察单位称为样本含量、样本大小或样本例数。

（三）概率和频率

概率表示某随机事件发生的可能性大小。某事件可能发生也可能不发生称为随机事件。只有随机事件要计算概率。概率通常用P表示，在0与1之间。

统计分析的许多结论都是建立在概率大小基础上的。习惯上将$P \leqslant 0.05$的事件，称为小概率事件，表示某事件发生的可能性很小。

（四）参数和统计量

参数是反映变量值总体分布特征的统计指标，如总体均数（μ）、总体标准差（σ）等均为参数。参数的符号通常用希腊字母表示。

对研究对象作若干次观察，根据样本变量值所计算出来的统计指标，称为统计量。统计量的符号通常用拉丁字母表示。参数常常未知，而由样本统计量估计得到。

（五）误差

统计上将观察值与实际值之差统称为误差。根据误差的性质不同可分为系统误差和随机误差两大类。

四、数值变量资料的统计描述

常用的描述数值变量资料的统计指标有集中趋势指标和离散程度指标两大类。

（一）频数分布表

1. 频数表的编制　当样本含量较大时，我们通常对观察值进行分组，然后制作频数表和直方图，用以说明观察值的分布规律。

【例6.1】 某市某年110名7岁男童的身高（cm）资料如下，试编制频数表。

表6–1　某市某年110名7岁男童身高资料（cm）

123.5	118.3	120.3	116.2	114.7	119.7	114.8	119.6	113.2	120.0
112.4	117.2	122.7	123.0	113.0	110.2	118.2	108.2	118.9	118.1
119.7	116.8	119.8	122.5	119.7	120.7	114.3	122.0	117.0	122.5
120.2	120.8	126.6	121.5	126.1	117.7	124.1	114.3	121.8	117.2
119.8	122.9	128.0	120.0	130.5	120.0	121.5	129.3	124.1	112.7
112.3	114.9	124.4	112.2	125.8	125.2	116.3	121.0	115.4	121.2
117.9	122.8	112.4	120.8	120.1	120.1	114.8	113.0	118.4	118.5
124.5	116.4	119.0	117.1	114.9	129.1	118.4	113.2	116.0	120.4
123.9	119.1	122.8	120.7	117.2	126.2	122.1	125.2	118.0	120.7
116.3	125.1	120.5	114.3	123.1	122.4	110.3	119.3	125.0	111.5
116.8	125.6	123.2	119.5	120.5	127.1	120.6	132.5	116.3	130.8

（1）找出观察值中的最大值、最小值，用最大值减去最小值求得极差，又称全距（R）。本例R=132.5−108.2=24.3（cm）。

（2）根据极差决定组段数、组距。一般取8～15个组段。

相邻两组或多组段最小值之差称组距（i），本例若分13个组段，则

组距（i）=全距/组数=24.3/13=1.87≈2。

（3）列表划记：将原始数据汇总，得出各组段的观察例数，即频数（f），把各组段（或各观察值）及其相应的频数列表即为频数表（表6–2）。

表6-2　某年某地110名7岁男童身高均数、标准差计算表

身高组段 （1）	频数f （2）	组中值X_i （3）	fX_i （4）=（2）（3）	fX_i^2 （5）=（3）（4）
108～	1	109	109	11 881
110～	3	111	333	36 963
112～	9	113	1 017	114 921
114～	9	115	1 035	119 025
116～	15	117	1 755	205 335
118～	18	119	2 142	254 898
120～	21	121	2 541	307 461
122～	14	123	1 722	211 806
124～	10	125	1 250	156 250
126～	4	127	508	64 516
128～	3	129	387	99 923
130～	2	131	262	34 322
132～134	1	133	133	17 689
合计	110（Σf）		13 194（ΣfX_i）	1 584 990（ΣfX_i^2）

2. 频数表的用途

（1）作为陈述资料的形式，便于进一步计算指标和进行统计分析。

（2）揭示资料分布特征：频数分布有两个重要特征：集中趋势和离散趋势。

（3）揭示频数分布类型：频数分布有两种类型：对称分布和偏态分布。

（4）便于发现某些特大或特小的可疑值。

（二）集中趋势的描述

平均数是描述数值变量资料集中趋势最常用的指标。它反映一组变量值的平均水平和集中位置。医学上常用的平均数有算术均数、几何均数和中位数三种。

1. 算术均数　简称均数，适用于描述对称分布资料，特别是呈正态分布或接近正态分布资料的平均水平。样本均数用$\overline{X}$表示，总体均数用希腊字母μ表示。其计算方法有两种：

（1）直接法：当观察值例数较少时，可将各观察值直接相加，再除以观察值的例数。

公式为：
$$\overline{X}=\frac{\Sigma X}{n} \qquad 6\text{-}1$$

式中，Σ为求和符号，n为观察值个数，X为观察值。

【例6.2】　某年某地抽样得7名5岁男孩体重分别为18.0 kg，19.4 kg，20.6 kg，21.2 kg，21.8 kg，22.5 kg，23.2 kg，试求其平均体重。

本例　$\Sigma X=18.0+19.4+\cdots+23.2=146.7 \quad n=7$

$$\overline{X}=\frac{\Sigma X}{n}=\frac{146.7}{7}=20.95\text{(kg)}$$

故该地7名5岁男孩体重的均数为20.95 kg。

（2）加权法：当资料中观察值个数较多时，用直接法计算较繁琐，易出差错，故可先编出频数分布表，再用加权法计算其均数。公式如下：

$$\overline{X}=\frac{\Sigma fX_i}{\Sigma f} \qquad 6\text{-}2$$

式中，f为频数，X_i为组中值，$\Sigma f=n$

组中值X_i=（本组段下限＋下组段下限）/2。以例6.1为例，求平均身高。

$$\overline{X}=\frac{\Sigma fX_i}{\Sigma f}=\frac{13194}{110}=119.95\text{(cm)}$$

即某年某地110名7岁男童的平均身高为119.95 cm。

2. 几何均数

（1）直接法：公式如下：

$$G=\lg^{-1}\left(\frac{\lg X_1+\lg X_2+\cdots+\lg X_n}{n}\right)=\lg^{-1}\left(\frac{\Sigma\lg X}{n}\right) \quad 6\text{-}3$$

式中，$\Sigma\lg X$为各观察值的对数值之和，$\lg^{-1}$为反对数，n为观察值个数。

（2）加权法：当资料中相同观察值较多时，可先编成频数表资料，再用加权法计算，公式如下：

$$G=\lg^{-1}\left(\frac{\Sigma f\lg X}{\Sigma f}\right) \quad 6\text{-}4$$

式中，$\Sigma f\lg X$为各组频数f与观察值对数$\lg X$积的和。

3. 中位数和百分位数

1）中位数：中位数是将一组观察值按从小到大顺序排列，居中位置的数值，因而全部观察值中，大于或小于M的观察值个数相等。其计算方法有两种。

（1）直接法：适用于观察值个数较小的资料。当观察值个数n是奇数时，居中位次对应的观察值即为中位数M。公式如下：

$$M=X_{\left(\frac{n+1}{2}\right)} \quad 6\text{-}5$$

当观察值个数n为偶数时，两个居中位次对应的观察值之和除以2即为中位数M。公式如下：

$$M=\left(X_{\left(\frac{n}{2}\right)}+X_{\left(\frac{n}{2}+1\right)}\right) \quad 6\text{-}6$$

（2）频数表法：当观察值个数n较多时，可将资料编成频数表，再求中位数。公式如下：

$$M=L+\frac{i}{f_m}\left(\frac{n}{2}-c\right) \quad 6\text{-}7$$

式中，f_m为中位数所在组的频数，i为中位数所在组段的组距，L为中位数所在组段的下限，c为小于中位数所在组的各组段累计频数。

2）百分位数：百分位数是把一组资料的观察值由小到大顺序排列，分为100个等份，与$x\%$相对应的数值即为第x百分位数，记为P_x。

百分位数的计算公式如下：

$$P_x=L+\left(\frac{n\cdot x\%-f_L}{f_x}\right)i_x \quad 6\text{-}8$$

式中，L、f_x、i_x分别为P_x所在组的下限、频数及组距。f_L为小于P_x所在组的各组的累计频数。

（三）离散趋势的描述

描述观察值离散程度的指标有全距、四分位数间距、标准差和变异系数。其中标准差最常用。

1. 全距（R） 又称极差，表示一组观察值的变异程度的大小。

$$R=最大值-最小值 \tag{6-9}$$

2. 四分位数间距（Q）　一组数值观察值中，上四分位数（即P_{75}）与下四分位数（即P_{25}）之差，一般用于描述偏态分布资料的离散趋势。

$$Q=Q_U-Q_L=P_{75}-P_{25} \tag{6-10}$$

3. 标准差（s）　标准差可克服极差和四分位数间距的缺点，反映资料中每个变量值的变异程度。因此标准差是反映一组变量值变异程度最理想的指标。计算公式为

$$\sigma=\sqrt{\frac{\Sigma(X-\mu)^2}{N}} \tag{6-11}$$

式中，σ（读作sigma）为总体标准差，X为变量值，μ为总体均数，N为总例数，$\Sigma(X-\mu)^2$为离均差平方和。

由公式6-11可知，总体标准差是离均差平方和的平均值的算术平方根。但一般总体均数μ是未知的，故常用样本均数来估计μ。数学上证明用$\Sigma(X-\overline{X})^2$代替$\Sigma(X-\mu)^2$，用n（n为样本含量)代替N，按公式6-11算出的样本标准差s比实际σ小，英国统计学家W. S. Gosset 建议用$n-1$代替n来校正，于是计算样本标准差s的公式为

$$s=\sqrt{\frac{\Sigma(X-\overline{X})^2}{n-1}} \tag{6-12}$$

式中，$n-1$是自由度，通常用 ν 表示。

（1）标准差的计算

①直接法：用公式6-12计算标准差要先求出均数，计算较繁。为方便计算，可将公式6-12进行数学整理后得：

$$s=\sqrt{\frac{\Sigma X^2-(\Sigma X)^2/n}{n-1}} \tag{6-13}$$

式中，ΣX^2是各观察值平方和；ΣX是观察值之和；$n-1$是自由度。

当观察值个数不多时，直接计算出ΣX和ΣX^2后代入公式6-13即可。

【例6.3】 有5例周岁儿童的头围如下表，试计算头围资料标准差大小。

表6-3　5例周岁儿童头围资料

X	44	45	46	47	48	230（ΣX）
X^2	1 936	2 025	2 116	2 209	2 304	10 590（ΣX^2）

将数据代入公式

$$s=\sqrt{\frac{10\,590-230^2/5}{5-1}}=1.58(\text{cm})$$

所以这5例周岁儿童的头围的标准差为1.58 cm。

$$s=\sqrt{\frac{\sum fX_i^2-(\sum fX_i)^2/\sum f}{\sum f-1}} \quad 6\text{-}14$$

②加权法：当观察值个数较多时，可用加权法计算标准差。公式如下：

式中，f为各组段的频数；X_i为各组段的组中值；$\Sigma f-1$为自由度；

ΣfX_i为各观察值和的近似值；ΣfX_i^2为各观察值平方和的近似值。

【例6.4】 求例6.1中110名7岁男童身高的标准差。

$$s=\sqrt{\frac{1\,584\,990-(13\,194)^2/110}{110-1}}=4.72(\text{cm})$$

由表6-1已知$\Sigma f=110$，$\Sigma fX_i=13\,194$，$\Sigma fX_i^2=1\,584\,990$。代入公式

即110名7岁男童身高的标准差为4.72 cm。

（2）标准差的应用：①表示一组观察值的变异程度、衡量样本均数对该组观察值的代表性。②计算变异系数。当两组或多组观察值的单位不同或两均数相差较大时，可用变异系数（CV）比较其变异程度。③概括地估计观察值的频数分布。④计算标准误。

4. 变异系数（CV） 当两组或多组观察值的单位不同或两均数相差较大时，可用变异

$$CV=\frac{S}{\bar{X}}\times 100\% \quad 6\text{-}15$$

系数（CV）比较其变异程度。其公式如下：

【例6.5】 某年某地20岁男子100人，身高均数为166.00 cm，标准差为4.95 cm；体重均数为53.72 kg，标准差为4.95 kg，试比较20岁男子身高和体重的变异程度。

身高$CV=4.95/166.00\times 100\%=2.98\%$

体重$CV=4.95/53.72\times 100\%=9.21\%$

本例从标准差看，二者变异相同，但由于单位不同，不能直接比较。计算出变异系数后可见20岁男子身高的变异程度比体重的变异程度小。

（四）正态分布及其应用

正态分布是以均数为中心，越靠近均数两侧，频数越多；离均数越远，频数越少，形成一个中间多，左右两侧逐渐减少且基本对称的频数分布。

前面计算均数时曾将例6.1某年某地110名7岁男童身高（cm）资料编成了频数表，现在我们根据该频数表资料绘制成频数分布图,图的横轴表示变量值（身高），纵轴表示频数（人数），见图6-1。从图6-1可见某年某地110名7岁男童身高（cm）的频数多集中于均数附近，以均数为中心，越靠近均数两侧，频数越多；离均数越远，频数越少，形成一个中间多，左右两侧逐渐减少的分布。

1. 特点和应用 正态分布又称Gauss分布，正态分布曲线是一条钟型曲线，有以下特点：①中间高，以μ为中心；两侧逐渐降低，左右对称；两端永不与横轴相交。②正态分布有两个参数决定其曲线位置和形状。μ决定其中心位置，σ决定其形状（曲线的“胖”或“瘦”）。③正态曲线下面积分布有一定的规律，见图6-2，图中μ为总体均数，σ为总体标准差。若以正

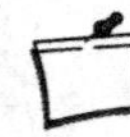

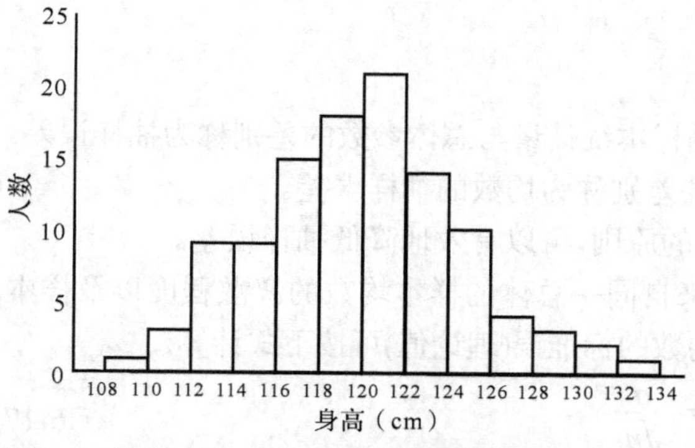

图6–1　某年某市110名7岁男童身高的频数分布直方图

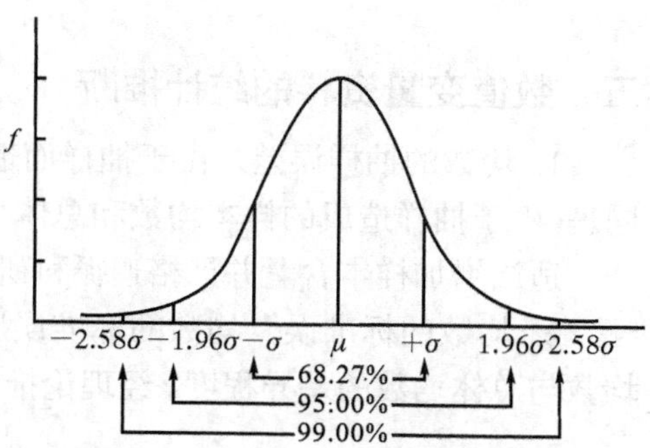

f
−2.58σ −1.96σ −σ μ +σ 1.96σ 2.58σ
68.27%
95.00%
99.00%

图6–2　正态曲线下面积分布图

态曲线下总面积为100%计算，则曲线下

$\mu \pm 1.96\sigma$的面积占总面积的95%；

$\mu \pm 2.58\sigma$的面积占总面积的99%。

这些规律是有数学理论推导作保证的固定不变的常数。在实际工作中，我们常常需要了解观察值围绕均数分布的情况。当资料呈正态分布且观察值个数较多时，可用$\overline{X}$估计μ，s估计σ，对观察值的频数分布作出估计。

上已述及，正态分布有两个参数（μ，σ）决定其曲线位置和形状。为方便应用，可对变量X进行标准变换：

$$u=\frac{X-\mu}{\sigma} \tag{6-16}$$

则u称为标准正态变量，服从总体均数为0，总体标准差为1的标准正态分布，亦称u分布，记为$u \sim N(0,1)$。

2. 医学参考值范围的估计

（1）医学参考值范围的概念：所谓医学参考值范围通常指正常人的解剖、生理、生化指标及代谢产物数据的波动范围。

（2）确定医学参考值范围的步骤：①确定“正常人”的样本：这里的“正常人”不是指任何组织与器官的形态及机能都无异常的人，而是指排除了影响被研究指标的疾病及有关因素的人。②确定样本量：一般认为应在100～200例。③统一测定方法，控制实验误差。④单侧与双侧界值：对于过低无意义、过高属异常的指标如尿铅，应确定其高侧的界值；对于过高无意义、过低属异常的指标如肺活量，应确定其低侧的界值。⑤确定适当的百分范围：习惯上用正常人的80%，90%，95%，99%的百分范围，其中95%最常用。⑥确定估计方法。

（3）确定医学参考值范围的方法：适用正态分布法的条件是资料服从正态分布或经过转换后服从正态分布。偏态分布资料，可用百分位数法，条件是样本含量大（表6-4）。

表6–4　估计医学参考值的百分范围

百分范围（%）	百分位数法		正态分布法	
	双侧	单侧	双侧	单侧
		下限或上限		下限或上限
90	P_5-P_{95}	P_{10}或P_{90}	$\overline{X} \pm 1.64S$	$\overline{X}$-或+1.28S
95	$P_{2.5}$-$P_{97.5}$	P_5或P_{95}	$\overline{X} \pm 1.96S$	$\overline{X}$-或+1.64S
99	$P_{0.5}$-$P_{99.5}$	P_1或P_{99}	$\overline{X} \pm 2.58S$	$\overline{X}$-或+2.33S

五、数值变量资料的统计推断

1. 均数的抽样误差　由于抽样而造成的样本统计量与总体参数的差别称为抽样误差。同理，由于抽样造成的样本均数和总体均数的差别称为均数的抽样误差。

适当增加样本含量并严格遵循科研设计的原则，可以有效地降低抽样误差。

2. 均数的标准误　均数的标准误反映来自同一总体的样本均数的离散程度以及样本均数与总体均数的差异程度。经理论推导，均数的标准误(理论值)可按下式计算：

$$\sigma_{\overline{X}}=\frac{\sigma}{\sqrt{n}} \tag{6-17}$$

由于总体标准差 常常不知道，因此我们常用样本标准差s来估计标准误(估计值)：

$$s_{\overline{X}}=\frac{s}{\sqrt{n}} \tag{6-18}$$

【例6.6】 某年某市测得120名12岁男孩平均身高为143.10 cm，标准差为5.67 cm，求均数的标准误。

$$s_{\overline{X}}=\frac{s}{\sqrt{n}}=\frac{5.67}{\sqrt{120}}=0.52(\text{cm})$$

值得注意的是，标准误与标准差不同。均数的标准误是反映样本均数离散程度的指标；而标准差则是反映个体观察值离散程度的指标。

3. t分布　t分布曲线是单峰分布，是以0为中心，左右两侧对称的一簇曲线。每一自由度ν对应一条t分布曲线，见图6-3，自由度分别为1、5、∞时的t分布。当自由度$\nu=\infty$时，t分布就是标准正态分布，即u分布。

我们把自由度ν对应的t分布曲线下两侧外部面积总和为5%的t值用$t_{0.05,\nu}$表示；而把两侧外部面积总和为1%的界限的t值用$t_{0.01,\nu}$表示（表6-5）。

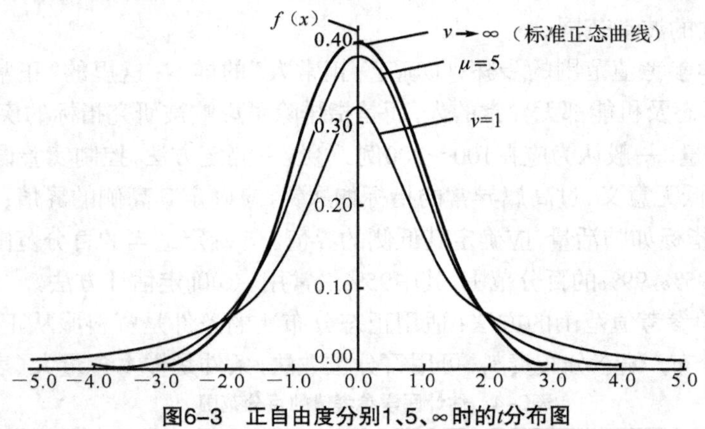

图6-3　正自由度分别1、5、∞时的t分布图

4. 总体均数的估计　统计推断的目的之一就是参数估计。在实际工作中，参数往往是未知的。因此常常需要用一个范围即区间对未知参数进行估计，即区间估计。

总体均数95%可信区间为　$\overline{X}\pm t_{0.05,\nu}s_{\overline{X}}$　6-19

总体均数99%可信区间为　$\overline{X} \pm t_{0.01,\nu} s_{\overline{X}}$　6-20

当样本含量足够大时，$t_{0.05,\nu}$可用1.96代替，$t_{0.01,\nu}$可用2.58代替。

故总体均数的95%可信区间为　$\overline{X} \pm 1.96 s_{\overline{X}}$　6-21

总体均数的99%可信区间为　$\overline{X} \pm 2.58 s_{\overline{X}}$　6-22

表6-5　t界值表

自由度 ν	概率（P）				自由度 ν	概率（P）			
	双侧：0.10	0.05	0.02	0.01		双侧：0.10	0.05	0.02	0.01
	单侧：0.05	0.025	0.01	0.005		单侧：0.05	0.025	0.01	0.005
1	6.314	12.706	31.821	63.657	21	1.721	2.080	2.518	2.831
2	2.920	4.303	6.965	9.925	22	1.717	2.074	2.508	2.819
3	2.353	3.182	4.541	5.841	23	1.714	2.069	2.500	2.807
4	2.132	2.776	3.747	4.604	24	1.711	2.064	2.492	2.797
5	2.015	2.571	3.365	4.032	25	1.708	2.060	2.485	2.787
6	1.943	2.447	3.143	3.707	26	1.706	2.056	2.479	2.779
7	1.895	2.365	2.998	3.499	27	1.703	2.052	2.473	2.771
8	1.860	2.306	2.896	3.355	28	1.701	2.048	2.467	2.763
9	1.833	2.262	2.821	3.250	29	1.699	2.045	2.462	2.756
10	1.812	2.228	2.764	3.169	30	1.697	2.042	2.457	2.750
11	1.796	2.201	2.718	3.106	40	1.685	2.021	2.423	2.704
12	1.782	2.179	2.681	3.055	50	1.676	2.009	2.403	2.678
13	1.771	2.160	2.650	3.012	60	1.671	2.000	2.390	2.660
14	1.761	2.145	2.624	2.977	70	1.667	1.994	2.381	2.648
15	1.753	2.131	2.602	2.947	80	1.664	1.990	2.374	2.639
16	1.746	2.120	2.583	2.921	90	1.662	1.987	2.368	2.632
17	1.740	2.110	2.567	2.898	100	1.660	1.984	2.364	2.626
18	1.734	2.101	2.552	2.878	200	1.653	1.972	2.345	2.601
19	1.729	2.093	2.539	2.861	500	1.648	1.965	2.334	2.586
20	1.725	2.086	2.528	2.845	∞	1.645	1.960	2.326	2.576

5. t检验和u检验

1）假设检验的基本概念：社区卫生服务实践中经常遇到两个均数作比较的问题。由于抽样误差的存在，从某一总体中随机抽得的样本，所得的样本均数与该总体均数往往不同；从同一总体随机抽得两个样本，这两个样本均数也会因存在抽样误差而不相等。那么，当遇到一个样本均数与某一总体均数有差别，或遇到两个样本均数有差别时，就需要判断这种差别的性质或意义。

【例6.7】 已知一般20~29岁健康女子的收缩压平均水平为114.0 mmHg。现有某高原地区20～29岁健康女子25人的收缩压平均水平为119.8 mmHg，标准差为10.6 mmHg。能否认为高原地区20～29岁健康女子的收缩压平均水平与一般20～29岁健康女子不同？

首先，我们可将一般20~29岁健康女子的收缩压平均水平看成是一个已知的总体，其总体均数为$\mu_0=114.0$ mmHg，而某高原地区20～29岁健康女子25人的收缩压均数为119.8 mmHg，看成是一个样本均数。造成这两个均数不等，应该考虑以下两种可能：

①样本来自已知总体（一般20~29岁健康女子的收缩压），两均数差别仅仅是由于抽样误差所致；

②该25名高原地区健康女子的收缩压，的确与一般20~29岁健康女子的收缩压平均水平不同，是来自另一总体（高原健康女子的收缩压），两均数差别主要是由于环境所造成，而不仅仅是由于抽样误差所致。为了对造成两均数之间差别的原因作出正确的估计，就需要做假设检验。

进行假设检验首先要明确研究设计类型、观察指标的类别（如均数或率等）以及分析的目的要求，然后再选择相应的假设检验方法。

2）假设检验的步骤

（1）对总体作无效假设H_0和备择假设H_1，并且确定检验水准α。对总体特征提出的假设有两种：无效假设，又称检验假设，记为H_0；备择假设，记为H_1。检验水准，亦称显著性水平，用α表示。在实际工作中，一般取$\alpha=0.05$。

（2）选定检验方法和计算统计量。通常根据资料设计类型和研究目的，选用相应的统计方法，再选择相应的统计量如t, u, χ^2等。两均数比较中常用的统计方法是t检验和u检验，用特定公式计算的统计量就是t值和u值。

（3）确定P值，作出推断推论。P值是指由抽样误差造成两均数差别的可能性。

3）t检验：t检验的应用条件是当样本含量n较小时，要求样本取自正态分布总体。作两样本均数比较时还要求两个总体方差相等。u检验的应用条件是样本含量n足够大。

（1）样本均数与总体均数比较的t检验

$$t=\frac{\overline{X}-\mu_0}{s/\sqrt{n}} \tag{6-23}$$

样本均数与已知总体均数（一般为理论值、标准值或经过大量观察所得的稳定值等）比较的目的，是推断样本所代表的未知总体均数μ与已知总体均数μ_0有无差别。

如前例6.7。

①建立假设：$H_0:\mu=114.0$ mmHg(μ_0)，$H_1:\mu\neq\mu_0$

确定检验水准：$\alpha = 0.05$

②计算t值：$n=25$，$\overline{X}=119.8$ mmHg，$s=10.6$ mmHg，$\mu_0=114.0$ mmHg，代入公式6-23得

$$t=\frac{\left|\overline{X}-\mu_0\right|}{s/\sqrt{n}}=\frac{|119.8-114.0|}{10.6/\sqrt{25}}=2.74$$

③确定P值，作出统计推论：查t界值表，$t_{0.05,24}=2.064$，现$t>t_{0.05,24}$，故$P<0.05$。

本例$P<0.05$，两均数的差别有统计意义。“拒绝”H_0，从而认为高原地区20~29岁健康女子的收缩压均数与一般正常人不同。主要是由于不同生活环境所造成的。

（2）配对资料的t检验：配对设计是将受试对象按一定条件配成对子，分别给予每对中的两个受试对象以不同的处理。计算公式为

$$t=\frac{\overline{d}-0}{s_d/\sqrt{n}} \qquad 6\text{-}24$$

【例6.8】 某卫生院用含铁制剂治疗9名缺铁性贫血患者，结果如表6-6，问该含铁制剂对这些患者的疗效如何？

表6-6　某含铁制剂对缺铁性贫血的疗效

患者编号	血红蛋白(g/L)		差数d	d^2
	治疗前	治疗后		
1	86	124	38	1 444
2	75	120	45	2 025
3	91	139	48	2 304
4	78	112	34	1 156
5	63	107	44	1 936
6	82	118	36	1 296
7	80	125	45	2 025
8	74	103	29	841
9	76	98	22	484
合计			341	13 511

①H_0:$\mu_d=0$，即差数的总体均数为零。

H_1:$\mu_d\neq 0$，即差数的总体均数不为零，$\alpha=0.05$。

②计算t值

差数的均数：　$\overline{d}=\frac{\Sigma d}{n}=\frac{341}{9}=37.89$

差数的标准差：$s_d=\sqrt{\dfrac{\sum d^2-(\sum d)^2/n}{n-1}}=\sqrt{\dfrac{13511-(341)^2/9}{9-1}}=\sqrt{\dfrac{590.9}{8}}=8.59$

差数的标准误：$s_{\bar{d}}=\dfrac{s}{\sqrt{n}}=\dfrac{8.59}{\sqrt{9}}=2.86$

$$t=\frac{\bar{d}}{s_{\bar{d}}}=\frac{37.89}{2.86}=13.25$$

③确定概率,作出推论。

$\nu=n-1=9-1=8$,由t界值表得:$t_{0.05,8}=2.306$,　$t_{0.01,8}=3.355$。

本例$t=13.25>3.355$,$P<0.01$,故 拒绝H_0,认为该含铁剂对缺铁性贫血患者提高血红蛋白含量有效果。

（3）两样本均数比较的t检验　计算公式为

$$t=\frac{\bar{X}_1-\bar{X}_2}{\sqrt{s_c^2\left(\dfrac{1}{n_1}+\dfrac{1}{n_2}\right)}} \tag{6-25}$$

$$S_c^2=\frac{(n_1-1)s_1^2+(n_2-1)s_2^2}{n_1+n_1-2} \tag{6-26}$$

【例6.9】 某医师统计广西瑶族和侗族正常妇女骨盆X线测量资料各10例,骨盆入口前后径:瑶族的均数为12.002 cm,标准差0.948 cm;侗族相应为11.456 cm和1.215 cm。问两族妇女的骨盆入口前后径是否有差别?

①H_0:$\mu_1=\mu_2$

H_1:$\mu_1\neq\mu_2$　　$\alpha=0.05$

②计算t值　本例$n_1=n_2=10$

$\overline{x_1}=12.002$ cm　　$s_1=0.948$ cm

$\overline{x_2}=11.456$ cm　　$s_2=1.215$ cm

$$s_c{}^2=\frac{(n_1-1)s_1{}^2+(n_2-1)s_2{}^2}{(n_1-1)+(n_2-1)}=\frac{(10-1)0.948^2+(10-1)1.215^2}{(10-1)+(10-1)}=1.187$$

$$s_{\overline{x_1}-\overline{x_2}}=\sqrt{s_c{}^2(\frac{1}{n_1}+\frac{1}{n_2})}=\sqrt{1.187(\frac{1}{50}+\frac{1}{50})}=0.218$$

$$t=\frac{\overline{x_1}-\overline{x_2}}{s_{\overline{x_1}-\overline{x_2}}}=\frac{12.002-11.456}{0.218}=2.30$$

③确定概率,作出推论。

$\nu=n_1+n_2-2=10+10-2=18$,查t界值表得,$t_{0.05,18}=2.101$

本例$t=2.30>t_{0.05,18}$，$P<0.05$，故拒绝H_0，可以认为广西瑶族妇女骨盆入口前后径比侗族妇女大。

4）u检验：样本含量较大时（一般每个样本的$n>50$），可以用u检验计算。

样本均数与总体均数比较的u检验，计算公式为：

$$u=\frac{\overline{X}-\mu_0}{\frac{s}{\sqrt{n}}} \qquad 6\text{-}27$$

两样本均数比较的u检验，计算公式为：

$$u=\frac{\overline{X}_1-\overline{X}_2}{\sqrt{\frac{s_1^2}{n_1}+\frac{s_2^2}{n_2}}} \qquad 6\text{-}28$$

5）假设检验应注意的问题：①要有严密的抽样研究设计：在假设检验前，应保证样本是从同质总体中随机抽取的，即要注意被比较组间的均衡性和可比性。②不同的检验方法有不同的应用条件：要根据研究目的、资料类型选择最适宜的方法。③判断结果不能绝对化：下结论时不要使用“肯定”或“证明”之类的词。因为是否拒绝H_0，取决于研究事物有无本质差异、标准差的大小、例数的多少及检验水准的高低。④正确理解差别有无统计意义：显著性水平的高低，并不代表实际差别的多少。检验本身并不能对研究内容作出专业方面的评价。任何检验假设其统计指标必须有专业方面的实际意义，否则无异于数学游戏，一定要避免。

六、分类变量的统计描述与推断

（一）相对数

相对数是指在同一基础上两个有联系事物的指标之比。常用相对数按性质和用途不同分为率、构成比、相对比等。

1. 率　又称频率指标，它表示在一定条件下某种现象实际发生的例数与可能发生的总例数之比。用来说明某种现象发生的强度和频率。计算公式为

率＝(某现象实际发生例数/可能发生该现象总例数)×K　　6-29

式中，K为比例基数，可以是100%、1 000‰、…

2. 构成比　又称构成指标，是事物内部某一构成部分的例数与事物各构成部分总例数之比，表示事物各构成部分的比重和分布。计算公式为

构成比＝(事物内部某一构成部分的例数/事物各构成部分例数的总和)×100%　　6-30

【例6.10】 某年某地各年龄组恶性肿瘤死亡资料如表6-7的第1、2、3栏，求各年龄组恶性肿瘤死亡构成比及死亡率。

计算得各年龄组恶性肿瘤死亡构成比及死亡率见表6-7的第4、5栏。

表6-7 某年某地恶性肿瘤死亡情况

年龄组	人口数	恶性肿瘤死亡数	恶性肿瘤死亡构成比(%)	恶性肿瘤死亡率(1/10万)
0～	82 920	4	4.4	4.8
20～	46 639	12	13.3	25.7
40～	28 161	42	46.7	149.1
60～	9 370	32	35.6	341.5
合计	167 090	90	100.0	53.9

3. 相对比　又称对比指标,表示两个有关指标之比,用来表示一个指标为另一指标的百分之几或几倍。计算公式为

相对比＝甲指标/乙指标(或×100%)　　6-31

式中,甲、乙两指标可以是绝对数、相对数或平均数。同时甲、乙两指标可以是同类的,如两年龄组恶性肿瘤死亡率之比,也可以是不同类的如变异系数。

例如表6-7中,40～岁组恶性肿瘤死亡率为149.1/10万,60～岁组恶性肿瘤死亡率为341.5/10万。341.5/149.1=2.29,表示60～岁组恶性肿瘤死亡率为40～岁组的2.29倍。

4. 应用相对数的注意事项　①资料的可比性:比较的两组或几组资料之间除了被研究的因素外,其余影响研究指标的因素(如年龄、职业、民族、季节等)应尽可能相同。②计算相对数的分母不宜过小:计算相对数时,调查或实验的观察单位应有一定数量。观察单位少时,以绝对数表示为好。③分析时不能以构成比代替率:构成比和率是意义不同的两种相对数,使用时不能混淆。以比代率是实际工作中经常发生的错误。④例数不等的几个率不能相加求其平均率(或称总率)。⑤两个或多个率(或比)比较要作假设检验。⑥各率内部构成不同不能直接比较总率。

（二）社区常用相对数指标

1. 人口学指标

(1) 出生率,也叫粗出生率(CBR):指某地某年平均每千人口中的出生数(活产数)

出生率=某年活产数/年平均人口数×1 000‰

(2) 人口自然增长率(NIR)

人口自然增长率=出生率(‰)—死亡率(‰)

(3) 总生育率(GFR):指某地某年平均每千名育龄妇女的活产数。

总生育率=同年活产数/某年15～49岁妇女数×1 000‰

(4) 老年(人口)系数:指老年人口在总人口中所占比重,是说明人口老龄化程度的指标。

老年系数=65岁及以上的人口数/人口总数×100%

(5) 少年儿童(人口)系数:指14岁及以下少年儿童在总人口中所占比重。

少年儿童系数=14岁及以下人口数/人口总数×100%

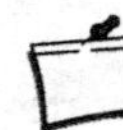

（6）负担系数：又称抚养比或抚养系数，是指人口中非劳动年龄人数与劳动年龄人数之比。

①总负担系数=（14岁及以下人口数+65岁及以上人口数）/15~64岁人口数×100%；

②少年儿童负担系数=14岁及以下人口数/15~64岁人口数×100%；

③老年负担系数=65岁及以上人口数/15~64岁人口数×100%。

2. 流行病学指标

（1）相对危险度（RR）：暴露组某病发病率（或死亡率）与非暴露组该病发病率（或死亡率）之比，是反映暴露因素和疾病关联强度的一个指标。

$$RR=\frac{I_e}{I_o}=\frac{a/(a+b)}{c/(c+d)}=\frac{\text{暴露组死亡率}}{\text{非暴露组死亡率}}$$

（2）比值比（OR）：

$$OR=\frac{ad}{bc}=\frac{\text{病例组暴露比数}}{\text{对照组暴露比数}}$$

（3）漏诊率：又称假阴性率，指一项诊断试验将实际有病的人错误诊断为非病人的比率。

$$\text{漏诊率}=\frac{c}{a+c}\times100\%$$

（4）误诊率：又称假阳性率，指一项诊断试验能将实际无病的人错误诊断为病人的比率。

$$\text{误诊率}=\frac{b}{b+d}\times100\%$$

（5）符合率：一项诊断试验正确诊断的病人数与非病人数之和占所有进行诊断人数的比率。

$$\text{符合率}(ag)=\frac{a+d}{a+b+c+d}\times100\%$$

某病病人与非病人的诊断结果

诊断试验	金标准		合计
	病人	非病人	
阳性	a 真阳性	b 假阳性	$a+b$
阴性	c 假阴性	d 真阴性	$c+d$
合计	$a+c$	$b+d$	$a+b+c+d$

3. 人群健康指标

（1）死亡率：也叫粗死亡率。

死亡率=某年死亡总人数/年平均人口数×1000‰

年平均人口数=上年底人口数+本年底人口数/2

（2）年龄别死亡率：亦称年龄组死亡率。

$$\text{某年龄组死亡率}=\frac{\text{同年该年龄组的死亡人数}}{\text{某年某年龄组平均人口数}}\times K$$

（3）死因别死亡率：也叫疾病别死亡率。

$$某死因死亡率=\frac{同年内某种原因死亡人数}{某年平均人口数}\times K$$

（4）死因构成比：某类死因的死亡数占总死亡数的百分数。按死因构成比由高到低排出位次即死因顺位。用于观察何种疾病是造成当地居民死亡的主因。

$$某死因构成比=\frac{因某类死因死亡人数}{总死亡人数}\times 100\%$$

4. 疾病统计指标

（1）发病率：常用于研究疾病发生的因果和评价预防措施的效果。

发病率=某年新发病例数/年平均人口数×100%（1 000‰、万/万、…）

（2）罹患率：在较短时期新发病例的频率。一般以月、周、日为单位，也可以一个流行期为单位。是观察暴露于危险因素中暴发性病的频度指标。

$$罹患率=\frac{某病观察期间新病例数}{同期暴露人口数}\times K$$

（3）患病率：指在某时点检查某一定人群中某病的现患程度。适用于病程较长的疾病统计研究。这是一个时点的指标。

患病率=检查时发现病例数/受检人口数×100%（1 000‰、万/万、…）

（4）感染率

感染率=检查时发现感染某病原体人数/受检人口数×100%（1 000‰、万/万、…）

（5）生存率：指在接受某种治疗的病人或患某病的人中，经若干年随访(通常为1,3,5年)后，尚存活的病人数所占的比例。

$$生存率=\frac{随访满n年尚存活的病例数}{随访满n年的病例数}\times K$$

（6）治愈率：表示收治病人中治愈的频率。

治愈率=治愈病人数/收治病人数×100%

（7）病死率：表示某病患者中因该病死亡者所占的比例，是衡量疾病预后的指标。

病死率=因病死亡人数/收治病人数（或同期该病患者数）×100%

5. 计划免疫评价指标

（1）免疫学效果：通过测定接种后人群抗体阳转率、抗体平均滴度和抗体持续时间来

评价。如脊髓灰质炎中和抗体≥1∶4或有4倍及以上增高；麻疹血凝抑制抗体≥1∶2或有4倍及以上增高等。

（2）流行病学效果：可用随机对照双盲的现场试验结果来计算疫苗保护率和效果指数。

$$疫苗保护率(\%)=\frac{对照组发病率-接种组发病率}{对照组发病率}\times 100\%$$

$$疫苗效果指数=\frac{对照组发病率}{接种组发病率}$$

（3）计划免疫建卡率：以WHO推荐的群组抽样法，调查12～18个月龄儿童建卡情况，要求达到98%以上。

（4）接种率：对象为12月龄儿童。

$$某疫苗接种率(\%)=\frac{按免疫程序完成接种人数}{某疫苗应接种人数}\times 100\%$$

6. 社区卫生服务指标

（1）社区居民基本卫生常识的知晓率：

社区居民卫生知识回答正确率=答对的总题数/调查总题数×100%

答对的总题数=∑每位被调查对象回答正确的题数

调查总题数=∑每位被调查对象回答的题数

（2）综合满意率：

综合满意率=综合满意的人数/被调查人数×100%

综合满意=安全性＋经济性＋舒适性＋方便性

（3）机构知晓率：

社区卫生服务机构知晓率=知晓社区卫生服务机构的人数/调查总数×100%

（4）机构利用率：

社区卫生服务机构利用率=利用社区卫生服务机构的人数/被调查人数×100%

7. 卫生服务需要量指标

（1）两周患病率：

两周患病率=前两周内患病人（次）数/调查人数×100%或1 000‰

（2）慢性病患病率：

慢性病患病率=前半年内患慢性病人（次）数/调查人数×100%或1 000‰

（3）健康者占总人口百分比。

（4）两周卧床率：

两周卧床率=前两周内卧床人（次）数/调查人数×100%或1 000‰

（5）两周活动受限率：

两周活动受限率=前两周内活动受限人（次）数/调查人数×100%或1 000‰

（6）两周休工（学）率：

两周休工（学）率=前两周内因病休工（学）人（次）数/调查人数×100%或1 000‰

8. 卫生服务利用指标

（1）两周就诊率：

两周就诊率=前两周内患者就诊人（次）数/调查人数×100%或1 000‰

（2）两周患者就诊率：

两周患者就诊率=前两周内患者就诊人（次）数/两周患者总例数×100%

（3）两周患者未就诊率：

两周患者未就诊率=前两周内患者未就诊人（次）数/两周患者总例数×100%

（4）住院率：

住院率=前一年内总住院人（次）数/调查人数×100%或1 000‰

（5）人均住院天数：

人均住院天数=总住院天数/总住院人（次）

（6）未住院率：

未住院率=需住院而未住院患者数/需住院患者数×100%

9. 儿童保健、妇女保健指标

（1）Kaup指数：用于衡量婴幼儿和学龄前儿童的体格营养状况。

$$\text{Kaup指数}=[\text{体重(kg)}/\text{身高(cm)}^2]\times 10^4$$

判断标准：15～19为正常，＞19超重，＜15消瘦。

（2）Rohrer指数：评价学龄期儿童和青少年的体格营养状况。

$$\text{Rohrer指数}=[\text{体重(kg)}/\text{身高(cm)}^3]\times 10^7$$

判断标准：＞156为过度肥胖，156～140为肥胖，140～109为中等，109～92为瘦弱，＜92为过度瘦弱。

（3）孕产妇死亡率：

$$\text{孕产妇死亡率}=\frac{\text{孕产妇死亡数}}{\text{期内产妇数}}\times 1\,000‰$$

（4）新生儿死亡率：

$$\text{新生儿死亡率}=\frac{\text{出生后一周内新生儿死亡数}}{\text{期内活产数}}\times 1\,000‰$$

（5）围产期死亡率：

$$\text{围产期死亡率}=\frac{\text{孕28足周以上之死产、死胎}+\text{7天内新生儿死亡数}}{\text{孕28足周以上之死产、死胎}+\text{活产数}}\times 1\,000‰$$

（6）妇女病普查率：

$$\text{妇女病普查率}=\frac{\text{实查人数}}{\text{应查人数}}\times 100\%$$

㈢ χ^2检验

χ^2检验或称卡方检验，可用于检验两个或两个以上率（或构成比）之间差别有无统计意义，是一种用途较广的假设检验方法。

1. 四格表资料的χ^2检验　在比较两个样本率或构成比之间差别有无统计意义时，可用四格表的χ^2检验法。其基本公式为：

$$\chi^2=\sum\frac{(A-T)^2}{T} \qquad 6\text{-}32$$

理论数T计算公式：$T_{RC}=n_R n_C/n$　6-33

自由度ν计算公式：$\nu=(R-1)(C-1)$　6-34

【例6.11】 表6-8为某地地方性氟中毒与性别的关系资料，试问男、女地方性氟中毒患病率是否不同？

表6-8　某地地方性氟中毒患者与性别关系（χ^2检验演算表）

性别	患病人数	未患病人数	合计	患病率（%）
男	307（256.56）	703（753.44）	1 010	30.4
女	198（248.44）	780（729.56）	978	20.2
合计	505	1483	1 988	25.4

表6-8中，

307	703
198	780

这四个格子的数据是整个表的基本数据，其余数据都是从这四个基本数据推算出来的，故称四格表资料。

现用χ^2检验基本公式检验某地男女地方性氟中毒患病率的差别有无统计意义。

（1）建立假设：H_0：$\pi_1=\pi_2=25.4\%$　　H_1：$\pi_1\neq\pi_2$

（2）确定检验水准：$\alpha=0.05$

表6-9　χ^2界值表

自由度 υ	概率P		自由度υ	概率P	
	0.05	0.01		0.05	0.01
1	3.84	6.63	16	26.30	32.00
2	5.99	9.21	17	27.59	33.41
3	7.81	11.34	18	28.87	34.81
4	9.49	13.28	19	30.14	36.19
5	11.07	15.09	20	31.41	37.57
6	12.59	16.81	21	32.67	38.92
7	14.07	18.48	22	33.92	40.29
8	15.51	20.09	23	35.17	41.64
9	16.92	21.67	24	36.42	42.98
10	18.31	23.21	25	37.65	44.98
11	19.68	24.72	26	38.89	45.64
12	21.03	26.22	27	40.11	46.96
13	22.36	27.69	28	41.34	48.28
14	23.68	29.14	29	42.56	49.59
15	25.00	30.58	30	43.77	50.89

（3）计算理论数T：理论数是按照检验假设的理论患病率（25.4%）推算的男女理论上应该患病和未患病的人数，见表6-8括号内数值。理论数的代号为T_{RC}，R（row）表示行数，C（column）表示列数，T_{RC}表示第R行第C列的理论数。

理论数按下式求得：

$$T_{RC}=n_R n_C/n$$

$$T_{11}=(1010\times 505)/1988=256.56$$

（4）计算χ^2值：将表6-8中的数据代入公式，即得：

$$\chi^2=\frac{(307-256.56)^2}{256.56}+\frac{(703-753.44)^2}{753.44}+\frac{(198-248.44)^2}{248.44}+\frac{(780-729.56)^2}{729.56}$$

$$=9.92+3.38+10.24+3.49=27.03$$

（5）确定P值：首先要确定自由度ν。本例$\nu=(2-1)(2-1)=1$，即四格表资料χ^2检验的自由度为1。

查χ^2界值表，得$\chi^2_{0.05,1}=3.84$，$\chi^2_{0.01,1}=6.63$，本例$\chi^2=27.03>6.63$，$P<0.01$。

（6）统计推论：本例$P<0.01$。按$\alpha=0.05$水准拒绝H_0，差别有高度统计意义，可认为地方性氟中毒患者的患病率与性别有关，男性高于女性。

在实际工作中，为了简化运算，对四格表常采用下面的专用公式：

$$\chi^2 = \frac{(ad-bc)^2 n}{(a+b)(c+d)(a+c)(b+d)} \quad 6\text{-}35$$

式中a、b、c、d分别为四个格子内的实际数，n为总例数。

其计算步骤、结果与基本公式相同，现仍以例6.11资料计算之。

表6-10　某地地方性氟中毒患病与性别的关系

性别	患病人数	未患病人数	合计
男	307(a)	703(b)	1 010($a+b$)
女	198(c)	780(d)	978($c+d$)
合计	505($a+c$)	1 483($b+d$)	1 988(n)

将表6-10内数字代入公式：

χ^2=(307×780−703×198)21988/(307+703)(307+198)(703+780)(198+780)=27.02

计算结果和用χ^2检验基本公式一样。

四格表χ^2检验中，如果有任何一格的理论数$1 \leqslant T < 5$，同时总例数≥40时，应该用下面的校正公式计算出校正χ^2值。否则计算出的χ^2值可能偏大，使原来差别无统计意义的结果反而出现差别有统计意义，从而导致判断错误。

基本公式的校正公式：$\chi^2 = \sum \frac{(|A-T|-0.5)^2}{T}$　6-36

专用公式的校正公式：$\chi^2 = \frac{(|ad-bc|-n/2)^2 n}{(a+b)(c+d)(a+c)(b+d)}$　6-37

【例6.12】 某医生比较两种不同手术治疗某病患者71例的疗效，结果如表6-11，试检验其差别有无统计意义。

表6-11　两种手术治愈率比较

	痊愈	未愈	合计	治愈率(%)
甲手术	25(27.94)	7(4.06)	32	78.13
乙手术	37(34.06)	2(4.96)	39	94.87
合计	62	9	71	87.32

本例总例数大于40，但有2个格子的理论数小于5但大于1，故需用校正公式计算χ^2值。其计算步骤与前相同。将表6-10数字代入基本公式的校正公式计算：

χ^2=(|25−27.94|−0.5)²/27.94+(|37−34.06|−0.5)²/34.06+(|7−4.06|−0.5)²/4.06+(|2−4.94|−0.5)²/4.94=3.06

$\chi^2_{0.05,1}=3.84$，$\chi^2 < \chi^2_{0.05,1}$，$\therefore P>0.05$。统计结果判断两种手术治愈率的差别无统计意

义。如果本例不用校正公式，则$\chi^2=4.45$，$\chi^2>\chi^2_{0.05,1}$，$P<0.05$，其判断结果是两种手术的治愈率差别有统计意义。

请注意，当四格表资料中有一个格子理论数小于1或总例数小于40时，应用四格表资料的确切概率法（又称直接概率法），直接计算其概率值P（参阅有关统计专著）。

2. 配对资料的χ^2检验　医学实践和科研中还常遇到配对资料，它和t检验中的配对数值变量从配对设计角度来说是一样的，都是把两种处理分别施于条件相同的两个受试对象，或施于同一受试对象某种处理前后（及施于同一受试对象两种处理后）某指标的变化，逐对记录试验结果。若结果为计量数据，用t检验；若结果为计数数据，就用配对资料χ^2检验。

当$b+c\geq 40$时，$\chi^2=(b-c)^2/(b+c)$　　6-38

当$b+c<40$时，需要用连续性校正公式：$\chi^2=(|b-c|-1)^2/b+c$　　6-39

【例6.13】 有206份标本，将每份标本接种在甲、乙两种培养基中，结果出现四种情况：甲乙培养基均阳性的标本，36份；甲培养基阳性而乙培养基阴性的标本，0份；乙培养基阳性而甲培养基阴性的标本，34份；甲、乙培养基均阴性的标本，136份。试比较两种培养基效果有无不同。

表6-12　两种培养基培养结果比较

乙种培养法	甲种培养法		合计
	+	−	
+	36(a)	34(b)	70
−	0(c)	136(d)	136
合计	36	170	206

表6-12中，两种培养基均阳性的对子数a和两种培养基均阴性的对子数d，因为培养结果一致，不能反映不同培养基对细菌培养效果的影响。而甲种培养基阴性乙种阳性的对子数b和乙种培养基阴性甲种阳性的对子数c，因为培养结果不一致，可能表明培养基不同对培养效果的影响。

（1）建立假设：$H_0: b=c$　　　$H_1: b\neq c$

（2）确定检验水准：$\alpha=0.05$

（3）计算χ^2值：本例$b+c=34<40$，所以用校正公式：

$$\chi^2=(|b-c|-1)^2/(b+c)=(34-0-1)^2/(34+0)=32.03$$

（4）确定P值：$\chi^2_{0.05,1}=3.84$　　$\chi^2_{0.01,1}=6.63$

$\chi^2>\chi^2_{0.01,1}$　　$P<0.01$

（5）统计推论：本例$P<0.01$。按$\alpha=0.05$水准，拒绝H_0，差别有高度统计意义，可认为两种培养基培养细菌效果不一样。

3. 行×列表的χ^2检验　四格表资料只有二行二列，适用于两个率（或比）的比较。现介绍行数或列数大于2的行×列表的χ^2检验。当多个率（或比）互相比较时，除可应用χ^2检

验基本公式外，一般利用下面简化公式：

$$\chi^2 = n(\sum \frac{A^2}{n_R n_C} - 1) \tag{6-40}$$

例6.14　某医院研究急性白血病患者与慢性白血病患者的血型构成情况有无显著不同，所得资料如表6-13，问两者差别有无统计意义？

表6-13　急性与慢性白血病患者血型构成

组别	血型				合计
	A	B	AB	O	
急性组	58（63.00）	49（47.40）	59（57.38）	18（16.22）	184
慢性组	43（38.00）	27（28.60）	33（34.62）	8（9.78）	111
合计	101	76	92	26	295

（1）建立假设：H_0：两组患者血型构成相同。H_1：两组患者血型构成不相同或不全相同。

（2）确定检验水准：$\alpha=0.05$

（3）求理论数T：行×列表χ^2检验要求表中理论数$T<5$的格子数不能超过总格子数的1/5。本例总格子数为8，即只允许1个格子的$T<5$。由表6-12可见，本例各格子T均大于5，符合χ^2检验条件。

（4）计算χ^2值：将各数字代入公式：

$\chi^2=295(58^2/184\times101+43^2/111\times101+49^2/184\times76+27^2/111\times76+59^2/18\ 4\times92+33^2/111\times92+18^2/\ 184\times26+8^2/111\times26-1)=1.84$

（5）确定P值：$\nu=(R-1)(C-1)=(2-1)\times(4-1)=3$

$\chi^2_{0.05,3}=7.81$，$\chi^2<\chi^2_{0.05,3}$，$P>0.05$

（6）统计推论：本例P＞0.05，按$\alpha=0.05$水准接受H0，差别无统计意义，可认为急性组与慢性组患者血型构成基本相同。

行×列表χ^2检验应用的注意事项：

当行×列表中有任何一个格子的$T<1$或有1/5以上格子$1<T<5$时，应设法使其理论数T增大；对性质相类似的资料合并，增大每组的合计数，使$T>5$，但应注意不能将不同性质的组别资料合并，如例6.14中不同的血型构成；还可以继续调查或实验以增加样本含量。行×列表χ^2检验有统计意义，并不表示任何两组间差别均有统计意义。

七、统计表与统计图

统计分析的资料除了用文字来加以说明外，常常用统计表或统计图来描述。统计表是以表格的形式来表达统计资料和指标，其优点是简单明了，便于分析、比较。统计图是用各种图形来表达统计资料，其优点是直观、清晰。

（一）统计表

1. 统计表的结构　统计表的结构由表号、标题、标目、数字、线条组成（表6-14）。

表6-14　某年某市几种主要疾病的死亡率

病种分类	死亡率（1/10万）
恶性肿瘤	148.55
脑血管病	126.87
呼吸系病	70.75
心脏病	70.02
损伤和中毒	35.19

2. 统计表的种类　统计表可分为简单表、组合表。简单表仅按一种标志来分组（表6-14）；组合表是按两种或两种以上标志来分组（表6-15），按年份、性别来分析几种主要疾病的死亡率。

表6-15　某地1998年和2000年主要疾病的死亡率（1/10万）

病种分类	1998年		2000年	
	男	女	男	女
呼吸系病	114.77	94.33	74.41	61.18
脑血管病	120.69	106.61	123.57	107.76
心脏病	50.66	49.18	74.21	72.89

3. 统计表的制作要求

（1）内容：根据研究目的，选择统计表的内容，做到重点突出，简单明了，一个表最好只表示一个中心内容。

（2）标题：应简明扼要地概括表的内容，一目了然，并注明资料的时间和地点，列于表的上端中间，左方可附表号。

（3）标目：用以说明表内数字的含义。横标目列在表的左侧，说明各横行数字的含义，是表的主语，即研究的事物；纵标目列于表的上端，是表的谓语，用以说明横标目的各个统计指标的内容。标目是统计表设计的关键，应简单明了，正确地选择横、纵标目，层次清晰。

（4）线条：线条不宜过多，一般上下两条横线，纵标目下和合计上各一条线，不应有竖线条和斜线条。

（5）数字：用阿拉伯数字填写，小数点保留位数一致，位次对齐，暂缺用“…”表示，数字为“0”，则填入“0”，无数字用“-”表示。

（6）备注：文字说明不应列入表内，如需要，用“*”标出，放在表的下方说明。

（二）统计图

常用的统计图种类很多，如条图、构成图、线图、直方图、散点图等，每种图各有其特点和适用范围，正确地使用它们，可直观清晰地反映统计资料的特征。

1. 制图要求

（1）选择适当的图形：统计图种类很多，必须根据资料性质和分析的目的来选择图形。

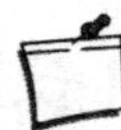

（2）标题：位于图的下方，能高度概括图的内容，应说明资料来源的地点、时间。

（3）标目：以纵、横轴为坐标绘制的图形，应有纵、横标目，并注明单位，尺度一般自左而右，自下而上，纵、横坐标长度的比例一般为5：7。

（4）图例：可用不同线条在同一图内比较不同事物，并用图例说明，图例可置于图的下方或右上角。

2. 常用统计图的绘制方法

（1）直条图：又称条图，适用于相互独立的资料。常用的有单式和复式两种。绘制直条图的要点：①纵轴尺度必须从0开始；②各直条宽度应相等，各直条（或各组直条）之间的间隙应相等；③各直条一般由高到低的顺序排列，除非自然顺序的资料。

如表6-15的资料绘制成图6-16的直条图。

表6-16　某年某省部分地区居民三种疾病的死亡率(1/10万)

病种分类	男	女
脑血管疾病	122.69	107.61
呼吸系疾病	116.77	95.33
心脏病	51.66	50.18

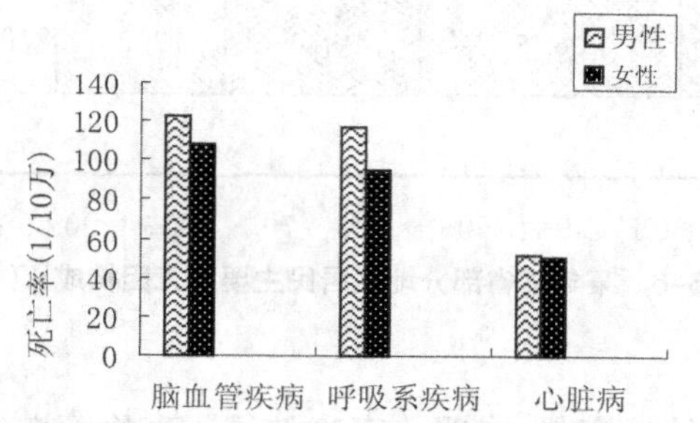

图6-4　某年某省部分地区居民三种疾病的死亡率(1/10万)

（2）构成图：表示总体中各部分所占的比重，常用的有圆图与百分条图。

①圆图：以圆形的总面积代表100%，各类构成比分别乘以3.6度，为各h构成部分应占的圆心角度数，从圆的12点开始，顺时针从大到小排列。

表6-17　某年某省部分地区居民主要疾病的死因构成比

死因分类	构成比（%）
循环系疾病	28.41
肿瘤	26.55
呼吸系疾病	19.66
损伤和中毒	8.08
其他	17.30
合计	100.00

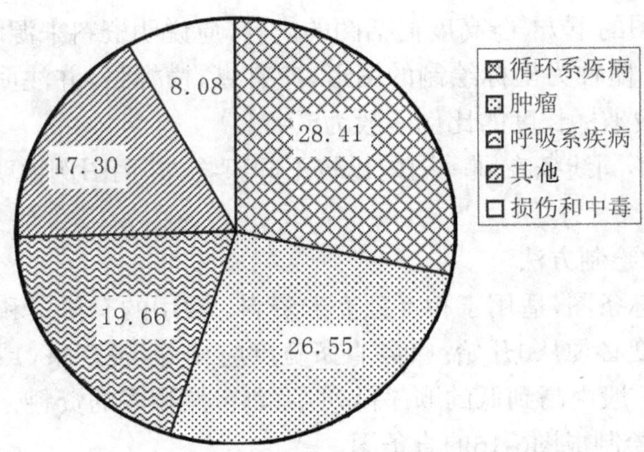

图6-5　某年某省部分地区居民主要的死因构成比(%)

②百分条图：以长条代表整体100%，分成10格，每格10%，资料从左至右由大到小排列或按自然顺序，并附图例说明（图6-6）。

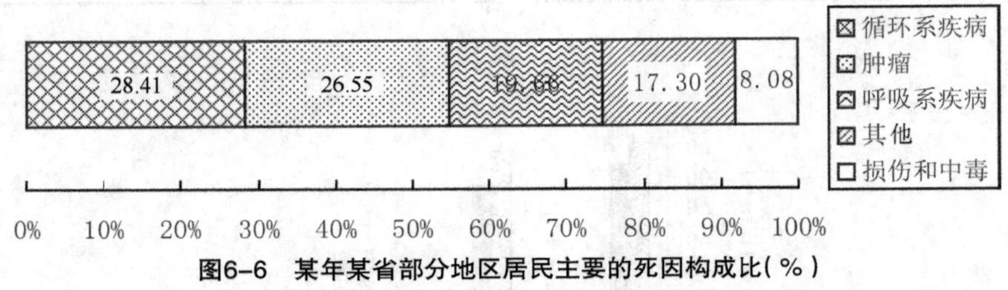

图6-6　某年某省部分地区居民主要的死因构成比(%)

（3）线图：适用于连续性资料，表明一事物随另一事物而变动的情况。线图纵、横轴都是算术尺度，纵轴从“0”开始，横轴根据需要而定，纵、横轴尺度比例应适当，尽量反映实际情况，避免过分夸大或缩小其尺度，纵、横轴的比例一般为5∶7，相邻两点用直线连接，中间年份无资料，应以虚线表示。图内线条不宜太多，一般在5条之内，同一图内用不同线条表示不同事物的发展变化，在右上角附图例说明。

表6-18　1949-1957年某市15岁以下儿童白喉的死亡率

年份	白喉死亡率（1/10万）
1949	20.1
1950	16.6
1951	14.0
1952	11.8
1953	10.7
1954	6.5
1955	3.9
1956	2.4
1957	1.3

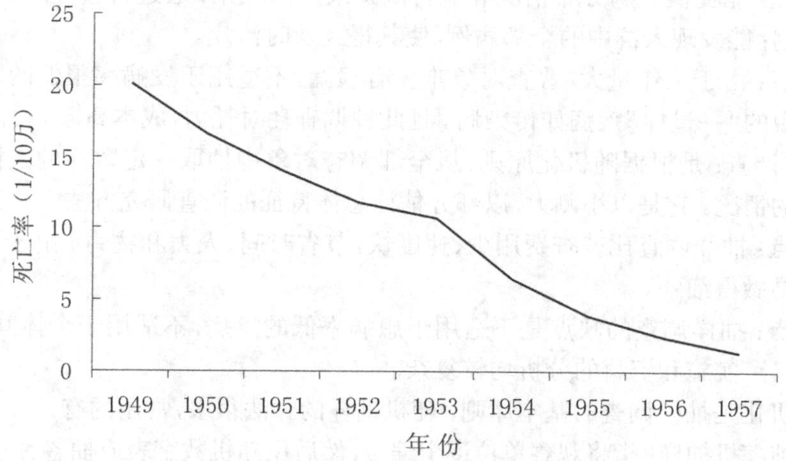

图6-7　1949-1957年某市15岁以下儿童白喉的死亡率(1/10万)

（4）直方图：用于表示连续变量的频数分布，横轴表示连续变量，即某被观察的现象，纵轴表示其频数，以各矩形的面积表示各组段的频数，如组距不等，应换成等距后再绘制图。根据某年某地110名7岁男童身高的频数分布表（表6-2）资料，绘制成图6-1某年某市110名7岁男童身高的频数分布直方图。

第二节　社区卫生服务科研设计

良好的科研设计可以用较少的人力、物力、时间等，获得较为丰富而可靠的社区卫生科研资料，还能有效地控制随机误差并对其进行估计，保证研究结果的可靠性，同时提高研究效率，并把科研设计作为整个研究过程的依据。

科研设计可根据研究对象不同分为调查设计和实验设计。

一、调查设计

1. 明确调查目的　尽管各项调查的具体目的不同，但从解决问题的统计角度来说，不外乎两方面：一是了解参数（总体的统计指标），用以说明总体特征，如了解某年某社区居民某病患病率；二是研究现象间的关系，以探索病因，如吸烟与肺癌的关系。

2. 确定调查对象和方法　调查对象是根据调查目的和指标确定的所要观察的全部对象。如某年某地肝癌发生现状。调查对象应为某年该地的常住人口。

调查方法常有以下两种：普查和抽样调查。

1）普查：指在特定时间、对特定范围内的人群进行的全面调查。特定时间应该较短，甚至指某时点。如社区高血压、糖尿病等慢性病普查。这种调查涉及面广，要注意统一普查的时点及完成的期限，并统一标准。尽可能在短时间内完成，否则有人口变动、季节变化、新患者陆续发生等都会影响普查的准确性。

（1）优点：能提供疾病分布情况和流行因素或病因线索；通过普查能起到普及医学科学知识的作用；能发现人群中的全部病例，使其得到及时治疗。

（2）缺点：由于工作量大，普查对象难免有遗漏，不适用于发病率很低的疾病，也不适用于病程较短的“一过性”疾病如传染病。且此种调查耗时耗力，成本高。

2）抽样调查：是根据随机化原则，从全部调查对象中抽取一定数量的人群进行调查，以估计整体的情况。它是以小测大，以部分估计总体特征的调查研究方法。

（1）优点：抽样调查比普查费用少、速度快，节省时间、人力和物力。由于调查范围小，调查工作容易做得细致。

（2）缺点：抽样调查的缺点是不适用于患病率低的疾病，不适用于个体间变异过大的资料，并且设计、实施和资料的分析均较复杂。

抽样随机化是抽样调查的基本原则。随机抽样的方法很多，常用的有：

（1）单纯随机抽样：指将观察单位逐个编号，然后用随机数字表或抽签、摸球、电子计算机随机抽取所得。这种方法的基本原则是每个抽样单元被抽中选入样本的机会是相等的。利用随机数字表简便、易行、科学。抽签、抓阄的方法严格地说不能达到完全随机化，但因其简单、实用，小范围的抽样仍可使用。单纯随机抽样的优点是简便易行。其缺点是在抽样范围较大时，工作量太大难以采用；抽样比例较小而样本含量较小时，所得样本代表性差。

（2）系统抽样：也叫机械抽样，指按一定顺序机械地每隔若干个观察单位抽取一个观察单位组成样本进行调查；每次抽样的起点必须是随机的。例如，拟选一个5%的样本（即抽样比为1/20），可先从1~20间随机选一个数，设为14，这就是选出的起点，再加上20，得34，34加20得54，…。这样，14，34，54，74，94，…就是入选的数字，以后依次类推。系统抽样代表性较好，但必须事先对总体的结构有所了解才能恰当地应用，否则易产生系统误差。

（3）分层抽样：指按总体中的某些特征分为若干部分，统计学称每一部分为“层”，再从每一层内进行随机抽样组成样本。如先按照某些人口学特征或某些标志（如年龄、性别、住址、职业、教育程度、民族等）将研究人群分为若干层，然后从每层抽取一个随机样本。分层抽样要求层内变异越小越好，层间变异越大越好，因而可以提高每层的精确度，而且便于层间进行比较。

（4）整群抽样：指从总体中随机抽取若干个“群体”来进行调查。抽样单位不是个体而是群体，如乡、村、县、居民区、班级、连队、工厂、学校等。群内个体数可以相等，也可以不等。这种方法的优点是在实际工作中易为社区居民所接受，抽样和调查均比较方便，还可节约人力、物力和时间，因而适于大规模调查。但整群抽样要求群间的变异越小越好，否则抽样误差较大，不能提供总体的可靠信息。

（5）多级抽样：是大型调查时常用的一种抽样方法。从总体中先抽取范围较大的单元，称为一级抽样单元（例如县、市），再从抽中的一级单元中抽取范围较小的二级单元（如区、街），依次再抽取范围更小的单元，即为多级抽样。

根据不同的研究目的、研究对象、人力、物力和经费等来选择不同的抽样研究方法，原则上应该保证能从该抽样调查中获得所需有代表性的资料。

3. 确定调查变量

（1）变量的选择和测量：变量又称暴露，即我们所研究的因素、研究对象所具有的特征、所发生的事件等。变量既包括与研究对象有关的外界因素，也包括机体自身特征，如行为习惯、心理因素、遗传因素等。变量必须有明确的定义和测量尺度，变量选择应注意客观

性、灵敏性、关联性。

（2）指标的选择和标准化：在人群中进行调查研究时，应尽量采用简单、易行的技术和灵敏度高的指标。

对疾病调查必须提前建立严格的统一诊断标准，标准要利于不同地区的比较。调查表、体检或一些特殊检查常联合应用。社区慢性病常常是逐渐发生的，难于确定发病时间，或直到现况调查时才知道疾病存在，因此如果可能应追溯疾病首次症状出现的时间。用于调查测量的仪器，比如血糖仪也要标准化。

4. 确定调查项目和设计调查表　调查项目是调查的内容，包括备考项和分析项。备考项是为了便于对资料进行检查而设置的，如姓名、住址等；分析项是直接用于整理分析所必需的原始资料，如性别、年龄、发病时间、主要症状、诊断结果等。编写这部分内容时应注意以下几项原则：

（1）项目提法要明确，措词要准确、简练、通俗易懂、易于回答，尽可能不用专业术语，使被调查者能够并愿意准确回答。尽量做到不加说明就能统一标准。同时要考虑每个项目的调查结果如何统计分析。

（2）项目要精选。必要的项目不能没有，可要可不要的一律不要。

（3）问题按逻辑顺序和心理反应强度排列，先易后难，先一般后隐私。不能遗漏可能的答案。例如询问"你爱吃酸还是爱吃辣"，如果供选择的答案只有"爱吃酸"和"爱吃辣"两项，则漏了"酸辣都爱吃"和"酸辣都不爱吃"两种答案。正确的设计应列出全部四种答案。

（4）尽量获取客观和定量的指标。例如询问"你吃水果是经常吃、不常吃还是偶尔吃"，不如问"你每月吃多少斤水果？"更好些。

（5）答案填写要简明，用"是否"式、"选择"式、"数字"式等。调查表中提问的方式主要分"封闭式"和"开放式"两种。"封闭式"即在问题后列出若干互斥的备选答案，供被调查者选定其中的一个。答案的范围相当于测量的尺度。"开放式"指年龄、出生日期、吸烟支数等。有时也可将两种方式结合起来提问。

调查表是将调查项目按一定顺序编制而成。调查项目的排列顺序要有逻辑性，以便利填写。调查表的设计是关系到收集的资料是否完整、准确、规范的重要条件，也是决定调查研究工作成败的关键。一定要由通晓专业的人精心设计。

调查表主要包括四部分：①调查表的名称和编号，一个编号对应一个调查对象；②备考项，如姓名、住址、单位、电话等；③分析项，该部分是调查表的核心内容，根据研究目的有逻辑顺序地分类编写，可分为基础情况、就医情况、患病情况、卫生需求等问题；④结束，调查员签名、调查日期。

调查表可分为一览表和单一表两种。一览表是把许多观察单位填写在一张表上，适用于调查项目及例数少的调查，它填写方便，但不便整理，易出差错；单一表可让每个观察单位（每个人）填一张，便于整理。如果观察单位很多，项目也复杂，须用计算机处理分析的资料，应设计编码调查表。

一般说，一个完善的调查表并不是一次就可以拟就的。如有可能，最好做几次包括设计人员参加的预调查，须几经试用和修改方可完善。

5. 样本含量估计　具体估计样本含量的方法，因不同的研究目的、流行病学研究方法及疾病种类而不同。样本过大或过小都是不恰当的。详细的样本含量估计方法，可通过公式计算或查表而得,必要时可参阅有关卫生统计学专著。

6. 确定调查方式　①直接观察法:调查资料由参加研究的社区卫生工作者到现场对被调查对象进行直接观察检查取得的资料。②面访:在面访中,社区卫生工作者与被调查对象(居民)面对面地接触,并可对居民提供健康咨询帮助。③电话访问:社区卫生工作者通过电话协助被调查者完成问卷。④自填式:即被调查对象自己填写问卷。⑤结合法:指将各种数据收集方法结合起来使用。

7. 调查资料的整理计划　调查搜集到的资料必须经过整理、分析、去粗取精、去伪存真才能提示事物的本质和规律。整理计划主要包括以下几个方面。

1)设计分组:即将性质相同的观察单位集中到一起,将性质不同的观察单位分开,从而把组内的共性、组间的差异性显示出来。分组方法有两种。

(1)质量分组:是按观察单位的某种属性或特征来分组,如按性别、职业、疾病种类等分组。

(2)数量分组:是按观察单位被研究特征的数量大小来分组,如按年龄大小、血压高低等分组。

2)归组方法:将原始资料归入各组的方法有两种。

(1)划计法:即归组时采用划“正”或“+++”来计数。

(2)分卡法:指将原始资料直接归入各组,然后清点卡数,以计算出各组的观察单位数。

3)设计整理表:整理表是用于原始资料整理归组的表格,是提供分析用资料的过渡性表格。常用的有频数分布表等。

8. 调查资料的分析计划　统计分析计划包括:①说明预期进行的统计描述指标和统计推断方法,并指出指标的内涵及如何计算。②拟进行的探索性分析。③控制混杂因素的措施。④列出统计分析表,并通过统计分析表检查调查、整理计划有否遗漏。

二、实验设计

实验设计是指根据实验目的,结合统计要求,对实验的全过程作出周密而完善的设计,以保证以较少的人力、物力、时间得到较为可靠的结果。良好的设计是顺利进行实验和统计分析的先决条件,也是使实验性研究获得预期结果的重要保证。

根据研究对象的不同,常将实验研究分为:①社区干预试验,社区干预试验是通过对社区人群施加某些保护性措施,干预某些危险因素,考察其在人群中产生的预防效果,一般持续时间较长。例如加碘食盐预防地方性甲状腺肿的人群试验。②现场试验,是以现场中尚未患病的人作为研究对象,并随机化分组,接受某种处理因素(预防措施)的基本单位是个人。③临床试验,是以病人为研究对象,通常局限在患病人群中,对治疗效果作出评价的试验研究。目的是了解某种治疗措施的效果。例如研究某种新型化疗方法,治疗急性白血病的效果。④动物实验,是以动物作为实验对象,在动物身体上进行实验。

1. 实验设计的基本要素　实验设计的基本要素指处理因素、受试对象和实验效应。基本要素选择的恰当与否,会直接影响实验的结果。因此如何正确选择三要素是实验设计的关键。

(1)处理因素:处理因素指研究者根据研究目的外加给受试对象的实验因素。这些因素可以是生物因素、化学因素、物理因素,也可以是社会因素。处理因素还可分为不同的水

平。所谓水平指某因素施加的强度或范围在量上的不同程度，如高血压药物，临床试验中不同给药剂量或不同给药次数的差别。

（2）受试对象：受试对象可以是人或动物。受试对象的选择，对实验结果有着极为重要的影响。在社区卫生科研中，作为受试对象的前提是所选对象必须同时满足两个基本条件：①必须对处理因素敏感；②反应必须稳定。

以动物为实验对象时，动物的选择应根据不同研究课题的要求，考虑所选动物的种类、品系、年龄、性别、体重、窝别和营养状况等。为保证实验效应的精确性，对某些动物的生活环境也有严格要求。

（3）实验效应：实验效应指受试对象接受处理后所出现的实验结果，通常用人或动物相应的指标来反映。

选定指标是实验设计中至关重要的问题，所选指标应具备以下条件：①关联性；②客观性；③灵敏性；④精确性；⑤有效性。

2. 实验设计的原则

（1）对照原则：只有对照，才可能比较。对照是比较的基础。为保证社区卫生科研实验组与对照组之间具有可比性，确定处理因素与实验效应的关系，设立对照组是必不可少的。

对照的形式有多种，可根据研究目的和内容加以选择。常用的有空白对照、安慰剂对照、实验对照、标准对照、自身对照等。

设立对照组的基本要求是均衡，即实验组与对照组除处理因素不同外，其他条件均应尽可能相同。均衡性越好，越能显示出处理因素的作用，消除非处理因素对结果的影响。

（2）随机原则：随机化是增强实验性研究中非处理因素均衡性的重要手段之一。随机原则主要包括两层含义：一是根据研究目的所确定的受试对象，只要符合规定的纳入标准，都应该有同等的机会被入选样本，而不应有意挑选；二是对于每一个入选的受试对象应当用随机的方法分配到各组。

（3）重复原则：重复是指实验组及对照组的例数（或实验次数）的多少，是消除非处理因素影响的又一重要手段。在保证研究结论具有一定可靠性的条件下确定最少的例数。一般来说，计量资料的样本可小些，如果误差控制较好、设计均衡，10~20例即可；而计数资料样本要大得多，即使误差控制得较好，也需30~100例。具体的估计方法可查阅有关卫生统计学专著。

第三节　社区卫生科研论文撰写

一、论文撰写步骤和方法

论文的撰写大体上分为获取素材、写作前准备、论文构思、拟定提纲、撰写初稿和修改文稿等步骤。

1. 获取写作素材

（1）选题：选题的新颖与否，直接影响文章的质量和可读性。所以在写作之前，确定文章的主题很重要。

（2）查新：在查新前，应确立查新的时限和范围。查新的意义有以下几点：①决定选题质量；②了解历史、现状和动向；③解决实际问题。

（3）重视课题设计。

（4）合理组材。

2. 写作前的准备

（1）资料的收集：社区卫生实践和科研中的记录、资料积累非常重要。必须随时记录，作好原始记录的积累和保管工作。

（2）资料的取舍：首先将全部数据细致地检查，将需要的资料分门别类归档，在数据取舍时，要注意各类资料间的“相关性”和“可比性”。

（3）统计学处理：用来撰写论文的数据，需要进行统计学整理分析，进行统计描述和统计推断。人群之间存在个体差异，在这一群人中得出这种结论，而在另一群人中可能得出相反的结论。因此凡属样本资料进行比较时，都必须用适当的假设检验方法，求出P值，再作出统计推断结论（详见第一节 卫生统计基本方法）。

3. 论文构思　构思是写文章不可缺少的准备过程，构思时文章的主题要明确，资料要充分、典型、新颖，结构上要严谨、环环相扣。只有潜心构思，才能思路流畅，写好下面的提纲和文章。

4. 拟定提纲　主题明确、纲目清楚、篇幅适当。

5. 撰写初稿　根据提纲，把要写的内容依次连接起来，把数据和资料进行归类分析和阐述。它是论文雏形，是社区卫生科研内容和形式的再创造过程，也是论文写作最重要的阶段。

6. 修改文稿　修改过程中应注意以下方面的问题:①文题是否相符；②论点是否鲜明；③论据是否充分；④论证是否严密；⑤布局是否合理；⑥结论是否科学客观；⑦医学术语用词是否符合规范；⑧文稿是否符合医学论文写作或约稿要求；⑨标点符号应用是否正确，有无错别字等等。

总之，医学论文的写作是一个循序渐进的过程，初写者不能急于求成，只有本着认真负责的态度，善于摸索，潜心积累，才能逐渐形成自己的写作风格。

二、论文撰写基本格式

科研论文的撰写格式包括前置部分、主体部分和附属部分。

1. 前置部分

1）题目：题目是文章最重要和最先看到的部分，要能吸引读者，并给人以最简明的提示。

（1）尽量简洁明了并紧扣文章的主题；

（2）字数不要太多，一般不超过20个字；

（3）要尽量避免使用化学结构式、数学公式或不太为同行所熟悉的符号、简称、缩写以及商品名称等；

（4）若文章属于“资助课题”项目，可在题目的右上角加注释星号(*)，并在脚注处加以说明；

（5）要附有英文题名。

2）署名及单位：在题目下面要写明作者姓名和工作单位，以便编辑、读者与作者联系或咨询。

3）摘要：摘要是科研论文主要内容的简短扼要表达，必须将论文中最具创新特色的内容表达出来，重点是结果和结论。

4）关键词：是表达社区卫生科研论文特征并具有实质意义的词或词组。

2. 主体部分　是社区卫生科研论文的核心组成部分，是展现研究社区卫生工作成果和反映学术水平的主体。论文的论点、论据、论证和具体到达预期目标的整个过程都要在这一部分论述。

1）引言（导言、序言）：作为论文的开端，起纲领的作用，主要回答"为什么要研究"这个课题，阐述研究目的。字数一般在300字以内。

2）材料与方法：实验研究一般用"材料与方法"，调查研究用"对象与方法"，临床试验用"病例与方法"等。这是论文中论据的主要内容，是阐述论点、引出结论的重要步骤。

3）结果：是论文的核心部分，这一部分要求将研究中所得到的各种数据进行分析、归纳，并将经统计学处理后的结果用文字或图表的形式予以表达。

（1）数据：如实、具体、准确地写出统计学处理过的数据资料。根据各种数据资料，对结果进行定量或定性分析，并说明其可靠性。

（2）图表：结果常用统计图或统计表来表达。

（3）照片：从实验结果得来的照片有时比绘图更为形象和客观。

（4）文字：对数据、图表以外的结果，如实准确地用文字加以说明。

4）讨论：讨论是结果的逻辑延伸，是全文的综合、判断、推理，从感性提升到理性认识的过程，也是作者充分运用自已对该领域所掌握的知识，联系科研课题的实践，提出新见解、阐明新观点的重要部分。

3. 附属部分

（1）致谢：凡不具备前述作者资格，但对本研究作过指导、帮助的人或机构，均应加以感谢。

（2）参考文献：参考文献要求引用作者亲自阅读过的、最主要的文献，包括公开发表的出版物、专利及其他有关档案资料，内部讲义及未发表的著作不宜作为参考文献著录。

（范　群）

第七章 基本公共卫生服务

基本公共卫生服务是城乡基层卫生机构的两大服务功能之一。全科医生是基本公共卫生服务的重要参与者，了解基本公共卫生服务的有关知识，掌握基本公共卫生服务的有关技能，是全科医生的重要履职要求。

第一节 我国卫生工作的方针政策

一、我国卫生工作方针与卫生事业发展的演变

中国卫生管理和卫生保健的思想萌芽于夏商时期。秦汉以后出现了医学教育制度。到了唐朝，医政管理体制已经初具规模。宋、元、明、清时期，随着社会经济和科学技术不断发展，医疗卫生体制也不断发展变化。清代开始设置直属中央的医政管理体制，医药管理的法令也逐渐规范化，对民间医生的检定、医事法律等的修饰均有明文规定。

鸦片战争后，随着西方医学在国内的加速传入，西方的医疗卫生观念也在中国加速传播。民国期间，比较有代表性的医疗卫生政策有：1934年，当时的民国政府卫生署颁布《县卫生行政方案》，并在河北定县、安徽和县、江苏盐城、浙江吴县等地区建立乡村卫生机构；1941年，当时的民国政府根据《实施公医制度案》（1934年卫生技术委员会通过），推行“公医制”。但是，当时战乱四起，社会动荡，民国政府的“公医制”事实上并没有得到推广。

新民主主义革命时期，中国共产党非常关注卫生事业的发展。“预防为主”的方针、“防治结合”的原则、“中西医两法治疗”的方向、“群众卫生运动”方法以及乡村卫生机构的有序建立，一系列卫生政策的制定及实施，有力保障了解放区军民的健康，也为解放后的新中国卫生工作方针的制定积累了适合中国国情的丰富经验。

新中国建立以后，中国的卫生工作方针——“面向工农兵，预防为主、团结中西医、卫生工作与群众运动相结合”的实践充分展示了宏观卫生政策所取得的伟大成就。农村三级医疗预防保健网、乡村医生队伍和农村合作医疗制度，被称为农村卫生工作的“三大法宝”，受到世界卫生组织和许多国家的高度评价。政府组织、部门协调、群众广泛参与，积极开展爱国卫生运动，大力实施初级卫生保健，使城乡生活环境明显改善，群众健康水平显著提高。

改革开放以后，20世纪80年代，社会对医疗卫生服务的需求迅猛增加，而医疗服务的供给远远不能满足社会需求。这一供求矛盾成为卫生改革与发展面临的主要问题。这一时期卫生改革的重点是扩大卫生服务的供给，解决百姓看病难、住院难和手术难的问题。宏观决策部门和卫生行政部门相继出台了一系列鼓励扩大卫生服务供给的政策，如鼓励个体医务人员参与医疗服务供给；鼓励企业等部门的医疗机构向社会开放；鼓励医疗机构之间的联合协作；给医疗卫生机构下放一定的自主权；调整医疗收费标准和结构等。卫生政策由过去政府包揽向社会办医转变，政府从给资金转向给政策。

在解决“看病难”问题的过程中，却又出现了“看不起病”等新问题。20世纪90年代以后，整个卫生改革步入结构调整期。这一时期是卫生政策出台最多、卫生改革不断深入、卫生事业持续发展的新时期。1997年下发了《中共中央、国务院关于卫生改革与发展的决定》，提出新时期卫生工作的指导方针：以农村为重点，预防为主，中西医并重，依靠科技与教育，动员全社会参与，为人民健康服务，为社会主义现代化建设服务。其后的《关于农村卫生改革与发展的指导意见》、《国务院关于建立城镇职工基本医疗保险制度的决定》以及《关于城镇医药卫生体制改革的指导意见》等众多宏观卫生政策，体现出政府希望运用宏观卫生政策对卫生事业的要素即卫生资源、人民群众的医疗服务需求、卫生服务供方的利用这三方进行政策的宏观调控。城镇职工医疗保险、医疗卫生体制、药品流通体制“三项改革”配套联动的改革思路，表明改革的目标已经发展到要解决的问题是体制、结构上的重大调整，包括卫生管理体制、卫生服务体系、卫生资源配置、医疗机构运行机制等一系列深层次矛盾。

纵观中国卫生政策的发展历程，可以发现，诸如人口健康状况、社会经济状况、社会意识形态、国家公共卫生政策、相关利益集团的利益分配等都是宏观卫生政策的主要影响因素，卫生事业发展是否与社会经济发展相适应，成为评价宏观卫生政策优劣的标准。

二、新医改方案的产生及实施

（一）改革背景

1. 中国社会经济发展的必然需要　改革开放以后，中国经济快速发展，经济建设和社会发展取得巨大成就，人民生活水平得到很大提高。同时，社会经济发展中还存在许多问题，有些方面问题还很突出。因此，党中央提出构建社会主义和谐社会的构想，并将建设和谐社会列入全面建设小康社会的目标内容，而实现这些目标，离不开医疗卫生的改革发展与进步。

2. 卫生改革与发展的必然　新中国建立以来，经过几十年的努力，我国卫生事业取得的历史性进步，主要表现在：人均期望寿命、新生儿死亡率、孕产妇死亡率等主要健康指标达到中等发达国家水平；重大传染病得到有效控制；构建了覆盖城乡的医疗卫生服务体系；正在逐步建立医疗保障制度。

但与此同时，卫生工作也存在许多突出问题，与人民群众对卫生服务的需求有较大的差距，主要有：疾病负担沉重，公共卫生建设任务艰巨；医疗保障体系不完善，群众就医自负比例过高，群众看病贵、看病难问题突出，尤其是农村因病致贫、因病返贫的现象比较严重；政府投入严重不足，医疗卫生服务公平性差的矛盾突出；医疗卫生服务体系发展不协调，医疗卫生资源配置不合理，城乡差距、不同经济发展水平地区差距拉大；公共卫生服务体系建设仍然滞后。这些矛盾，急需通过改革得到解决。

经过多年酝酿、讨论、争论、研究，2009年3月17日，以中共中央、国务院名义，正式下发了《关于医药卫生体制改革的意见》，由此拉开了中国新医改的大幕，也标志着中国卫生改革与发展开始了崭新的阶段。

（二）新医改方案的主要内容

1. 医药卫生体制改革的基本原则和改革目标

1）改革的基本原则：坚持以人为本，把维护人民健康权益放在第一位；坚持立足国情，建立中国特色医药卫生体制；坚持公平与效率统一，政府主导与发挥市场机制作用相结合；坚持统筹兼顾，把解决当前突出问题与完善制度体系结合起来。

2）深化医药卫生体制改革的目标

（1）总目标：建立健全覆盖城乡居民的基本医疗卫生制度，为群众提供安全、有效、方便、价廉的医疗卫生服务。

（2）分阶段目标：到2011年，基本医疗保障制度全面覆盖城乡居民，基本药物制度初步建立，城乡基层医疗卫生服务体系进一步健全，基本公共卫生服务得到普及，公立医院改革试点取得突破；到2020年，覆盖城乡居民的基本医疗卫生制度基本建立。

2. 基本医疗卫生制度的基本框架　按照新医改方案，建立覆盖全体居民的基本医疗卫生制度，要建立完善四个体系。

1）全面加强公共卫生服务体系建设

（1）体系构成：建立健全疾病预防控制、健康教育、妇幼保健、精神卫生、应急救治、采供血、卫生监督和计划生育等专业公共卫生服务网络，完善以基层医疗卫生服务网络为基础的医疗服务体系的公共卫生服务功能。

（2）在体系建设方面要求做到：各类机构分工明确、信息互通、资源共享、协调互动。

（3）在体系功能发挥方面：要确定公共卫生服务范围，明确国家基本公共卫生服务项目，逐步增加服务内容。

2）进一步完善医疗服务体系：大力发展农村医疗卫生服务体系，进一步健全以县级医院为龙头、乡镇卫生院和村卫生室为基础的农村医疗卫生服务网络；完善以社区卫生服务为基础的新型城市医疗卫生服务体系；健全各类医院的功能和职责；建立城市医院与社区卫生服务机构的分工协作机制；充分发挥中医药（民族医药）作用；建立城市医院对口支援农村医疗卫生工作的制度。

3）加快建设完善医疗保障体系

（1）总体要求：加快建立和完善以基本医疗保障为主体，其他多种形式补充医疗保险和商业健康保险为补充，覆盖城乡居民的多层次医疗保障体系。

（2）体系构成：城镇职工基本医疗保险、城镇居民基本医疗保险、新型农村合作医疗和城乡医疗救助制度。

（3）发展要求：坚持广覆盖、保基本、可持续，从重点保障大病起步，逐步向门诊小病延伸。建立国家、单位、家庭和个人责任明确、分担合理的多渠道筹资机制，实现社会互助共济。随着经济社会发展，逐步提高筹资水平和统筹层次，缩小保障水平差距，最终实现制度框架的基本统一。

4）建立健全药品供应保障体系

（1）总体要求：加快建立以国家基本药物制度为基础的药品供应保障体系，保障人民群众安全用药。

（2）体系构成：中央政府统一制定和发布国家基本药物目录；基本药物实行公开招标采购，统一配送，统一采购价格；规范基本药物使用，制定基本药物临床应用指南和基本药物处方集；城乡基层医疗卫生机构应全部配备、使用基本药物，其他各类医疗机构也要将基本药物作为首选药物并确定使用比例；基本药物全部纳入基本医疗保障药物报销目录，报销比例明显高于非基本药物。

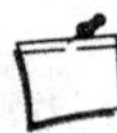

3. 基本医疗卫生制度的支持系统 基本医疗卫生制度的构建除了四个体系建设外，还包括八个方面的支持系统：

（1）建立协调统一的医药卫生管理体制。

（2）建立高效规范的医药卫生机构运行机制。重点是做好转变基层医疗卫生机构运行机制。

（3）建立政府主导的多元卫生投入机制。

（4）建立科学合理的医药价格形成机制。

（5）建立严格有效的医药卫生监管体制。

（6）建立可持续发展的医药卫生科技创新机制和人才保障机制。

（7）建立实用共享的医药卫生信息系统。

（8）建立健全医药卫生法律制度。

（三）新医改方案的实施

新医改方案的实施，采取了积极稳妥、分步推进的策略。

1. 首先安排了2009—2011年要抓好的五项重点改革，以“保基本、强基层、建机制”。

1）加快推进基本医疗保障制度建设

（1）目标要求：3年内城镇职工基本医疗保险、城镇居民基本医疗保险和新型农村合作医疗参保（合）率均达到90%以上；城乡医疗救助制度覆盖到全国所有困难家庭。

（2）主要措施：2010年各级财政对城镇居民基本医疗保险和新型农村合作医疗的补助标准提高到每人每年120元；加快推进门诊统筹，城镇居民达60%，新农合达50%；提高报销比例，统筹基金最高支付限额达到当地各类人群收入的6倍以上。

2）初步建立国家基本药物制度

（1）目标要求：2009年公布国家基本药物目录，分步实施。

（2）主要措施：从2009年起，开始在政府举办的基层医疗卫生机构全部配备和使用基本药物，2010年实施的机构不少于60%；规范基本药物招标配送，逐步实现基本药物全省统一价，保障基本药物的质量和供应；推行基本药物临床应用指南和基本药物处方集，确保临床首选和合理使用基本药物；落实国家基本药物医保报销政策，确保基本药物全部纳入医保报销范围，报销比例明显高于非基本药物。

改革基层医疗卫生机构补偿机制，落实政府办基层医疗卫生机构实行基本药物零差率销售后的政府投入政策，保障其正常运行；鼓励有条件的地方将非公立基层医疗卫生机构纳入基本药物制度实施范围，探索规范合理的补偿办法。

深化基层医疗卫生机构人事分配制度改革，落实基层医疗卫生事业单位和公共卫生事业单位实施绩效工资政策；实行能进能出的人员聘用制，建立以服务质量、服务数量和群众满意度为核心的绩效考核机制；研究拟定乡镇卫生院机构编制标准。

3）健全基层医疗卫生服务体系

（1）目标要求：用3年时间建成比较完善的基层医疗卫生服务体系。

（2）主要措施：中央财政重点支持县级医院（含中医院）、中心乡镇卫生院、城市社区卫生服务中心和村卫生室建设。

启动实施以全科医生为重点的基层医疗卫生队伍建设规划。

发挥村卫生室的网底功能，加强村卫生室建设，积极稳妥地推进乡村一体化管理；落实乡村医生承担公共卫生服务等任务的补助政策，将符合条件的村卫生室纳入新农合定点医疗机构范围，提高报销比例。

4）促进基本公共卫生服务逐步均等化

（1）目标要求：国家制定基本公共卫生服务项目，从2009年起，逐步向城乡居民统一提供；继续实施重大公共卫生服务项目，15岁以下人群补种乙肝疫苗，适龄妇女宫颈癌、乳腺癌检查，农村孕产妇住院分娩，农村生育妇女免费补服叶酸，贫困白内障患者免费复明手术，氟中毒病区改炉改灶，无害化卫生厕所建设，艾滋病母婴传播阻断。

（2）主要措施：完善公共卫生经费保障机制，2009年人均基本公共卫生服务经费标准不低于15元，到2011年不低于20元；制定基本公共卫生项目考核办法，提高服务的效率和效益。

5）推进公立医院改革试点

（1）目标要求：改革公立医院管理体制、运行机制和监管机制，积极探索政事分开、管办分开的有效形式。

（2）措施：国家重点在16个城市开展公立医院改革试点，各省（区、市）可自主选择1至2个城市开展公立医院改革试点。试点内容是：调整公立医院布局和结构，完善管理体制。加强公立医院内部管理，继续推动临床路径管理试点工作。

通过3年的努力，城市社区卫生服务体系建设取得显著成效，服务功能得到有效发挥。截至2012年底，全国已建成社区卫生服务中心7 861个，社区卫生服务站2.5万个，年门、急诊人次从2009年的3.77亿人次上升到5.46亿人次，门诊均次费用81.5元，是三级医院的35.1%。基本公共卫生服务承担各类服务2.95亿人次，为居民建立健康档案9.8亿份。

2. 公布了“十二五”期间医改的任务与要求

1）“十二五”期间的医改目标：到2015年，基本医疗卫生服务更加公平可及，服务水平和效率明显提高；卫生总费用增长得到合理控制，政府卫生投入增长幅度高于经常性财政支出增长幅度，政府卫生投入占经常性财政支出的比重逐步提高，群众负担明显减轻，个人卫生支出占卫生总费用的比例降低到30%以下，看病难、看病贵问题得到有效缓解。人均期望寿命达到74.5岁，婴儿死亡率降低到12‰以下，孕产妇死亡率降低到22/10万以下。

2）主要任务

（1）加快健全全民医保体系：巩固扩大基本医保覆盖面，提高基本医疗保障水平。职工医保、城镇居民医保、新农合政策范围内住院费用支付比例均达到75%左右，稳步推进职工医保门诊统筹。提高基本医保管理服务水平，2015年全面实现统筹区域内和省内医疗费用异地即时结算，初步实现跨省医疗费用异地即时结算。改革完善医保支付制度，在全国范围内积极推行按病种付费、按人头付费、总额预付等。完善城乡医疗救助制度，积极发展商业健康保险。探索建立重特大疾病保障机制。

（2）巩固完善基本药物制度：扩大基本药物制度实施范围。有序推进村卫生室实施基本药物制度，鼓励公立医院和其他医疗机构优先使用基本药物。完善国家基本药物目录。2012年调整国家基本药物目录并适时公布，适当增加慢性病和儿童用药品种；规范基本药物采购机制。

（3）巩固完善基层医疗卫生机构运行新机制：完善基层医疗卫生机构编制管理、补偿机制、人事分配等方面的综合改革措施。健全绩效评价和考核机制，在平稳实施

绩效工资的基础上，有条件的地区可适当提高奖励性绩效工资的比例，坚持多劳多得、优绩优酬，重点向关键岗位、业务骨干和作出突出贡献的人员倾斜，合理拉开收入差距，调动医务人员积极性。提高基层医疗卫生机构服务能力。继续支持村卫生室、乡镇卫生院、社区卫生服务机构标准化建设，2015年基层医疗卫生机构达标率达到95%以上。建立健全分级诊疗、双向转诊制度，积极推进基层首诊负责制试点，明显提高基层医疗卫生机构门急诊量占门急诊总量的比例。推进全科医生制度建设，通过规范化培养、转岗培训、执业医师招聘和设置特岗等方式加强全科医生队伍建设，到2015年为基层医疗卫生机构培养全科医生15万名以上，使每万名城市居民拥有2名以上全科医生，每个乡镇卫生院都有全科医生。积极推进家庭签约医生服务模式，逐步建立全科医生与居民契约服务关系，为居民提供连续的健康管理服务。加快推进基层医疗卫生机构信息化。

（4）积极推进公立医院改革：坚持公立医院公益性质，按照“四个分开”即政事分开、管办分开、医药分开、营利性和非营利性分开的要求，以破除“以药补医”机制为关键环节，以县级医院为重点，统筹推进管理体制、补偿机制、人事分配、药品供应、价格机制等方面的综合改革。合理确定公立医院（含国有企业所办医院）数量和布局，严格控制建设标准、规模和设备配备，禁止公立医院举债建设。全面推进县级公立医院改革。

（5）统筹推进相关领域改革：提高基本公共卫生服务均等化水平，人均基本公共卫生服务经费标准2015年达到40元以上；推进医疗资源结构优化和布局调整，科学制定区域卫生规划，明确省、市、县级卫生资源配置标准，新增卫生资源优先考虑社会资本，每千常住人口医疗卫生机构床位数达到4张的，原则上不再扩大公立医院规模；大力发展非公立医疗机构，2015年，非公立医疗机构床位数和服务量达到总量的20%左右；创新卫生人才培养使用制度；推进药品生产流通领域改革。

（四）城乡基层卫生服务体系在基本医疗卫生制度中的地位与作用

城乡基层卫生服务体系是正在构建的我国基本医疗卫生制度的基础，具有非常重要的地位与作用。

1. 城乡基层卫生服务体系与医疗服务、公共卫生服务体系的关系　城乡基层卫生服务体系是医疗服务体系和公共卫生服务体系的基础，具有“双重网底”的重要功能。

在医疗服务体系中，城市社区卫生服务机构与区域医疗中心共同构成城市新型两级医疗服务架构；农村乡镇卫生院与村卫生室是农村三级医疗服务网的主要基础。城乡基层卫生服务机构是基本医疗服务的主要提供者，是医疗服务体系的网底。

在公共卫生服务体系中，城乡基层卫生机构是基本公共卫生服务的主要提供者，与专业公共卫生机构共同构成公共卫生服务体系，也承担着公共卫生服务体系网底的功能。

2. 城乡基层卫生服务体系与医疗保障制度的关系　城乡基层卫生服务体系是我国医疗保障制度的重要支撑。发展好城乡基层卫生服务，充分发挥其功能，有利于抑制医疗费用的上涨，维护医疗保障制度的稳定运行；各类医疗保障制度的具体政策设计，应当主动与城乡基层卫生服务相衔接，通过付费方式的调整，引导常见病、多发病和诊断明确的慢性病患者在社区就诊。

3. 城乡基层卫生服务体系与国家基本药物制度的关系　城乡基层卫生服务机构是正在建立的国家基本药物制度的主要执行者；在基层卫生服务机构实施国家基本药物制度，

有利于降低居民基本医疗负担，保证基本医疗服务权利享受的均等化，缓解看病贵矛盾。

（五）新医改实施方案中促进基层卫生体系建设与发展的主要政策

1. 明确了政府的主要责任　发展城乡基层卫生服务是政府履行社会管理和公共服务职能的一项重要内容，主要责任在省辖市、区（县级市、县）地方政府。主要职责：

（1）制定发展规划和机构设置规划。

（2）承担必要的经费投入。

（3）制定有关推进社区卫生服务的工作制度。

（4）依法审批对机构的设立和撤销，实施对机构的监督和管理。

2. 现行对政府经费投入的政策要求

（1）按规定为社区居民提供公共卫生服务的经费，按社区常住人口达到国家规定的人均经费标准，在预算中安排。

（2）基层卫生机构的基本建设、房屋修缮、基本设备配置。

（3）人员培训和事业单位养老保险制度建立以前按国家规定离退休人员的费用。

3. 与医疗保障制度的衔接政策　将符合条件的基层卫生服务机构纳入定点范围；将符合规定的基层卫生服务项目纳入支付范围（包括家庭病床）；完善参保人员利用社区医疗服务的引导措施，参保人员选择的定点医疗机构中要有1～2家定点社区卫生服务机构，适当拉开医保基金对基层卫生服务机构和大中型医院的支付比例档次。

4. 分批实施国家基本药物制度。

5. 经过试点，逐步推进收支两条线管理。

6. 对政府举办的基层卫生机构实施人员编制管理

（1）政府举办的社区卫生服务中心为公益性事业单位，为财政补助事业编制。

（2）不得再兼挂其他医疗机构牌子。

（3）人员编制：城市社区卫生服务机构编制部门只核定政府举办的社区卫生服务中心的人员编制，不核定社区卫生服务站人员编制。社区卫生服务中心按每万名居民配备2~3名全科医师，1名公共卫生医师，护士与全科医师的比例按1:1配备。设护理康复或日间观察床位的社区卫生服务中心，本着从紧掌握的原则，增配适量医师和护士。每个社区卫生服务中心应在核定的医师总数内配备一定比例的中医类别执业医师，根据实际工作的需要，可配备药剂、检验、B超和放射人员各1名，其他人员按不超过医师、护士和医技人员编制总数的5%。社区卫生服务中心配备主任1名，副主任1~2名。

对农村，机构编制部门只核定政府举办的乡镇卫生院的人员编制，综合考虑功能定位、职责任务、服务人口、服务范围等因素核定。原则上每万常住人口配备11~15名人员编制。具备条件的县（市）根据当地卫生事业发展需要和财政承受能力，在此标准基础上可作适当浮动，但每万常住人口最高不超18名。卫技人员所占编制不低于总编制的90%，其中公共卫生人员按每万常住人口1.5~2.0名的比例配备。有条件的乡镇卫生院可选派医技人员到村卫生室工作。乡镇卫生院的后勤服务工作实行社会化，新进后勤人员不使用人员编制。一般配备院长1名，副院长1~2名，中心卫生院副院长最多不超过3名。

7. 加强基层卫生服务机构的绩效考核。

8. 对基层卫生服务专业队伍建设实行扶持　按照国务院下发的《关于建立全科医生

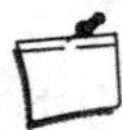

制度的指导意见》，将全科医生的培养方式逐步规范为“5+3”模式，即先接受5年的临床医学（含中医学）本科教育，再接受3年的全科医生规范化培养。对全科医生规范化培养工作，政府部门应当对培养基地的建设、师资培训以及培养基地的教学给予帮助。

第二节　基本公共卫生服务的基本概念及意义

一、基本公共卫生服务与重大公共卫生服务

（一）基本公共卫生服务

是由国家组织制定并颁布服务项目，由政府财政提供资金，免费向全体居民提供服务的制度安排。基本公共卫生服务组织实施的路径是：各级政府财政筹措并提供资金，卫生主管部门负责组织实施，专业公共卫生机构负责技术指导，以城市社区卫生服务机构（中心及站）、农村乡镇卫生院与村卫生室为主提供服务。

（二）重大公共卫生服务

是国家和各地区针对主要传染病、慢性病、地方病、职业病等重大疾病和严重威胁妇女、儿童等重点人群的健康问题以及突发公共卫生事件预防和处置需要，制定和实施的公共卫生服务项目。重大公共卫生服务的资金也主要由政府财政提供，由专业公共卫生机构与基层卫生机构共同完成。

二、实施基本公共卫生服务的意义

在全国实施基本公共卫生服务项目，是推行基本公共卫生服务均等化，构建社会主义和谐社会的重要举措，也是正在建立的我国基本医疗卫生制度的重要内容。

1. 将基本公共卫生服务项目及重大公共卫生服务项目作为公共产品向全民提供，逐步实现基本公共卫生服务均等化，是在医疗卫生服务方面实现社会公平正义原则的重要体现。所谓基本公共卫生服务均等化，就是全体城乡居民，无论性别、年龄、居住地、职业、收入，都能平等地获得政府免费或低收费提供的基本公共卫生服务项目的国家卫生制度。实行基本公共卫生服务均等化，是国家实行社会二次分配的重要方面，有利于保障全体公民的基本权益，促进社会的和谐。

2. 基本公共卫生服务由政府财政出资，免费向全体居民提供服务，是强化在基本医疗卫生方面政府责任的重要方式。新中国建立以来，我国的卫生事业取得巨大的成绩，但在卫生事业的发展上，政府投入不足，责任不明的问题始终没有得到很好解决，推行以基本公共卫生服务与重大公共卫生服务项目为主要内容的基本公共卫生服务均等化，使政府在基本医疗卫生服务方面的责任更加明确，卫生事业的公益性得到强化。

3. 实施基本公共卫生服务项目，是我国卫生制度不断完善的重要表现。基本公共卫生服务的实施，不是临时性的措施，是在基本医疗卫生服务方面一项新的、长期的、基础性的制度安排，是正在建立的基本医疗卫生制度的重要组成部分。

4. 基本公共卫生服务项目是根据我国经济社会发展状况、主要公共卫生问题和干预措施效果确定的，对改善全体居民的健康水平，提高全社会的疾病防治能力，具有重要的意义。

第三节　基本公共卫生服务项目的管理

一、基本公共卫生服务项目的设立

（一）国家对基本公共卫生服务项目的数量和服务内容实行动态管理

影响和决定基本公共卫生服务项目数量与服务内容的主要取决于以下两个因素：

第一，各级政府财政能力。基本公共卫生服务所需资金主要由政府财政提供，资金标准与服务项目的数量及服务内容、频次等相关联。

第二，基本公共卫生服务主要由城乡基层卫生机构承担，因此，服务项目的数量、服务内容、服务频次等，必须要与基层卫生机构的服务能力相匹配，按照基层卫生机构的服务能力的提升情况逐步进行调整。

（二）基本公共卫生服务项目的设计理念

1. 充分体现了新型基层卫生服务预防为主、防治结合的工作指导思想

（1）基本公共卫生服务项目都体现了预防为主的指导思想，强调无病早预防，有病早发现、早治疗。

（2）基本公共卫生服务项目不仅仅是疾病预防的服务内容，也包含了大量的医疗服务的成分，因此必须贯彻防治结合的方针，由公共卫生、医疗、护理等多专业人员共同参与。这样的工作内容，要求承担机构具有医疗、预防等综合性服务能力。实践证明，对基层机构采用防、治分设的体制，不利于基本公共卫生服务项目的顺利实施。

2. 充分体现了全科医学与社区卫生服务的基本理念　主要包括：

（1）综合性服务：主要体现在服务对象与服务内容的综合性。基本公共卫生服务项目对象涉及老年人、妇女、儿童、慢病患者等多类服务对象；基本公共卫生服务项目的内容与预防、医疗、保健、疾病康复等多种服务有关。

（2）连续性服务：现行的基本公共卫生服务项目涵盖了对服务对象从生到死这个生命全过程担负起健康维护的责任；各项服务项目大多要求运用居民健康档案，以此为信息媒介，使每次服务都与上一次的服务成为一个连续的健康维护过程。

（3）主动性服务：基本公共卫生服务项目中大多体现了对服务对象进行主动的健康管理与健康干预。基本公共卫生服务项目在实施中必须采用的服务方式——全科责任团队（家庭医生制度），具有鲜明的主动性服务的特征。

（4）人性化服务：基本公共卫生服务项目的实施过程，要求医务人员具有良好的医患沟通能力、与居民的人际交往能力。各个服务项目的实施过程，也都要求医务人员不仅关注服务对象的生理疾病，还要关注其心理、情绪、生活方式等对健康的影响，学会运用心理、社会工作方法，提供恰当的服务。

3. 引入了健康管理的服务理念与服务模式　基本公共卫生服务项目中，对涉及老年人、孕产妇、0~6岁儿童、慢病患者、重症精神病患者的服务，都引入了健康管理的理念与服务方式，以做到无病预防、有病早发现、早治疗、早干预，提高健康水平。

二、基本公共卫生服务的实施途径

（一）国家颁布服务项目及服务规范

2009年，卫生部首次颁布《国家基本公共卫生服务规范2009版》，规定基本公共卫生服务包括9类21项。2011年，国家将基本公共卫生服务项目内容调整为11类41项。2013年在此基础上，新增中医药服务，共包括：城乡居民健康档案管理，健康教育，预防接种，0~6岁儿童健康管理，孕产妇健康管理，老年人健康管理，高血压患者健康管理，2型糖尿病患者健康管理，重症精神疾病患者管理，传染病及突发公共卫生事件报告和处理，卫生监督协管，中医药健康管理等12类服务。服务规范对每个项目的服务对象、服务内容、服务频次要求、服务流程、考核指标、记录表单等都有具体的规定。

（二）政府财政提供资金

基本公共卫生服务的资金由国家规定基本标准，并逐年调整提高。所需资金由中央、省、市、县（区）财政共同分担。基本公共卫生服务项目实施以来，国家对基本公共卫生服务资金基本标准做过多次调整，如2009年规定人均不少于15元，2011年规定人均不少于25元，2013年人均不少于30元等。中央和省级财政根据全国及省内各个地区的经济水平，通过财政转移支付按照不同的标准进行补助。各地地方政府根据本地区的财政状况，决定在完成国家规定的基本公共卫生服务项目基础上是否增加服务项目与内容，并确定本地区的基本公共卫生服务项目资金标准，安排相应的配套资金。

（三）专业公共、医疗卫生机构与城乡基层卫生机构分工合作，完成服务项目

按照国家的规定，城乡基层医疗卫生机构为基本公共卫生服务项目的主要提供者；各级疾病预防控制中心、妇幼保健机构等专业公共卫生机构负责业务指导和人员培训；区域医疗中心提供医疗技术支撑和指导。

（四）卫生行政主管部门负责组织协调，并会同财政部门进行项目实施的绩效考核

1. 以县（市、区）为单位制定本地区的基本公共卫生服务项目实施方案（细则）。按照国家要求，各地的实施方案应当严格按照国家颁布的服务项目进行细化，不得在没有提高补助标准的情况下，随意增加项目任务。

2. 制定项目实施方案时，要明确项目实施单位及其责任，科学界定各单位的任务分工，做到便于理解操作、便于落实任务、便于考核管理。

3. 制定项目实施方案时，要明确项目经费分配原则，做到费随事走，钱、权、责一致。

三、基本公共卫生服务的绩效考核

基本公共卫生服务项目实施以来，政府主管部门对基本公共卫生服务项目实施情况的考核非常重视。卫生部、财政部及省有关部门，先后下达文件，要求加强对基本公共卫生服务项目进行绩效考核，并将考核结果与财政资金的拨付相挂钩，将基本公共卫生服务项目的实施情况列入对基层卫生机构和基层卫生人员的绩效考核内容。

（一）考核原则

1. 坚持属地管理，分级考核。

2. 坚持公开公平、客观公正。明确考核程序、内容、标准，考核办法和考核结果要以适当方式向社会公开。

3. 坚持科学规范,准确合理。考核应当采用定量和定性相结合、全面考核与重点考核相结合、日常考核与定期考核相结合、单项考核与综合考核相结合、机构考核与服务考核相结合的考核办法,准确、合理地评价基本公共卫生服务项目的绩效情况。

4. 坚持考核结果与改进服务和经费补助相挂钩。通过考核,及时发现问题,提高服务效率,改进服务质量。财政部门在安排和拨付基本公共卫生服务项目补助经费时要与考核结果挂钩。

(二)考核内容

1. 项目组织管理　考核项目日常管理有关制度和方案建设、组织机构建设、项目绩效考核制度建设和落实、信息化建设、基层医疗卫生机构与专业公共卫生机构分工协作机制落实情况等。

2. 资金管理　考核资金预算安排、预算执行以及财务管理情况。其中重点考核地方政府对项目资金是否及时拨付,拨付标准是否符合国家规定;基层卫生机构是否对资金进行专账管理,是否存在违规使用资金(如将基本公卫资金用于基本建设、设备购置、人员培训等)的情况。

3. 项目执行　按照国家基本公共卫生服务规范的要求,考核各类基本公共卫生服务工作开展的数量和质量。

4. 项目成效

(1) 服务成效:按照国家基本公共卫生服务规范的要求,考核重点人群健康改善情况。

(2) 知晓率和满意度:调查居民对国家基本公共卫生服务有关政策的知晓情况。调查服务对象对基本公共卫生服务的综合满意情况,调查基层医务人员对基本公共卫生服务项目的综合满意情况。

(三)考核方法

1. 日常考核　主要通过对各级政府主管部门上报的项目实施情况监测数据来进行。

2. 现场考核　由国家、省、市县区各级政府主管部门组织进行。主要采用查阅资料、听取汇报、随机抽取服务对象进行电话询问、问卷调查等多种方法。鼓励有条件的地区通过招标等方式委托有资质的中介机构进行第三方绩效评价。

(四)考核结果应用

1. 政府主管部门对考核结果应当及时进行公布通告,对考核成绩突出的基层医疗卫生机构要予以适当奖励,对好的做法要及时总结经验,并推广交流。对考核中发现的问题,及时提出改进服务和加强管理的意见,督促下级有关部门和基层医疗卫生机构整改。对于考核不合格的基层医疗卫生机构,要扣减相应的补助资金并追究责任人和单位负责人的责任,情节严重的取消其提供服务的资格。对违法违纪的单位和个人,要按照有关法律、法规严肃处理。

2. 各级财政部门要将绩效考核结果作为基本公共卫生服务项目补助资金拨付和下一年度预算编制和安排的重要依据。

第四节　社区健康管理

健康管理是起源于20世纪的健康维护活动,发展至今天,健康管理既是一种新型的服务模式,也是一种重要的服务理念。在中国,健康管理的最适宜平台,应当在基层卫生机构。国家在

推进基本公共卫生服务均等化的工作中，已经将健康管理引入到基本公共卫生服务项目，因此，全科医生与其他基层卫生工作者，都应当了解健康管理的基本知识及其在社区的应用。

一、健康管理的概念

（一）健康的定义和标准

世界卫生组织（WHO）对健康的定义是："健康不仅是没有疾病，而且是身体上、心理上和社会上的完好状态。"据此，健康应当包含三个层面的内容。

身体健康：指人体的组织结构完整和生理功能正常。

心理健康：心理反应同客观环境保持一致；心理活动和行为完整协调；个性心理特征稳定。

社会适应能力良好：对在职业、家庭及学习、娱乐中的角色转换与人际关系等方面有较强的适应能力。

1978年世界卫生组织（WHO）给出了衡量健康的十项标准：

（1）精力充沛，能从容不迫地应付压力。

（2）处事乐观，态度积极。

（3）善于休息，睡眠良好。

（4）应变能力强。

（5）能够抵抗一般性感冒和传染病。

（6）体重得当，身材均匀，站立时头、肩、臂位置协调。

（7）眼睛明亮，反应敏锐。

（8）牙齿清洁，无空洞，无痛感；齿龈颜色正常，不出血。

（9）头发有光泽，无头屑。

（10）肌肉、皮肤富有弹性，走路轻松有力。

（二）健康管理的定义

健康管理是基于个人健康档案基础上的个性化健康维护服务，是建立在现代生物医学和信息化管理技术的模式上，对个人的各种健康危险因素进行全面监测、分析、评估、预测以及进行控制的全过程。它与健康体检的区别在于它强调"系统管理"；与健康教育的区别在于它强调量化和个性化。

（三）健康管理的服务对象

1. 健康人群　通过实施健康管理，纠正不良行为习惯，减少疾病的发生，促进健康水平提高。

2. 亚健康人群与高危人群　通过实施健康管理，进行疾病预警，化解与消除已有的危险因素，及时监控健康状况，降低患病风险，提高健康水平。

3. 患病人群　主要针对患有慢性非传染性疾病的患者，提供专业服务，在治疗的同时，寻找病因，监控危险因素，并给予营养、饮食、科学运动、心理调适等方面的指导，以降低疾病风险水平，延缓疾病进程，提高生命质量。

二、健康管理的发展简史

作为一种服务模式的健康管理，最早起源于美国。20世纪六七十年代，美国的保险业最先提出健康管理的概念。美国是世界上唯一以商业医疗保险为主要医疗保障形式的国家，保险公司出于为了获得更多保险收益的目的，雇佣医生对参保者进行健康评价，并以此为依据对参保对象开展有针对性的健康指导，以降低医疗费用，控制保障风险。在这样的做法中逐步形成了健康管理的理论和实践基础。到20世纪90年代，美国的许多企业决策层开始改变为员工健康的投资导向，给员工提供健康管理，包括制造业、服务业和保险业等。据统计，有7 700万的美国人在大约650个健康管理组织中享受医疗服务，超过9 000万的美国人成为健康管理计划的享用者，这意味着每10个美国人就有7个享有健康管理服务。与此同时，德国、英国、芬兰、日本等国家逐步建立了不同形式的健康管理组织。

健康管理在我国还是一个比较新的概念，近几年健康管理作为一种新的服务模式和行业开始发展。目前，国内以健康管理名义的服务机构已有几千家，从不同的层面开展服务，其中主要以健康体检为主。2005年10月，卫生部、劳动与社会保障部正式发布健康管理师职业标准，健康管理成为正式的社会职业。

目前国内健康管理的组织主要是健康管理公司和少数医院、体检中心等，但从今后的发展趋势看，社区卫生服务机构等基层卫生机构应当成为实施健康管理的主体。主要理由是：

第一，社区卫生服务机构等基层卫生机构的综合性服务功能，涵盖医疗、预防、保健、健康教育等方面，其服务内容、服务目标与健康管理完全相吻合。健康管理的服务理念、服务方式，随着基本公共卫生服务项目的实施，正在融入到基层卫生机构的服务之中。

第二，基层卫生机构的综合性、连续性、主动性、人性化服务的特征，与健康管理的特征也是一致的。

第三，基层卫生机构是一个完整的、覆盖到所有居民区的服务网络，是居民健康档案管理的主要承担着，具有面向全体居民实施健康管理的平台优势。

三、健康管理的基本流程与服务特征

（一）健康管理的基本流程

规范的健康管理服务，应当包括以下四个基本步骤。

1. 个人健康信息的采集　包括一般信息、现病史、既往病史、家族病史、膳食及生活方式、体格及实验室检查。不同的健康管理对象、不同的健康管理目的，应当选取相应的采集项目。

2. 个体健康评估　在采集的健康信息的基础上，进行健康危险因素提示、个人主要疾病发生与发展的危险性评估。健康评估包括专门疾病的风险评估和整体健康状况评估，评估需要采用适宜的评估方法和评估工具。国外健康风险评估的研究与健康管理的发展基本同步，20世纪70~80年代，随着计算机技术的发展，美国和加拿大总结了健康风险研究的成果，研发了第一代、第二代美国成年人健康风险评估软件。20世纪90年代以前，发达国家健康风险评估主要针对单纯疾病死亡率。随着人们对健康概念认识的深入，目前健康风险评估更大程度上针对疾病的患病率和整体健康。与第一、二代健康风险评估相比，现在美国健康管理市场流行的健康风险评估，更具个体性、可比性、可行性、教育性。

在我国，健康风险评估的研究起步较晚，相对成熟运用的评估模型和评估软件也比较少，所以国内的健康管理机构一般不进行健康风险评估，仅提供若干固定搭配的“体检套餐”，体检缺乏针对性，造成医疗经费的浪费。由此，健康风险评估是我国发展健康管理服务

的瓶颈。

3. 个体健康干预 在评估的基础上制定有针对性的生活方式和行为干预方案，要求被管理者要学会自我控制和自我管理。个体健康干预要求有较强的针对性，行为干预措施要尽可能量化。

4. 一段时间后再次进行个体健康信息的采集及再评估，进入下一个循环。

在上述四个步骤中，每个步骤都需要使用健康档案，进行健康管理的全程记录，使健康管理过程具有连续性。

（二）健康管理的特征

1. 主动性管理 健康管理的实施过程中，服务提供者根据制定的健康干预方案，对管理对象实施主动性管理，要求管理对象按照方案纠正行为习惯，并学会自我管理。

2. 个性化管理 个体健康管理的依据是对管理对象采集的健康信息，由于每个人的健康信息是不相同的，因而所制定的健康干预方案也是不同的，是具有个性化的。

3. 专业化管理 健康管理服务涉及临床医学、预防医学、营养学、运动医学、医学心理学等专业学科，需要服务提供者具有较宽的专业知识面和专业技能。

4. 预防性管理 健康管理的目的就是通过实施健康干预，做到无病早预防，有病早发现、早干预、早治疗，因此，是实施的预防性管理的服务。

5. 连续性管理 健康管理的实施步骤是反复循环的连续过程，体现了连续性管理的特点。

6. 整体性管理 健康管理的服务内容，以现代对健康概念的认识为基础，服务内容不仅要涉及人的生理层面的健康，当然也要关注心理、社会环境等方面对健康和疾病的影响，因此必须对服务对象实施整体性管理，很好地体现了现代医学模式的要求。

（陈永年）

第八章　社区卫生信息化管理

随着医疗卫生事业的改革和发展，社区卫生服务正处于快速发展过程中，社区卫生服务信息管理存在巨大的发展空间，信息管理工作在构建社区卫生服务中心、满足社区居民卫生服务需求、加强管理与监督中将发挥越来越重要的作用。

第一节　社区卫生服务信息管理

一、社区卫生服务信息管理概述

（一）社区卫生服务信息的概念和特征

信息是指在日常生活中具有新知识、新内容的消息。现代科学所研究的信息与消息有联系，但不完全等同。它泛指各种消息、情报、知识、指令、数据、代码等。信息与人类任何有目的的活动息息相关，是人们发现、分析和最终解决问题所必不可少的。人们在获得这种信息之后，就能消除某种认识上的不确定性，改变原有的知识状态。

社区卫生服务信息是蕴含于各种数据、符号、信号、实物等中的有助于消除社区卫生服务内外环境把握方面的不确定性的一种存在，它是卫生工作者发现、分析和解决社区卫生服务与管理中需要解决的问题时所必不可少的。

信息有两个重要特征：一是可传递性。语言、文字、电波是基本的信息载体。二是可测量性。利用数学方法研究信息的计量、传递交换和存贮的科学，就叫信息论。信息论的基本思想，是把系统的一个运动过程看作是信息传递和转换的过程，通过对信息流程的分析和处理，达到对这一复杂系统运动过程的规律性的认识。

（二）社区卫生服务信息的内容

社区卫生服务信息内容极其广泛，涉及的关系错综复杂。主要信息概括如下：

1. 社区环境信息

（1）人口状况：人口总数及年龄与性别构成，人口的迁移与流动等。

（2）经济状况：当地工农业生产总值，财政收入与支出，人均收入水平及收入差别，主要收入来源等。

（3）文化观念：居民的受教育程度，当地的风俗习惯，居民对健康与疾病的看法及对各种卫生服务的认识与态度等。

（4）社会环境：当地婚姻状况、家庭结构及成员关系，以及社会支持系统状况，行政区划、学校及其他组织状况，政府对卫生工作的支持与社会技术资源（如电力供应、通讯设施等）状况等。

（5）自然环境：当地地理特征与气候状况，住房、供水源、食物可得性、排泄物处理设施等。

（6）科技环境：医学及相关科学与技术的发展动态等，远程辅助医学诊断与远程医学

教育信息管理等，药品、制剂、器械、新技术、新方法等。

（7）政策环境：卫生政策、法规及改革方针，财务、工商、物价管理等。

2. 居民健康状况信息

（1）总体健康：总死亡率、婴儿死亡率、孕产妇死亡率、期望寿命等。

（2）身体健康：传染病、地方病、职业病及癌症、心脑血管疾病等的发病（患病）与死亡情况等。

（3）心理健康：主要精神疾病（紧张、抑郁症等）的患病情况等。

（4）社会健康：社会交往与人际关系障碍情况以及社会适应能力等。

3. 居民卫生行为信息

（1）吸烟行为：吸烟总人数及其人群分布，以及吸烟量大小、开始吸烟的年龄、吸烟时间长短等。

（2）饮酒行为：饮酒人数与分布，饮酒量与频度，饮酒起始年龄与时间长短等。

（3）饮食习惯：居民的主食品种、口味，以及偏食和烟熏等食品的摄入情况等。

（4）吸毒与性乱：有无吸毒现象存在，有无同性恋、性关系混乱、商业性性服务等现象的存在等。

（5）就医行为：居民计划免疫、妇幼保健等服务的接受与参与程度，居民生病后就医的及时程度及对医嘱的依从性大小等。

4. 卫生资源信息

（1）人力资源：卫生人员的数量与种类、年龄结构、专业分布与构成等。

（2）经费资源：财政拨款、专项建设费用、业务收入及各项支出等。

（3）物质资源：药房、诊所、病房等的数量、状况与分布等；药品的供应情况，诊疗仪器、床位、交通工具等的数量、完好状况与利用率等。

（4）信息资源：书籍与手册、记录与报告、社区调查研究资料等的拥有量、质量与利用等。

5. 卫生服务信息

（1）医疗服务：不同地区、不同层次提供的医疗服务的种类、数量和质量等。

（2）预防服务：计划免疫、健康教育、改水改厕等的开展情况。

（3）保健服务：孕产妇系统管理、妇女常见病防治及儿童生长发育监测工作情况等。

（4）康复服务：残疾人的治疗、设施提供及社区康复工作开展情况等。

6. 卫生产出信息

（1）效率与效果：不同社区卫生服务机构所提供的卫生服务的数量与质量；各类卫生服务的成本效益大小等。

（2）公平性：不同人群对卫生服务的利用情况等。

（3）满意度：居民对卫生服务的满意度状况、意见和要求等。

7. 卫生管理信息

（1）目标计划：组织的功能、使命与目标；组织的规划与计划机制和过程等。

（2）组织制度：组织的管理体制、制度等。

（3）监督控制：上级对下级的技术与管理指导等。

（三）社区卫生服务信息的作用

1. 信息是决策和计划的基础　制定决策与计划是管理中最重要的职能和任务。但科学的决策与计划，必须以全面反映客观实际的信息为依据。从一定意义上说，决策的水平和质量取决于信息工作的水平和质量。如要制订社区卫生服务工作年度计划，就必须以近几年社区卫生服务工作开展情况为依据，结合来年可能发生的主客观因素的影响加以分析，然后才能作出计划。

2. 信息是控制和监督各项工作的依据　任何一项工作的完成，都或多或少会遇到一些意想不到的外部因素的干扰，使工作不可能完全按照预先的决策和计划实施，需要实施协调和控制，这就必须了解偏差和消除这种偏差，为此必须依靠信息的传递来实现。

"检查"是一种管理职能，它是实施控制的一个方法。检查工作的目的，是衡量目前的工作成绩，找出影响工作效能的因素，以期达到预定的目标，实际上这是一种信息及反馈调节，检查就是要取得工作实际情况的信息，再加以衡量，从而促进工作。

控制的基础是信息，一切信息传递都是为了控制，而任何控制又都需要通过信息反馈来实现，没有反馈，就无法实现控制。

3. 信息是评价系统实现目标的手段　决策与规划（计划）的制定需要以可靠、有效的信息为依据，为了实现规划（计划）的预期目标，必须对规划的执行过程进行科学管理，即实行监督和评价，这也必须有信息的支持。社区卫生服务评价是总结计划实施后的社区卫生服务所取得的成效和工作经验，找出存在的问题，吸取教训，改进工作的系统工程。评价工作不仅是在社区卫生服务计划完成之后，而且在计划的实施过程中便开始进行。通过评价工作可以鉴定社区卫生服务计划实施的进度、效果和效益，以及对控制社区疾病和促进社区健康所取得的影响和效果，并以此说明社区卫生服务的合理性、价值和需要的程度。评价工作是计划的延续和发展，它保证社区卫生服务计划的实施得以顺利进行，同时对发现的问题、存在的矛盾以及失误、遗漏和不完善、不可行的内容，随时进行评价并予以修订和调整。

4. 信息是沟通系统内部和外部联系的纽带　为使系统内部各层次、各部门的活动协调，必须借助于信息来实现上下左右的联系，沟通系统内部和外部各方面的情况。如果没有一个四通八达的信息网，就无法实现有效的管理。社区卫生服务系统内部，机关与科室联系、科室与科室之间的联系都是靠信息传递来实现的。领导通过现场调查、听取汇报、召开会议等方法来与科室保持联系。科与科之间的工作关系是通过有关的规章制度如接诊、会诊等制度来实现（规章制度本身即是一种相对固定的信息），信息的传递则通过会诊通知、会诊意见书等形式来实现。

5. 信息是研究工作延续的保证　人类几千年文明史证明，今天的知识是前人劳动的成果，我们是在巨人的肩膀上腾飞的。目前信息量随着时代的进步和科学技术的发展越来越大，以至达到所谓"信息爆炸"的程度。随着信息科学的发展，加强对社区卫生服务各种信息的管理已成为社区卫生服务管理的一个重要组成部分。

二、电子计算机在卫生信息管理中的应用

（一）电子计算机在社区卫生服务信息管理中的作用

社区卫生服务信息化建设不仅仅是传统意义上的计算机网络建设，而是更注重利用计算机和网络技术来提升基层卫生服务管理水平、卫生服务效率，方便和快捷地服务于人民群众。世界各国医疗卫生建设中，信息和信息系统发挥着至关重要的作用。应该说，公共健

康信息系统建设是世界各国，尤其是发达国家实现疾病控制、预防保健和健康促进等各项工作现代化的最关键和最具有影响力的要素。全科健康信息学在国际上受到广泛重视，美国国家工程院将其列为21世纪最具挑战的14个重大科学领域之一。世界预防医学会根据实际经验得出"基于IT平台的健康管理以及健康危机管理技术与相关服务的诞生是人类健康史上一次成功的创新，"它将过去传统的被动预防医学模式改进为积极的主动预防医学模式，将为全人类的健康维护性消费带来一场意义巨大的革命。

1. 办公自动化　社区卫生服务机构每年要投入相当大的人力、物力去处理办公室的事务，合理地利用现代信息手段能带来很多便利，其中包括：

（1）公文处理：收文、发文、归档和查询。

（2）档案管理：处理来自院内外的文书档案、进行档案登记、分类、索引、编目、立卷、检索等，以及建立和维护电子文档等。

（3）事务管理：计算机可以辅助进行规划、计划、总结、评价、工作安排及会务组织与记录等。

（4）沟通联络：通过国际互联网与电子邮件，可进行常规信息发布、网上问题讨论；还可以查询火车、飞机时刻表、联系电话手册及联络交通工具等。

2. 财务管理　财务管理的特点是准确性要求高、计算量大、工作过程枯燥而烦琐。计算机的应用可以很好地解决这一系列的问题。具体来说，计算机可用于治疗、检查、药品费用的登记、划价等；可进行预收款管理，即当病人的结余额小于一定数目时，由计算机提示或打印出该病人的病区、床号、费用使用情况与补交预交金等；可进行费用结算、中途结算、转科结算，和当病人对收费项目产生疑问时进行重新结算等；可为病人就每天的各项支出、总账、结算账、预收款等提供查询；可打印病人报销凭证、日结账汇总表、日结账明细表、旬和月结账报表、科室核算月统计报表等；可按科室工作量和收费项目进行统计汇总和进行科室核算等。

3. 药品管理　药品管理的特点与上述财务管理很相似，把药品的品名、规格、剂型、产地、价格、金额、采购、销售等录入计算机，就可很方便地进行采购管理、药库管理、药房管理、特殊药品管理、自动划价、设定药品采购量警戒线和进行药品统计等。这样不仅能提高药品管理的准确性和效率，同时还有助于杜绝药品管理的弊病与漏洞。

4. 健康档案管理　计算机化的健康档案管理或电子病历与传统的纸质病历相比有很多优势。传统的手写病历不仅需要花费医务人员很多时间和精力，而且具有因为书写不清而难以辨认、不便查阅和难以进行统计分析等弊端。如果改用电子病历则不仅有助于保证病案首页及病案有关信息的完整录入，而且还便于病案信息查询和数据备份，便于进行疾病、病人和医疗信息（诊断、手术、治疗、转科等）、费用等统计，便于对医疗任务与质量进行监督控制，便于病案借阅管理和按卫生主管部门要求进行数据转换等。

5. 远程医学教育　大多数社区卫生服务机构的图书资料极其有限，又没有经费和时间安排脱产进修学习，所以卫生人员知识与技能很难得到及时更新与提高。这已成为制约社区卫生服务发展的一个重要障碍。远程教育能在很大程度上解决这一问题。目前各种各样的网络学校层出不穷，有些医学、卫生网站还定期在网上举行专题学术会议、报告、讲座、手术直播等活动。通过网络，卫生人员不仅可以查阅最新的专业资料，还可接受正规的学历教育和继续医学教育。更重要的是，网上医学教育形式多样、时间灵活、费用低、不用离岗、不影响工作，很适合社区卫生服务的实际。

6. 诊疗活动管理　现代信息技术不论在门诊还是住院服务中都大有用武之地。利用计算机向门诊病人提供挂号服务既方便又快捷，且挂号时所录入的病人基本资料还有多种用途。它可很方便地调出来用于统计分析，以提供就诊病人的时间、地域、分科、年龄、性别等方面的特征信息。如果社区卫生服务机构内实现联网，则门诊挂号时所输入的基本信息还可以为后续的就诊过程所利用，从而节省医务人员很多的填表时间。

实际上，现代信息技术在社区卫生服务与管理的每一个方面都有极其广泛的用途，以上介绍的仅是其中的几项基本应用。这些应用的实施并不需要投入太多的资源，社区卫生服务机构可首先选择从这几个方面入手，等做好充分的技术与资源准备之后，再考虑向更高级的应用领域拓展，如加入省内外的远程医疗网，提供网络卫生服务等。

（二）信息化新理论和新方法的应用

近些年来，随着信息技术的不断发展，全科医学在信息系统的建立和发展方面取得了巨大的进步。

1. 健全以患者为中心的电子健康档案　电子健康档案是一种与现代医学模式相适应，涵盖个人、家庭、社区等不同层面的系统化记录文件。健康档案的建立，有利于实现健康档案与临床信息一体化的目标。全科医学信息化建设的基础任务是建立患者健康档案，记载患者个人健康状况的发展和接受各项救治服务的综合情况，对患者的医疗保健以及病后康复护理实现全面掌握。健康档案在内容上体现了以个人为中心、家庭为单位、社区为基础的基本原则，连续而全面地记录和反映健康状况及其变化。健康档案为社区医生提供了完整、系统的居民健康状况数据，是社区卫生掌握居民健康状况、进行社区诊断的主要依据，也是进行社区卫生管理的重要前提。全科医生在向人们提供全科医学服务时，只要通过健康档案就可以了解到患者本人及其家庭的健康背景资料，从而提出更加优质、更加综合、更加连续的医疗保健服务。

2. 实现医疗信息的共享　通过全科医学信息化网络可以有效地实现医疗信息的共享。该网络集中存贮患者的健康资料和诊疗数据，各个医师之间可以通过网络进行互相传递和交换，充分实现患者数据的共享。当一位医师对于患者无法记忆有效的相关治疗时，可以通过网络，将患者的信息资料传递给其他医师，实现各医师之间的交流，然后通过整合多位医师的治疗方案和意见，从而对患者进行更加准确的诊断和治疗。同样，对于患者而言亦是如此，当寻求一位医师的治疗无果或者无法得到更加有效的治疗，通过网络，患者将自己的资料信息公布，同样可以寻求其他医师的医疗帮助和建议。

（1）医疗设备的数字化：也就是说，在患者的诊疗过程中，患者各项数据的采集、处理、存储以及传输等过程均是通过计算机技术实现的，计算机软件主导医疗设备的工作，对计算机进行操作即可实现采集信息的存储、处理和传输。

（2）医疗设备的网络化：全科医学信息系统可以实现大医 院与全科诊所之间患者电子健康档案资料的传输。而在远程医疗方面，可以实现远程培训、远程会诊、远程求助等多项举措，从而实现医疗设施和资源的共享。

（3）全科医疗业务的信息化：管理者可以通过医疗系统对医疗业务工作情况进行全面和及时的掌握，保证全科诊所的最佳运行状态。同时，全科医学信息系统还可以随时为患者

进行各种所需医疗信息的服务。

（4）医疗服务的个性化：全科医疗服务实现个性化，可以通过网络对诊疗进行预约，减少患者对于诊断结果的等候时间，同时，通过网络还能实现各种健康监测到慢病信息直接传送到全科医生，更加有利于全科医生对患者进行及时、准确地诊疗。利用互联网和有线电视等信息交流设备，还能实现私人医疗保健服务和公众医疗咨询服务的便利提供，将随时提醒患者进行身体检查、预测某种疾病的发生和发展。向患者推荐新的治疗方法，使其享受更加全面的专人化的医疗保健服务。

3. 新型信息技术在全科医学服务中的广泛应用　云计算、物联网、移动互联网、社交技术等新型移动信息技术在全科医学服务体系中得到了全面应用。以数字移动技术为核心的新信息技术体系在医疗保健体制中的广泛应用将成为人类健康史上一次成功的创新，它将过去传统的被动医学模式改进为积极的主动医学模式，将为全人类的健康维护性消费带来一场意义巨大的革命。

第二节　居民健康档案

一、居民健康档案概述

居民健康档案（health record）可简单定义为：记录有关居民健康信息的系统化文件，包括病历记录、健康检查记录、保健卡片以及个人和家庭一般情况记录档案等。它是社区卫生服务工作中收集、记录社区居民健康信息的重要工具。

（一）建立居民健康档案的意义

居民健康档案的重要性已广为医界人士所认同，它在医学教育、科研、服务及司法工作等方面都占有相当重要的地位。

1. 作为社区卫生规划的资料来源　完整的健康档案不仅记载了居民健康状况以及与之相关的健康信息，还记载了有关社区卫生机构、卫生人力等社区资源的信息，从而为社区诊断、制定社区卫生服务计划提供基础资料。

2. 是全科医生全面掌握居民健康状况的基本工具和提供连续性服务的信息媒介　居民健康档案是居民从生至死生命全过程的健康维护记录，全科医生在实施社区卫生服务中，要为社区居民提供连续性、综合性、协调性和高质量的医疗保健服务。要正确理解和鉴定居民或病人所提出的问题，就必须充分了解居民个人和家庭的背景资料。通过掌握和了解社区居民的情况，主动挖掘个人、家庭的问题，实施健康管理。

3. 是全科医疗教学的重要参考资料　健康档案是对社区居民以问题为中心的健康记录，反映了生物、心理和社会方面的问题，具有连续性、逻辑性，可运用于医学教学，有利于培养医学生的临床思维能力和处理问题的能力。

4. 规范的居民健康档案是宝贵的科研资料　准确、完整、规范和连续性的居民健康档案为前瞻性研究居民健康状况，探讨危险因素提供了理想的资料。

5. 可用于考核全科医生技术水平　以问题为中心的健康记录，强调完整性、逻辑性、准确性，有利于考核全科医生处理各种问题的医疗质量和技术水平。

6. 完整的居民健康档案还是司法工作的重要参考资料。

（二）居民健康档案的特点

1. 以人为本　健康档案是以人的健康为中心，以全体居民（包括病人和非病人）为对象，以满足居民自身需要和健康管理为重点。

2. 内容完整　健康档案记录贯穿人的生命全程，内容不仅涉及疾病的诊断治疗过程，而且关注机体、心理、社会因素对健康的影响。其信息主要来源于居民生命过程中，与各类卫生服务机构发生接触所产生的所有卫生服务活动（或干预措施）的客观记录。

3. 重点突出　健康档案记录内容是从日常卫生服务记录中适当抽取的、与居民个人和健康管理、健康决策密切相关的重要信息，详细的卫生服务过程记录仍保留在卫生服务机构中，需要时可通过一定机制进行调阅查询。

4. 动态高效　健康档案的建立和更新与卫生服务机构的日常工作紧密融合，通过提升业务应用系统实现在卫生服务过程中健康相关信息的数字化采集、整合和动态更新。

5. 标准统一　健康档案的记录内容和数据结构、代码等都严格遵循统一的国家规范与标准。健康档案的标准化是实现不同来源的信息整合、无障碍流动和共享利用、消除信息孤岛的必要保障。

6. 分类指导　在遵循统一的业务规范和信息标准、满足国家基本工作要求的基础上，健康档案在内容的广度和深度上具有灵活性和可扩展性，支持不同地区卫生服务工作的差异化发展。

目前，我国的居民健康档案大体包括门诊病历、住院病历、保健卡片等几个彼此孤立的部分。一般由医院保健部门或门诊部门有关科室保存。就总体来说，现行健康档案的有关材料在内容上不够完整，在管理上条块分割，相互间缺乏良好的协调，因而整体利用价值不大。尤其不适合用于基层医疗保健，不能满足社区卫生服务的需要，无法体现出社区卫生服务连续性、综合性和协调性的特征。特别要强调的是，缺乏逻辑性和连贯性的病历，就像孤立的环，无法连成一条链，这不利于提供连续性的保健。

二、居民健康档案的应用与管理

为贯彻落实《国务院办公厅关于印发医药卫生体制五项重点改革2011年度主要工作安排的通知》（国办发〔2011〕8号）精神，进一步规范国家基本公共卫生服务项目管理，卫生部在《国家基本公共卫生服务规范（2009年版）》基础上，组织专家对服务规范内容进行了修订和完善，形成了《国家基本公共卫生服务规范（2011年版）》。要求居民健康档案内容包括个人基本信息、健康体检、重点人群健康管理记录和其他医疗卫生服务记录。

个人基本情况包括姓名、性别等基础信息和既往史、家族史等基本健康信息。健康体检包括一般健康检查、生活方式、健康状况及其疾病用药情况、健康评价等。重点人群健康管理记录包括国家基本公共卫生服务项目要求的0～6岁儿童、孕产妇、老年人、慢性病和重性精神疾病患者等各类重点人群的健康管理记录。其他医疗卫生服务记录包括上述记录之外的其他接诊、转诊、会诊记录等。

（一）居民健康档案的建立

有了一份好的健康档案，只是一个基础。关键是如何填写好、如何应用好每一份档案。在相应项目处填写具体数据和（或）文字，注意项目填写规范化、标准化。

1. 居民健康档案封面（表8-1）

表8-1　居民健康档案封面

编号□□□□□□-□□□-□□□-□□□□□

居民健康档案

姓　　名：________________

现 住 址：________________

户籍地址：________________

联系电话：________________

乡镇（街道）名称：________________

村（居）委会名称：________________

建档单位：________________

建 档 人：________________

责任医生：________________

建档日期：________年____月____日

采用17位编码制统一为健康档案进行编码，以国家统一的行政区划编码为基础，以街道（乡镇）为范围，居（村）委会为单位，编制居民健康档案唯一编码。

第一段为6位数字，表示县及县以上的行政区划，统一使用《中华人民共和国行政区划代码》（GB2260）；

第二段为3位数字，表示乡镇（街道）级行政区划，按照国家标准《县以下行政区划代码编码规则》（GB/T 10114-2003）编制；

第三段为3位数字，表示村（居）民委员会等，具体划分为：001-099表示居委会，101-199表示村委会，901-999表示其他组织；

第四段为5位数字，表示居民个人序号，由建档机构根据建档顺序编制。

除健康档案首页外，在填写健康档案的其他表格时，必须填写健康档案编号，但只需填写后8位编码。

2. 健康档案个人基本信息部分（表8-2）

表8-2 个人基本信息表

姓名：　　　　　　　　　　　　　　　　　　　　　　　　档案编号 □□□-□□□□□

身份证号				出生日期	□□□□ □□ □□
性 别		0 未知的性别 1 男 2 女 9未说明的性别 □		民 族	
本人电话			联系人姓名		联系人电话	
血 型		1 A型 2 B型 3 O型 4 AB型 5 不详/RH阴性：1 否 2 是 3 不详 □/□			
月经史			生育史	妊娠____流产____早产____足月产____存活____	
文化程度		1 文盲及半文盲 2 小学 3 初中 4 高中/技校/中专 5 大学专科及以上 6 不详 □			
职 业		1 行政管理人员； 2 专业技术人员； 3 办事人员和有关人员； 4 商业、服务业人员； 5 工人； 6 农民； 7 林、牧、渔、水利业生产人员； 8 军警； 9 家庭妇女； 10 离、退休人员； 11 待业； 12 学生 □			
婚姻状况		1 未婚 2 离婚 3 丧偶 4 分居但未离婚 5 有婚 □			
医疗费用支付方式		1 城镇职工基本医疗保险 2 城镇居民基本医疗保险 3 新型农村合作医疗 4 贫困救助 5 商业医疗保险 6 全公费 7 全自费 8 其他________ □/□/□			
药物过敏史		1 无 有：2 青霉素 3 磺胺 4 链霉素 5 其他________ □/□/□/□			
既往史	疾病	1 无 2 高血压 3 糖尿病 4 冠心病 5 慢性阻塞性肺疾病 6 恶性肿瘤________ 7 脑卒中 8 重性精神疾病 9 结核病 10 肝炎 11 其他法定传染病 12 其他________ □ 确诊时间 年 月/ □ 确诊时间 年 月/ □ 确诊时间 年 月 □ 确诊时间 年 月/ □ 确诊时间 年 月/ □ 确诊时间 年 月			
	手术	1 无 2 有：名称1__________时间________/ 名称2__________时间________ □			
	外伤	1 无 2 有：名称1__________时间________/ 名称2__________时间________ □			
	输血	1 无 2 有：原因1__________时间________/ 原因2__________时间________ □			
家族史	父 亲	□/□/□/□/□/□______	母 亲	□/□/□/□/□/□______	
	兄弟姐妹	□/□/□/□/□/□______	子 女	□/□/□/□/□/□______	
		1 无 2 高血压 3 糖尿病 4 冠心病 5 慢性阻塞性肺疾病 6 恶性肿瘤 7 脑卒中 8 重性精神疾病 9 结核病 10 肝炎 11 先天畸形 12 其他________			
遗传病史		1 无 2 有：疾病名称________ □			
残疾情况		1 无残疾 2 视力残疾 3 听力残疾 4 言语残疾 5 肢体残疾 6 智力残疾 7 精神残疾 8 其他残疾________ □/□/□/□/□/□			

1）身份证号：将建档个人的身份证号作为统一的身份识别码，为在信息平台下实现资源共享奠定基础。第一代身份证为15位，第二代身份证为18位。

2）出生日期：根据居民身份证的出生日期，按照年（4位）、月（2位）、日（2位）顺序填写，如19490101。

3）性别：按照国标分为未知的性别、男、女及未说明的性别。

4）民族：指具有共同语言、共同地域、共同经济生活以及表现于共同文化上的共同心理素质的人的共同体。填被建档人民族全称，如汉族、彝族、回族等。如父母不是同一民族，

其民族属性以在公安部门注册的民族为准。

5）联系人姓名：填写与建档对象关系紧密的亲友姓名。

6）血型：在前一个“□”内填写与ABO血型对应编号的数字；在后一个“□”内填写是否为“RH阴性”对应编号的数字。

7）月经：是指有规律的、周期性的子宫出血。15岁以上的妇女要求填月经史。表示方法：

（1）初潮：月经第一次来潮，填开始年龄（岁）。

（2）经期：月经持续时间（天）。

（3）周期：出血的第一天称为月经周期的开始，两次月经第一天的间隔时间称为一个月经周期（天）。

（4）绝经：月经停止，填年龄（岁）。

8）生育史：填写次数，包括妊娠、流产、早产、足月产、存活。

（1）怀孕：即妊娠，是指胎儿在母体内发育成长的过程。卵子受精是妊娠的开始，胎儿及其附属物的排出是妊娠的终止。填具体数据，单位次。

（2）流产：妊娠不到20周，胎儿体重不足500克而中止妊娠者。其中发生在妊娠12周以前者称为早期流产；发生在妊娠12周以后者称为晚期流产。填具体数据，单位次。

（3）早产：妊娠28～37周末分娩者。填具体数据，单位次。

（4）足月产：妊娠38～42周分娩者。填具体数据，单位次。

（5）存活：分娩后现存活子女数。填具体数据，单位人。

9）学历（文化程度）：是指截止到建档时间被建档人接受国内外教育所取得的最高学历或现有文化水平所相当的学历。

（1）文盲及半文盲：指不识字或识字不足1 500个，不能阅读通俗书报，不能写便条的人（不包括正在小学就读的学生）。

（2）小学：小学毕业、肄业及在校生，也包括未上过小学，但识字超过1 500个，能阅读通俗书报，能写便条，达到扫盲标准的人。

（3）初中：初中毕业、肄业及在校生，技工学校相当于初中的，填写“初中”。

（4）高中：普通高中、职业高中的毕业、肄业及在校生，技工学校相当于高中的，填写“高中”。

（5）中专：中等专业学校的毕业、肄业及在校生。

（6）大学专科及以上：大学专科的毕业、肄业及在校生，通过自学经过国家统一举办的自学考试取得大学专科证书的，也填“大专”。广播电视大学、厂办大学、高等院校举办的函授大学、夜大学或其他形式的大学，凡按国家教育部颁布的大学专科教学大纲进行授课的，其毕业生、肄业生、在校生也填“大专”。大学本科、硕士博士研究生的毕业、肄业及在校生，通过自学和进修大学课程，经考试取得大学本科证书的，也填“大学”。广播电视大学、厂办大学、高等院校举办的函授大学、夜大学或其他形式的大学，凡按国家教育部颁布的大学本科教学大纲进行授课的，其毕业生、肄业生、在校生也填“大学”。

10）职业：如从事多种职业，应按当前实际从事的工作（从事该项工作超过2年以上）填写职业栏。若从事现工作不到2年，则填写以前从事的工作。

（1）行政管理人员：指在各类机构（机关、企事业单位等）从事管理工作的人员。

（2）专业技术人员：指中专以上学历或有专业职称，在各类机构中从事技术工作的人员。

（3）办事或一般业务人员：在各类机构中的办公或业务人员。

（4）商业和服务业：指在商业和其他服务业从事服务性工作的人员，如个体经营者、商店售货员、各种修理工、售票员、导游员等。

（5）工人：指在制造、生产、运输等各类机构中从事生产性工作的人员。

（6）农民：凡是属于农业户口，在农村从事农业生产的人员。

（7）林牧渔业人员：主要从事林牧渔业生产的人员。

（8）军人：正式在军队中服役的现役军人、武装警察。

（9）家庭妇女：指无工作在家做一些家务活，操持家务，不从事生产性劳动的妇女。

（10）待业：指毕业、肄业的学生等待分配工作或寻找工作者。

11）婚姻

（1）未婚：指建档时间前从未结过婚的人。

（2）离婚：因各种原因，夫妻双方已解除婚姻关系者。

（3）丧偶：因各种原因，夫妻一方已死亡者。

（4）分居但未离婚：婚姻期间，因各种原因，两人未生活在一起。

（5）有婚姻：夫妻生活在一起（包括未婚同居）。

12）医疗费用支付方式

（1）城镇职工基本医疗保险：通过用人单位和个人为职工筹集医疗资金，以解决职工本身医疗费用的一种制度和措施。

（2）城镇居民基本医疗保险：通过政府和个人筹集医疗资金，以解决居民本身医疗费用的一种制度和措施。

（3）新型农村合作医疗：通过政府和个人筹集医疗资金，以解决农村居民本身医疗费用的一种制度和措施。

（4）贫困救助：生活贫困的人生病后，发生的医疗费用通过医疗救助解决。

（5）商业医疗保险：居民通过商业医疗保险公司购买保险，解决投保人医疗费用的一种措施。

（6）全公费：指国家机关及全民所有制事业单位的工作人员和离退休人员，还有二等乙级以上革命残废军人、国家正式核准的大专院校在校学生等享受公费医疗待遇的人。

（7）全自费：自已负担医疗费用。

13）药物过敏史：表中药物过敏主要列出青霉素、磺胺或者链霉素过敏，如有其他药物过敏，请在其他栏中写明名称，可以多选。

14）既往史：包括疾病史、手术史、外伤史和输血史。

（1）疾病：填写现在和过去曾经患过的某种疾病，包括建档时还未治愈的慢性病或某些反复发作的疾病，并写明确诊时间，如有恶性肿瘤，请写明具体的部位或疾病名称。对于经医疗单位明确诊断的疾病都应以一级及以上医院的正式诊断为依据，有病史卡的以卡上的疾病名称为准，没有病史卡的应有证据证明是经过医院明确诊断的。可以多选。

（2）手术：填写曾经接受过的手术治疗。如有，应填写具体手术名称和手术时间。

（3）外伤：填写曾经发生的后果比较严重的外伤经历。如有，应填写具体外伤名称和

发生时间。

（4）输血：填写曾经接受过的输血。如有，应填写具体输血原因和发生时间。

15）家族史：指直系亲属（父亲、母亲、兄弟姐妹、子女）中是否患过所列出的具有遗传性或遗传倾向的疾病或症状。有则选择具体疾病名称对应编号的数字，没有列出的请在“______”上写明。可以多选。

3. 生活方式部分 见表8-3。

表8-3 健康档案生活方式部分

姓名： 档案编号□□-□□□□□

填表日期	年 月 日		责任医生	
体育锻炼	锻炼频率	1 每天 2 每周一次以上 3 偶尔 4 不锻炼 □		
	每次锻炼时间	分钟	坚持锻炼时间	年
	锻炼方式			
饮食习惯	主食（1大米 2白面 3杂粮） □□□ 一日____餐			
	1 荤素均衡 2 荤食为主 3 素食为主 □□□			
	1 嗜盐 2 嗜油 3 嗜糖 □□□			
吸烟情况	吸烟状况	1 从不吸烟 2 已戒烟 3 吸烟 □		
	日吸烟量	平均 支		
	开始吸烟年龄	岁	戒烟年龄	岁
饮酒情况	饮酒频率	1 从不 2 偶尔 3 经常 4每天 □		
	日饮酒量	平均 两		
	是否戒酒	1 未戒酒 2 已戒酒，戒酒年龄：______岁 □		
	开始饮酒年龄	岁	近一年内是否曾醉酒	1 是 2 否 □
	饮酒种类	1 白酒 2 啤酒 3 红酒 4 黄酒 5 其他________ □/□		
饮茶	开始年龄____（岁） 饮茶量____两/月			
	品种：1 红茶 2 绿茶 3 花茶 4 其他 □□□			
睡眠	每天______小时 午休：有（每天______小时），偶尔，无			
职业暴露情况	1 无 2 有（具体职业________从业时间________年） □			
	毒物种类 化学品________ 防护措施 1 无 2 有________ □			
	毒 物________ 防护措施 1 无 2 有________ □			
	射 线________ 防护措施 1 无 2 有________ □			

（1）体育锻炼：指主动锻炼，即有意识地为强体健身而进行的活动。不包括因工作或其他需要而必须进行的活动，如为上班骑自行车、做强体力工作等。锻炼方式填写最常采用

的具体锻炼方式。

（2）吸烟：指每日吸香烟等于和多于1支或每月吸烟叶等于和多于1两且持续1年以上者，不吸或偶吸但不够以上标准者为“不吸烟”。“开始吸烟年龄”指有规律地吸烟开始的年龄。戒烟指戒一年以上。

“从不吸烟者”不必填写“日吸烟量”、“开始吸烟年龄”、“戒烟年龄”等。

（3）饮酒：不论是饮白酒、啤酒、葡萄酒、黄酒等哪种酒，只要平均每周等于或多于1两者即为饮酒，否则为不饮。如逢年过节等才饮一次者不算饮酒。“开始饮酒年龄”指有规律地饮酒开始的年龄。戒酒指戒一年以上。

“从不饮酒者”不必填写其他有关饮酒情况项目。

“日饮酒量”应折合相当于白酒“××两”。白酒1两折合葡萄酒4两、黄酒半斤、啤酒1瓶、果酒4两。

（4）职业暴露情况：指因患者职业原因造成的化学品、毒物或射线接触情况。如有，需填写具体化学品、毒物、射线名或填不详。

4. 体检部分　见表8-4。

表8-4　健康体检表

姓名：　　　　　　　　　　　　　　　　　　　　　　　　　档案编号□□-□□□□□

体检日期		年　月　日	责任医生		
内　容	检　查　项　目				
症　状	1 无症状　2 头痛　3 头晕　4 心悸　5 胸闷　6 胸痛　7 慢性咳嗽　8 咳痰　9 呼吸困难 10 多饮　11 多尿　12 体重下降　13 乏力　14 关节肿痛　15 视力模糊　16 手脚麻木 17 尿急　18 尿痛　19 便秘　20 腹泻　21 恶心呕吐　22 眼花　23 耳鸣　24 乳房胀痛 25 其他________ □/□/□/□/□/□/□/□/□/□				
一般状况	体　温	℃	脉　率		次/分钟
	呼吸频率	次/分钟	血　压	左　侧	/mmHg
				右　侧	/mmHg
	身　高	cm	体　重		kg
	腰　围	cm	体质指数（BMI）		kg/m^2
	老年人健康状态自我评估*	1 满意　2 基本满意　3 说不清楚　4 不太满意　5 不满意　□			
一般状况	老年人生活自理能力自我评估*	1 可自理（0～3分）　2 轻度依赖（4～8分） 3 中度依赖（9～18分）　4 不能自理（≥19分）　□			
	老年人认知功能*	1粗筛阴性 2粗筛阳性，简易智力状态检查，总分________　□			
	老年人情感状态*	1粗筛阴性 2粗筛阳性，老年人抑郁评分检查，总分________　□			

（续表8-4）

<table>
<tr><td rowspan="4">脏器功能</td><td colspan="2">口　腔</td><td>口唇 1红润 2苍白 3发绀 4皲裂 5疱疹
齿列 1正常 2缺齿＋3龋齿＋4义齿（义齿）＋
咽部 1无充血 2充血 3淋巴滤泡增生</td><td>□</td></tr>
<tr><td colspan="2">视　力</td><td colspan="2">左眼______　　右眼______（矫正视力：左眼______　　右眼______）</td></tr>
<tr><td colspan="2">听　力</td><td>1 听见　2 听不清或无法听见</td><td>□</td></tr>
<tr><td colspan="2">运动功能</td><td>1 可顺利完成　2 无法独立完成其中任何一个动作</td><td>□</td></tr>
<tr><td rowspan="23">查体</td><td colspan="2">眼　底*</td><td>1 正常　2 异常__________</td><td>□</td></tr>
<tr><td colspan="2">皮　肤</td><td>1 正常　2 潮红　3 苍白　4 发绀　5 黄染　6 色素沉着　7 其他</td><td>□</td></tr>
<tr><td colspan="2">巩　膜</td><td>1 正常　2 黄染　3 充血　4 其他__________</td><td>□</td></tr>
<tr><td colspan="2">淋巴结</td><td>1 未触及　2 锁骨上　3 腋窝　4 其他__________</td><td>□</td></tr>
<tr><td colspan="2" rowspan="3">肺</td><td>桶状胸：1 否　　2 是</td><td>□</td></tr>
<tr><td>呼吸音：1 正常　2 异常</td><td>□</td></tr>
<tr><td>啰　音：1 无　2 干啰音　3 湿啰音　4 其他</td><td>□</td></tr>
<tr><td colspan="2" rowspan="2">心　脏</td><td>心率__________次/分钟　　心律：1 齐　2 不齐　3 绝对不齐</td><td>□</td></tr>
<tr><td>杂音：1 无　　2 有</td><td>□</td></tr>
<tr><td colspan="2" rowspan="5">腹　部</td><td>压痛：1 无　2 有</td><td>□</td></tr>
<tr><td>包块：1 无　2 有</td><td>□</td></tr>
<tr><td>肝大：1 无　2 有</td><td>□</td></tr>
<tr><td>脾大：1 无　2 有</td><td>□</td></tr>
<tr><td>移动性浊音：1 无　2 有</td><td>□</td></tr>
<tr><td colspan="2">下肢水肿</td><td>1 无　2 单侧　3 双侧不对称　4 双侧对称</td><td>□</td></tr>
<tr><td colspan="2">足背动脉搏动</td><td>1 未触及　2 触及双侧对称　3 触及左侧弱或消失　4 触及右侧弱或消失</td><td>□</td></tr>
<tr><td colspan="2">肛门指诊*</td><td>1 未及异常　2 触痛　3 包块　4 前列腺异常　5 其他__________</td><td>□</td></tr>
<tr><td colspan="2">乳腺*</td><td>1 未见异常　2 乳房切除　3 异常泌乳　4 乳腺包块　5 其他____</td><td>□/□/□/□</td></tr>
<tr><td rowspan="5">妇科*</td><td>外阴</td><td>1 未见异常　2 异常__________</td><td>□</td></tr>
<tr><td>阴道</td><td>1 未见异常　2 异常__________</td><td>□</td></tr>
<tr><td>宫颈</td><td>1 未见异常　2 异常__________</td><td>□</td></tr>
<tr><td>宫体</td><td>1 未见异常　2 异常__________</td><td>□</td></tr>
<tr><td>附件</td><td>1 未见异常　2 异常__________</td><td>□</td></tr>
<tr><td colspan="2">其他*</td><td colspan="2"></td></tr>
</table>

（续表8–4）

辅助检查	血常规*	血红蛋白________g/L 白细胞______$\times 10^9$/L 血小板______$\times 10^9$/L 其他________________________	
	尿常规*	尿蛋白________尿糖________尿酮体________尿潜血________ 其他________________________	
	空腹血糖*	________________mmol/L 或________________mg/dl	
	心电图*	1 正常　2 异常____________	□
	尿微量白蛋白*	________________________mg/dl	
	大便潜血*	1 阴性　2 阳性	□
	糖化血红蛋白*	________________%	
	乙型肝炎表面抗原*	1 阴性　2 阳性	□
	肝功能*	丙氨酸氨基转移酶________U/L　门冬氨酸氨基转移酶________U/L 白蛋白________________g/L　总胆红素______________μmol/L 结合胆红素____________μmol/L	
	肾功能*	血清肌酐________μmol/L　血尿素氮________mmol/L 血钾浓度________mmol/L　血钠浓度________mmol/L	
	血　脂*	总胆固醇________mmol/L　甘油三酯________mmol/L 血清低密度脂蛋白胆固醇________mmol/L 血清高密度脂蛋白胆固醇________mmol/L	
	胸部X线片*	1 正常　2 异常__________	□
	B　超*	1 正常　2 异常__________	□
	宫颈涂片*	1 正常　2 异常__________	□
	其　他*		
中医体质辨识*	平和质	1 是　2 基本是	□
	气虚质	1 是　2 基本是	□
	阳虚质	1 是　2 基本是	□
	阴虚质	1 是　2 基本是	□
	痰湿质	1 是　2 基本是	□
	湿热质	1 是　2 基本是	□
	血瘀质	1 是　2 基本是	□
	气郁质	1 是　2 基本是	□
	特禀质	1 是　2 基本是	□

（续表8-4）

<table>
<tr><td rowspan="7">现存主要健康问题</td><td>脑血管疾病</td><td colspan="4">1 未发现 2 缺血性卒中 3 脑出血 4 蛛网膜下腔出血 5 短暂性脑缺血发作 6 其他________ □/□/□/□/□</td></tr>
<tr><td>肾脏疾病</td><td colspan="4">1 未发现 2 糖尿病肾病 3 肾衰竭 4 急性肾炎 5 慢性肾炎
6 其他________ □/□/□/□/□</td></tr>
<tr><td>心脏疾病</td><td colspan="4">1 未发现 2 心肌梗死 3 心绞痛 4 冠状动脉血运重建 5 充血性心力衰竭
6 心前区疼痛 7 其他________ □/□/□/□/□</td></tr>
<tr><td>血管疾病</td><td colspan="4">1 未发现 2 夹层动脉瘤 3 动脉闭塞性疾病 4 其他________ □/□/□</td></tr>
<tr><td>眼部疾病</td><td colspan="4">1 未发现 2 视网膜出血或渗出 3 视乳头水肿 4 白内障
5 其他________ □/□/□</td></tr>
<tr><td>神经系统疾病</td><td colspan="4">1 未发现 2 有________ □</td></tr>
<tr><td>其他系统疾病</td><td colspan="4">1 未发现 2 有________ □</td></tr>
<tr><td rowspan="6">住院治疗情况</td><td rowspan="3">住院史</td><td>入/出院日期</td><td>原 因</td><td>医疗机构名称</td><td>病案号</td></tr>
<tr><td>/</td><td></td><td></td><td></td></tr>
<tr><td>/</td><td></td><td></td><td></td></tr>
<tr><td rowspan="3">家庭病床史</td><td>建/撤床日期</td><td>原 因</td><td>医疗机构名称</td><td>病案号</td></tr>
<tr><td>/</td><td></td><td></td><td></td></tr>
<tr><td>/</td><td></td><td></td><td></td></tr>
<tr><td rowspan="7">主要用药情况</td><td>药物名称</td><td>用法</td><td>用量</td><td>用药时间</td><td>服药依从性
1 规律 2 间断 3不服药</td></tr>
<tr><td>1</td><td></td><td></td><td></td><td></td></tr>
<tr><td>2</td><td></td><td></td><td></td><td></td></tr>
<tr><td>3</td><td></td><td></td><td></td><td></td></tr>
<tr><td>4</td><td></td><td></td><td></td><td></td></tr>
<tr><td>5</td><td></td><td></td><td></td><td></td></tr>
<tr><td>6</td><td></td><td></td><td></td><td></td></tr>
<tr><td rowspan="4">非免疫规划预防接种史</td><td>名称</td><td colspan="2">接种日期</td><td colspan="2">接种机构</td></tr>
<tr><td>1</td><td colspan="2"></td><td colspan="2"></td></tr>
<tr><td>2</td><td colspan="2"></td><td colspan="2"></td></tr>
<tr><td>3</td><td colspan="2"></td><td colspan="2"></td></tr>
</table>

（续表8-4）

健康评价	1 体检无异常 □ 2 有异常 异常1________________ 异常2________________ 异常3________________ 异常4________________	
健康指导	1 纳入慢性病患者健康管理 2 建议复查 3 建议转诊 □/□/□/□	危险因素控制：□/□/□/□/□/□/□ 1 戒烟　2 健康饮酒　3 饮食　4 锻炼 5 减体重（目标________） 6 建议接种疫苗________ 7 其他________________

（1）身高：测量时受检者应脱鞋、帽、外衣。测量尺与地面垂直（可把软尺贴在墙上）。受检者应背对测量尺，双足跟并拢，头、后背、足跟紧贴测量尺（墙壁）。测量时直角三角板与墙面垂直，并将头发压平，然后准确读出测量数值。以厘米为单位，计小数点后1位数，如173.5 cm。

（2）体重：测量前应校正体重计。体重计应放在硬地面上，并使其平衡。受检者应脱鞋、帽、外衣。体重计稳定后再读数，读数时双眼直对指针。以千克为单位，计小数点后1位数，如63.5 kg。

（3）腰围：测量时受检者应穿贴身单衣单裤，直立、双手下垂、双足并拢。受检者应保持平静正常呼吸。在腰部肋下缘与髂骨上缘中点（近似于受检者做侧弯腰时的折线）处水平测量。使用服装软尺，量尺应松紧适宜，应特别注意保持测量时软尺前后在同一水平线上。重复测两次，以厘米（cm）为单位，计小数点后1位数。

（4）血压：测量时房间应安静。测前1小时停止较强体力活动。统一使用汞柱式血压计，使用前血压计必须校正。测量受检者血压时，血压计汞柱必须垂直，坐位测量右肱动脉压。右上臂须充分暴露，并置于心脏同一水平，袖带捆匝松紧适宜，距肘窝2厘米。以听诊法测量血压，先加压到脉搏音消失再加压30 mmHg，然后将袖带放气，放气不宜过快，以每秒2毫米速度为宜。记录下收缩压和舒张压，收缩压以Korotkoff第一音（听到的第一个声音）为准；舒张压以Korotkoff第五音（所有声音消失）为准，如有个别声音持续不消失，则采用Korotkoff第四音（变调音）。两次测量之间应将袖带中气体完全排空，测定臂上举5秒后再放桌上，休息25秒后再测量，共测3次，以毫米汞柱（mmHg）为单位。

（5）视力：用视力表检测左、右眼视力，并分别记录。

（6）查体：下列部位或器官（牙齿、皮肤、脊柱、四肢、心脏、肺脏、胸廓、腹部、肝脏、脾脏）检查情况，如患病，在相应部位或器官处记录疾病名。否则，记录“未见异常”。

足背动脉搏动：糖尿病患者必须进行此项检查。

乳腺：主要询问乳房是否随月经有周期性疼痛，检查外观有无异常，有无异常泌乳及

包块。

妇科：外阴，记录发育情况及婚产式（未婚、已婚未产或经产式），如有异常情况请具体描述；阴道，记录是否通畅，黏膜情况、分泌物量、色、性状以及有无异味等；宫颈，记录大小、质地、有无糜烂、撕裂、息肉、腺囊肿，有无接触性出血、举痛等；宫体，记录位置、大小、质地、活动度，有无压痛等；附件，记录有无块状物、增厚或压痛，若扪及块状物，记录其位置、大小、质地，表面光滑与否、活动度、有无压痛以及与子宫及盆壁关系，左右两侧分别记录。

（7）辅助检查：该项目根据各地实际情况及不同人群情况，有选择地开展。

空腹血糖：老年人健康体检、高血压患者、2型糖尿病患者和重性精神疾病患者年度健康检查时应免费检查的项目。

尿常规中的“尿蛋白、尿糖、尿酮体、尿潜血”可以填写定性检查结果，阴性填“－”，阳性根据检查结果填写“＋”、“2＋”、“3＋”或“4＋”，也可以填写定量检查结果，定量结果需写明计量单位。

血钾浓度、血钠浓度为高血压患者年度健康检查时应检查的项目，建议有条件的地区为高血压患者提供该项检查。

糖化血红蛋白为糖尿病患者应检查的项目，建议有条件的地区为糖尿病患者提供该项检查。

眼底、心电图、胸部X线片、B超结果若有异常，具体描述异常结果。其中B超写明检查的部位。

其他：表中列出的检查项目以外的辅助检查结果填写在“其他”一栏。

5. 医疗卫生服务记录

1）接诊记录：见表8-5。

表8-5 接诊记录表

姓名：　　　　编号□□□-□□□□□

就诊者的主观资料：
就诊者的客观资料：
评估：
处置计划：
医生签字：
接诊日期：________年____月____日

（1）就诊者的主观资料是由病人提供的主诉、症状、病史、家族史等，医生的主观看法不可加入其中，要求尽量用病人的语言来描述。

（2）就诊者的客观资料是医生诊疗过程中观察到的病人的资料。包括体检所见之体征、实验室检查、X线等检查的资料以及病人的态度、行为等。

（3）评估是SOAP中最重要、也是最困难的一部分。完整的评估应包括诊断、鉴别诊断、与其他问题的关系、问题的轻重程度及预后等。

（4）也称与问题相关的计划，是针对问题而提出的，每一问题都有相应的计划，包括诊断计划、治疗计划、病人指导等。

2）会诊、转诊记录：会诊是指某一医生为病人的问题请教别的医生（表8-6）。

转诊即把病人某一问题的部分照顾责任暂时转给别的医生，转诊记录分转出记录和转入记录（表8-7、表8-8）。

表8-6　会诊记录表

姓名：　　　　　　　　　　　　　　　　　　　　　　　　编号□□□-□□□□□

会诊原因：
会诊意见：
会诊医生及其所在医疗卫生机构： 医疗卫生机构名称　　　　　　　　会诊医生签字 ________________　________　________　________ ________________　________　________　________
责任医生： 会诊日期：______年____月____日

（1）本表供居民接受会诊服务时使用。

（2）会诊原因：责任医生填写患者需会诊的主要情况。

（3）会诊意见：责任医生填写会诊医生的主要处置、指导意见。

（4）会诊医生及其所在医疗卫生机构：填写会诊医生所在医疗卫生机构名称并签署会诊医生姓名。来自同一医疗卫生机构的会诊医生可以只填写一次机构名称，然后在同一行依次签署姓名。

表8-7　双向转诊单

存　根

患者姓名________性别________年龄________档案编号________

家庭住址________________________________联系电话________

于________年____月____日因病情需要，转入________单位

________________科室________________接诊医生。

转诊医生（签字）：

年　　月　　日

双向转诊（转出）单

________（机构名称）：

现有患者________性别______年龄______因病情需要，需转入贵单位，请予以接诊。

初步印象：

主要现病史（转出原因）：

主要既往史：

治疗经过：

转诊医生（签字）：

联系电话：

______________（机构名称）

年　　月　　日

①本表供居民双向转诊转出时使用，由转诊医生填写。

②初步印象：转诊医生根据患者病情做出的初步判断。

③主要现病史：患者转诊时存在的主要临床问题。

④主要既往史：患者既往存在的主要疾病史。

⑤治疗经过：经治医生对患者实施的主要诊治措施。

表8-8 双向转诊单

存　根

患者姓名________性别________年龄________病案号____________

家庭住址______________________________联系电话________

于________年____月____日因病情需要，转回________单位

______________接诊医生。

转诊医生（签字）：________

年　　月　　日

双向转诊（回转）单

______________（机构名称）：

现有患者______________因病情需要，现转回贵单位，请予以接诊。

诊断结果______________住院病案号____________________

主要检查结果：

治疗经过、下一步治疗方案及康复建议：

转诊医生（签字）：

联系电话：

______________（机构名称）

年　　月　　日

①本表供居民双向转诊回转时使用，由转诊医生填写。

②主要检查结果：填写患者接受检查的主要结果。

③治疗经过：经治医生对患者实施的主要诊治措施。

④康复建议：填写经治医生对患者转出后需要进一步治疗及康复提出的指导建议。

6. 重点人群健康管理记录　重点人群健康管理记录包括国家基本公共卫生服务项目要求的0～6岁儿童、孕产妇、老年人、慢性病和重性精神疾病患者等各类重点人群的健康管理记录。根据工作需要相应建立。

（1）0～6岁儿童健康管理记录：国家基本公共卫生服务项目要求的0～6岁儿童健康管理记录包括新生儿家庭访视记录表、1岁以内儿童健康检查记录表、1～2岁儿童健康检查记录表和3～6岁儿童健康检查记录表。

（2）孕产妇健康管理记录：国家基本公共卫生服务项目要求的孕产妇健康管理记录包括第1次产前随访服务记录表、第2～5次产前随访服务记录表、产后访视记录表和产后42天健康检查记录表。

（3）老年人健康管理记录：国家基本公共卫生服务项目要求的老年人健康管理记录主要包括老年人生活自理能力评估表。

（4）慢性病健康管理记录：国家基本公共卫生服务项目要求的慢性病健康管理记录包括高血压患者随访服务记录表和2型糖尿病患者随访服务记录表。

（5）重性精神疾病健康管理记录：国家基本公共卫生服务项目要求的重性精神疾病健康管理记录包括重性精神疾病患者个人信息补充表和重性精神疾病患者随访服务记录表。

（二）健康档案管理

居民健康档案记载了居民一生中有关健康问题的全部，应集中存放，专人负责，居民每次就诊时，调档、就诊、登记、归档。有条件的单位应逐步发展微机化管理。

1. 建立健全制度　为使健康档案完整、准确、全面地反映一个人一生的健康状况，有必要制定有关健康档案的建立、保管、使用、保密等制度，完善相应的设备，配备专职人员，妥善保管健康档案。

2. 档案建立流程　参加健康管理的居民要每人建一份个人健康档案，根据居民类别（儿童、妇女和老人）在前述个人健康档案的基础上相应地建立保健记录，有慢性病者还要建立慢性病随访记录。建立居民健康档案可以在居民到健康管理服务机构初次就诊时建立。

家庭健康档案，一般在首次建档时，完成其主要内容的记录，待家庭发生变动或结合社区实际情况再补充或增加有关内容。家庭主要问题目录随时记录。

确定建档对象流程（图8-1）。

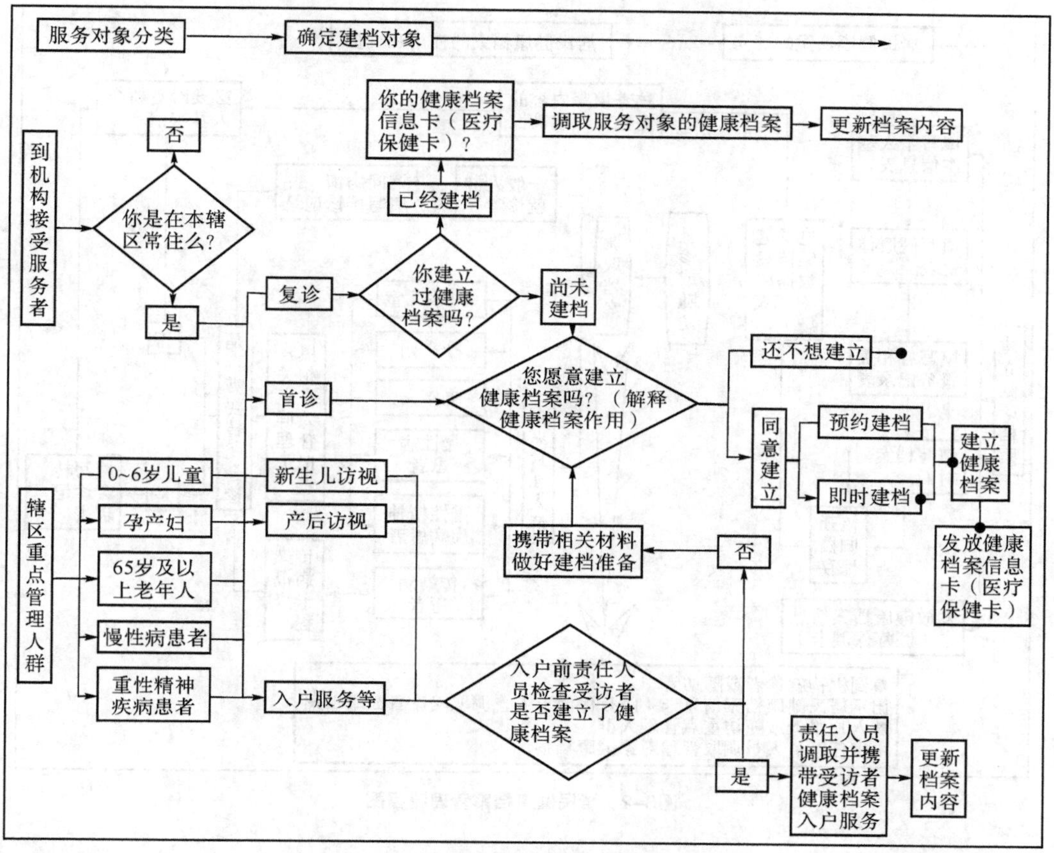

服务对象分类
确定建档对象
到机构接受服务者
你是在本辖区常住么?
否
是
你的健康档案信息卡（医疗保健卡）？
调取服务对象的健康档案
更新档案内容
已经建档
复诊
你建立过健康档案吗?
尚未建档
首诊
您愿意建立健康档案吗?（解释健康档案作用）
还不想建立
同意建立
预约建档
即时建档
建立健康档案
发放健康档案信息卡（医疗保健卡）
辖区重点管理人群
0~6岁儿童
孕产妇
65岁及以上老年人
慢性病患者
重性精神疾病患者
新生儿访视
产后访视
入户服务等
携带相关材料做好建档准备
否
入户前责任人员检查受访者是否建立了健康档案
是
责任人员调取并携带受访者健康档案入户服务
更新档案内容

图8-1 建档对象确定流程图

3. 档案保管和使用　责任医师在提供健康管理服务时，按规定格式要求完整记录，认真书写。当被管理对象生病就诊时，医务人员要填写健康档案。会诊时，由经治医师调档、记录有关会诊情况。转诊或住院时，事后要及时将有关转诊、住院期间的问题、处理经过及结果等录入健康档案。如就诊、转诊、住院医院与健康管理服务机构建立了微机联网，应由经治医师调档、记录相应健康问题等。

健康档案要统一编号、集中存放在健康管理服务中心（或全科医疗门诊部），由专人负责保管。健康管理对象每次就诊时凭就诊卡向档案室调取个人健康档案，就诊完后迅速将档案归还档案室，换回就诊卡。

居民健康档案建立后要定期或不定期地分析其间的有关内容，及时发现个人、家庭的主要健康问题，有针对性地提出防治措施，做到物尽其用，充分发挥健康档案在提高居民健康水平中的作用。管理流程见图8-2。

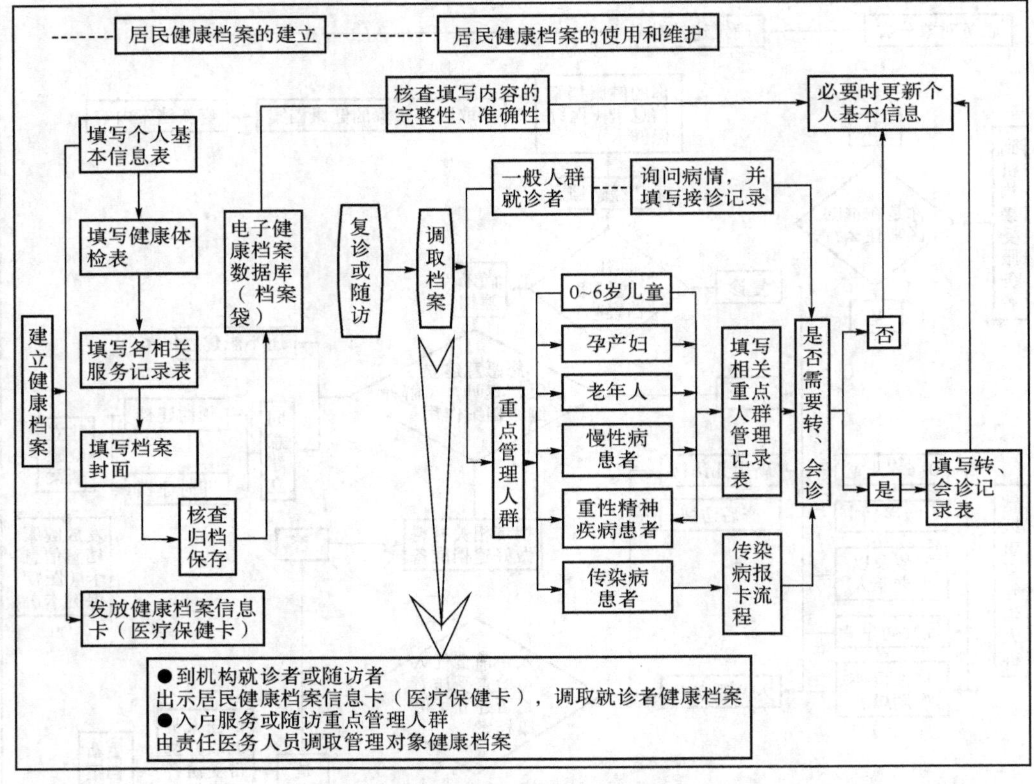

图8-2　居民健康档案管理流程图

4．建档考核指标　为加强社区居民健康档案建档工作，目前常使用如下指标进行考核。

（1）健康档案建档率=建档人数/辖区内常住居民数×100%。

（2）电子健康档案建档率=建立电子健康档案人数/辖区内常住居民数×100%。

（3）健康档案合格率=抽查填写合格的档案份数/抽查档案总份数×100%。

（4）健康档案使用率=抽查档案中有动态记录的档案份数/抽查档案总份数×100%。（有动态记录的档案是指1年内有符合各项服务规范要求的相关服务记录的健康档案）

（张开金）

第九章　社区健康教育

第一节　健康教育基础知识

一、健康教育与健康促进的概念

健康教育（health education）是通过有计划、有组织、有系统的社会和教育活动，促使人们自愿地改变不良的健康行为，消除或减轻影响健康的危险因素，预防疾病，促进健康和提高生活质量。

健康促进（health promotion）在近10多年来才引起重视。1986年在加拿大渥太华召开了第一届国际健康促进大会，会上发表的《渥太华宪章》中指出："健康促进是促使人们提高、维护和改善他们自身健康的过程"。

劳伦斯•格林（Lawrence W.Green）教授等提出的："健康促进是指一切能促使行为和生活条件向有益于健康改变的教育与生态学支持的综合体"。

由这两个定义可以看出健康促进的概念要比健康教育的概念更为广义。不仅表达了健康促进的目的和哲理，而且强调了范围和方法。

二、健康教育工作原理

（一）健康教育的特点

1. 健康教育是所有卫生问题、预防方法及控制措施中最为重要的措施。

2. 健康教育是能否实现"人人享有卫生保健"宏伟目标的关键。

3. 健康教育是一项投入少、产出高、效益大的保健措施，是改变人们不良的生活方式和行为最有效的措施，是一项一本万利的事业。

（二）健康教育的目的

健康教育的目的是通过健康教育活动过程，达到改善、维护、促进个体和社会的健康状况，达到尽可能高的健康水平和生活质量（图9-1）。其具体内容包括：

1. 增进个人和群体的健康意识；

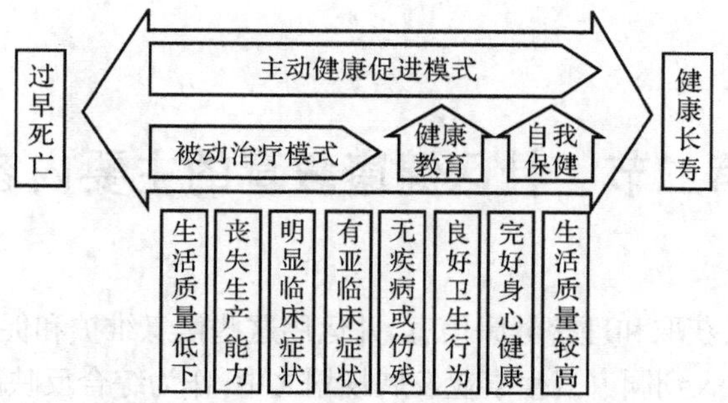

图9-1　被动治疗模式和主动健康促进模式

2. 采取行动提高或维护健康；

3. 预防非正常死亡、疾病和残疾的发生；

4. 改善人际关系，预防心理疾病的发生。

（三）健康教育的主要任务

1. 健康教育应首先取得领导和决策层的认可和支持，各部门参与，共同制定促进健康和利于开展各项健康教育活动的政策。

2. 努力促使群众与卫生专业人员共同积极、主动地参与，群众不仅参与活动，还要参与决策。

3. 创造有益于健康的外部环境，包括硬件设施和人文环境。

4. 以社区为依托，以健康为中心，加强社区职能，动员与组织社区居民积极参与社区活动。

5. 改变重治轻防的局面，积极推动、完善保健队伍的建设，从“医疗服务”为中心转向以“促进健康”为中心。

6. 提倡文明、健康、科学的生活方式，改变社会风俗习惯中的愚昧落后状态，促进社会主义精神文明建设。

三、健康教育与健康促进体系及工作方式

1978年，世界卫生组织提出初级卫生保健是实现“2000年人人享有卫生保健”目标的基本策略，将健康教育（包括社区健康教育）列为初级卫生保健八项任务之首。新中国成立以来，我国推行的爱国卫生运动、计划生育、母婴保健、亿万农民健康教育行动等，都是以社区为落脚点，并取得成功的典型促进活动。结合我国健康促进的实践，实施社区健康教育与健康促进的策略和措施主要有以下几个方面：

1. 组织与动员社区参与，开发领导是首要策略；
2. 干预与支持是实质和中心环节；
3. 动员社会力量，建立健全组织网络是有效途径；
4. 加强健康信息的传播是重要手段；
5. 开发利用社区资源，加大资金投入是保证；
6. 加强人员教育与培训是基础；
7. 注重计划设计与评价是关键。

第二节　社区健康教育的主要内容

一、国民健康素养

健康素养是指个人获取和理解健康信息，并运用这些信息维护和促进自身健康的能力。国民健康素养评价指标纳入到国家卫生事业发展规划之中，作为综合反映国家卫生事业发展的评价指标。国民健康素养包括了三方面内容：基本知识和理念、健康生活方式与行为、基本技能。详见卫计委组织编写的《中国公民健康素养66条》。

二、各类疾病与重点人群的健康教育

（一）常见慢性病的健康教育

对于糖尿病、高血压等社区常见慢性病的健康教育，教育重点应放在危险因素的防范，同时心理健康指导、饮食运动及用药指导并重。

（二）重点人群的健康教育

妇女、儿童、老年人及职业人群为社区重点人群。对于不同人群的健康教育，应针对其生理、心理和行为特点，围绕重点人群的日常生活、心理卫生、常见疾病防治等三个方面来开展。

第三节 社区健康教育方式与考核

一、健康咨询

健康咨询是运用医学心理学及有关科学知识、理论和技术，利用大众传播的手段，通过与求询者的协商，采用语言疏导和现代心理学的技术及一系列治疗方法，使人们得到与健康有关的卫生知识，学会调节、控制自己的心理行为和选择健康、科学的生活方式。消除心理障碍和防治各种心身疾病，以提高自我保健的能力,达到增进健康的目的。

（一）健康咨询是现代社会发展的需要是促进健康教育事业发展的有利途径

自我国改革开放以来，整个社会状况发生了急剧的变化，给人们的价值观念、生活方式和行为习惯带来了极大的冲击，直接影响到人们社会生活的各个领域，受社会生活环境制约的人们不可避免地会产生大量的社会适应性问题，如不良行为、心理失衡等。而这些问题严重威胁着人们的生活质量，给人们心身健康带来了新的问题。这就需要有充分的社会支持机构，使那些需要帮助的人们求得心身健康上的解脱与稳定。健康咨询工作正是适应这种社会发展形势和人民群众的需求，也是整个社会支持机构进行健康教育中的重要环节。

（二）健康咨询是向社会人群传播卫生知识的窗口是健康教育的重要组成部分

健康咨询的目的是帮助求询者排忧解难，摆脱困境，调动和启发人们树立自我保健意识，通过转变认识结构和行为来促进身心健康。从咨询的内容上看出，求询者来自于社会各阶层、各类人群，咨询所解决的问题是社会现实问题。如：寻医指路，解答患者治疗前后的问题及康复病人的保健指导；大、中、小学生社会适应的种种心理与行为障碍；老年人离退休后的心理适应与心身疾病的防治问题；青春期异性交往引起的心理障碍；由于物质生活丰富，精神生活贫乏以及不良行为习惯和生活方式带来的“富贵病”、“文明病”等等。在咨询中所要解决的诸如此类问题更是健康教育所要研究解决的问题。

二、健康教育媒体宣传

媒介（media）是讯息（由一组相关联的信息符号所构成的一则具体的信息，是信息内容的实体。在一般情况下,信息和讯息常混用)的载体,传递信息符号的中介、渠道,是联结发送者和接受者的桥梁。

常见的传播媒介分为下述几类:

1. 讲话　讲话是让受者获得健康知识和信息的有效方法,谈话的主体应当单一、简明,内容丰富、新颖,可以用案例、谚语、寓言、故事等方式,讲话经常用于如演讲、报告、座谈等形式中。

2. 可视材料　包括示范、展览的形式。示范是把理论和实际操作相结合、传播知识技能的一种有效形式;展览就是将实物、模型、图片、宣传画等编排陈列在固定场所供人观看学习的一种方式。

3. 报纸杂志　利用报纸、书籍、杂志、传单等进行健康信息的传播。

4. 影视媒介　目前影视比较普及,也是向社区宣传健康卫生内容的较好形式,包括电影、电视、广播、录像、计算机及互联网络等。

健康教育者在实际工作中,应根据当时的具体情况,有选择性地选择适宜的传播媒介,兼顾各方面的利益,保证传播的效果。

三、健康教育讲座

知识灌输是健康教育的主要方法,知识对形成健康的行为十分重要,人们的健康知识的获得要依赖于健康传播者的健康教育服务。讲授是指教育者通过循序渐进的叙述、描绘、解释等向学习者传递信息,传授知识,阐明概念,以帮助学习者理解和认识健康问题,树立健康的态度和信念。讲授的主要技巧是讲述、讲解和讲演。

(一)讲述与讲解

讲述是教育者用口述的方法,将教学内容传达给学习者。讲述的基本要求是重点突出,注意启发鼓励病人参与教学,提出问题引导学习者分析和思考问题,激发学习者的学习兴趣,避免照本宣科。如向病人做术前教育和出院指导时,采用此法。

讲解是对要领、原理、现象等进行的解释。在讲解时尽量使用大众语言。

二者各有侧重,在实践中常结合使用。讲述是从广度上说明问题,讲解是从深度上掌握问题、理解问题的意义。比如说,在为病人做术前教育时,先是讲述术前准备的基本内容,再具体讲解某一项术前准备的方法、要求和配合要点等。

(二)讲演

演讲又称演说、演讲,是一个人在公共场合向众多人就某问题发表意见或阐明事理的传播活动,是以讲为主、以演为辅、讲演结合的信息传播形式。举办专题讲座是健康教育的常用方式。讲演效果的好坏,主要取决于讲演者的口才、个人魅力、讲演内容的吸引力和讲演过程中恰当的举例及能否有效地应用非语言技巧。从某种意义上说,一次成功的讲演就是一次成功的学术演讲。

四、健康教育工作计划的制定、实施与评价

任何工作的进行都需要制定一定的路线、方法、政策,使各项工作都有目的、有计划地进行,同时还要有一定的评价标准,及时调整工作方式,从而有利于提高资源的利用效率,明确目标,指导和协调各有关部门和人员的合作行动。健康教育和健康促进内容多,任务

重，包括了预防疾病，控制影响健康的各种危险因素，以及确定政策和建立组织机构等方面。健康教育的内容包括了目标人群的生命准备、生命保护和晚年生命质量等各个阶段，所以它是一项复杂的工程，要达到预期目标，必须要有目的、有计划、分阶段、周密地进行规划。

（一）健康教育项目规划设计的制定

1. 健康教育项目规划设计的意义

（1）规划设计是科学管理的前提。

（2）规划设计是行动的指南。

（3）规划设计是协调纽带。

（4）规划设计是评价依据。

2. 健康教育项目规划设计的原则

（1）目标性原则。

（2）前瞻性原则。

（3）系统性原则。

（4）可行性原则。

（5）弹性原则。

（6）参与性原则。

3. 健康教育项目规划设计的程序　由联合国儿童基金会编撰的《生命知识》培训资料中把社区健康教育和健康促进规划分成了9个步骤，即问题与政策分析、形势分析、目标人群分析、制定目标、确定教育策略（干预策略）、材料制作与预实验、人员培训计划、活动与日程管理、监测与评价。其中前3个步骤为规划前的评价，中心任务是评估需求；后6个步骤为规划活动研究，中心任务是确定对策。规划设计的模式有多种，目前在健康教育和健康促进的研究和实践方面，国内外应用最广泛、最具生命力的首推美国学者劳伦斯•格林（Lawrence W. Green）提出的PRECEDE-PROCEED模式（图9-2）。PRECEDE（predisposing reinforcing and enabling constructs in educational / environmental diagnosis and evaluation）是指在教育、环境诊断、评价中应用倾向因素、促成因素和强化因素；PROCEED（policy，regulatory and organizational constructs in educational and environmental development）则是指执行教育和环境干预中运用政策、法规和组织手段。实际上，该模式分为两个阶段：PRECEDE阶段着重应用于诊断，或称为需求评估；PROCEED阶段侧重在执行过程与评价过程。该模式有两个显著特点：一是采用演绎法进行推理，即从最终的结果开始追溯起因(回顾性)，先问“为什么”要进行该项目，然后再问“如何去进行”该项目，从而避免了以主观猜测去代替一系列的需求诊断；二是考虑了健康的多重因素，如环境因素、行为因素以及社会因素等。因此，健康教育与健康促进的规划设计应该是多层面的。

根据PRECEDE-PROCEED模式的程序，将规划设计分为9个基本步骤，即从最终的结果追溯到最初的起因，用演绎的方式逐步推进，如图9-2所示。前5个步骤实际为社区需求评估的内容，通过评估了解社区需要解决的优先问题，因而是确定社区健康教育与健康促进策略的实际依据；后面的步骤为评价阶段，但同时应注意到，评价并非是PRECEDE-PROCEED模式的最后步骤，评价工作应贯穿于整个模式的始终。

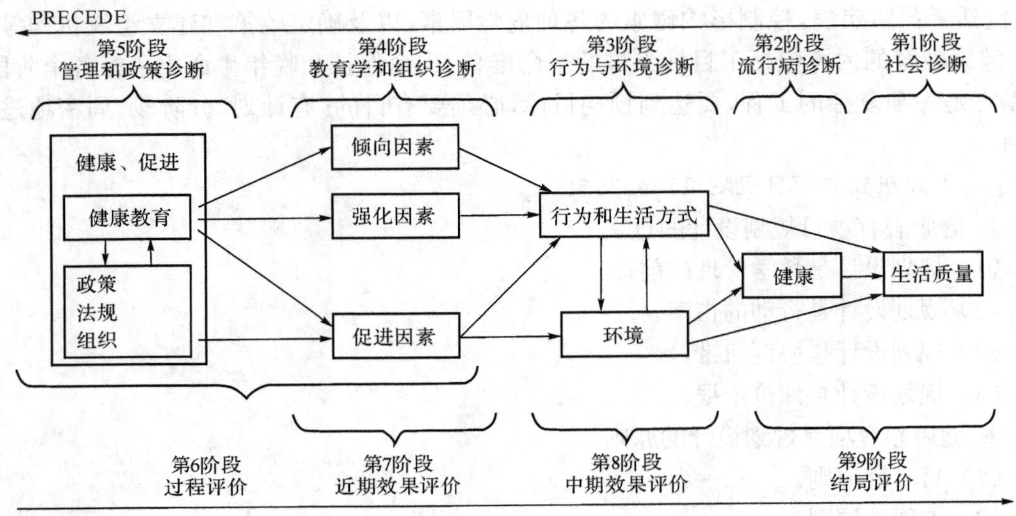

图9–2　健康促进规划设计的模式图

1）社区需求评估：在制定规划时应调查社区需要我们解决什么，哪些问题能通过健康教育干预得到解决，目前应优先解决的健康问题是什么，这就需要从分析社区生活质量和健康状况入手。

（1）社会诊断：社会诊断主要是通过估测目标人群的生活质量入手，评估他们的需求和健康问题，包括社会环境和人群生活质量。它是现代"生物–心理–社会医学模式"的具体体现。其诊断的重点内容是社区人群的人口学特征，人群的生产、生活环境及其生活质量等。

（2）流行病学诊断：流行病学诊断的目的是要客观地确定目标人群特定的健康问题以及引起健康问题的环境因素。流行病学诊断就是要描述人群的躯体健康问题、心理健康问题、社会健康问题以及相对应的各种危险因素的发生率、分布、频率、强度等。有人提出应用综合性的"5D"指标，即死亡（death）、发病（disease）、伤残（disability）、不适（discomfort）和不满意（dissatisfaction）来确定健康问题的重要性，以及揭示健康问题随年龄、性别、种族、生活方式、住房条件和其他因素变化而变化的规律。

（3）行为诊断：环境因素对于个人来说是外部的因素，但可通过人们的行动改善环境（包括物理环境、社会环境、政治环境和经济环境等），以支持健康的行为。社区健康促进也包括通过影响社区群体行为而直接作用于环境。因此，社区健康教育与健康促进规划不能仅局限于群众的行为改变，同时应认识到强大的社会力量对社区健康教育与健康促进规划的重要性。

（4）环境诊断：从众多的社会环境中选择出与行为有关的环境因素。根据该环境因素与疾病的患病率、发病率等指标的关系以及该环境因素与健康和生活质量的关系，确定其重要性。根据该环境因素是否可以通过政策、法规等干预而实现改变来确定其可变性。将重要性和可变性相结合分析，从而确定干预的环境目标。

（5）教育诊断：健康行为受到三类因素的影响，即倾向因素、促成因素和强化因素。倾向因素是产生某种行为的动机、愿望，或是产生某行为的因素。倾向因素包括知识、态度、信念和价值观。促成因素是指促成某种动机或愿望得以实现的因素，即实现某种行为所必需

的技术考核资源。强化因素是指激励行为维持、发展或减弱的因素，它来源于社会支持，同伴的影响和领导、亲属和医务人员的劝告及人们对行为后果的感受。

（6）管理和政策诊断：管理诊断的核心内容是组织评估，包括组织内分析和组织间分析两个方面。组织内分析是指负责健康教育和健康促进的组织内部分析。组织间分析是指主办健康教育和健康促进的外部环境，分析外部环境对计划执行可能产生的影响。政策诊断是指在计划制定过程中审视社区现有的政策状况。如是否有与项目计划目标相一致的支持性政策，该政策是否完善。根据实际情况，采用制定政策、建立政策以及完善政策等不同的干预手段。

2）确定优先项目

（1）基本原则：依据对人群健康威胁的严重程度排序；依据危险因素的可干预性排序；按成本-效益估计排序；把小环境与大环境结合起来排序。

（2）问题树：在收集、综合各种资料的基础上，经过审慎的社会需求评估，明确主要健康问题的时候，也可用一种系统分析的方法，即问题树的方法。问题树的方法帮助研究者进一步逐级分解产生主要健康问题的各种原因以及它们之间的逻辑关系，直至清晰而具体地了解可以采取哪些干预措施，明确解决哪些是行为的问题，哪些是非行为的问题，将分解的各步以形象的画图方式加以描述。

3）确定规划目标：在制定社区健康教育和健康促进规划时首先要有明确的目标，因为它是规划实施和效果评价的根据。如果没有明确的目标，整个规划将失去意义。

（1）规划的总体目标：规划的总体目标（goal）又称为规划的目的。计划的总体目标是规划的最终结果，是规划的一个努力方向，是一个宏观的目标。它的实现需要很长的时间，也许规划的制定者并不能看到目标的完成，需要很多人的努力。

（2）规划的具体目标：规划的具体目标（objective）可以用5个英文字母“SMART”来表示：spectal（具体的），measurable（可测量的），achievable（可完成的），reliable（可信的），timebound（有时间的限制）。具体地说，规划目标可以归纳成4个“W”和2个“H”。

Who——对谁?

What——实现什么变化（发病率、行为、信念）?

When——在多长时间实现这种变化?

Where——在什么范围内实现这种变化?

How much——变化程度多大?

How to measure——如何测量这种变化?

4. 健康教育项目规划设计的模式　规划设计的模式是指规划设计的框架结构，其中包括项目设计的基本要素、设计的程序。根据设计模式进行设计，预期可以达到科学、全面、合理的设计方案。不管模式有多少，但其设计程序基本上是一致的。通常都包括以下6个阶段：①评估靶人群的需求；②确定优先要解决的问题；③制定总目标与具体目标；④提出干预措施；⑤执行干预；⑥评价规划效果。

众多模式中，除上面介绍过的格林模式之外，另介绍以下2种：

1）评估-分析-行动模式：即“三A”模式（assessment-andysis-action）。“三A”模式就是系统地从实际出发，制定并实施具体的行动规划。“三A”模式包括3个相互联系的步骤（图9-3）。

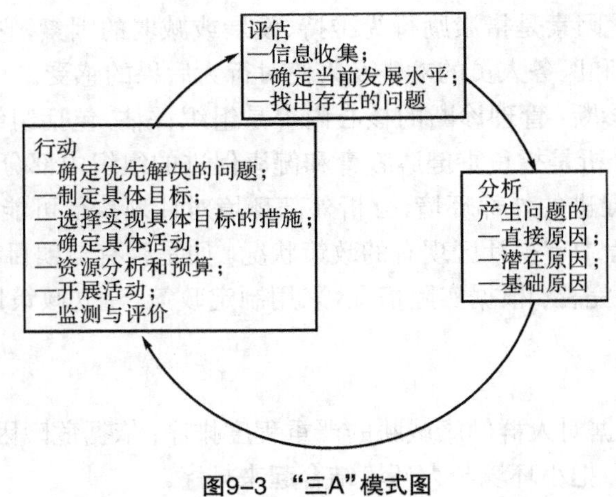

图9-3 “三A”模式图

（1）评估（assessment）：通过科学、完整的资料收集进行社区需求评估，确定当前发展水平、取得的成绩和存在的问题。有时我们不能从常规报表得到准确地反映实际情况的数据，特别是在贫困地区。这时，可通过住户调查来了解情况。

（2）分析（analysis）：根据上述信息可以发现存在的问题，要深入了解产生问题的原因，还需要进一步分析。“三A”模式的第二步就是把产生问题的原因分成三类进行分析，即直接原因、潜在原因和基础(结构)原因。

（3）行动（action）：评价和分析的目的是为了指导制定行动规划。为制定行动规划，我们必须经过以下步骤：确定优先解决的问题；制定具体目标；确定实现具体目标的措施；确定具体行动；进行资源分析和作预算；开展活动；确定对具体活动进行监测与评估的指标。

作为“三A”模式的重要部分，即确定监测与评估的指标，定期进行评审是很重要的。它们是开始第一轮“三A”模式和继续第二轮“三A”模式的重要工具，以此取得经验，找出最好的解决问题的方法。

因此，规划制定的过程，首先是评估现状，分析原因和需求，然后按程序决定规划内容。

2）归元-赋权-控制模式（multiplicl and regression-empowerment-control）：是根据健康促进多元化理论设想，在中国／联合国儿童基金会健康教育合作项目实施过程中，由安徽省健康教育所建立的（图9-4）。

（1）归元：是依据健康促进规划总是由多部门、多学科共同完成的。把健康促进项目的各项工作具体地分解，将各项工作“回归”到相关的单位。承担项目某一要素的单位，做出必要的承诺，并把项目工作作为本单位不可缺少的一部分，结合自身的中心工作开展。从而使项目工作分工明确、各司其职。

（2）赋权：是依据项目多元分工，把项目工作责、权、利赋予有关部门，由各有关部门按照本部门运行规律统筹规划本部门的健康教育工作。各部门在执行健康促进规划过程中，在规划目标不受干扰的情况下，自主实施。赋权是指规划目标不受干扰的情况下，自主实施。赋权是指给予权力，使赋权单位应有的权力回归。

（3）控制：是对健康促进项目实施单极化管理。依据项目规划和归元、赋权状况，对各有关方面执行项目的过程进行组织、协调、监督、监测、培训、指导，并及时将监督、监测的有关信息反馈，督促相关领导部门及时提出相应的对策，运用倡导、促成、协调行政干预等方

法促进健康促进多元化的整合，保证各部门健康促进项目工作的良性运转，高质量地完成项目工作，使项目效果、效能、效益最大限度地实现。

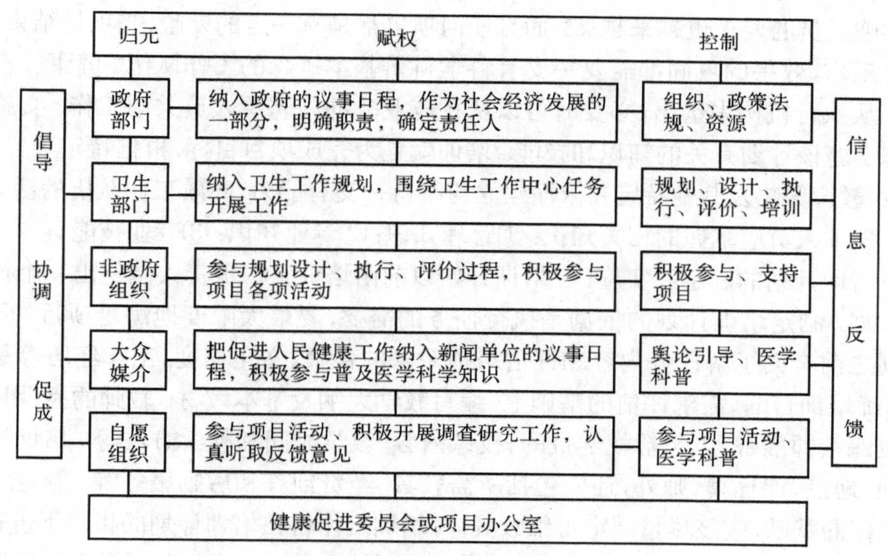

图9-4　归元-赋权-控制模式图

（二）健康教育项目规划设计的实施

一项健康教育与健康促进规划的设计完成之后，怎样实现规划中的预期目标，达到预期的理想目标，这就需要通过健康促进规划的实施。没有有效的实施工作，再好的规划也不能产生社会效益和经济效益。因此在一项健康教育与健康促进活动的整个过程中，规划的实施是重点和关键的环节。根据社区健康教育实践工作的SCOPE模式，其实施环节由五部分组成：制定实施时间表（schedule）、控制实施质量（control of quality）、建立实施的组织机构（organization）、配备和培训实施工作人员（person）、配备和购置所需的设备物件（equipment）等。在格林（PRECEDE-PROCEED）模式中，强调在项目规划实施中应充分发挥政策、法规和组织的作用。规划实施的首要任务是机构建设和政策支持；其次是人才的培训；第三，重视以社区为基础的干预策略；第四，质量控制与评估。

1. 社区开发　社区健康教育是一项庞大的工程，需要全社会的共同参与和协调。这项工作的开展包括五个基本要素，即社区政府的决策、社区工作网络的健全、社区资源的有效利用、社区健康教育项目的科学规划与评价、社区群众的广泛参与。这是开展社区健康教育的必要条件，在实际工作中常常将多种策略综合应用才能取得良好的效果。

（1）政府组织建立社区健康教育的领导组织，制定政策支持；

（2）加强社区健康教育与健康促进的网络建设和部门间的合作；

（3）社区参与和社区资源的有效利用。

开展社区健康教育与健康促进工作除必须有靶人群的参与外，还必须有稳定的人力、物力和财力资源作保证。在筹集资金方面，除了争取外援性技术、材料和设施外，更主要的还是应立足于依靠自身的力量，充分挖掘社区内部的资源。

2. 项目培训

（1）项目培训的意义：促进规划能否顺利、高效地实施，与是否具有一支合格的高素质的工作队伍密切相关。一个复杂的健康促进规划执行的过程涉及多部门、多学科、多手段，因此对实施人员的要求也越来越高。而且任何项目都是有一定的期限，当项目结束后，该项目的延续工作，效果的巩固都需要一支有科学科研基本概念的工作队伍。健康教育的实施人员主要从执行机构中选出，必要时可以从相应业务部门聘请人员共同工作。实施人员应该掌握与实施该计划有关的知识和技能。培训就是为完成项目目标，根据特定项目的目的、执行手段、教育策略及其他特定要求而建立与维持一支有能力、高效工作队伍的活动。

（2）培训人员应掌握的相关知识：①管理知识；②专业知识；③专业技能。

（3）培训计划的制定和实施：在培训开始以前由培训工作负责人制定出一个行之有效的培训计划。制定培训计划的依据是执行任务的需要，要最大限度地满足项目的要求。在制定计划之前全面了解任务内容和评估培训对象的背景、文化程度、工作经历等是很必要的。在明确培训目的、需求评估的基础上，编写教学大纲及基本教材。教师的授课计划由各门课的授课教师准备，应包括教学目的、授课内容、教学时间和教学方法等。培训计划的内容除时间、地点、课程、教师外，还应包括所需教具、经费预算和后勤服务等。制定培训计划是培训工作的基础，应该尽量制定得细致具体，培训工作将在培训计划的指导下进行。

（4）培训工作的评价：评价是培训工作中不可缺少的一部分。在制定培训计划时应有明确的评价内容、评价方法和评价指标。评价工作主要包括对培训效果的评价（其中包括3个层次：过程评价、近期效果评价、远期效果评价）、对教师和教材的评价、对组织和后勤工作的评价。评价的方法有：实地考察、问卷调查、工作人员讨论、工作人员评议、学员讨论、电话调查或随访等。

3. 社区干预　随着疾病谱与病因谱的改变，慢性非传染性疾病逐渐取代传染性疾病成为影响人们健康的主要原因。而慢性非传染性疾病都直接或间接与饮食习惯、吸烟、酗酒、生活环境等生活因素及预防措施有关。因此个体要获得健康生活仅通过其自身的力量不能完全达到，还需要通过其周围的整个社区共同创建健康生活环境。

（1）一项健康促进项目在实施的过程中，针对项目的目的，根据社区诊断获得的资料，掌握各单位健康教育组织机构、人员、设备、场地、经费等情况；掌握工作对象的基础情况或工作效果；在开展社区干预前，应该有详细、具体的规划设计，包括干预谁、由谁去干预、怎样干预、预期干预结果、用什么指标评价、由谁去评价、何时评价、怎样评价等。通过对社区人群的健康教育内容和方法的需求调查研究，确定工作内容和方法，制定健康教育对策。

（2）社区包括学校、工作场所、医院和社区居民等，所以干预的场所复杂。各种地点具有不同的优势和特点，应根据干预措施的特征有重点地选择地点。社区健康教育必须采取多部门联合作战，多层次干预和多种干预手段并用的综合性策略和方法。

（3）干预策略应因人、因地、因时而异。对不同年龄、性别、职业、文化的人群也应该有所不同。要根据目标人群、工作内容的特点综合采用行之有效的教育方法，以达到最佳效果。

（4）社区健康教育内容广泛繁多，依据活动性质、目的采取不同的干预手段。可以通过各种渠道和媒介传递健康信息，普及卫生保健知识，提高人们的健康意识，指导健康的生活方式。

（5）在正式干预前，应在小的试点做预实验，分析确定各种影响因素。找到了重要因素

后的工作是将各种重要的因素进行分类，对不同的因素，或者利用或者避免，争取以花费比较小的代价就可以收到较大的成效。

4. 项目执行的监测与质量控制

1）建立监测与质量控制体系的意义：监测（surveillance）是指对疫情或危险因素等进行长期、系统的跟踪观察，以期了解其发展趋势。质量控制（quality control）是指利用一系列方法来保证项目执行过程的质量。

建立监测与质量控制体系对健康教育和健康促进规划的设计、执行和评价中都有着十分重要的意义。建立监测与质量控制体系可以使规划的设计和执行过程中的每个环节有章可循、科学地进行管理，保证各项工作高质量、高效率地顺利进行。在监测与质量控制的过程中能及时发现和纠正规划设计、执行过程中的缺点和错误，并可以说明规划执行的动态发展过程。

2）质量控制的内容

（1）工作过程的监测：计划中的各项活动都是按照时间表来进行的，对于各项活动的进展情况，是超前还是延误，超前了多久、延误了多久，这些情况实施工作的负责人员必须十分清楚。社区健康教育工作的计划内容多，各项活动都需要有专人负责。这些分项目的负责人应该经常向总负责人汇报本项目的进展情况，必要时还可以通过召开会议来交流信息，了解哪些活动没有按时完成，哪些活动需要在时间上进行调整。

（2）活动内容的监测：对活动内容的监测主要是检查实际工作的开展和计划是否相符合，包括活动的准备工作进行得如何，活动的工作人员是否按技术要求工作等。开展一项培训活动，对活动内容的监测主要包括：培训的内容是否符合计划，培训的时数是否符合计划，教材和工作人员是否符合要求，学员的数量和质量是否符合要求等。

（3）活动开展状况的监测：包括对实施人员的状况、目标人群参与状况及相关部门配合状况的监测。

3）质量控制的方法

（1）记录与报告方法：计划开始实施时就要求各分项目的负责人及时准确地进行记录，内容包括活动发生的时间、地点，参与的工作人员，参与的目标人群，整个活动进程、经费的支出状况，参与人员对活动的意见等。

（2）现场考察和参与方法：为了监测实施过程和控制实施质量，主管人员可以到实施活动现场进行考察，亲自参与实施活动；在实际参与中了解工作情况，发现并解决问题。实施负责人应该尽量多地进行现场考察和参与活动，以掌握真实的第一手资料。现场考察和参与也应有计划，要列出实施时间表。

（3）审计方法：审计方法主要用于财务方面的监测。利用审计方法做好分项目审计、阶段性审计和总体审计。审计的目的是监测经费的管理和使用情况，指导经费的分配，调整经费预算，保证经费合理有效地使用。

（4）调查方法：调查是监测实施过程和控制实施质量的一种常用方法。调查方法可分为定量调查、半定量调查和定性调查。

（三）健康教育项目规划设计的评价

评价（evaluation）是根据一定原则或标准，通过仔细检查确定各项活动(如项目、计划方案、教育材料、健康技能)的实施情况、适合程度、效益、效果、费用等与预期目标进行比较的过程。评价工作是科学管理的重要内容，它贯穿于整个计划的始终，是一项系统工程。评价原则要求尽可能地说明计划预期要达到的具体目标。

计划一般有多个步骤，每个步骤都可促成结果，故对每个步骤都可以进行评价。因此，评价应结合计划发展的每个阶段，贯穿于计划设计、实施和总结的全过程。它是一切健康教育与健康促进计划或项目不可缺少的重要组成部分。

1. 评价的种类和内容　根据评价内容、指标和研究方法的特点，健康教育与健康促进计划的评价可分为以下几种类型。

（1）形成评价（formative evaluation）：形成评价是一个为健康教育与健康促进计划设计和发展提供信息的过程。其目的在于使健康教育与健康促进计划符合目标人群的实际情况，使计划更科学、更完善。在计划实施开始之前使其具有最大的成功机会；在计划实施中及时纠正偏差，进一步保障计划的成功。因此，形成评价主要发生在项目计划执行之前的阶段，其部分职能将延续至项目实施早期阶段。

（2）过程评价（process evaluation）：过程评价起始于健康教育与健康促进计划实施开始之时，贯穿计划执行的全过程。完善的过程评价资料可以为计划的结果提供丰富信息。在计划执行阶段，过程评价也可以有效地保障和促进计划的成功。因此，它是健康教育与健康促进计划评价中非常重要的组成部分。

（3）效应评价（impact evaluation）：健康教育与健康促进的最终目的是改善人群健康状况和提高生活质量。与其他策略不同的是，健康教育与健康促进是通过改变人们的健康相关行为来实现其目的。效应评价正是要评估健康教育与健康促进计划导致的目标人群健康相关行为及其影响因素的变化。与健康结局相比，健康相关行为的影响因素及健康相关行为较早发生变化，故又把健康教育与健康促进计划的效应评价称为近期和中期效果评价。

（4）结局评价（outcome evaluation）：结局评价着眼于评价人群健康状况乃至生活质量的变化。对于不同的健康问题，从行为改变到出现健康状况的变化所需的时间长短不一，但均在行为改变之后，才可能观察到健康状况的改变，故结局评价也常被称为远期效果评价。

（5）总结评价（summative evaluation）：总结评价是指形成评价、过程评价、效应评价、结局评价的综合以及对各方面资料作出总结性的概括。它全面反映计划的成败。通过总结评价对各项计划完成情况、对成本-效益、成本-效果等作出总的判断，以总结经验教训，为今后计划的决策提供准确的科学依据。

2. 评价设计的方案　计划评价的设计方案非常多，但常用以下五种设计方案对健康教育与健康促进计划进行评价。

（1）不设对照组的前后测试（one group before/after design）：这是评价设计方案中最简单的一种。通过对目标人群自身在项目实施后的情况与干预前的情况进行比较，来评价计划产生的效应及健康的变化。

（2）简单时间系列设计（simple time-series design）：该方案不设对照组，在对目标人群进行多次观察之后，实施干预，干预结束后再进行多次观察。选择该方案需具备以下条件：①有条件做多个时间点观察，可以顺利地收集到高质量的观察资料；②能保证测量结果的稳定性。使用该设计方案，可以确定干预效果的变化趋势，而且还有助于推断因果关系。

（3）非等同比较组设计（nonequivalent control group）：非等同比较组属于类实验设计，

其设计思想是为干预组选择匹配的对照组，通过干预组对干预前后自身的变化、对照组在相同时间前后的自身变化的比较，同时对两组变化量的差异进行比较，来评价健康教育与健康促进项目的效应及健康的变化。

（4）复合时间系列设计（multiple time-series design）：复合时间系列设计在设计思想上融合了简单时间系列设计与准实验设计。复合时间系列设计在控制历史性因素的影响及观察变化趋势(包括干预组和对照组)方面有明显优势，但由于观察点多，尤其是需对对照组进行若干次观察，不仅费时与增加经费，也可能降低对照组的功能，在实际应用时应注意。

（5）实验研究（classical experimental design）：本评价方案的特点是将研究对象随机分为两组（干预组和对照组），首先要保证两组之间的可比性，因此不存在选择因素对结果真实性的影响，同时历史因素、测量与观察因素及回归因素的影响也受到控制。

五、社区健康教育的考核

（一）考核目的

绩效考核的目的是建立以服务数量、服务质量和服务对象满意度为核心，以职能和绩效为基础的考核和激励机制，调动广大健康教育工作人员的积极性，提高健康教育服务质量和效率，满足人民群众需求，促进健康教育工作全面发展。

（二）考核对象

绩效考核对象为各级健康教育专业机构。各级健康教育专业机构包括各级具备独立法人资格的健康教育专业机构和疾病预防控制中心下设的健康教育科（所）。

（三）考核原则

坚持公益性质，强调公益目标和社会效益；坚持客观公正，确保考核过程公开透明，考核结果真实可信；坚持激励导向，体现多劳多得和优绩优酬，调动机构和人员积极性。

（四）考核内容与标准

1. 考核内容　依据《全国健康教育专业机构工作规范》，考核各级健康教育专业机构针对技术咨询与政策建议、业务指导与培训、总结与推广适宜技术、信息管理与发布、监测与评估等职能的履行情况和工作成效。

2. 考核标准　依据考核内容并遵循量化考核原则，制订绩效考核标准。考核标准中的考核指标分为两类：①基本指标，用于考核各级健康教育专业机构履行基本职能的情况和工作成效，各级健康教育专业机构使用不同的考核标准。②加分指标，用于考核各级健康教育专业机构在履行基本职能基础上，开展具有创新性或前瞻性的工作及服务对象满意度，各级健康教育专业机构使用相同的考核标准。

（五）考核方法与程序

各级卫生行政部门负责辖区内健康教育专业机构的绩效考核。各级卫生行政部门可根据当地（特别是地市级和县区级）实际情况，对指标权重和评分标准进行适当调整。绩效考核原则上每年开展一次。卫生部对省级健康教育专业机构考核工作适时进行抽查和督导。

考核程序包括成立考核小组、制订考核方案、实施考核、反馈考核结果等环节。绩效考核工作应当充分听取各方面意见和建议。

（六）考核等次及结果应用

1. 考核等次　绩效考核结果由基本指标和加分指标得分相加而成，分为优秀、合格和不合格3个等次。

优秀：得分≥90分；

合格：90分>得分≥70分；

不合格：得分<70分。

2. 考核结果应用　卫生行政部门依据上年度绩效考核结果核定本年度被考核单位绩效工资总量。绩效考核结果也作为单位财政补助、表彰奖励以及领导干部考核任用的重要依据。绩效考核结果应当记入单位绩效考核档案。

（七）组织实施

1. 各级卫生行政部门负责绩效考核工作相关政策制订及具体组织实施与管理。

2. 各级健康教育专业机构负责绩效考核工作技术支持，并接受考核。

（陆召军　严文君）

第十章　社区重点人群健康管理

社区重点人群健康管理，是根据社区居民不同年龄、性别、身体状态和疾病等特点，将其划分成相应的重点人群，并根据不同人群需要，有针对性开展相应的健康管理活动。一般所指的社区重点人群包括儿童、妇女、老人和伤残人。本章根据国家基本公共卫生服务规范（2011年版）要求，介绍0~6岁儿童、妇女、孕产妇和老年人的健康管理。

第一节　0~6岁儿童健康管理

一、0~6岁儿童健康管理的目标

通过对0~6岁儿童健康管理项目的实施，提高儿童系统管理率，及时发现高危儿、体弱儿，通过逐级转诊、动态管理、有效干预，保障儿童健康。

二、0~6岁儿童健康管理的服务要求

1. 开展儿童健康管理的城市社区卫生服务和农村乡镇卫生服务机构应当具备所需的基本设备和条件。

2. 从事儿童健康管理工作人员应取得相应的执业资格，并接受过儿童保健专业技术培训，按照国家儿童保健有关规范要求进行儿童健康管理。

3. 城市社区卫生服务和农村乡镇卫生服务机构应通过妇幼卫生网络、预防接种系统以及日常医疗卫生服务等多种途径掌握辖区中的适龄儿童数，并加强与托幼机构联系，取得配合，做好儿童的健康管理。

4. 加强宣传，向儿童监护人告知服务内容，使更多儿童家长愿意接受服务。

5. 儿童健康管理服务在时间上应与预防接种时间相结合，鼓励在儿童每次接受免疫规划范围内的预防接种时，对其进行体重、身长（高）测量，并提供健康指导服务。

6. 每次服务后及时记录相关信息，纳入儿童健康档案。

7. 积极应用中医药方法，为儿童提供生长发育与疾病预防等健康指导。

三、0~6岁儿童健康管理的内容

（一）建立儿童保健手册

儿童保健手册是记录0～6岁各月（年）龄阶段身体状况的健康档案，是入托（儿所）、入（幼儿）园、入学的必备资料。

（二）健康管理流程

0～6岁儿童健康管理包括出院后一周内和28天时的2次家庭访视，满月后各月（年）龄段的健康检查，通过检查判断正常或异常，进行保健指导和健康教育，按计划免疫程序和要

求进行预防接种，异常儿童进一步诊查和（或）转诊上级医疗保健机构诊治。

（三）新生儿家庭访视

新生儿出院后1周内，医务人员到新生儿家中进行，同时进行产后访视。

1. 通过检查评估，为新生儿建立《0～6岁儿童保健手册》，并进行保健指导。告知在出生后28～30天带孩子进行满月访视。

2. 保健指导　根据新生儿的具体情况，有针对性地对家长进行保健指导和健康教育。

（四）新生儿满月健康管理

新生儿满28天后，结合接种乙肝疫苗第二针，在城市社区卫生服务和农村乡镇卫生服务机构进行随访。

1. 告诉家长下次来保健的时间（明确婴儿满3个月时的具体日期）。

2. 对给出转诊建议的婴儿要在两周内电话随访，询问家长是否到上级医院就诊，并记录就诊结果。

（五）婴幼儿健康管理

满月后的随访服务均应在城市社区卫生服务和农村乡镇卫生服务机构进行，偏远地区可在村卫生室、社区卫生服务站进行，时间分别在3、6、8、12、18、24、30、36月龄时，共8次。有条件的地区，建议结合儿童预防接种时间增加随访次数，特别是2、4、5、15个月龄时。

1. 询问　上次检查以来的情况，特别是喂养、护理、睡眠、亲子互动、患病情况等。应注意有无夜惊、多汗、烦躁等佝偻病症状。18、24月龄时要注意语言发育和人际互动情况。

2. 测量　进行身长、体重、头围测量，并用儿童生长发育标准进行体格评价（数据比对、曲线图）。若体格评价低于2SD或增长幅度偏低，应寻找原因，进行针对性指导，2周后随访，连续三次随访体重仍然没有改善者，转诊。在婴幼儿6～8、18、30月龄时分别进行1次血常规检测，对发现有轻度贫血儿童的家长进行健康指导。在6、12、24、36月龄时使用听性行为观察法（表10-1）分别进行1次听力筛查。

表10-1　听性行为观察法（阳性指标）

年龄	听觉行为反应
6月龄	不会寻找声源
12月龄	对近旁的呼唤无反应或不能发单字词音，不会按照成人的指令指认物体或自己的身体部位
24月龄	不能按照成人的指令完成相关动作，不能模仿成人说话（不看口型）或说话别人不懂
36月龄	吐字不清或不会说话，总要求别人重复讲话，经常用手势表示主观愿望

3. 体格检查　皮肤（贫血征）、囟门、眼部、口腔、听力筛查、斜颈、心肺（心脏杂音）、脐部（脐疝）、会阴（睾丸、阴囊）、四肢（对称性/肌张力、髋关节对称性、Ortolani征）。8～12月龄后注意牙齿、颈部淋巴结、弱视/斜视、四肢形态，行走步态。特别注意有无颅骨软化、方颅、枕秃、肋串珠、肋外翻、肋软骨沟、手镯征和鸡胸（6～8个月龄后）、O型腿和X型腿（18个月龄后）等佝偻病体征，佝偻病表现明显者，转诊。血常规检查，连续三次复查仍未改

4. 发育评估　主要对照《0～6岁儿童神经心理发育进程》进行，有条件的做“丹佛发育筛查量表（DDST）”测评。轻度落后者，给予干预指导，教给家长如何给予婴儿相应的促进训练，2～4周后再次评估。发育明显落后或再次评估落后、DDST异常者，转诊。6个月龄时

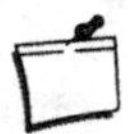

拥抱、握持、迷路、非对称性紧张性颈反射等原始反射已经消失，开始分辨生人，出现手眼协调，对变化的音调有反应，对母亲或带养人声音有清楚反应。原始反射仍然存在者（提示存在脑部损害），转诊。

5. 管理

（1）记录发育评估状况，填写《检查记录表》和《儿童保健手册》。

（2）告诉家长下次带婴儿到保健机构保健的具体时间，同时告诉家长，期间如有情况，可及时前来检查、咨询。

（3）对给出转诊建议的婴儿要在两周内电话随访，询问家长是否到上级医院就诊，并记录就诊结果。

6. 指导要点

（1）喂养：鼓励母乳喂养婴儿，确实无法母乳喂养的尽量用配方奶喂养。指导如何添加辅食，从强化米粉、蛋黄、稀粥、果泥、菜汁、菜泥逐步过渡到稠粥、软饭、蛋羹、肝泥、肉末、鱼泥，也可使用营养包；12个月龄开始以饭菜为主，奶为辅，包括面食、蛋糕、鱼、肉、饼干等，如果难以继续母乳喂养的，可考虑断奶（继续用配方奶），并让儿童练习用勺进食。12个月龄开始停止母乳喂养，普通食物为主，配方奶作辅食（200～300 ml）。注意预防营养素缺乏。期间，轻度贫血者给予食疗指导及（或）进行药物治疗，一个月后复查。恢复正常者继续服药4~6周。

（2）护理：特别注意皮肤卫生（湿疹、擦烂）、哭闹和睡眠。

（3）补充维生素K、维生素C，可服用新鲜果汁（注意适当稀释、由少到多、温度适宜），注意维生素D的补充，满月起可经常带孩子户外活动预防佝偻病。适当开展空气浴、冷水浴、日光浴三浴锻炼，特别是空气浴，以促进新陈代谢和血液循环，提高体温的调节功能，提高幼儿机体对气候变化的适应能力。

（4）按计划进行预防接种，特别注意预防疫苗的补漏接种。

（5）认知：婴儿期无意注意为主，2～3个月婴儿开始注意新鲜事物，应鼓励家长进行婴儿抚触和被动操，指导家长给予丰富的信息刺激，促进神经运动发展，5～6个月开始出现短暂的集中注意，4～8个月已经有间隔2周的认识性记忆，应鼓励家长进行主动操，促进婴儿能力的发展，如练习独坐等。8个月黄斑中心完善，立体视觉开始形成，开始区别语言的意义，开始获得“客体永存”的概念，应鼓励家长让小孩练习主动操，如练习爬行、手的操控练习等。1岁左右能维持集中注意力15秒左右，“客体永存”的概念稳定，已有几天以上的再认，出现最原始的思维（直观行动思维），此时应开始练习行走、在家长看护下进行手的精细动作练习，做手工等，多进行语言读懂和刺激，促进语言发展。2岁左右可出现数天前的再现，借助具体表象和简单的符号表象进行思维——具体形象（意象）思维。此阶段应进行绘画、手工等锻炼，并给予丰富的语言互动与信息，促进语言、认知发展。

（6）抚育方式：6~7个月已形成好奇、快乐、悲伤、惊讶等次级情绪，6~18个月是依恋形成的关键期，12个月左右开始形成尴尬、内疚、嫉妒、骄傲等复杂情绪，是依恋情感形成的关键时期，18个月左右是依恋情感形成的分化时期。在抚育时应多互动，并注意亲子互动的质量，接纳、积极回应和肯定，给予情感温暖；24个月左右第一个反抗期的出现，是语言和社交活动的高速发展阶段，既不能溺爱，也要避免忽视和过分限制，如果儿童不愿讲话、不与人交流、行为显得古怪，要警惕特殊发育障碍的可能，必要时可作克氏量表筛查。

（7）自理与行为习惯：18个月左右小孩要开始进行自主进食、卫生、如厕训练，培养洗手、进食、大小便、社交等良好行为习惯，注意预防意外伤害。

（六）学龄前儿童健康管理

为4～6岁儿童每年提供一次健康管理服务。散居儿童的健康管理服务应在社区卫生服务中心（乡镇卫生院）进行，集体儿童可在托幼机构进行。

1. 询问　上次检查以来的情况，特别是膳食、睡眠、患病情况等。特别注意人际交流、自主行为发育等情况。

2. 体格检查　对身长、体重进行评价。若体格评价较低或增长幅度偏低，应寻找原因，进行针对性指导，必要时转诊。血常规检测和视力筛查，皮肤、弱视/斜视、口腔（龋齿）、心肺、姿势。佝偻病症状体征：腿痛、多汗、无力。转诊：症状表现明显者。

3. 发育评估　主要对照《0～6岁儿童神经心理发育进程》进行。有条件的做"DDST"测评。

4. 管理

（1）记录发育评估状况，填写《健康检查记录表》和《儿童保健手册》。完善儿童保健档案和记录。

（2）在每次进行预防接种前均要检查有无禁忌证，若无，体检结束后接受疫苗接种。

（3）指导家长对儿童进行生活自理和人际交流训练。

（4）做一定的认知、学习能力的学习与特殊能力的训练。

5. 指导要点

（1）喂养：注意膳食平衡。

（2）注意幼儿的口腔卫生，强调在餐后和睡前刷牙。

（3）轻度贫血者：食疗指导及/或进行药物治疗，一个月后复查。恢复正常者继续服药4~6周。

（4）户外活动，体格锻炼。

四、儿童计划免疫与预防接种

1. 预防接种　根据国家免疫规划疫苗免疫程序（表10-2），对适龄儿童进行常规接种。

（1）接种前：应查验儿童预防接种证（卡、薄）或电子档案，核对姓名、性别、出生日期及接种记录，确定本次受种对象、接种疫苗的品种。询问受种者健康状况以及是否有接种禁忌等，告知受种者或者其监护人所接种疫苗的品种、作用、禁忌、不良反应以及注意事项，可采用书面和（或）口头告知的形式，并如实记录告知和询问的情况。

（2）接种时：再次查验姓名、预防接种证、接种凭证和本次接种的疫苗品种，核对无误后严格按照《预防接种工作规范》规定的接种月（年）龄、接种部位、接种途径、安全注射等要求予以接种。

（3）接种后：告知儿童监护人，受种者在接种后应在留观室观察30分钟。接种后及时在预防接种证、卡（簿）上记录，与儿童监护人预约下次接种疫苗的种类、时间和地点。有条件的地区录入计算机并进行网络报告。

另外，在部分省份和重点地区，根据卫生管理部门要求，做好重点人群的出血热疫苗接种和高危人群炭疽、钩体疫苗的应急接种。根据传染病控制需要，开展乙肝、麻疹、脊灰等疫

苗强化免疫、群体性接种工作和应急接种工作。

2. 疑似预防接种异常反应处理　如发现疑似预防接种异常反应，接种人员应按照《全国疑似预防接种异常反应监测方案》要求进行处理和报告。

表10-2　疫苗免疫程序

疫　苗	接种对象月（年）龄	接种剂次	接种部位	接种途径	接种剂量/剂次	备　注
乙肝疫苗	0、1、6月龄	3	上臂三角肌	肌内注射	酵母苗5μg/0.5ml，CHO苗10μg/1ml、20μg/1ml	出生后24小时内接种第1剂次，第1、2剂次间隔≥28天
卡介苗	出生时	1	上臂三角肌中部略下处	皮内注射	0.1ml	
脊灰疫苗	2、3、4月龄，4周岁	4		口服	1粒	第1、2剂次，第2、3剂次间隔均≥28天
百白破疫苗	3、4、5月龄，18～24月龄	4	上臂外侧三角肌	肌内注射	0.5ml	第1、2剂次，第2、3剂次间隔均≥28天
白破疫苗	6周岁	1	上臂三角肌	肌内注射	0.5ml	
麻风疫苗（麻疹疫苗）	8月龄	1	上臂外侧三角肌下缘附着处	皮下注射	0.5ml	
麻腮风疫苗（麻腮疫苗、麻疹疫苗）	18～24月龄	1	上臂外侧三角肌下缘附着处	皮下注射	0.5ml	
乙脑（减毒）	8月龄,2周岁	2	上臂外侧三角肌下缘附着处	皮下注射	0.5ml	
流脑A	6～18月龄	2	上臂外侧三角肌附着处	皮下注射	30μg/0.5ml	第1、2剂次间隔3个月
流脑A+C	3周岁,6周岁	2	上臂外侧三角肌附着处	皮下注射	100μg/0.5ml	2剂次间隔≥3年；第1剂次与A群流脑疫苗第2剂次间隔≥12个月
甲肝（减毒）	18月龄	1	上臂外侧三角肌附着处	皮下注射	1 ml	
出血热疫苗（双价）	16～60周岁	3	上臂外侧三角肌	肌内注射	1 ml	接种第1剂次后14天接种第2剂次，第3剂次在第1剂次接种后6个月接种

（续表10-2）

疫苗	接种对象月（年）龄	接种剂次	接种部位	接种途径	接种剂量/剂次	备注
炭疽疫苗	炭疽疫情发生时，病例或病畜间接接触者及疫点周围高危人群	1	上臂外侧三角肌附着处	皮上划痕	0.05ml（2滴）	病例或病畜的直接接触者不能接种
钩体疫苗	流行地区可能接触疫水的7～60岁高危人群	2	上臂外侧三角肌附着处	皮下注射	成人第1剂0.5ml，第2剂1.0ml，7～13岁剂量减半，必要时7岁以下儿童依据年龄、体重酌量注射，不超过成人剂量1/4	接种第1剂次后7～10天接种第2剂次
乙脑灭活疫苗	8月龄（2剂次），2周岁，6周岁	4	上臂外侧三角肌下缘附着处	皮下注射	0.5ml	第1、2剂次间隔7～10天
甲肝灭活疫苗	18月龄，24～30月龄	2	上臂三角肌附着处	肌内注射	0.5ml	2剂次间隔≥6个月

五、儿童常见健康问题及干预

对健康管理中发现的有营养不良、贫血、单纯性肥胖等情况的儿童应当分析其原因，给出指导或转诊的建议。

1. 营养不良　儿童营养不良主要由于喂养不当、不良饮食习惯和疾病因素影响所致。主要表现生长发育停滞，脂肪消失，肌肉萎缩同时也可造成全身各系统的功能紊乱。主要通过以下措施预防：

（1）母乳是小儿最完善的食品，提倡母乳喂养，注意喂养方法，按年龄及时添加辅食，掌握先稀后干，先素后荤，先少后多的原则。1岁左右断乳，给予易于消化而具有营养的食品。

（2）注意户外锻炼，呼吸新鲜空气，多晒太阳，增强体质。

（3）按原饮食逐渐增加。每次增加之量不可过多；如有消化不良症状出现，应酌量减量。

（4）注意饮食质、量之合理分配。

（5）如经常发生各种感染炎症，应转上级医院诊治。

2. 营养性缺铁性贫血　营养性缺铁性贫血多发生在6个月到3岁的婴幼儿，是影响小儿生长发育的重要因素之一，也是反复诱发小儿感染，使病症迁延不愈的重要原因。发病原因主要与体内贮铁不足、铁摄入量不足、铁吸收减少或消耗过多和铁需要量增加有关。主要通过以下措施预防：

（1）做好孕期保健工作，注意孕母的营养及合理膳食，定期测定血红蛋白以早期发现贫血，及时治疗；预防早产及低出生体重儿；哺乳的母亲应注意多食含铁丰富的食物，以保证婴儿对铁的需要。

（2）指导婴幼儿合理喂养，大力提倡母乳喂养至少4～6个月；无论母乳喂养或人工喂养的婴儿在3～4个月以后均应及时添加辅食，对幼儿和年长儿童应尽量多采用含铁丰富、吸收率高的食物，如动物性食物、黑木耳、海带、大豆等；纠正偏食、挑食及吃零食的不良习惯。

（3）预防并及时治疗感染性疾病和肠道寄生虫病。

（4）通过儿童系统管理，开展贫血监测，从生后6～9个月开始定期测定血红蛋白，以早期发现轻症贫血患儿，及时治疗。

3. 单纯性肥胖　肥胖病或单纯性肥胖指皮下脂肪积聚过多。脂肪积累以乳、腹、髋、肩部为显著，腹部往往出现粉红色皮肤浅纹，四肢肥大，尤以上臂和股部特别明显。骨龄正常或超过同龄小儿，智力良好，性发育正常或较早。活动不便，极少运动。主要通过以下措施预防：

（1）母亲孕后期就应避免增重过多，以防分娩出生体重过大的巨大新生儿。

（2）出生后应坚持母乳喂养，4～5月前不喂半固体或固体淀粉类食物。

（3）定时作生长发育监测，以早期发现过重肥胖倾向，及时加以纠正。

（4）养成良好的饮食习惯，执行平衡膳食，对超重小儿要限制食物摄入量，使体重接近于标准范围。膳食要遵循少糖、少油，保证蛋白质和多食水果蔬菜的原则，尤其要少吃甜类食品和饮料。

（5）积极参加活动，增加运动量，并持之以恒。

4. 其他常见健康问题的处理　出现其他常见健康问题，包括唇腭裂、高腭弓、诞生牙等口腔发育异常、龋齿、视力低常或听力异常儿童应及时转诊。

六、0~6岁儿童健康管理的考核

0~6岁儿童健康管理的考核内容包括新生儿访视率、儿童健康管理率和儿童系统管理率，以及预防接种服务规范考核的建证率和某种疫苗接种率。

1. 新生儿访视率

新生儿访视率=年度辖区内接次及以上访视的新生儿人数/年度辖区内活产数×100%

2. 儿童健康管理率

儿童健康管理率=年度辖区内接受1次及以上随访的0～6岁儿童数/年度辖区内应管理的0～6岁儿童数×100%

3. 儿童系统管理率

儿童系统管理率=年度辖区中按相应频次要求管理的0～6岁儿童数/年度辖区内应管理的0～6岁儿童数×100%

4. 预防接种建证率

预防接种建证率=年度辖区内建立预防接种证人数/年度辖区内应建立预防接种证人数×100%

5. 某种疫苗接种率

某种疫苗接种率=年度辖区内某种疫苗年度实际接种人数/某种疫苗年度应接种人数×100%

第二节 妇女保健工作

妇女保健是以维护和促进妇女健康为目的的一项卫生保健工作，妇女保健工作是我国人民卫生保健事业的重要组成部分。妇女保健主要包括婚前保健、计划生育指导与避孕保健、经期卫生及劳动保护、女性更年期保健、妇女病普查及妇科癌症筛查。

一、婚前保健

婚前保健是对准备结婚的男女双方，在结婚登记前所进行的婚前医学检查、婚前卫生指导和婚前卫生咨询服务。婚前保健是国家为维护公民的生殖健康，为准备结婚的男女双方提供的保健服务，建立在充分尊重公民隐私权及知情权的原则之上。社区医生应告知准备结婚的男女在办理结婚登记前，尽早到医疗保健机构接收婚前保健服务。

1. 婚前医学检查　婚前医学检查不同于一般性体格检查，是针对准备结婚的男女双方可能患有影响结婚和生育疾病进行的医学检查。包括以下几类：

（1）严重遗传性疾病：指由于遗传因素先天形成，患者全部或者部分丧失自主生活能力，子代再现风险高，医学上认为不宜生育的疾病。

（2）指定传染病：指《中华人民共和国传染病防治法》中规定的艾滋病、淋病、梅毒、麻风病以及医学上认为影响结婚和生育的其他传染病。

（3）有关精神病：是指精神分裂症、躁狂抑郁型精神病，以及其他重型精神病。

（4）除上述三类在《母婴保健法》条款中的疾病外，还包括影响结婚和生育的有关重要器官疾病，如心、肝、肺、肾等疾病，糖尿病，甲状腺功能亢进症及生殖器官疾病。

2. 婚前卫生指导　围绕以生殖健康为核心，对准备结婚的男女双方进行与结婚和生育有关卫生宣教和指导。婚前卫生指导内容：①有关性保健及性教育（性生理、性心理、性道德及性卫生）；②新婚避孕知识及计划生育指导；③受孕前的准备、环境和疾病对后代影响等；④遗传病的基本知识；⑤影响婚育的有关疾病的基本知识；⑥其他生殖健康知识。婚前卫生指导可采用婚前保健学校、婚前保健指导班等形式，按统一教材系统地

为服务对象讲解，并应用录像、幻灯、挂图、图片、模型等多种方式辅助讲解，同时为服务对象提供婚前保健宣教资料。

3. 婚前卫生咨询服务 婚前卫生咨询是指受过专业培训的医师与服务对象面对面的交谈，针对医学检查结果发现的异常情况以及服务对象提出的具体问题进行解答，交换意见，提供信息，如发现异常情况，应给于不同的婚育意见，帮助其作出适宜的决定。

经婚前医学检查未发现异常者，婚前医学检查单位《婚前医学检查证明》上注明“符合结婚的医学条件”。

二、计划生育指导与避孕保健

计划生育指导技术服务包括发放避孕药具、孕情和环情检查、放置和取出宫内节育器、人工终止妊娠、输卵管结扎术、输精管结扎术和技术常规所规定的各项医学检查，以及计划生育手术并发症诊治。社区医生计划生育指导内容包括：①生殖健康科普宣传、教育、咨询；②提供避孕药具及相关指导、咨询、随访；③对已经施行避孕、节育手术和输卵(精)管复通手术的，提供相关咨询、随访。另外，提供与计划生育有关的临床医疗服务，社区卫生服务机构条件和能力无法提供服务时，上转医院处理。

三、经期卫生及劳动保护

经期由于盆腔充血，经血下行，抵抗力减弱，又容易发生情绪波动，应注意经期卫生，尽量避免妇科疾病发生。

1. 保持外阴清洁 月经期间阴部抵抗力下降，易受细菌感染，因而要勤换内裤，每天用清水清洗外阴。洗澡应淋浴，不能坐浴、盆浴。

2. 注意保暖 经期御寒能力下降，受凉易致月经过少或突然停止。要避免淋雨，涉水，游泳、洗冷水澡。

3. 经期用品保洁 使用消毒严格没有污染的经期卫生用品，注意保持卫生巾清洁，如使用卫生带，清洁后应在日光下晒干。

4. 饮食保养 少吃刺激性食物，多吃蔬菜和水果，保持大便通畅，适量进食豆类、鱼类，瘦肉等高蛋白食物，以补充机体消耗。经期易出现疲劳和嗜睡，感情波动也大，故最好不饮浓茶、咖啡等。

5. 精神保养 注意自我调节情绪，保持精神愉快，适当参加文体活动，保证充足的睡眠。

6. 适度劳动和活动 避免重体力劳动和剧烈活动，可进行低强度和伸展活动较多的活动，时间控制在30～45分钟为宜。

7. 其他 经期子宫内膜剥脱出血，宫腔内有创面，阴道酸碱度发生改变，防御功能降低，应尽量避免性生活，以免将细菌带入导致生殖器炎症发生。尽量不要选择在经期进行妇科检查或拔牙。

按照《劳动法》等相关条例规定，女职工在月经期间，所在单位不得安排其从事高空、低温、冷水和国家规定的第三级体力劳动强度的劳动。对女职工因月经过多或痛经而不能正常工作的，经用人单位指定的医疗机构证明，用人单位可适当给予其1～2天的休息。

对痛经、月经过多或过少、闭经、月经周期紊乱的妇女，应进行系统观察，建立观察记录，作为健康档案的一部分。并要根据医学检查结果，确定月经异常原因；判断其与所处的工作和劳动条件，特别与职业病有无关系，以便采取相应的防治措施。

四、女性更年期保健

1. 个人习惯和卫生　更年期可以照常工作，但要注意劳逸结合，切忌过劳。要保证有足够的睡眠时间，适度锻炼、积极参加活动，保持心理健康。

2. 合理膳食和营养　注意合理膳食：①食物多样化，谷类为主；②多吃蔬菜、水果和薯类；③常吃奶类、豆类或其制品；④常吃适量鱼、禽、蛋和瘦肉，少吃肥肉和荤油；⑤食物清淡少盐；⑥限量饮酒；⑦食物新鲜、清洁卫生，不吃变质食品；⑧饮食量与活动要平衡，保持适宜体重，避免盲目节食。

3. 适宜运动　更年期妇女要在了解自身健康状况，确保安全的前提下，选择适宜的运动项目和运动量。运动项目宜选择保健性和放松性的运动，如慢跑、步行、太极拳、气功、自行车、健身操和游泳等。运动量一般以运动后5～10分钟内身体能恢复到平常呼吸、心率水平，次日起床后无疲乏感，说明运动强度适当。运动频率至少每周3次，平均每次锻炼时间至少30分钟，达到身体微微出汗。为保证安全，运动时心率不能超过最大安全心率的60%~70%（最大安全运动心率的简单计算方法：最大安全运动心率=220−年龄）。

4. 心理卫生指导　通过咨询等方式增强更年期妇女的自我认同感，让她们认识到更年期变化是正常的生理现象，教育她们正确面对，抛弃焦虑和抑郁等精神负担，以平稳而坚定的心情对待生活和工作。对焦虑比较明显的更年期妇女，可适当使用情绪调节剂，如氯氮（利眠宁）、艾司唑仑（舒乐安定）、多虑平等，以帮助克服紧张焦虑、心神不宁的状态，改善睡眠。对于情绪障碍较为明显的患者，如更年期忧郁症、更年期偏执状态等，应在精神科医师指导下使用有关精神药物。

5. 适度性生活　更年期夫妇只要身体健康状况许可，仍应安排适度的性生活，这不但是正常生理和心理的需要，也可延缓生殖器官萎缩，有助于防止机体老化。

6. 健康状况自我监测　指导更年期妇女开展健康状况自我监测，包括：①应定期对自己的健康状况进行自我评定，可按照世界卫生组织提出的"五快"和"三良好"的身体和心理健康的衡量标准进行评定。"五快"指食得快、便得快、睡得快、说得快和走得快；"三良好"指良好的个性、良好的处世能力和良好的人际关系。②做好月经卡记录，绝经前记好月经卡，可及时发现月经失调，绝经后出现阴道流血，白带异常等都是妇科疾病的症状，应及时就诊。③乳房自我检查，更年期也是乳癌的高发年龄，应坚持按照乳房自查的三步手法每月进行二次乳房检查，特别注意检查乳房外上象限，观察发现乳房形态有异常变化和（或）不对称，触摸感觉乳房内有异常肿块，按压检查乳房有分泌物等情况。④异常白带识别，正常情况下，更年期雌激素水平下降，白带量较育龄期减少，一旦发现白带量明显增多或血性白带、黄水样白带等异常情况时，应及时就诊。⑤阴道出血，绝经前期周期不规则的阴道出血，同时有血量增多或流血时间延长，常为无排卵型功能失调性子宫出血，但应首先排除子宫内膜癌。绝经后出血是指闭经1年以后又发生子宫出血，以点滴出血多见，但也有超过月经量的出血，一旦出现绝经后出血应立即就诊，必要时行分段诊刮

排除恶性肿瘤。⑥外阴情况，发现外阴肿块应注意肿块的质地、境界、颜色，要及时就诊，尽快排除急、慢性感染性病变及恶性肿瘤，必要时做活检及病理学检查，明确肿块的性质。⑦触及盆腔包块应立即就诊。

五、妇女病普查及妇科两癌筛查

妇科疾病普查是为了早发现、早诊断、早治疗妇女常见病、多发病，是一项贯彻“预防为主”的保障妇女健康的措施。通过定期普查可以及早发现和诊断疾病，做到治病于“萌芽”状态，从而取得满意的治疗效果，有效提高妇女的健康水平。

1. 普查的组织管理　普查普治工作量大，涉及面广，一定要在有关部门统一协调和计划下有组织地开展。

（1）宣传与发动：在普查前要做好宣传动员工作，让群众特别是普查对象认识普查普治的重要意义，利用各种宣传工具大力宣传发动，做到家喻户晓，使工作得以顺利开展。

（2）组织与职责：负责掌握所属地区的妇女人数、年龄构成以及普查对象人数；制定所属地区妇科常见疾病的防治计划，组织普查队伍。做好资料的登记、汇总及报表工作；进行妇科常见疾病的防治技术研究和结果分析，提出防治建议；开展普治和随访。

（3）普查对象的确定：25岁以上已婚妇女均属应查对象，一般每2～3年普查一次。应按社区将普查对象有效组织起来，以提高受检率（应达90%以上）。

（4）普查物资的准备：应包括表格类、器材类（显微镜、窥阴器、手套、宫颈刮片等）、敷料类、药品（清洁消毒用和医疗用）和检验制剂。

2. 普查方式　一般采用集中一段时间进行，地点可安排在社区卫生服务机构，也可深入到一个单位进行检查。在农村，应注意避开农忙季节。

3. 普查内容和方法

（1）应用统一规范的普查表格。

（2）填写病史：应包括月经史（初潮、周期、经期和经量）、孕产史和既往史（尤为妇科肿瘤和其他肿瘤史）、家族肿瘤史及计划生育措施。

（3）妇科检查：按照妇科检查常规，顺序对外阴、阴道、宫颈、子宫及附件逐一仔细检查，并同时进行阴道、直肠及腹壁的“三合诊”检查，在全面了解盆腔内情况的同时，了解肛门直肠情况。未婚者不作阴道妇检，改作直肠——腹壁的“双合诊”。月经期原则上不作妇检。宫颈防癌刮片为妇科普查重要内容，另外常规取白带作滴虫、霉菌检查。

（4）乳房检查：妇女病普查中应把乳房检查列为常规检查内容。普查时应先观察乳房的皮肤颜色，有无凹陷、桔皮症或溃疡等，乳头有无血性液体溢出。

（5）填表登记：检查后按顺序填写各项检查结果，作出诊断，提出治疗意见及建议。如需要进一步检查和治疗，预约到医院或保健院，并记入备注栏内。

（6）资料统计分析：一次普查结束后，必须对每个人、每个单位和地区的资料进行自比（与上次检查）和互比，发现问题，进行总结分析，提出防治建议和具体措施。

（7）普查工作的注意事项：①普查中各项工作必须由接受过培训的专业人员进行，并严格操作规程，以保证普查质量；②检查表、登记本和细胞学玻片上的编号同一个人必须为同一号码，填写时应仔细核对；③窥阴器、手套和检查床垫每检查一人，都必须更换；④由于月经期不能参加该次普查的妇女，要登记在案，月经后给予补查。

4. 宫颈癌和乳腺癌的筛查

（1）宫颈癌筛查：宫颈癌早期可没有症状，有的病人也仅仅有宫颈炎的症状，如阴道分泌物增加，往往被忽视。因此，要特别重视早期宫颈癌筛查。宫颈癌筛查最常用、简单、有效的方法是宫颈刮片细胞学检查，该方法准确率高，90%～95%的早期宫颈癌都能够通过细胞学检查发现。

（2）乳腺癌的筛查：乳房肿块是乳腺癌出现最早的症状，大多可通过乳房自检等乳腺癌筛查方法早期发现。①每月自检，在每月月经结束后的第五天进行检查。方法：脱去上衣，在明亮的光线下，面对镜子做双侧乳房视诊，双臂下垂，观察两边乳房的弧形轮廓有无改变、是否在同一高度，乳房、乳头、乳晕皮肤有无脱皮或糜烂，乳头是否提高或回缩，然后双手叉腰，身体做左右旋转状继续观察以上变化；取立位或仰卧位，左手放在头后方，用右手检查左乳房，手指要并拢，从乳房上方顺时针逐渐移动检查，按外上、外下、内下、内上、腋下顺序，系统检查有无肿块。注意不要遗漏任何部位，不要用指尖压或是挤捏。检查完乳房后，用食指和中指轻轻挤压乳头，观察是否有带血的分泌物。②医生触诊：由专科医生以触摸的方式判断有无肿块。③B超检查：当怀疑乳腺有肿块，进行B超检查，能用来判断肿块性质和位置，但对直径在1 cm以下的肿块识别能力较差，可能会错过较小的肿块。④钼靶X线检查：是初步判断乳腺癌最准确的方法，可以得到清晰的图像，检查出一些手摸不出来的细小肿瘤萌芽。其他方法还有近红外线扫描，透视乳房时，各种密度的组织可显示不同的灰度影，从而显示乳房肿块，并可显示周围血管的情况。乳腺癌进一步确诊必须进行乳房肿块细针穿刺细胞学检查及肿块活检。

第三节　孕产妇健康管理

一、孕产妇健康管理的目标

通过全面实施孕产妇健康管理服务，为孕产妇提供安全、有效、规范、便捷的保健服务，提高孕产妇保健管理率，降低孕产妇、围产儿死亡率。做到孕前避免不宜和不适合妊娠，孕期保障正常和筛出异常，产褥期正确指导，保障母亲安全和新生儿健康。

二、孕产妇健康管理的服务要求

1. 服务对象要求覆盖辖区内居住的全部孕产妇。

2. 开展孕产妇健康管理的社区卫生服务中心和乡镇卫生院应当具备服务所需的基本设备和条件。

3. 从事孕产妇健康管理服务工作的人员应取得相应的执业资格，并接受过孕产妇保健专业技术培训，按照国家孕产妇保健有关规范要求，进行孕产妇全程追踪与管理工作。

4. 加强与社（村）委会、妇联、计生等相关部门的联系，掌握辖区内孕产妇人口信息。

5. 加强宣传，在基层医疗卫生机构公示免费服务内容，使更多的育龄妇女愿意接受服

务，提高早孕建册率。

6. 将每次保健服务信息及检查结果准确、完整地记录在《孕产妇保健手册》和检查或随访记录上，并纳入健康档案管理。

7. 积极运用中医药方法（如饮食起居、情志调摄、食疗药膳、产后康复等），开展孕期、产褥期和哺乳期保健服务。

三、孕产妇健康管理的内容及流程

孕产妇全程健康管理包括从准备生育开始到产褥期结束，其中孕早期至少进行1次，孕中期至少2次（建议分别在孕16~20周、孕21~24周各进行1次），孕晚期至少2次（其中至少在孕36周后进行 1次），发现异常者应当酌情增加检查次数，及早发现妊娠合并症和并发症。

（一）准备生育夫妇的健康教育

准备生育夫妇的健康教育是社区启动孕产妇健康管理的第一步，目的是普及孕前保健知识，打好孕产期服务基础。

1. 掌握准备生育夫妇信息　社区和基层医疗卫生机构应联系民政、公安、妇联和卫计各部门，掌握辖区内准备生育夫妇（已婚未育和新婚夫妇）的名单，特别注意流动人口等人群，保证一个不遗漏。

2. 组织开展宣传教育　要通过张贴宣传画、发放宣传资料、组织知识讲座、放映科普录像和开展社区咨询活动等方式进行健康教育，宣传生育的基本知识，教育夫妇从思想上、物质上为抚育下一代创造一定条件前提下，有计划地安排受孕。告知孕产期保健流程和内容，要求从怀孕时开始到产褥期结束的各个阶段必须到社区卫生服务机构或者医院接受孕产期保健，并及时登记建册。提供服务的地点和联系方式。

3. 提供优生咨询　计划受孕前要排除遗传和环境方面的不利因素。

（二）孕前保健

孕前保健服务从计划怀孕前半年开始，目的是了解夫妇双方的健康状况是否适合怀孕。孕前保健服务内容和流程包括对孕前妇女健康状况作出评估，根据评估结果进行保健指导和提出处理意见。

1. 询问和观察　询问年龄、现病史、既往史、月经史、婚育史、生殖道异常和手术史等；急慢性传染病史；夫妇双方家族史和遗传史；职业状况和工作环境中不良因素暴露史等；观察体态、体型、营养状况和精神状态等。

2. 检查和检验　测量身高、体重和血压、心肺听诊、进行妇科检查，必要时进行心理量表测定。进行尿常规和肝肾功能检查、白带检查，自愿咨询检查梅毒筛查和HIV检查，必要时进行宫颈涂片和精液检查。

3. 管理

（1）督促夫妇双方进行健康体检，任何一方患有生殖系统感染，应共同治愈后方可怀孕；督促夫妇双方建立良好的生活方式；指导丈夫参与，通过关心、体贴妻子和和谐性生活，使夫妇双方身心达到最佳状态；通过服务和支持，营造社会和家庭支持的良好氛围。

（2）通过检查评估未发现问题的妇女，进行孕前保健指导。

（3）通过检查评估发现问题的妇女，根据不同情况提出建议和处理：①有接触有毒有害物质不良因素暴露史的，建议暂缓生育，指导、督促离开不良生活和工作环境；②年龄已超过35岁的妇女，或已有不良生育史，以及有遗传病家族史的，转上级医院孕前或遗传咨询门诊接受指导，明确是否能够妊娠；③发现有重要器官疾病、传染病和精神性疾病等症状的妇女，转上级医院相关专科，进一步诊断，接受治疗、明确是否能够妊娠；④急慢性传染病，生殖系统感染性疾病和性传播疾病，转上级医院诊治，并明确告知在治疗和控制疾病后才可生育。

4. 保健指导

（1）建立健康的生活方式，保持适宜活动和充足的睡眠。

（2）避免接触有毒有害物质：有毒物质会引起无脑儿、脊柱裂、唇腭裂、四肢异常等出生缺陷。准备怀孕的妇女在生活与职业环境中都应主动地避免接触这些不利因素，并采取相应的保护措施。

（3）远离宠物、预防弓形虫病。

（4）调整避孕方式：采用口服避孕药避孕者要停服，如采用宫内节育器避孕者，应取出节育器。一般在停药和取器后6个月再受孕。在此6个月内需采用其他避孕方法，如用避孕套及自然避孕法。

（5）补充叶酸：准备怀孕的女性从孕前3个月开始，应每天补充0.4 mg叶酸，一直坚持到孕后3个月，以预防胎儿神经管畸形。有条件可以在整个孕期均遵医嘱服用叶酸，以确保体内的叶酸维持在适宜水平。

（6）孕前进行一次口腔检查：女性在计划怀孕时就应主动接受口腔健康检查，及时发现并处理口腔内的疾病或隐患，不要将口腔问题带到孕期。

（7）指导有关疫苗的接种：准备怀孕的妇女必要时接种风疹、乙肝、流感等疫苗，以预防孕期病毒感染。孕前检查没有风疹、乙肝、流感等病毒抗体时，应接种相应疫苗，接种疫苗后到医院检查，待体内产生抗体后，再进行怀孕的准备。因疫苗接种程序及抗体的产生均需要一段时间，准备怀孕前应提前进行疫苗接种，以保证完成需要的免疫接种程序及有效抗体的产生。

（三）早孕保健

从怀孕开始到12周末为孕早期，这是胎儿各器官发育形成的重要时期。这一时期保健重点是了解孕妇健康状况，筛查不适合怀孕的疾病，确定孕龄，防止致畸因素。孕12周前由孕妇居住地的乡镇卫生院、社区卫生服务中心进行早孕登记和第1次产前随访，通过询问病史和观察、检查，对孕妇进行评估。

1. 询问和观察　除同孕前保健内容外，特别需询问月经初潮、周期、经量和末次月经（即最后一次月经的开始之日）准确时间等情况，并根据停经史，推算孕周和预产期。

【附】孕周和预产期推算方法

◆孕周计算方法：首先计算月差（检查当日的月数减去末次月经的月数）和日差（检查当日的日数减去末次月经的日数），再根据孕周推算表转化成孕周。

例如某孕妇的末次月经是2012年7月1日，检查日期为2012年10月10日，两者相差3个月零9天，再根据孕周推算表，得到孕妇目前的孕周为14周零1天。

◆预产期计算方法：自末次月经开始之日，月份减去3或加上9，日期加上7。

例如：末次月经是2006年7月1日，月份减3等于4，日期上加7等于8，孕妇的预产期是2007年4月8日。

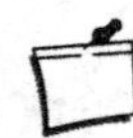

2．检查和检验　身体检查内容同孕前保健，在妇科检查时注意子宫大小与孕周是否相符。

3．管理

（1）根据检查评估结果填写第1次产前随访服务记录表，同时登记《社区孕产妇保健服务登记本》。

（2）通过检查评估未发现问题的孕妇，进行如何避免致畸因素、预防疾病以及卫生、营养和心理方面的孕期保健指导，特别要强调避免致畸因素和疾病对胚胎的不良影响，要求丈夫、家庭给予孕期保健的支持，进行产前筛查和产前诊断的宣传告知，重点告知16～20周唐氏综合征筛查及≥35岁者羊水染色体检查意义，同时预约第二次产前保健服务时间（16～20周）

（3）通过检查评估发现以下问题的孕妇，除以上内容外还需要增加有以下问题的针对性保健指导，并转到上级医院的早孕或产科门诊明确疾病诊断：①年龄≥35或<18岁；②二次以上不明原因流产史，生育过畸形儿、以往死胎、死产、新生儿死亡史和骨骼发育异常尤其是骨盆狭窄或畸形；③早孕反应严重出现尿酮体阳性者；④血红蛋白<110 g/L、BMI指数异常、RPR阳性；⑤服用致畸药物史；⑥肝肾功能异常、妊娠期合并症、并发症和生殖道异常或手术史；⑦内分泌、精神神经疾病、免疫性疾病和传染性疾病（含STIs RTIs等）。上级医院明确诊断有合并症和并发症者留在上级医院进行健康管理；明确诊断患心、肝、肾等严重疾病和精神病等不适宜妊娠者及早终止妊娠。

（4）在检查评估发现有阴道出血、妊娠呕吐、急腹症等危重征象，具有妊娠危险因素和可能有妊娠禁忌证或严重并发证的孕妇，及时转诊到上级医疗卫生机构，并在2周内随访转诊结果。

4．保健指导

（1）注意卫生保健：勤洗澡和勤换衣，洗澡应采用淋浴，怀孕的前3个月要避免性生活。

（2）保证充分休息：孕早期可以正常工作和活动，但应注意休息和按时睡眠，避免重体力劳动及剧烈活动。

（3）全面均衡营养：孕早期是胚胎发育阶段，生长比较缓慢，所需营养几乎与妊娠前没有多少差别或略微增加，最重要的是全面营养、合理调配、避免营养不良或缺乏，以及避免营养摄入过量对胚胎发育的不良影响。需注意的是，孕期叶酸需要量是非孕期的一倍以上，所以在孕期尤其是孕早期更应多吃富含叶酸的动植物食物。

（4）避免不良环境因素：避免到拥挤的公共场所以减少感染疾病的机会，不接触猫、狗和不吃未经煮熟的鱼、肉、虾、蟹等食物，避免接触放射性及铅、苯、汞及农药等有毒有害物质。另外，注意避免噪音、振动、高温、极低温、微波等，不洗桑拿或长时间浸泡热水澡，戒烟并远离吸烟环境。

（5）保持良好心理状态：加强自身修养，学会自我心理调节，善于控制和缓解不健康情绪，保持稳定、乐观、愉快的心境。

（6）丈夫参与和家庭社会支持：妻子怀孕期间，丈夫应耐心、细致地呵护关怀，尤其是心理上的安慰。社区医护人员在服务中给予相应的关心与支持，尤其是在孕妇第一次接受保健服务时要给予热情的关心问候、充分的解释沟通和支持帮助。

（7）少服药或不服药：妇女怀孕后，应少服药或不服药，如果患病确实需要用药物治疗，应遵医嘱认真服药，不要延误治疗。

（8）早孕反应处理：早孕期出现的恶心、呕吐、食欲下降、头晕、乏力等全身症状，一般在停经6周后开始，到孕12周后逐渐减少乃至消失。出现早孕反应孕妇不必担心、紧张、应放松心情。采取少食多餐的办法，并注意均衡营养。应保证每天至少摄入150g碳水化合物（约合谷物200g），以预防出现酮症酸中毒。少数孕妇呕吐严重，不能进食，可能会影响到孕妇及胎儿健康，应及时就医。

（9）腹痛、阴道出血等情况处理：出现发热、阴道见红、剧烈呕吐、腹痛等异常情况，应立即到医院就医，进行相应检查，明确诊断，及时治疗。就诊时告知医生已经怀孕。特别是腹痛及阴道出血应警惕异位妊娠及流产，不应盲目自行服药保胎。

（四）中孕期保健

中孕期保健重点是产前筛查及产前诊断，及早诊断异常胎儿，并给予医学指导。于孕16～20周（第二次）、21～24周（第三次）各进行1次随访，通过询问病史和观察、检查，对孕妇的健康状况和胎儿的生长发育情况进行评估和指导，并进行产前随访服务记录，见表10-10。

1. 询问和观察　主要询问生理、心理情况，有无异常感觉及特殊情况，了解胎动出现时间。观察内容除同早孕保健外，还要观察腹部的大小、形状是否与孕期相符合，是否有水肿及手术瘢痕等。

2. 检查和检验　重点测量体重是否正常（自妊娠13周起平均每周增加350 g，如一周内体重增加≥500 g者应予重视）、血压是否增高（如血压≥140/90 mmHg或与基础血压相比升高值≥30/15 mmHg者应予重视）；检查膝反射和下肢有无水肿。必要时作心理量表测定。每次化验尿常规，必要时做24小时尿蛋白定量。在知情选择后进行唐氏筛查，对高危孕妇进行产前诊断。

3. 产科检查　测量宫高，用软尺沿腹部皮肤测量自耻骨联合上缘至宫底的高度，腹部过大或增大过快，注意有无羊水过多或多胎。使用木质胎心听筒听胎心（或使用Doppler胎心仪），胎心音从胎背与母体腹壁最接近的部位传出最为清晰。在孕中期时，胎儿还小，一般取左下腹或右下腹听到胎心音。

4. 管理　在产前随访服务记录表上分别记录第2次、第3次检查结果、评估和处理情况，做好健康档案记录和登记本记录。

（1）通过检查评估未发现问题的孕妇，除给予个人卫生、营养、运动、心理指导、预防出生缺陷产前筛查和产前诊断宣传，以及要求丈夫和家庭积极支持外，在第二次随访服务要求进行孕妇体操和胎教指导，第三次随访服务要求增加自我监护、母乳喂养和分娩准备方面的教育。继续做好避免致畸因素、预防疾病以及卫生、营养和心理方面的孕期保健指导。在第3次随访时告诉孕妇28周转去上级指定医院检查随访，落实分娩地点。

（2）需要进行产前筛查、产前诊断孕妇　抽血样送到或将孕妇转到有资质承担产前筛查/诊断的医疗机构进行唐氏筛查或羊水染色体检查及B超等产前诊断。

（3）通过检查评估发现以下问题的孕妇，针对问题进行治疗并加强指导，并转到产科门诊及相关专科门诊明确诊断、门诊或住院监测治疗：①体重和宫高增长过快、腹痛、不规则宫缩；②阴道出血；③日常体力活动及出现疲劳、心慌、气急；④上腹痛、肝功能异常；⑤高血压、水肿、蛋白尿；⑥皮肤瘙痒、轻度黄疸。

（4）在检查评估中发现胎动不正常或消失、阴道大出血或伴休克、胸闷、气急、不能平

卧、上腹痛或伴黄疸、高血压伴头昏眼花、视物不清、无原因的恶心或咳嗽、抽搐和昏迷等危机征象的孕妇，应立即转上级医疗机构。

5. 保健指导

1）生活与卫生保健：除应经常洗头、洗澡、勤换衣服、每天清洗外阴、早晚刷牙等个人卫生外，应避免盆浴，禁止性生活。应保证每天8～9小时的睡眠时间，多采用左侧卧位。

2）运动：不盲目过度运动，伸展运动不要过于激烈，以免拉伤韧带，运动时要戴上合体的孕妇乳罩以提供舒适稳妥的支托。孕前不爱运动的妇女，到中孕期可以循序渐进地运动，孕晚期需要减缓活动。运动前后40分钟各饮一杯水，运动头5分钟，先做热身的准备活动。有先兆流产、早产史、多胎、羊水过多、前置胎盘、严重内科合并症等孕妇不宜做体操。

3）营养：中孕期必须保证足量米面等主粮摄入，以应保证摄入足够的热能和避免维生素B_1摄入不足；增加动物性食品，提供的蛋白质应占总蛋白质质量的1/2～1/3以上。

4）胎教：播放轻柔、舒缓的音乐，使整个环境充满温馨、悦耳的声音。每日2次，每次15～30分钟。

5）用胎动计数进行自我监护：数胎动可以从孕26周起进行，每天早、中、晚固定时间测3次，每次1小时。发现胎动不正常或消失，应急诊转院。

6）心理调适：指导孕妇通过生活、工作和休息的适当调整，保证良好的心理状态，用各种自己喜欢的方式让自己快乐。通过接受产前检查时与医生的交流，了解自身和胎儿的情况，有利于调整焦虑情绪。另外，指导孕妇通过胎教，建立与胎儿的亲密关系。

7）继续做好丈夫参与和家庭社会支持工作（同早孕保健）。

8）孕期可能出现问题的指导。

（1）贫血：除多食含铁量高、富有蛋白质和维生素的食物外，孕4个月后，可服硫酸亚铁0.3 g，每日3次，或10%枸橼酸铁铵10 ml，每日3次。如已中重度贫血应当及时转院。

（2）子痫前期：做产前检查和病情随访，嘱每天侧卧位休息10～12小时，高蛋白、低盐饮食；血压如进一步升高，水肿和蛋白尿加重，则需及早转院治疗；一旦出现头痛、眼花、胸闷、视物不清、右上腹疼痛、夜间不能平卧，甚至抽搐和昏迷等危机症状，需急诊转院。

（3）妊娠合并心脏病：妊娠20周前每2周、20周后每周进行一次产前检查，以及时了解病情变化。避免体力劳动和情绪激动，保证睡眠时间、充分休息，口服维生素B族、C族及促进造血药物，食用高蛋白、高维生素、低盐低脂肪饮食，同时预防体重增加过多。出现心慌、气短、气急、胸闷甚至端坐呼吸、咳嗽且痰中带血等心力衰竭症状需急诊转院。

（4）妊娠合并慢性肾炎：指导孕妇进行心理调节，不要紧张忧虑，注意休养，卧床休息和睡眠时行侧卧位。另外要积极预防妊娠期高血压疾病。

（5）妊娠合并肝炎：发现疾病后要马上转院，出现消化道症状或黄疸者需急诊转院。除注意饮食、饮水卫生外，要加强消毒隔离。应加强营养，饮食要富含蛋白质、糖和维生素C、维生素K。

（6）妊娠期肝内胆汁淤积症：适当卧床休息，尤其应采用左侧卧位以增加胎盘血流量，可服用茵陈冲剂等中药治疗。加强自我监测，以便及早发现胎儿异常。如伴黄疸、合并尿路感染或高血压应急诊转院。

（7）妊娠糖尿病：按照医嘱认真进行饮食疗法和胰岛素治疗，加强自我监测，以便及早发现胎儿异常，出现酮症酸中毒和昏迷应急诊转院。

(8) 甲状腺危象倾向：在妊娠期出现发热尤其是高热、心动过速、紧张焦虑、烦躁不安、恶心厌食、食欲不振、体重减轻等，要考虑甲状腺危象倾向，应及时转上级医院诊治处理。

（五）晚孕期保健

晚孕期保健重点是筛查、治疗母体妊娠并发症，检测胎儿生长发育和安危状况，提供分娩方式和地点建议，进行住院分娩和母乳喂养知识的宣传。于孕28～36周（第四次）、37～40周（第五次）指导孕妇去有助产资质的医疗卫生机构各进行1次随访，开展孕产妇自我监护方法、促进自然分娩、母乳喂养以及孕期并发症防治指导，并进行产前随访服务记录。对随访中发现的高危孕妇应根据就诊医疗卫生机构的建议，督促其酌情增加去上级医院随访的次数，如发现有意外情况，建议其及时去上级医院。

（六）产褥期保健

产褥期是指产妇分娩结束到全身各系统（除乳房外）恢复到非妊娠状态。孕产期系统保健服务中要求在产褥期进行一次产后访视，进行产褥期健康管理，加强母乳喂养和新生儿护理指导,同时进行新生儿访视，同时做好产后访视记录。

1. 访问和观察　询问分娩方式、胎产次、会阴或腹部切口、有无产后出血、感染；观察产妇一般情况、精神、心理、恶露、哺乳情况，以及是否有抑郁症状；观察产妇喂奶的全过程。

2. 检查　测量体温、血压，检查乳房、乳头、乳汁情况和乳量，查子宫底高度、有无压痛等子宫复旧情况，进行会阴或腹部伤口的检查；观察恶露的量、色、性状。必要时作心理量表测定。

3. 管理　根据访问、观察和检查结果评估进行分类指导，同时填写孕产妇手册、健康档案和登记本。

(1) 评估为康复正常进行包括产褥卫生、母乳喂养、营养、心理、丈夫、家庭参与支持等产褥期保健指导。

(2) 评估存在会阴伤口愈合不良、痔疮、产后便秘和尿潴留、早期乳腺炎和母乳喂养困难等一般异常情况者并给予相应的处理与指导。

(3) 检查发现产后感染、产后出血、子宫复旧不佳和存在产后忧郁等心理问题以及妊娠并发症未恢复者，应及时转至上级医疗卫生机构进一步检查、诊断和治疗。

4. 保健指导

(1) 休养环境：房间要安静、舒适、清洁，保持空气流通。室温调节要合理，夏天防中暑，冬天防煤气中毒。

(2) 休息与运动：为保证产后体力恢复要保证充足的睡眠时间，经常变换卧床姿势，不要长时间仰卧，以防子宫后倾。正常分娩的健康产妇在产后第二天可下床活动，根据身体状况可逐步增加活动范围，同时开始做产后体操，须循序渐进。

(3) 个人卫生：注意勤擦身以保持皮肤清洁和干燥，勤换衣服和被褥。每天至少两次用温开水清洁会阴部，经常更换卫生巾。注意口腔卫生，做到早晚刷牙，每次进食后要漱口。洗澡勿用盆浴。

(4) 乳母饮食与营养：膳食营养要注意增加热能摄入量、补充优质蛋白质、摄入充足的脂肪和保证矿物质供给。应尽量做到搭配合理、摄入量充足，保证充足的水分摄入。

(5) 心理保健指导：指导丈夫参与和通过社会支持进行心理调适。打破传统的“坐月

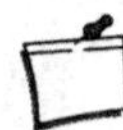

子”观念，尽早做适量的家务劳动和体育锻炼。医护人员和其他与产妇相关人员在关心孕产妇的心理状态的同时，也要留心她们的家庭、社会环境，做好亲属思想工作，共同来关心孕妇的心理状态。

（6）母乳喂养指导。

（7）产褥期问题的处理与指导

①产后便秘：可服用一些缓泻药如麻仁丸、蓖麻油、液体石蜡等。鼓励下床活动，多吃蔬菜水果，必要时可用缓泻剂。

②产后尿潴留：鼓励产妇多饮水，增加尿量，定时小便。

③子宫复旧不全：鼓励产后早起床、早活动，做产后保健操等，注意休息，取半卧位，以利于恶露引流。

④会阴伤口愈合不良或硬结：保持会阴部清洁、干爽，常换常洗内裤。

⑤痔疮：产后及早下床活动，饮食上要适当多吃纤维素含量较多的蔬菜，避免吃辛辣等刺激性食物，保持大便通畅。

⑥早期乳腺炎：用胸罩将乳房托起，尽量使乳汁排空。可用如意黄金散热敷、局部冷敷，同时用抗菌药物治疗。

⑦产后抑郁：产后抑郁是产褥期最常见的心理问题，多在产后3天内出现，持续7天左右，以后多数产妇的症状可减轻或消失，但也有的持续时间较长。主要表现是产妇在产褥早期出现的以哭泣、抑郁、烦闷为主的情绪障碍。可使用抑郁自评量表进行测定诊断，给予心理保健指导。

（七）产后健康检查

1. 时间和地点 产后健康检查在产后42天进行，正常产妇在社区卫生服务或乡（镇）医疗卫生服务机构进行，异常产妇到原分娩医疗卫生机构检查。做好产后42天健康检查记录，做好健康档案和登记本并结案。

2. 询问和观察 询问产后康复及母乳喂养情况，观察母亲的情绪和神态，对患有糖尿病、肝病、心脏病、肾病等内科合并症的母亲应了解其相关疾病的症状是否缓解。

3. 检查和检验 测血压、称体重，查心、肺、肝、脾等脏器有无异常，检查乳房和乳头有无炎症；剖宫产者注意观察腹部伤口愈合情况，有无硬结或异常隆起。观察会阴伤口愈合情况、有无阴道前壁或后壁膨出、子宫脱垂等。阴道窥器观察阴道分泌物的量、色、味，宫颈有无裂伤，宫颈糜烂程度。双合诊/三合诊检查子宫是否恢复至非孕状态，输卵管、卵巢等有无炎症、包块。若发现异常，可做B超进一步检查。必要时作心理量表测定。针对有异常情况者进行必要的实验室检查。对有妊高症、糖尿病、贫血者复查血压、尿蛋白、血红蛋白、血糖等。

4. 管理

（1）检查评估康复正常者，除进行避孕节育、性保健、预防生殖道感染、坚持母乳喂养等保健指导外，将检查结果详细、完整地记录在“产后42天产妇健康检查记录表”，并在《社区孕产妇保健服务登记本》和《孕产妇保健手册》的相关项目内做好记录。

（2）检查评估发现生殖系统尚未恢复正常或发现有异常情况者，则需转至原分娩医院继续治疗，并随访结果转归。

（3）检查评估仍存在产后忧郁、仍存在并发症以及有关脏器功能尚未恢复正常者，转相关专科医院进一步诊治。

5. 保健指导

（1）恢复性生活问题：产后健康检查未发现异常者可恢复性生活。产后检查发现恶露未净、会阴伤口触痛、子宫偏大偏软和复旧欠佳时，应暂缓性生活。为避免意外妊娠，在恢复性生活的同时，就应采取避孕措施。

（2）节制生育指导：哺乳期内不采取避孕措施会导致意外妊娠，大多需进行人工流产，此时的子宫软而脆，刮宫手术风险较大，特别容易发生子宫穿孔、出血。因此，产后无论哺乳与否，在准备恢复性生活前均应积极采取避孕措施以免增加不必要的痛苦与风险。

（3）坚持纯母乳喂养：每个健康的母亲都会有足够的乳汁来喂哺自己的婴儿，因此，不要担心孩子口渴或吃不饱。母乳中含有足够的水分，即使夏天也能满足婴儿的需要，加了水或奶以后，会减少婴儿吸吮母乳的要求，吸吮少了，乳汁的分泌会减少，从而影响母乳喂养的成功。应坚持纯母乳喂养6个月，期间不要轻易给婴儿加水或奶制品，更不要用奶瓶和奶头。

四、孕产妇健康管理的考核

1. 早孕建册率

早孕建册率=辖区内孕12周之前建册人数/该地该时间段内活产数×100%

2. 孕妇健康管理率

孕妇健康管理率=辖区内按照规范要求在孕期接受5次及以上产前随访服务人数/该地该时间段内活产数×100%

3. 产后访视率

产后访视率=辖区内产后28天内接受过产后访视的产妇人数/该地该时间段内活产数×100%

第四节　老年人健康管理

一、老年人健康管理的目标

通过计划、组织、分工协作，充分利用社区内医疗卫生及其他相关资源，为老年人提供多层次、多维度、个体化和方便快捷的保健服务，最大限度地延长老年期独立生活自理的时间，缩短功能丧失及在生活上依赖他人的时段，达到延长健康预期寿命、提高老年人生命质量的目的，进而实现健康老龄化的目标。

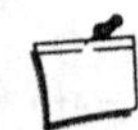

二、老年人健康管理的服务要求

1. 开展老年人健康管理服务的城市社区卫生服务和农村乡镇卫生服务机构应当具备服务内容所需的基本设备和条件。

2. 加强与社（村）委会、派出所等相关部门的联系，掌握辖区内老年人口信息变化。加强宣传，告知服务内容，使更多的老年人愿意接受服务。

3. 每次健康检查后及时将相关信息记入健康档案。对于已纳入相应慢病健康管理的老年人，每次健康管理服务可作为一次随访服务。

4. 积极应用中医药方法为老年人提供养生保健、疾病防治等健康指导。

三、老年人健康管理基本流程

老年人健康管理的基本流程包括通过健康体检、健康信息采集和建立健康档案，对健康状况进行评估，制定健康干预计划，实施健康教育和健康指导。

四、老年人健康管理服务内容

（一）采集健康信息、建立健康档案

1. 询问和观察　包括一般资料、生活行为方式、目前身体状况和妇女专门情况等。

（1）一般资料：如性别、年龄、家庭成员情况、既往病史等。

（2）生活行为方式：包括吸烟、饮酒、饮食、体育锻炼等情况；了解既往已确诊的疾病和用药情况。

（3）目前身体状况：重点询问老年人常见疾病的典型症状，如头痛、头晕（警惕高血压病）；咳嗽、咳痰、行走或上楼感觉呼吸困难（警惕慢性阻塞性肺病）；心悸、胸闷、心前区疼痛（警惕冠心病）；消瘦、口渴、尿量增多（警惕糖尿病）；疲乏无力（警惕贫血）；关节或全身疼痛（警惕骨质疏松或骨关节炎）。另外，了解和观察生活自理能力。

（4）妇女专门情况：包括月经史、生育史、有无乳腺疾病或其他妇科疾病史或手术史，以及有无外阴瘙痒、白带异常、下腹不适、情绪改变等症状。

2. 查体和测试　包括一般体格检查、重要脏器功能、认知和情感状况，以及生活质量问卷调查等。

（1）一般体格检查：包括测体温、脉搏、呼吸、血液，量身高、体重、腰围，计算体质指数（BMI）。检查皮肤、巩膜、浅表淋巴结、下肢（有无水肿）、肛门指检直肠和前列腺情况，心脏、肺部、腹部望、触、叩、听检查。

（2）重要脏器功能检查：常规口腔检查，用标准视力表测视力（包括矫正视力），用耳旁轻声耳语粗测听力情况（听不清或无法听见转耳鼻咽喉科检查），进行简单运动（如两手摸后脑部，椅子上站起，行走、转身、坐下，从地下捡物品等），无法完成转上级医院。

（3）认知和情感状况测量：包括粗筛认知和情感状况。

（4）生活质量问卷调查：进行生活质量问卷调查，并根据问卷计算生命质量评分。

3. 检验和其他辅助检查　血、尿常规、肝功能（血清门冬氨酸氨基转移酶、血清丙氨酸氨基转移酶和总胆红素）、肾功能（血清肌酐和血尿素氮）、空腹血糖、血脂、乙肝表面抗原、心电图和胸片检测，以及眼底检查。若无相应检查条件，建议转上级医院完善

检查项目。

4. 既往已确诊高血压、冠心病、糖尿病、慢性阻塞性肺病等慢性疾病者，填写相应疾病管理规范要求的内容。

（二）健康状况评估和处理

根据体检和采集到的健康信息，对老年人的健康状况进行评估。

1. 在体检过程中，如发现下列情况之一，提示存在严重病症，应立即转上级医院：①心率＞169次/分或＜40次/分；②收缩压≥180 mmHg和（或）舒张压≥110 mmHg；③空腹血糖≥16.7 mmol/L或＜2.8 mmol/L；④怀疑急性冠脉综合征(症状和心电图)；⑤其他无法处理的急诊情况。

2. 对既往已确诊为高血压、冠心病、糖尿病、慢性阻塞性肺病和骨关节炎等慢性疾病的老年人，评估其目前疾病控制情况。控制情况良好的继续进行规范慢性病管理；控制不佳者寻找原因，调整管理方法和措施，或转上级医院。

3. 评估是否存在可疑疾病

（1）可疑慢性疾病：如有头痛、头晕、心悸、胸闷、心前区疼痛、咳嗽、咳痰、呼吸困难、多饮、多尿、口渴、疲乏、关节或全身疼痛和(或)查体及辅助检查异常指标出现，提示可能患慢性疾病，进行如下处理：①如症状新出现且体检无异常发现，可嘱密切观察一周后复诊，如症状持续存在，建议并协助向上级医院转诊，并在2周左右与上级医院主管医生联系，了解上级医院就诊情况；②若已被上级医院确诊，纳入相应社区慢性疾病管理，如未被确诊，嘱每3个月随访一次，密切观察症状变化，填写随访表；③对常规检查或辅助检查怀疑患慢性疾病者，建议并协助向上级医院转诊，并在2周左右与上级医院主管医生联系，了解上级医院就诊和诊断情况，按照上级医院医生的诊断和治疗意见进行管理。

（2）可疑慢性传染性疾病：HBsAg阳性同时有黄疸和（或）肝功能异常，应怀疑患慢性乙型肝炎，转传染病医院确诊。胸部X检查有可疑活动性结核病灶，转结核病医院确诊。

（3）可疑肿瘤：肿瘤筛查发现有意义的异常指标，转上级医院明确诊断。

4. 评估是否存在抑郁状态　在检查时询问“您经常感到伤心或抑郁吗？”或“您的情绪怎么样？”，如回答“是”或“不是十分好”，提示存在抑郁状态，进行抑郁评分，如≥15分，转上级医院神经/心理科处理。

5. 评估是否存在慢性疾病的危险因素　包括吸烟、饮酒、肥胖，嗜盐和高热食物等不良饮食习惯，以及运动少和生活不规律等不良生活方式。对存在以上可干预的危险因素者，进行健康教育和疾病危险因素干预。

6. 无异常发现评估　无基础疾病及无危险因素存在，健康体检无异常发现，生活习惯良好。

（三）健康教育和疾病危险因素干预

1. 随访

（1）与老年居民建立良好的信任关系，鼓励他们经常与医生交流，告诉目前不适、目前服用的药物和保健品、有无发生重症和上医院看病情况，以及目前对健康状况的困惑，以便第一时间了解其健康状况的变化。

（2）每年进行一次健康评估，每次评估更新健康档案资料，并进行纵向健康状况变化

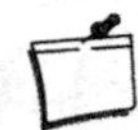

比较。

（3）存在慢性疾病危险因素和未被上级医院确诊的可疑疾病者每3个月进行一次电话随访，并填写随访表，了解目前情况、症状变化以及危险因素干预情况等。

（4）已存在和被上级医院确诊的慢性疾病患者按相应慢性疾病管理规范进行随访和干预。

2. 饮食指导

（1）食物多样，细粗搭配：细粗粮搭配以细粮为主，适当混食粗粮；每天吃些奶类、豆类或其制品；常吃适量鱼、禽、蛋和瘦肉；多吃蔬菜、水果、食物纤维；注意少吃肥肉，杜绝纯素食或只食荤现象。

（2）清淡易消化：应克服食物过甜、过油和过咸，多食入口即化的软食。

（3）新鲜味美，温度适宜：食物调味得当而鲜美，不掩盖本味；食物原料新鲜，应现做现吃，不吃剩饭菜。食物宜温偏热，忌过冷、过热食物。

（4）少食多餐，食不宜饱：3次主餐不可偏废，间隔4~5小时，主餐之间加2次零食或杂食（点心、奶类、水果或果汁以及坚果类食物）。进食七八分饱即可。

（5）足量饮水、限量饮酒，合理选择饮料。

（6）患有慢性疾病，特别是糖尿病的老年人饮食参考慢性疾病管理规范进行指导。

3. 运动指导　根据老年人个体体能、性别和健康状况差别，以及是否患慢性病以及疾病性质和程度的差异，量力而行。运动处方一般应掌握以下原则：

（1）循序渐进：可将运动分为三个阶段进行，即开始阶段、适应阶段和维持阶段，通过运动训练逐渐产生有利于机体的适应性反应，避免因急于追求训练效果而无计划地增加运动量，从而出现心脑血管和骨关节病变。

（2）运动项目选择：运动训练产生的有益效果不是永久性的，停止运动2周后原有的效果便开始减退，为此需要选择有益趣的运动项目，可以提高趣味性，养成运动习惯并长期坚持，宜选择保健性和放松性的运动，如慢跑，步行、太极拳、气功、自行车、健身操和游泳等。

（3）运动时间和运动量的掌握：一般每周3～5次，每次30～60分钟，强度从温和至稍剧烈，运动量掌握以“运动后心率+年龄=70”为度。

（4）充分的准备活动和整理运动：准备活动也称热身运动，通过准备活动心率逐渐增加，避免运动时因心率骤然升高增加心脏负担；整理运动时运动强度逐渐降低，防止骤然停止运动引起晕厥。

（5）运动处方调整：运动处方在实施过程中应定期调整，如进入改善阶段前要调整运动高度和频率，改善阶段的初期应半月调整一次，到维持阶段即在训练8个月之后，可1～2个月调整一次，逐渐延长到半年调整一次。如健康情况发生变化，应及时调整运动处方。

（6）患有疾病的老年人的运动：应根据疾病不同阶段和不同状况具体掌握。另外要根据用药后对运动试验的反应来作调整，例如治疗心脏病的药物影响运动功能（硝酸甘油和其他血管扩张药均可改变心率和血压，β受体阻滞药如氨酰心安、美托洛尔等对运动处方影响大），在变更用药时应调整运动处方。

（7）关注与锻炼相关的心理因素：由于体质较弱、体能较差、意志力减弱或伤痛困扰，不少老人在锻炼时往往会产生一些负面情绪(如急躁、怕苦、怕出洋相、因达不到预定目标而沮丧等)，因此在为老年人进行运动指导时，应同时关注他们可能出现的负面情绪。

4. 心理健康指导

（1）认知教育：告诉老年人保持良好的心情和乐观的生活态度是保持健康的精神基础，而精神压力和心情抑郁是引起高血压、糖尿病、冠心病、肿瘤等疾病的重要原因。

（2）维护心理健康的方法：包括鼓励老年人积极寻找生活乐趣和参与社交活动、指导宣泄和释放不良情绪的方法、帮助老年人寻求家庭和社会的关心等。

（3）关注和帮助解决心理问题：特别注意无文化、丧偶、独居、患慢性疾病等老年人可能存在的心理问题。对有抑郁倾向的老年人应尽量了解在心理问题后的家庭和个人问题，与家属和社会配合有针对性地进行心理调节。

5. 主要危险因素的干预

（1）戒烟：进行吸烟有害健康的教育，提出戒烟建议。如吸烟老年人有戒烟意愿，提供帮助和协助安排戒烟计划。

（2）控制过量饮酒：进行健康饮酒教育，了解过量饮酒的危害，建议不饮酒或少量饮酒（每天啤酒不超过200 ml或红酒不超过50 ml），尽量不饮烈性酒，慢性肝病患者严禁饮酒。

（3）减肥与控制体重：询问既往体重变化情况，计算体质指数（BMI）、测量腰围、判断是否超重或肥胖。帮助制订与控制体重计划，协助实施减肥。

（4）其他重要的干预措施：包括指导对心血管高危人群正确服用小剂量阿司匹林、高血脂的预防和治疗等（见慢性病管理）。

6. 疫苗接种　建议对所有65岁以上的老年人每年注射流感疫苗和23介肺炎链球菌疫苗。对患有慢性阻塞性肺病、慢性心功能衰竭、慢性肾功能不全、糖尿病、肿瘤或长期服用激素及免疫抑制剂者、脾切除术后和居住在老人院的高危老年人，强烈建议并督促其每年注射流感疫苗和23介肺炎链球菌疫苗。其中肿瘤或长期服用激素及免疫抑制剂者需咨询肿瘤或免疫专科医生后决定是否进行疫苗接种。

7. 骨质疏松预防

（1）对老年人进行骨质疏松危险性教育。

（2）对有成年骨折史、缺乏体育锻炼、经常摔倒、生活不能自理、痴呆、吸烟、饮酒以及患病或经常服用激素和免疫抑制剂的老年人，建议到上级医院行骨密度检查。

（3）预防措施除戒烟、戒酒、多吃奶制品和鱼肉、进行适量负重锻炼（如跑步、跳舞、爬楼等）外，推荐服维生素D每日400~800 U，必要时补充钙制剂（每日1 000 mg）。

8. 意外伤害预防和自救

（1）烫伤：宣传烫伤的预防知识。指导病人及家属正确使用热水袋和取暖设备；食用热汤时温度要适宜；洗澡时水温不宜过高，时间不宜过长；告诉有意识障碍或肢体麻痹老人的家人，禁止为其使用热水袋、电暖壶之类的保暖设备。

（2）窒息：饮食一般以软质、易咀嚼食物为宜。戴义齿的老人不要食用圆形、带黏性的食物。告诉吞咽困难老人的家人为其烹制食物时要切细、煮软，调成糊状，喂饭时宜少量多次，进食时头不要后仰。

（3）跌伤：告知老年人要坚持参加规律的体育锻炼以增强肌肉力量、柔韧性、平衡能力和步态稳定性从而减少跌倒的发生。室内家具高度和摆放位置应合理，移走家中对行走造成障碍的物体，保持地面平坦；走道应安装把手，室内光线应充足；应穿适合自己脚型、防滑的鞋具，卧室有夜灯。一旦发生跌伤，建议在家属帮助下（必要时叫120）上医院进行诊治。

（4）碰撞伤：主要原因以被自行车或他人碰撞受伤最多，其次为自己无意碰撞伤。告知老年人尽量在有家属陪同的情况下出行，不要单独去陌生的地方，过马路时要遵守交通规则，仔细观察路况之后缓慢通行。

（5）刀割伤：如伤口不大，出血不多，伤口也较干净，伤指仍能作伸屈活动，可用医用碘消毒伤口及其周围皮肤，待干后，再用消毒纱布或创可贴覆盖包扎伤口。若伤口大而深，应压迫止血，同时立即去医院治疗。

（6）异物卡喉：由于食物或异物嵌顿于声门或落入气管，造成病人窒息或严重呼吸困难，表现为突然呛咳、不能发音、喘鸣、呼吸急促、皮肤发紫，严重者可迅速出现意识丧失，甚至呼吸心跳停止。一旦发生这种情况，千万不要叩击病人的背部，应在迅速与医院联系或将病人转送医院的同时，立即对其进行现场急救。

（7）气道异物：告知老年人为预防气道异物发生，应将食物切成细块食用，并应充分咀嚼，口中含有食物时，应避免大笑、讲话、行走或跑步，尤其是戴假牙者和饮酒后进食者。一旦发生应先吸一口气，然后用足力气咳嗽，也可将右手拇指关节突出点顶住上腹部，相当于剑突与脐之间腹中线部位，左手紧握右手，然后用力向内作4～6次连续快速冲击。有人在现场应进行“抢救”，抢救者站在患者侧后位，一手放置于患者胸部，另一手掌根部对准患者肩胛区脊柱上，用力给予连续4～6次急促拍击。同时迅速与医院联系，将病人转送医院。

五、老年人健康管理常用技术

（一）一般测量技术

包括体温、脉搏、呼吸、血压、身高、体重和腰围测量。

（二）主要体格检查技术

包括皮肤、巩膜、淋巴结、乳腺、肺部、心脏、腹部检查、肛门指诊和下肢水肿检查等。

（三）评估技术

1. 老年人认知功能评估

（1）粗筛方法：告诉被检查者“我将要说三件物品的名称（如铅笔、卡车、书），请您立刻重复”。过1分钟后请其重复。如被检查者无法立即重复或1分钟后无法完整回忆三件物品名称为粗筛阳性，需进一步行“简易智力状态检查量表”检查。

（2）简易智力状态检查：包括时间、地点定向力，即刻记忆力等11个项目（表10-3）。总分范围0~30分。正常与不正常的分界线与受教育程度有关，划分痴呆的标准是：①文盲（未受过教育）≤17分；②小学程度≤20分；③中学（包括中专）程度≤22分；④大学（包括大专）程度≤23分。

表10–3　简易智能精神状态检查量表(MMSE)

次序	项目	分数	问题	得分
1	时间定向力	5	今天是？哪一年：______(1)　季节______(1)　月份：______(1) 日期：______(1)　星期几：______(1)	
2	地点定向力	5	我们现在在哪里： 国家：______(1)　城市：______(1)　街道或乡：______(1) 建筑物：______(1)　第几层楼：______(1)	

（续表10-3）

次序	项目	分数	问题	得分
3	即刻记忆力	3	现在我要说三样东西名称，在我讲完以后，请您重复说一遍。准备好了吗？三样东西是"皮球"（停一秒钟）、"国旗"（停一秒钟）、"树木"（停一秒钟）。请马上重复说这三样东西是什么？ _________（ ） _________（ ） _________（ ）	
4	注意力和计算力	5	请您算一算100减7，然后从所得的数目再减去7，顺序往下减，直到我说停为止。100减7等于： _____（ ）继续：_____（ ）_____（ ）_____（ ）_____（ ） （若错了，但下一个答案是对的，那么只记一次错误）	
5	回忆力	3	刚才我让您记住的三样东西是什么？ 每个正确加1分。_____（ ）_____（ ）_____（ ）	
6	命名	2	展示物品，问"这是什么？" 展示铅笔_____（ ） 展示手表_____（ ）	
7	语言重复	1	我现在让您重复说我说的话。准备好了吗？"四十四只石狮子" 您说一遍____________________（ ）	
8	语言理解力	3	仔细听并按照我说的做：左手拿着这张纸（），把它对折（），把它丢在地上（）	
9	阅读能力	1	将写有"闭上您的眼睛"大字的卡片交给老人。请照卡片上的要求做（）	
10	语言表达	1	请您说出或写出有意义的完整一句话（） (必须有主语和谓语，不计拼写错误)	
11	画图	1	请照这图形画出来（） 图形为2个五边形，交叉处形成个四边形。 只有画出两个五边形的图案，交叉处形成一个小四边形，才算对。	
	合计分	30		

2. 老年人情感状态评估

（1）粗筛方法：告诉被检查者我想了解您最近2周左右的心情，问被检查者"您经常感到伤心或抑郁吗"或"您的情绪怎么样？"，如回答"是"或"我想不是十分好"，为粗筛阳性，需进一步行"老年人抑郁评分"检查。

（2）老年抑郁评分：抑郁是一种复杂的负情绪体验，以主观的痛苦感为核心成分，表现在个体的情感、心境、认知、生理症状等多个方面。老年抑郁量表最高分30分，≥15分提示老年抑郁的可能（表10-4）。

表10-4 老年抑郁量表（GDS）

		答案	
	选择最切合您最近一周来的感受的答案（每个提示抑郁的问题得1分）	是	否
1	您对生活基本上满意吗？	0	1
2	您是否已经放弃了许多活动和兴趣？	1	0

（续表10-4）

		答案	
3	您是否觉得生活空虚？	1	0
4	您是否常感到厌倦？	1	0
5	您觉得未来有希望吗？	0	1
6	您是否因为脑子里有一些想法摆脱不掉而烦恼？	1	0
7	您是否大部分时间精力充沛？	0	1
8	您是否害怕会有不幸的事落到您头上？	1	0
9	您是否大部分时间感到幸福？	0	1
10	您是否常感到孤立无援？	1	0
11	您是否经常坐立不安，心烦意乱？	1	0
12	您是否希望呆在家里而不愿意去做些新鲜事？	1	0
13	您是否常常担心将来？	1	0
14	您是否觉得记忆力比以前差？	1	0
15	您觉得现在生活很惬意？	0	1
16	您是否常感到心情沉重、郁闷？	1	0
17	您是否觉得像现在这样生活毫无意义？	1	0
18	您是否常为过去的事忧愁？	1	0
19	您觉得生活很令人兴奋吗？	0	1
20	您开始一件新的工作困难吗？	1	0
21	您觉得生活充满活力吗？	0	1
22	您是否觉得您的处境毫无希望？	1	0
23	您是否觉得大多数人比你强得多？	1	0
24	您是否常为些小事伤心？	1	0
25	您是否常觉得想哭？	1	0
26	您集中精力困难吗？	1	0
27	您早晨起得很快吗？	0	1
28	您希望避开聚会吗？	1	0
29	您做决定很容易吗？	0	1
30	您的头脑像往常一样清晰吗？	0	1
	1, 5, 7, 9, 15, 19, 21, 27, 29,30回答为“否”的被认为是抑郁反映的问题，其他回答为“是“的被认为是抑郁反映的问题。		

3. 老年人生活质量评估　指导老年人填写生活质量问卷（SF-36，表10-5），用相关软件进行评分。SF-36作为简明健康调查问卷，它从社会功能、情感角色、心理健康、精力、躯体功

能、躯体角色、机体疼痛和总体健康等8个方面全面概括了被调查者的生存质量。将36个条目分属8个维度，根据各个条目相应的权重或赋分记分，总分为145分；分值越高，代表健康相关生命质量越好。

表10-5　生活质量问卷（SF-36）

姓名________　性别________　□男　□女　年龄________　编号________

1	总体来讲，您的健康状况是：非常好□　很好□　好□　一般□　差□
2	跟1年以前比您觉得自己的健康状况是：比1年前好多了□　比1年前好一些□　跟1年前差不多□　比1年前差一些□　比1年前差多了□
3	以下这些问题都和日常活动有关。请您想一想，您的健康状况是否限制了这些活动？如果有限制，程度如何？ （1）重体力活动，如跑步举重、参加剧烈运动等：限制很大□　有些限制□　毫无限制□ （2）适度的活动，如移动一张桌子、扫地、打太极拳、做简单体操等： 限制很大□　有些限制□　毫无限制□ （3）手提日用品，如买菜、购物等：限制很大□　有些限制□　毫无限制□ （4）上几层楼梯：限制很大□　有些限制□　毫无限制□ （5）上一层楼梯：限制很大□　有些限制□　毫无限制□ （6）弯腰、屈膝、下蹲：限制很大□　有些限制□　毫无限制□ （7）步行1500米以上的路程：限制很大□　有些限制□　毫无限制□ （8）步行1000米的路程：限制很大□　有些限制□　毫无限制□ （9）步行100米的路程：限制很大□　有些限制□　毫无限制□ （10）自己洗澡、穿衣：限制很大□　有些限制□　毫无限制□
4	在过去4个星期里，您的工作和日常活动有无因为身体健康的原因而出现以下这些问题？ （1）减少了工作或其他活动时间：　是□　不是□ （2）本来想要做的事情只能完成一部分：　是□　不是□ （3）想要干的工作或活动种类受到限制：　是□　不是□ （4）完成工作或其他活动困难增多（比如需要额外的努力）：是□　不是□
5	在过去4个星期里，您的工作和日常活动有无因为情绪的原因（如压抑或忧虑）而出现以下这些问题？ （1）减少了工作或活动时间：　是□　不是□ （2）本来想要做的事情只能完成一部分：　是□　不是□ （3）干事情不如平时仔细：　是□　不是□
6	在过去4个星期里，您的健康或情绪不好在多大程度上影响了您与家人、朋友、邻居或集体的正常社会交往？ 完全没有影响□　有一点影响□　中等影响□　影响很大□　影响非常大□
7	在过去4个星期里，您有身体疼痛吗？ 完全没有疼痛□　有一点疼痛□　中等疼痛□　严重疼痛□　很严重疼痛□完

（续表10-5）

8	在过去4个星期里，您的身体疼痛影响了您的工作和家务吗？ 完全没有影响□　有一点影响□　中等影响□　影响很大□　影响非常大□
9	以下这些问题是关于过去1个月里您自己的感觉，对每一条问题所说的事情，您的情况是什么样的？ （1）您觉得生活充实：所有的时间□　大部分时间□　比较多时间□　一部分时间□　小部分时间□　没有这种感觉□ （2）您是一个敏感的人：所有的时间□　大部分时间□　比较多时间□　一部分时间□　小部分时间□　没有这种感觉□ （3）您的情绪非常不好，什么事都不能使您高兴起来：所有的时间□　大部分时间□　比较多时间□　一部分时间□　小部分时间□　没有这种感觉□ （4）您的心理很平静：所有的时间□　大部分时间□　比较多时间□　一部分时间□　小部分时间□　没有这种感觉□ （5）您做事精力充沛：所有的时间□　大部分时间□　比较多时间□　一部分时间□　小部分时间□　没有这种感觉□ （6）您的情绪低落：所有的时间□　大部分时间□　比较多时间□　一部分时间□　小部分时间□　没有这种感觉□ （7）您觉得筋疲力尽：所有的时间□　大部分时间□　比较多时间□　一部分时间□　小部分时间□　没有这种感觉□ （8）您是个快乐的人：所有的时间□　大部分时间□　比较多时间□　一部分时间□　小部分时间□　没有这种感觉□ （9）您感觉厌烦：所有的时间□　大部分时间□　比较多时间□　一部分时间□　小部分时间□　没有这种感觉□ （10）不健康影响了您的社会活动（如走亲访友）：所有的时间□　大部分时间□　比较多时间□　一部分时间□　小部分时间□　没有这种感觉□
10	请看下列每一条问题，哪一种答案最符合您的情况？ （1）我好像比别人容易生病： 绝对正确□　大部分正确□　不能肯定□　大部分错误□　绝对错误□ （2）我跟周围人一样健康： 绝对正确□　大部分正确□　不能肯定□　大部分错误□　绝对错误□ （3）我认为我的健康状况在变坏： 绝对正确□　大部分正确□　不能肯定□　大部分错误□　绝对错误□ （4）我的健康状况非常好： 绝对正确□　大部分正确□　不能肯定□　大部分错误□　绝对错误□

4. 老年人生活自理能力评估　从进餐、梳洗、穿衣、如厕和活动等5个方面对老年人生活自理能力进行评估。根据表10-6中内容通过询问、现场观察进行判断和评分。0～3分者为可自理；4～8分者为轻度依赖；9～18分者为中度依赖；19分者为不能自理。

表10-6　老年人生活自理能力评估表

评估事项、内容与评分	程度等级				
	可自理	轻度依赖	中度依赖	不能自理	判断评分
(1)进餐:使用餐具将饭菜送入口、咀嚼、吞咽等活动	独立完成	—	需要协助,如切碎、搅拌食物等	完全需要帮助	
评分	0	0	3	5	
(2)梳洗:梳头、洗脸、刷牙、剃须洗澡等活动	独立完成	能独立地洗头、梳头、洗脸、刷牙、剃须等;洗澡需要协助	在协助下和适当的时间内,能完成部分梳洗活动	完全需要帮助	
评分	0	1	3	7	
(3)穿衣:穿衣裤、袜子、鞋子等活动	独立完成	—	需要协助,在适当的时间内完成部分穿衣	完全需要帮助	
评分	0	0	3	5	
(4)如厕:小便、大便等活动及自控	不需协助,可自控	偶尔失禁,但基本上能如厕或使用便具	经常失禁,在很多提示和协助下尚能如厕或使用便具	完全失禁,完全需要帮助	
评分	0	1	5	10	
(5)活动:站立、室内行走、上下楼梯、户外活动	独立完成所有活动	借助较小的外力或辅助装置能完成站立、行走、上下楼梯等	借助较大的外力才能完成站立、行走,不能上下楼梯	卧床不起,活动完全需要帮助	
评分	0	1	5	10	
总评分					

(四)同伴支持(Peer Support)自我管理技术

同伴支持是指具有相同年龄、性别、生活环境和经历、文化和社会地位或由于某些原因使其具有共同语言的人在一起分享信息、观念、情感或行为技能的教育形式,是一种同伴互助式健康教育方式。同伴支持(Peer Support)自我管理操作过程包括:①社区动员:获取社区领导支持,社区各组织、团体及全体居民的积极参与。采用自愿报名,选择同伴支持者,人员可包括退休教师、医生、干部、其他职业的普通居民等。②同伴支持者培训:可由医院或公共卫生专家担任培训授课,内容主要包括同伴组长角色期望、自我管理技能等。在培训中确保同伴支持者充分理解授课内容并能进行演示重复。③同伴支持自我管理活动:可采用专题讲座、小组讨论、趣味活动,以及同伴支持者—被动支持人员一对一交流方式进行。④效果评估:每隔一个阶段,应采用定性与定量研究相结合对活动效果进行综合评价。

（五）肿瘤筛查

1. 乳腺癌

（1）教育所有参加管理的老年妇女有关乳腺癌的可能危险因素（包括乳腺癌家族史、不生育、不哺乳、工作压力大、肥胖、长期服用雌激素等）。

（2）指导老年妇女乳房自检方法，可固定选择每月的某一天进行检查。

（3）每1～2年由医生行乳腺检查，必要时行乳腺X线检查；有乳腺癌家族史者每年行乳腺检查及乳腺X线检查。

2. 宫颈癌

（1）对于65岁以上初次进行管理的妇女，建议进行两次筛查，连续两年正常可停止筛查。

（2）筛查方法为宫颈刮片细胞学检查，如社区卫生服务机构无相应条件，建议定期去上级医院检查。

（3）宫颈刮片细胞学检查发现不典型增生，转上级医院处理。

（4）每年筛查一次，连续两次刮片完全正常，可3年筛查一次。

3. 结直肠癌

（1）每年行大便潜血检查及肛门指诊检查。

（2）大便潜血阳性的老年人检查有无贫血，有贫血者转上级医院诊治，询问有无痔疮病史，进行肛诊判断有无痔疮，如有治疗后复查，如发现肿物或存在危险因素，转上级医院进一步检查，如肛诊无异常发现，每周复查大便潜血（共3次），仍阳性，转上级医院进一步检查。

（3）父母在60岁前患结直肠癌或兄弟姐妹及子女中有人患结直肠癌、有大肠腺瘤性息肉、溃疡性结肠炎、家族性结肠息肉综合征病史者是结直肠癌的危险因素，应及早进行筛查。

（六）双向转诊

社区（乡镇）卫生医疗服务机构应在卫生管理部门指导下，积极主动地与所在区域建立畅通、互利的双向转诊渠道和机制，使需要转诊的老年病人得到应有的专科医疗服务，避免耽误病情。同时使经上级医院治疗好转的患者能够顺利转回社区，从而减少病人的就医负担。

1. 转诊原则

（1）确保患者的安全和有效治疗。

（2）尽量减轻患者的经济负担。

（3）最大限度地发挥社区医生和专科医生各自的优势和协同作用。

2. 转出（转向上级医院）要求

（1）在对老年人进行体检和健康评估中发现的问题超出社区（乡镇）卫生医疗服务机构技术能力，或涉及慢性疾病需要作出诊断、专科处理情况，社区医生要提出转诊意见，并协助转诊。

（2）任何情况下发现老年人心率、血压、血糖变化过大，或怀疑急性冠脉综合征应紧急转上级医院。

（3）转出后社区医生应在2周内与上级医院联系，了解诊治情况。已经上级医院明确诊断的慢性病病人纳入相应社区慢性病病例管理。

3. 转回（从上级医院转回）要求　上级医院应将诊断明确、治疗方案确定、临床情况已控制稳定的病人转回社区（乡镇）卫生医疗服务机构，由社区医生进行长期监测、随访和管理。病人转回的同时，上级医院应主动与社区医生联系，告诉病人在医院的诊治情况，交代注意事项。

六、老年人健康管理的考核

主要考核老年人健康管理率和健康体检表完整率两项指标：

老年人健康管理率＝接受健康管理人数/年内辖区内65岁及以上常住居民数×100%

健康体检表完整率＝抽查填写完整的健康体检表数/抽查的健康体检表数×100%

（汤仕忠）

第十一章　社区慢性病健康管理

第一节　高血压患者健康管理

高血压是一种以体循环动脉血压升高为主要特点，由多基因遗传、环境及多种危险因素相互作用所致的全身性疾病。高血压是最常见的慢性病，也是心脑血管病最主要的危险因素，其脑卒中、心肌梗死、心力衰竭及慢性肾脏病等主要并发症，不仅致残、致死率高，而且严重消耗医疗和社会资源,给家庭和社会造成沉重负担。

一、高血压的诊断

高血压定义为：在未使用降压药物的情况下，非同日 3次测量血压，收缩压≥140 mmHg和（或）舒张压≥90 mmHg。收缩压≥140 mmHg和舒张压<90 mmHg为单纯性收缩期高血压。患者既往有高血压史，目前正在使用降压药物，血压虽然低于140/90 mmHg，也诊断为高血压。

根据血压升高水平，又进一步将高血压分为1级、2级和 3级（表11-1）。

表11-1　血压水平分类和定义

分类	收缩压（mmHg）		舒张压（mmHg）
正常血压	120	和	80
正常高值	120~139	和（或）	80~89
高血压	≥140	和（或）	≥90
1级高血压（轻度）	140~159	和（或）	90~99
2级高血压（中度）	160~179	和（或）	100~109
3级高血压（重度）	≥180	和（或）	≥110
单纯收缩期高血压	≥140	和	90

当收缩压和舒张压分属于不同级别时，以较高的分级为准。

（来自：2010年中国高血压防治指南）

二、高血压流行病学特点

（一）我国人群高血压患病率及其变化趋势

我国1958、1979、1991、2002年四次大规模高血压患病率的人群抽样调查显示，我国15岁及以上人群高血压粗患病率分别为5.11%、7.73%、13.58%、17.65%，反映了我国人群50年来高血压患病率的明显上升趋势。根据2002年调查数据，我国18岁以上成人高血压患病率为18.8%。按2010年我国人口的数量与结构，估计目前我国约有2亿高血压患者，每10个成年人中就有2人患有高血压，约占全球高血压总人数的1/5。

（二）我国人群高血压流行的一般规律

通常，高血压患病率随年龄增长而升高；女性在更年期前患病率略低于男性，但在更年期后迅速升高，甚至高于男性；高纬度寒冷地区患病率高于低纬度温暖地区；盐和饱和脂肪摄入越高，平均血压水平和患病率也越高。

我国人群高血压流行有两个比较显著的特点：从南方到北方，高血压患病率呈递增趋势，可能与北方年平均气温较低以及北方人群盐摄入量较高有关；不同民族之间高血压患病率也有一些差异，生活在北方或高原地区的藏族、蒙古族和朝鲜族等患病率较高，而生活在南方或非高原地区的壮族、苗族和彝族等患病率则较低，这种差异可能与地理环境、生活方式等有关，尚未发现各民族之间有明显的遗传背景差异。

（三）我国人群高血压发病的重要危险因素

1. 高钠、低钾膳食　人群中，钠盐（氯化钠）摄入量与血压水平和高血压患病率呈正相关，而钾盐摄入量与血压水平呈负相关。高钠、低钾膳食是我国大多数高血压患者发病最主要的危险因素。我国大部分地区，人均每天盐摄入量12~15 g以上，远远超过食盐推荐摄入量（应少于6 g/日）。

2. 超重和肥胖　身体脂肪含量与血压水平呈正相关。随着我国社会经济发展和生活水平提高，人群中超重和肥胖的比例与人数均明显增加。在城市中年人群中，超重者的比例已达到25%~30%。超重和肥胖将成为我国高血压患病率增长的又一重要危险因素。

3. 饮酒　过量饮酒是高血压发病的危险因素，人群高血压患病率随饮酒量增加而升高。在我国饮酒的人数众多，部分男性高血压患者有长期饮酒嗜好和饮烈度酒的习惯，应重视长期过量饮酒对血压和高血压发生的影响。饮酒还会降低降压治疗的疗效，而过量饮酒可诱发急性脑出血或心肌梗死发作。

4. 精神紧张　长期精神过度紧张也是高血压发病的危险因素，长期从事高度精神紧张工作的人群高血压患病率增加。

5. 其他危险因素　高血压发病的其他危险因素包括缺乏体力活动、吸烟、血脂异常、糖尿病等。

（四）我国高血压患者的知晓率、治疗率和控制率

高血压患者知晓率、治疗率和控制率是反映高血压流行病学和防治状况的重要指标。根据我国两次较大规模高血压患者知晓率、治疗率和控制率抽样调查，1991年我国人群高血压知晓率、治疗率及控制率分别为26.3%、17.1%和4.1%；2002年分别提高为30.2%、24.7%和6.1%。而2000年美国的调查显示，美国人群高血压知晓率、治疗率及控制率分别为70%、59%和34%。可见目前我国人群高血压知晓率、治疗率及控制率都处于低水平，且农村患病率上升迅速，城乡差距已不明显。

三、高血压的治疗

高血压患者的主要治疗目标是最大限度地降低心血管并发症发生与死亡的总体危险。需要治疗所有可逆性心血管危险因素、亚临床靶器官损害以及各种并存的临床疾病。

高血压患者的降压目标：在患者能耐受的情况下，逐步降压达标。一般高血压患者，应将血压（收缩压/舒张压）降至140/90 mmHg以下；65岁及以上的老年人的收缩压应控制在

150 mmHg以下，如能耐受还可进一步降低；伴有肾脏疾病、糖尿病或病情稳定的冠心病的高血压患者治疗更宜个体化，一般可以将血压降至130/80 mmHg以下。

（一）高血压的非药物治疗

非药物治疗主要指生活方式干预，即去除不利于身体和心理健康的行为和习惯。健康的生活方式，在任何时候，对任何高血压患者（包括正常高值血压），都是有效的治疗方法。它不仅可以预防或延迟高血压的发生，还可以降低血压，提高降压药物的疗效，从而降低心血管风险。主要有下列措施：

1. 减少钠盐摄入，增加钾盐摄入　所有高血压患者均应采取各种措施，尽可能减少钠盐的摄入量，并增加食物中钾盐的摄入量。包括：尽可能减少烹调用盐，建议使用可定量的盐勺；减少味精、酱油等含钠盐的调味品用量；少食或不食含钠盐量较高的各类加工食品，如咸菜、火腿、香肠以及各类炒货；增加蔬菜和水果的摄入量；肾功能良好者，使用含钾的烹调用盐。

2. 控制体重　衡量超重和肥胖最简便和常用的生理测量指标是体质量指数和腰围。体质指数(BMI)=体重(kg)/身高(m)^2，通常反映全身肥胖程度；腰围主要反映中心型肥胖的程度。成年人正常BMI为18.5~23.9 kg/m^2，BMI在24~27.9 kg/m^{2}为超重，提示需要控制体重；BMI≥28 kg/m^{2}为肥胖，应减重。成年人正常腰围<90/85 cm（男/女），如腰围≥90/85 cm（男/女），提示需控制体重，如腰围≥95/90 cm（男/女），则应减重。最有效的减重措施是控制能量摄入和增加体力活动。

3. 不吸烟　吸烟是一种不健康行为，是心血管病和癌症的主要危险因素之一。被动吸烟也会显著增加心血管疾病危险。医生应强烈建议并督促高血压患者戒烟，并鼓励患者寻求药物辅助戒烟（使用尼古丁替代品、安非他酮缓释片和伐尼克兰等），同时也应对戒烟成功者进行随访和监督，避免复吸。

4. 限制饮酒　每日乙醇摄入量男性不应超过 25 g，女性不应超过 15 g。不提倡高血压患者饮酒。

5. 体育运动　一般的体力活动可增加能量消耗，对健康十分有益。而定期的体育锻炼则可产生重要的治疗作用，可降低血压、改善糖代谢等。因此，建议每天应进行适当的 30分钟左右的体力活动。而每周则应有 1次以上的有氧体育锻炼，如步行、慢跑、骑车、游泳、做健美操、跳舞和非比赛性划船等。

6. 减轻精神压力，保持心理平衡　心理或精神压力引起心理应激（反应），即人体对环境中心理和生理因素的刺激作出的反应。长期、过量的心理反应，尤其是负性的心理反应会显著增加心血管风险。应采取各种措施，帮助患者预防和缓解精神压力以及纠正和治疗病态心理，必要时建议患者寻求专业心理辅导或治疗。

（二）高血压的药物治疗

1. 降压药物应用的基本原则　降压治疗药物应用应遵循以下 4项原则，即小剂量开始，优先选择长效制剂，联合用药及个体化。

（1）小剂量：初始治疗时通常应采用较小的有效治疗剂量，并根据需要，逐步增加剂量。降压药物需要长期或终身应用，药物的安全性和患者的耐受性，重要性不亚于或甚至更胜过药物的疗效。

（2）尽量应用长效制剂：尽可能使用一天一次给药而有持续 24小时降压作用的长效药物，以有效控制夜间血压与晨峰血压，更有效预防心脑血管并发症发生。如使用中、短效制剂，则需每天2～3次用药，以达到平稳控制血压。

（3）联合用药：以增加降压效果又不增加不良反应，在低剂量单药治疗疗效不满意时，可以采用两种或多种降压药物联合治疗。事实上，2级以上高血压为达到目标血压常需联合治疗。对血压≥160/100 mmHg或中危及以上患者，起始即可采用小剂量两种药联合治疗，或用小剂量固定复方制剂。

（4）个体化：根据患者具体情况和耐受性及个人意愿或长期承受能力，选择适合患者的降压药物。

2. 常用降压药物　常用降压药物包括钙通道阻滞药、血管紧张素转换酶抑制药（ACEI）、血管紧张素受体阻滞药（ARB）、利尿药和β受体阻滞药五类，以及由上述药物组成的固定配比复方制剂。此外，α-受体阻滞药或其他种类降压药有时亦可应用于某些高血压人群。

（1）钙通道阻滞药：主要通过阻断血管平滑肌细胞上的钙离子通道发挥扩张血管降低血压的作用。包括二氢吡啶类钙拮抗剂和非二氢吡啶类钙拮抗剂。前者如硝苯地平、尼群地平、拉西地平、氨氯地平和非洛地平等。此类药物可与其他4类药联合应用，尤其适用于老年高血压、单纯收缩期高血压、伴稳定性心绞痛、冠状动脉或颈动脉粥样硬化及周围血管病患者。常见副作用包括反射性交感神经激活导致心跳加快、面部潮红、脚踝部水肿、牙龈增生等。

（2）ACEI：作用机制是抑制血管紧张素转化酶阻断肾素血管紧张素系统发挥降压作用。常用药包括卡托普利、依那普利、贝那普利、雷米普利、培哚普利等，尤其适用于伴慢性心力衰竭、心肌梗死后伴心功能不全、糖尿病肾病、非糖尿病肾病、代谢综合征、蛋白尿或微量白蛋白尿患者。最常见不良反应为持续性干咳，多见于用药初期，症状较轻者可坚持服药，不能耐受者可改用ARB。其他不良反应有低血压、皮疹，偶见血管神经性水肿及味觉障碍。长期应用有可能导致血钾升高，应定期监测血钾和血肌酐水平。禁忌证为双侧肾动脉狭窄、高钾血症及妊娠妇女。

（3）ARB：作用机制是阻断血管紧张素1型受体发挥降压作用。常用药包括氯沙坦、缬沙坦、厄贝沙坦、替米沙坦等，尤其适用于伴左室肥厚、心力衰竭、心房颤动预防、糖尿病肾病、代谢综合征、微量白蛋白尿或蛋白尿患者，以及不能耐受ACEI的患者。不良反应少见，偶有腹泻，长期应用可升高血钾，应注意监测血钾及肌酐水平变化。双侧肾动脉狭窄、妊娠妇女、高钾血症者禁用。

（4）利尿药：通过利钠排水、降低高血容量负荷发挥降压作用。主要包括噻嗪类利尿药、袢利尿药、保钾利尿药与醛固酮受体拮抗药等几类。用于控制血压的利尿药主要是噻嗪类利尿药。在我国，常用的噻嗪类利尿药主要是氢氯噻嗪和吲达帕胺。此类药物尤其适用于老年和高龄老年高血压、单独收缩期高血压或伴心力衰竭患者，也是难治性高血压的基础药物之一。其不良反应与剂量密切相关，故通常应采用小剂量。噻嗪类利尿药可引起低钾血症，长期应用者应定期监测血钾，并适量补钾。痛风者禁用；对高尿酸血症，以及明显肾功能不全者慎用。

（5）β受体阻滞药：主要通过抑制过度激活的交感神经活性、抑制心肌收缩力、减慢心率发挥降压作用。常用药物包括美托洛尔、比索洛尔、卡维地洛和阿替洛尔等。β受体阻滞药尤其适用于伴快速性心律失常、冠心病心绞痛、慢性心力衰竭、交感神经活性增高以及高动力状态的高血压患者。常见的不良反应有疲乏、肢体冷感、激动不安、胃肠不适等，还可能

影响糖、脂代谢。高度心脏传导阻滞、哮喘患者为禁忌证。慢性阻塞型肺病、运动员、周围血管病或糖耐量异常者慎用；糖脂代谢异常时一般不首选β受体阻滞药，必要时也可慎重选用高选择性β受体阻滞药。长期应用者突然停药可发生反跳现象，即原有的症状加重或出现新的表现，较常见有血压反跳性升高，伴头痛、焦虑等，称之为撤药综合征。

（6）α受体阻滞药：不作为一般高血压治疗的首选药，适用高血压伴前列腺增生患者，也用于难治性高血压患者的治疗，开始用药应在入睡前，以防体位性低血压发生，使用中注意测量坐立位血压，最好使用控释制药。体位性低血压者禁用，心力衰竭者慎用。

（7）肾素抑制药：为一类新型降压药，其代表药为阿利吉伦，可显著降低高血压患者的血压水平，但对心脑血管事件的影响尚待大规模临床试验的评估。

四、高血压并发症的临床表现及处置

高血压病患者由于动脉压持续性升高，引发全身小动脉硬化，从而影响组织器官的血液供应，造成各种严重的后果，成为高血压病的并发症。在高血压的各种并发症中，以心、脑、肾的损害最为显著。

1. 高血压伴脑卒中　在已发生过脑卒中的患者，降压治疗的目的是减少再次发生脑卒中。对一般脑卒中后的高血压患者，应进行积极的常规降压治疗。对缺血性或出血性卒中、男性或女性、任何年龄的患者均应给予降压治疗。但对老年尤其是高龄患者、双侧颈动脉或颅内动脉严重狭窄患者、严重体位性低血压患者应谨慎降压治疗。降压药从小剂量开始，密切观察血压水平与不良反应，根据患者耐受性调整降压药及其剂量。

2. 高血压伴心房颤动　所有高血压合并房颤的患者都应进行血栓栓塞的危险评估。凡是具有血栓栓塞危险因素的房颤患者，应进行抗凝治疗，最好应用华法林，也可给予阿司匹林。

3. 高血压伴冠心病　建议有稳定性冠心病、不稳定型心绞痛、非 ST段抬高和 ST段抬高心肌梗死的高血压患者目标血压水平一般可为＜130/80 mmHg，但治疗更宜个体化。

4. 高血压合并心力衰竭　降压治疗可降低高血压患者心衰的发生率，也可减少伴心衰患者的心血管事件，降低病死率和改善预后。对于曾有过心衰或现在仍有心衰症状与体征的高血压患者，应积极控制高血压。降压的目标水平为＜130/80 mmHg。对于持续高血压患者，或高血压伴左心室肥厚，或伴左心室功能障碍但无心衰症状和体征的患者，治疗目标亦为＜130/80 mmHg。这样做有利于预防出现心衰的症状和体征。

5. 高血压伴肾脏疾病　伴肾功能不全，饮食及血压控制最为重要。严格控制高血压，是延缓肾脏病变的进展，预防心血管事件发生风险的关键。目标血压可控制在130 / 80 mmHg以下。ACEI或ARB既有降压，又有降低蛋白尿的作用，因此，对于高血压伴肾脏病患者，尤其有蛋白尿患者，应作为首选；而这两类药物联合使用对于减少蛋白尿可能有益。

6. 高血压合并糖尿病　收缩压在130~139 mmHg或者舒张压在80~89 mmHg的糖尿患者，可以进行不超过 3个月的非药物治疗，包括饮食管理、减重、限制钠盐摄入、适当限酒和中等强度的规律运动。如血压不能达标，应采用药物治疗。血压≥140/90 mmHg的患者，应在非药物治疗基础上立即开始药物治疗；伴微量白蛋白尿的患者，也应该直接使用药物治疗。首先考虑使用 ACEI或 ARB，对肾脏有保护作用，且有改善糖、脂代谢上的好处。

7. 高血压急症和亚急症　高血压急症和高血压亚急症曾被称为高血压危象。高血压急症是指原发性或继发性高血压患者，在某些诱因作用下，血压突然和显著升高（一般超过

180/120 mmHg)，同时伴有进行性心、脑、肾等重要靶器官功能不全的表现。高血压亚急症是指血压显著升高但不伴靶器官损害。患者可以有血压明显升高造成的症状，如头痛、胸闷、鼻出血和烦躁不安等。相当多数的患者有服药顺从性不好或治疗不足。血压升高的程度不是区别高血压急症与高血压亚急症的标准，区别两者的唯一标准是有无新近发生的急性进行性的严重靶器官损害。

当怀疑高血压急症时，应进行详尽的病史收集、体检和实验室检查，评价靶器官功能受累情况，以尽快明确是否为高血压急症。高血压急症的患者应进入急诊抢救室或加强监护室，持续监测血压，尽快应用适合的降压药，酌情使用有效的镇静药以消除患者恐惧心理，并针对不同的靶器官损害给予相应的处理。

五、高血压患者社区管理流程

《国家社区公共卫生服务规范》规定高血压患者社区管理的对象是辖区内35岁及以上原发性高血压患者。

1. 高血压患者的筛查

（1）对辖区内35岁及以上常住居民，每年在其第一次到乡镇卫生院、村卫生室、社区卫生服务中心（站）就诊时为其测量血压。

（2）对第一次发现收缩压≥140 mmHg和（或）舒张压≥90 mmHg的居民在去除可能引起血压升高的因素后预约其复查，非同日3次血压高于正常，可初步诊断为高血压。如有必要，建议转诊到上级医院确诊，2周内随访转诊结果，对已确诊的原发性高血压患者纳入高血压患者健康管理。对可疑继发性高血压患者，及时转诊。

（3）建议高危人群每半年至少测量1次血压，并接受医务人员的生活方式指导。

2. 随访评估　对原发性高血压患者，每年要提供至少4次面对面的随访，填写《高血压患者随访服务记录表》。

（1）测量血压并评估是否存在危急情况，如出现收缩压≥180 mmHg和（或）舒张压≥110 mmHg；意识改变、剧烈头痛或头晕、恶心呕吐、视力模糊、眼痛、心悸、胸闷、喘憋不能平卧及处于妊娠期或哺乳期同时血压高于正常等危急情况之一，或存在不能处理的其他疾病时，须在处理后紧急转诊。对于紧急转诊者，乡镇卫生院、村卫生室、社区卫生服务中心（站）应在2周内主动随访转诊情况。

（2）若不需紧急转诊，询问上次随访到此次随访期间的症状。

（3）测量体重、心率，计算体质指数（BMI）。

（4）询问患者疾病情况和生活方式，包括心脑血管疾病、糖尿病、吸烟、饮酒、运动、摄盐情况等。

（5）了解患者服药情况。

3. 分类干预

（1）对血压控制满意（收缩压<140且舒张压<90 mmHg）、无药物不良反应、无新发并发症或原有并发症无加重的患者，预约进行下一次随访时间。

（2）对第一次出现血压控制不满意，即收缩压≥140 mmHg和（或）舒张压≥90 mmHg，或出现药物不良反应的患者，结合其服药依从性，必要时增加现用药物剂量、更换或增加不同类的降压药物，2周内随访。

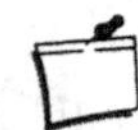

（3）对连续两次出现血压控制不满意或药物不良反应难以控制以及出现新的并发症或原有并发症加重的患者，建议其转诊到上级医院，2周内主动随访转诊情况。

（4）对所有的患者进行有针对性的健康教育，与患者一起制定生活方式改进目标并在下一次随访时评估进展。告诉患者出现哪些异常时应立即就诊。

4. 体检　对原发性高血压患者，每年进行1次较全面的健康检查，可与随访相结合。内容包括体温、脉搏、呼吸、血压、身高、体重、腰围、皮肤、浅表淋巴结、心脏、肺部、腹部等常规体格检查，并对口腔、视力、听力和运动功能等进行粗测判断。

5. 考核

（1）高血压患者健康管理率

高血压患者健康管理率=年内已管理高血压人数/年内辖区内高血压患者总人数×100%

注：辖区高血压患病总人数估算：辖区常住成年人口总数×成年人高血压患病率（通过当地流行病学调查、社区卫生诊断获得或是选用本省（区、市）或全国近期高血压患病率指标）。

（2）高血压患者规范管理率

高血压患者规范管理率=按照规范要求进行高血压患者管理的人数/年内管理高血压患者人数×100%

（3）管理人群血压控制率

管理人群血压控制率=最近一次随访血压达标人数/已管理的高血压人数×100%

第二节　2型糖尿病患者健康管理

近年来，随着世界各国社会经济的发展和居民生活水平的提高，糖尿病的发病率及患病率逐年升高。糖尿病分为1型糖尿病、2型糖尿病、妊娠期糖尿病和其他特殊类型糖尿病，2型糖尿病占糖尿病人群的90%以上。糖尿病患病率和糖尿病患者数量急剧上升。糖尿病的慢性血管并发症对患者的生命和生活质量威胁极大，给家庭以及患者个人带来了沉重的经济负担。糖尿病已成为威胁人们健康的重大社会问题，从而引起各国政府、卫生部门以及大多数医务工作者的关注和重视。

一、2型糖尿病的诊断

我国目前采用WHO（1999年）糖尿病诊断标准、糖代谢状态分类标准（表11-2）和糖尿病的分型体系。糖尿病诊断标准：①糖尿病症状+随机血浆葡萄糖水平≥11.1 mmol/L

（200 mg/dl）；②空腹血浆葡萄糖（FPG）水平≥7.0 mmol/L(126 mg/dl)；③口服葡萄糖耐量试验（OGTT）中，2小时PG水平≥11.1 mmol/L（200 mg/dl）。儿童的糖尿病诊断标准与成人一致。一次血糖值达到糖尿病诊断标准者必须在另一日按诊断标准内三个标准之一复测核实。如复测未达糖尿病诊断标准，则需在随访中复查明确。

糖尿病诊断是依据空腹、任意时间或OGTT中2小时血糖值。空腹指至少8小时内无任何热量摄入；随机血糖指一日内任何时间，不论上次进餐时间及食物摄入量，OGTT是指以75 g无水葡萄糖为负荷量，溶于水内空腹口服，取空腹及2小时血，分离血浆及测定血糖。

糖调节受损（IGR）是糖尿病前期，有两种状态：空腹血糖受损（IFG)及糖耐量受损（IGT，原称糖耐量减退或糖耐量减低）。IFG及IGT可单独或合并存在。

表11-2　糖代谢状态分类（WHO 1999）

糖代谢分类	静脉血浆葡萄糖（mmol/L）	
	空腹血糖（FPG）	糖负荷后2小时血糖（2hPPG）
正常血糖（NGR）	<6.1	<7.8
空腹血糖受损（IFG）	6.1～<7.0	<7.8
糖耐量减低（IGT）	<7.0	7.8～11.1
糖尿病（DM）	≥7.0	≥11.1

二、2型糖尿病的流行特点

（一）我国糖尿病患病率显著增加

1980年全国14省市30万人的流行病学资料显示，糖尿病的患病率为0.67%。1994至1995年间进行了全国19省市21万人的糖尿病流行病学调查，25～64岁年龄段的糖尿病患病率为2.5%(人口标化率为2.2%)，糖耐量异常（IGT）为3.2%(人口标化率为2.1%)。2002年全国营养调查显示18岁以上的人群中，城市人口的糖尿病患病率为4.5%，农村为1.8%。2007年至2008年,在CDS组织下，对全国14个省市进行了糖尿病的流行病学调查，估计我国20岁以上的成年人糖尿病患病率为9.7%，成人糖尿病患者总数达9 240万。我国可能已成为糖尿病患病人数最多的国家。在我国患病人群中，以2型糖尿病为主，2型糖尿病占90.0%以上，1型糖尿病约占5.0%，其他类型糖尿病仅占0.7%；城市妊娠糖尿病的患病率接近5.0%。

经济发达程度与糖尿病患病率有关：在1994年的调查中，高收入组的糖尿病患病率是低收入组的2～3倍。研究发现，发达地区的糖尿病患病率明显高于不发达地区，城市高于农村。男性、低教育水平是糖尿病的易患因素：在2007至2008年的调查中，在调整其他危险因素后，男性患病风险比女性增加26%，而文化程度大学以下的人群糖尿病发病风险增加57%。

（二）我国糖尿病流行的可能原因

在短期内我国糖尿病患病率急剧增加可能有多种原因。

1．城市化　随着经济的发展，中国的城市化进程明显加快。中国城镇人口占全国人口比例已从2000年的34%上升到2006年的43%。

2．老龄化　中国60岁以上老年人的比例逐年增加，2000年为10%，到2006年增加到13%。2007至2008年调查中60岁以上的老年人糖尿病患病率在20%以上，比20～30岁的人患病率高10倍。

3．生活方式改变　城市化导致人们生活方式的改变。人们出行的方式已经发生很大改变，我国城市中主要交通工具进入了汽车时代。人们每天的体力活动明显减少，但热量的摄入并没有减少，脂肪摄入在总的能量摄入中所占比例明显增加。在农村，随着农业现代化人们的劳动强度已大幅减少。同时，生活节奏的加快也使得人们长期处于应激环境，这些改变可能与糖尿病的发生密切相关。

4．肥胖和超重的比例增加　生活方式的改变伴随超重和肥胖的比例明显增加。在2007至2008年调查的资料中，按WHO诊断标准，超重占25.1%，肥胖占5%，与1992年及2002年相比较超重和肥胖的比例均有大幅度增加。

5．中国人的易感性　当肥胖程度相同时，亚裔人糖尿病风险增加。与白人相比较，在调整性别、年龄和体重指数（BMI）后，亚裔人糖尿病的风险比为1.6。发达国家和地区的华人糖尿病的患病率和发病率高于白种人。

6．糖尿病患者生存期增加　随着对糖尿病患者各种并发症的危险因素控制水平的改善以及对并发症治疗水平的提高，糖尿病患者死于并发症的风险明显下降。中国糖尿病严峻的流行现状、未诊断人群比例高、大量的糖尿病高危人群，提示在糖尿病的预防中，我们还有更多的工作要做。

三、2型糖尿病的综合控制

必须强调糖尿病治疗要全面达标，即除了血糖控制满意外，还要求血脂、血压正常或接近正常，体重保持在正常范围，并有良好的精神状态。2型糖尿病的控制目标见表11-3。

表11-3　2型糖尿病的控制目标

检测指标	目标值
血糖a（mmol/L）	空腹3.9～7.2、非空腹≤10.0
HbA1c（%）	< 7.0
血压（mmHg）	<130/80
HDL-C（mmol/L）	男性>1.0、女性>1.3
三酰甘油（mmol/L）	<1.7
LDL-C（mmol/L）	未合并冠心病<2.6、合并冠心病<2.07
体重指数（kg/m²）	<24
尿白蛋白/肌酐比值（mg/mmol）	男性<2.5（22 mg/g）、女性<3.5（31 mg/g）
尿白蛋白排泄率	<20 μg/min（30 mg/24小时）
主动有氧活动（分钟/周）	≥150

注：a毛细血管血糖；1 mmHg=0.133 kPa；HbA1c：糖化血红蛋白；HDL-C：高密度脂蛋白胆固醇；LDL-C：低密度脂蛋白胆固醇

2型糖尿病患者常合并代谢综合征的一个或者多个组分的临床表现，如高血压、血脂异常、肥胖症等。随着血糖、血压、血脂等水平的增高及体重增加，2型糖尿病并发症的发生风险、发展速度以及其危害将显著增加。因此，应针对2型糖尿病患者采用科学、合理、基于循证医学的综合性治疗策略，包括降糖、降压、调脂、抗凝、控制体重和改善生活方式等治疗措施。其中降糖治疗又包括饮食控制、合理运动、血糖监测、糖尿病的教育管理和应用降糖药物等综合性治疗措施。

（一）糖尿病的教育和管理

限于目前医学水平，糖尿病仍然是终身性的疾病，因此应给予糖尿病患者终身的密切医疗关注。糖尿病治疗的近期目标是通过控制高血糖和相关代谢紊乱，消除糖尿病症状和防止出现急性代谢并发症；糖尿病治疗的远期目标是通过良好的代谢控制达到预防慢性并发症，提高糖尿病患者的生活质量和延长寿命。为了达到这一目标应建立较完善的糖尿病教育和管理体系。每位糖尿病患者一旦诊断即应接受糖尿病教育，糖尿病教育的目标是使患者充分认识糖尿病并掌握糖尿病的自我管理能力。

糖尿病教育的内容包括：①疾病的自然进程；②糖尿病的临床表现；③糖尿病的危害以及如何防治急慢性并发症；④个体化的治疗目标；⑤个体化的生活方式干预措施和饮食计划；⑥规律运动和运动处方；⑦饮食、运动与口服药、胰岛素治疗及规范的胰岛素注射技术；⑧自我血糖监测和尿糖监测（当血糖监测无法实施时），血糖测定结果的意义和应采取的相应干预措施；⑨自我血糖监测、尿糖监测和胰岛素注射等具体操作技巧；⑩口腔护理、足部护理、皮肤护理的具体技巧；⑪当发生特殊情况时如疾病、低血糖、应激和手术时的应对措施；⑫糖尿病妇女受孕必须做到有计划，并全程监护。

糖尿病管理单位应逐步建立定期随访和评估系统，以确保所有患者都能进行咨询并得到及时正确的指导。每个管理单位最好有一名受过专门培训的糖尿病教育护士，定期开设教育课程。最好的糖尿病管理模式是团队式管理，糖尿病管理团队的主要成员应包括：执业医师[普通医师和（或）专科医师]、糖尿病教员（教育护士）、营养师、运动康复师、患者及其家属。必要时还可以增加眼科、心血管、肾病、血管外科、产科、足病和心理学医师。

（二）血糖监测

HbA1c是评价长期血糖控制的金指标，也是指导临床调整治疗方案的重要依据之一。HbA1c正常值范围为4%～6%。在治疗初期，建议每3个月检测1次，一旦达到治疗目标可每3～6个月检查一次。

自我血糖监测（SMBG）是指糖尿病患者在家中开展的血糖检测，用以了解血糖的控制水平和波动情况。它是调整血糖达标的重要措施，也是减少低血糖风险的重要手段。血糖监测应该是糖尿病教育和管理方案的一部分，医务人员应建议糖尿病患者开展自我血糖监测，教育患者了解血糖监测的目的、意义，并辅导患者正确解读血糖监测的结果和应采取的相应措施。自我血糖监测适用于所有糖尿病患者。

（三）2型糖尿病的医学营养治疗

医学营养治疗是糖尿病综合治疗的重要组成部分，是糖尿病的基础治疗。对医学营养治疗依从性差的患者很难达到理想的代谢控制水平。不良的饮食结构和习惯还可能导致高血压、血脂异常和肥胖等发生或加重。

糖尿病及糖尿病前期患者都需要依据治疗目标接受个体化医学营养治疗，由熟悉糖尿病治疗的营养（医）师指导完成更佳。应控制总能量的摄入，合理、均衡分配各种营养物质。根据体重情况适当减少总能量的摄入，尤其是超重和肥胖者。医学营养治疗的目标：①达到并维持理想的血糖水平；②减少心血管疾病的危险因素，包括控制血脂异常和高血压；③提供均衡营养的膳食；④减轻胰岛β细胞负荷；⑤维持合理体重，超重/肥胖患者减少体重的目标是在3～6个月减轻5%～10%的体重。

食物交换份法是基于糖尿病患者热能营养物质控制目标而派生出的，为方便患者和医务人员进行配餐计算和操作等而设计的一种方法。其程序和方法为：

1. 判断体重状态：常用标准体重法和体质指数法。

（1）标准体重法

标准体重=实际身高（cm）—105，或标准体重=[实际身高（cm）—100]×0.9

（2）体质指数法

体质指数（BMI）=体重（kg）÷身高（m）^{2}

表11-4 体重状态评价表

BMI范围	（实际体重-标准体重）×100%	评价
BMI＜18.5	＜－10%	消瘦
18.5≤BMI＜24	－10%~10%	正常
24≤BMI＜28	10%~20%	超重
BMI≥28	≥20%	肥胖

2. 计算每日所需总热量　根据患者的体重状态、劳动强度和具体病情确定全天的总热量供给量。总热量=理想体重(kg)×每日每千克体重所需热量。

表11-5 不同人群每日每千克体重所需热量数(kcal/kg)

体型	卧床	轻体力	中体力	重体力
肥胖/超重	15	20~25	30	35
正常	15~20	25~30	35	40
消瘦	20~25	35	40	45~50

3. 查出全天食品交换份份数及各类食品的比例分配　能产生90千卡热量的食物重量叫做一个交换份，如：35克馒头和200克菠菜均可产生90千卡热量，可记作一个交换份。总食物交换份数=总热量÷90。从食物交换份表查出全体食品交换份及各类食品的比例份数，按比例构成，将总热量折合成为相应的食物。

4. 选择食物并列出一日食谱　根据比例分配，结合自己的习惯和爱好，从食物交换份表中选择食物，具体安排每一天的食谱，这就是糖尿病饮食。大部分医院和患者就在第一次计算后或从住院的第二天开始，采用“食物交换份法”来进行操作。

（四）2型糖尿病的运动治疗

体育运动在2型糖尿病患者的管理中占重要地位。运动可增加胰岛素敏感性，有助于控制血糖，预防疾病和保持身体健康等。

运动频率和时间为每周至少150分钟，如1周运动5天，每次30分钟。研究发现即使进行少量的体育运动（如平均每天10分钟）也是有益的。如果患者觉得达到所推荐的运动时间有困难，应鼓励他们尽一切可能进行适当的体育运动。运动治疗应在医师指导下进行。血糖>14～16 mmol/L、明显的低血糖症或者血糖波动较大、有糖尿病急性代谢并发症以及各种心肾等器官严重慢性并发症者暂不适宜运动。运动项目要和患者的年龄、病情及身体承受能力相适应。

（五）2型糖尿病的药物治疗

1. 口服降糖药物　糖尿病的医学营养治疗和运动治疗是控制2型糖尿病高血糖的基本

措施。在饮食和运动不能使血糖控制达标时应及时采用包括口服药治疗在内的药物治疗。口服降糖药根据作用效果的不同，可以分为促胰岛素分泌药（磺脲类、格列奈类、DPP-4抑制药）和非促胰岛素分泌药（双胍类、噻唑烷二酮类药物TZDs、α-糖苷酶抑制药）。口服降糖药失效或存在口服药使用禁忌证时，需要使用胰岛素控制高血糖，以消除糖尿病的高血糖症状和减少糖尿病并发症发生的危险。

2型糖尿病药物治疗的首选药物是二甲双胍。如果没有禁忌证，二甲双胍应一直保留在糖尿病的治疗方案中。不适合二甲双胍治疗者可选择胰岛素促分泌剂或α-糖苷酶抑制剂。如单独使用二甲双胍治疗而血糖仍未达标，则可加用胰岛素促分泌剂或α-糖苷酶抑制剂（二线治疗）。不适合使用胰岛素促分泌剂或α-糖苷酶抑制剂者可选用TZDs或二肽基肽酶-4（DPP-4）抑制药。

2. 胰高糖素样多肽1　胰高糖素样多肽1（GLP-1）受体激动剂通过激动GLP-1受体而发挥降低血糖的作用。GLP-1受体激动剂以葡萄糖浓度依赖的方式增强胰岛素分泌、抑制胰高血糖素分泌，并能延缓胃排空，通过中枢性的食欲抑制来减少进食量。目前国内上市的GLP-1受体激动剂为艾塞那肽和利拉鲁肽，均需皮下注射。

3. 胰岛素　胰岛素治疗是控制高血糖的重要手段。根据来源和化学结构的不同，胰岛素可分为动物胰岛素、人胰岛素和胰岛素类似物。根据作用特点的差异，胰岛素又可分为超短效胰岛素类似物、常规（短效）胰岛素、中效胰岛素、长效胰岛素（包括长效胰岛素类似物）和预混胰岛素（包括预混胰岛素类似物）。

2型糖尿病患者在生活方式和口服降糖药联合治疗的基础上，如果血糖仍然未达到控制目标，即可开始口服药和胰岛素的联合治疗。一般经过较大剂量多种口服药联合治疗后HbA1c仍大于7.0%时，就可以考虑启动胰岛素治疗。在糖尿病病程中（包括新诊断的2型糖尿病患者），出现无明显诱因的体重显著下降时，应该尽早使用胰岛素治疗。

四、2型糖尿病并发症的临床表现及处置

（一）糖尿病的急性并发症

1. 糖尿病酮症酸中毒（DKA）　DKA是由于胰岛素不足和升糖激素不适当升高引起的糖、脂肪和蛋白代谢严重紊乱综合征，临床以高血糖、高血酮和代谢性酸中毒为主要表现。对昏迷、酸中毒、失水、休克的患者，要想到DKA的可能性。如尿糖和酮体阳性伴血糖增高，血pH和（或）二氧化碳结合力降低，无论有无糖尿病病史，都可诊断为DKA。

2. 高血糖高渗透压综合征（HHS）　HHS是糖尿病的严重急性并发症之一，临床以严重高血糖而无明显酮症酸中毒、血浆渗透压显著升高、脱水和意识障碍为特征。HHS的发生率低于DKA，且多见于老年2型糖尿病患者。

3. 糖尿病乳酸性酸中毒　主要是体内无氧酵解的糖代谢产物乳酸大量堆积，导致高乳酸血症，进一步出现血pH降低，即为乳酸性酸中毒。糖尿病合并乳酸性酸中毒的发生率较低，但死亡率很高。

（二）糖尿病的慢性并发症

1. 糖尿病肾病　糖尿病肾病是导致肾衰竭的常见原因。早期糖尿病肾病的特征是尿中白蛋白排泄轻度增加（微量白蛋白尿），逐步进展至大量白蛋白尿和血清肌酐水平上升，最终发生肾功能衰竭，需要透析或肾移植。肾功能的逐渐减退和发生心血管疾病的风险增

高显著相关。因此，微量白蛋白尿与严重的肾病变一样，都应视为心血管疾病和肾衰竭的危险因素。在糖尿病肾病的早期阶段通过严格控制血糖和血压，可防止或延缓糖尿病肾病的发展。

2. 糖尿病视网膜病变和失明　糖尿病视网膜病变的主要危险因素包括糖尿病病程、血糖控制不良、高血压及血脂紊乱，其他危险因素还包括妊娠和糖尿病肾病等。2型糖尿病患者也是发生其他眼部疾病的高危人群，这些眼病包括白内障、青光眼、视网膜血管阻塞及缺血性视神经病变等。患者一经确诊为糖尿病，医师就应告知患者糖尿病可能会造成视网膜损害以及接受眼科检查和随诊。

3. 糖尿病神经病变　糖尿病周围神经病变根据不同的临床表现分为4型，最常见的分型为远端对称性多发性神经病变、局灶性单神经病变、非对称多发神经根病变。糖尿病自主神经病变是糖尿病常见的并发症，其可累及心血管、消化、呼吸、泌尿生殖等系统。全部患者应在诊断为糖尿病后至少每年筛查一次糖尿病周围神经病变对于糖尿病病程较长，或合并有眼底病变、肾病等微血管并发症的患者，应该每隔3～6个月进行复查。

4. 糖尿病下肢血管病变　下肢血管病变主要是指下肢动脉病变，表现为下肢动脉的狭窄或闭塞。下肢动脉病变对机体的危害可导致下肢缺血性溃疡和截肢。由于对下肢动脉病变的认识不足，导致治疗不充分，治疗力度低，应加强外围动脉疾病的筛查和早期治疗。

5. 糖尿病足　糖尿病足是糖尿病最严重的和治疗费用最高的慢性并发症之一，严重者可以导致截肢。糖尿病足的基本发病因素是神经病变、血管病变和感染。这些因素共同作用可导致组织的溃疡和坏疽。糖尿病足治疗困难，但预防则十分有效。预防糖尿病足的关键点在于：①定期检查患者是否存在糖尿病足的危险因素；②识别出这些危险因素；③教育患者及其家属和有关医务人员进行足的保护；④穿着合适的鞋袜；⑤去除和纠正容易引起溃疡的因素。

五、2型糖尿病患者社区管理流程

（一）糖尿病三级预防原则与主要方法

2型糖尿病一级预防的目标是预防2型糖尿病的发生；二级预防的目标是在已诊断的2型糖尿病患者中预防糖尿病并发症的发生；三级预防的目标是减少已发生的糖尿病并发症的进展、降低致残率和死亡率，并改善患者的生存质量。

1. 2型糖尿病防治中一级预防策略　一级预防也称初级预防，是对糖尿病易感人群和已有糖尿病潜在表现的人群，通过有针对性地改变和减少不利的环境和行为因素，采用非药物或药物干预措施，最大限度地减少糖尿病的发生。包括：①针对一般人群的方案；②针对高危人群（如糖尿病前期或肥胖患者）的方案。

针对一般人群宣传糖尿病防治知识，如糖尿病的定义、症状、体征、常见的并发症以及危险因素；提倡健康的行为，如合理饮食、适量运动、戒烟限酒、心理平衡；定期检查，一旦发现有糖耐量受损（IGT）或空腹血糖受损（IFG），及早地实行干预。开展：①通过公共媒体，如报纸、广播、电视等宣传糖尿病的易患因素，普及糖尿病防治常识；②出版发行糖尿病知识手册及其他声像出版物，提高对糖尿病防治的理论认识水平；③举办糖尿病社区知识讲座及糖尿病者联谊活动，建立社区糖尿病防治体系；④成立糖尿病康复协会等糖尿病病人群众团体。

针对高危人群开展糖尿病筛查，提倡健康的生活方式，适当开展药物预防，在高危人群如糖调节受损、肥胖的患者中开展糖尿病筛查，减少糖尿病的发病率。

2. 2型糖尿病防治中二级预防策略　二级预防的目的是筛选和发现无症状的糖尿病及糖耐量低减（IGT）者，找出早期干预治疗的最有效方法，以降低糖尿病发病率及减少糖尿病并发症。早期强化血糖控制与长期随访中糖尿病微血管病变、心肌梗死和死亡发生的风险下降相关。对新诊断和早期2型糖尿病患者采用严格控制血糖的策略来减少糖尿病并发症发生的风险。

对所有糖尿病患者，加强糖尿病并发症教育，如并发症的种类、危害性、严重性及其危险因素等和预防措施等。强调非药物治疗的重要性，饮食治疗是基础治疗，对于每例糖尿病患者，都应确立血糖控制目标。必须强调糖尿病治疗要全面达标，即除了血糖控制满意外，还要求血脂、血 压正常或接近正常，体重保持在正常范围，并有良好的精神状态。加强糖尿病教育，使患者掌握有关知识。积极开展和推广自我血糖监测技术，教会患者如何监测血糖以及监测的频度，对用胰岛素治疗的病人，应学会自己调整胰岛素用量的方法。

3. 2型糖尿病防治中三级预防策略　糖尿病三级预防目的：①预防急性并发症，如低血糖、糖尿病酮症酸中毒、非酮症性高渗性昏迷、乳酸酸中毒、感染等；②积极防治慢性并发症，关键是对新发现的糖尿病及IGT患者尽早和定期检查，明确有无大血管病变（冠心病、脑供血不足、脑卒中、间歇性跛行、足坏疽等）及微血管病变（视网膜病变和肾病）。措施：早期积极控制血糖至基本正常，因高血糖既是微血管病变的危险因素也是大血管病变的危险因素。同时要认真控制肥胖、高血压、脂代谢紊乱、吸烟、大量饮酒等不利因素，注意劳逸结合，饮食合理，适当参加体力活动及选择正确的药物治疗方案。

（二）2型糖尿病患者筛查

对工作中发现的2型糖尿病高危人群进行有针对性的健康教育，建议其每年至少测量1次空腹血糖，并接受医务人员的健康指导。

糖尿病高危人群的定义：①有糖调节受损史；②年龄≥45岁；③超重、肥胖：BMI≥24 kg/m^2，男性腰围≥90 cm，女性腰围≥85 cm；④2型糖尿病患者的一级亲属；⑤高危种族；⑥有巨大儿（出生体重≥4 kg）生产史，妊娠糖尿病史；⑦高血压，血压≥140/90 mmHg，或正在接受降压治疗；⑧血脂异常，HDL-C≤0.91 mmol/L（≤35 mg/dl）及TG≥2.22 mmol/L（≥200 mg/dl），或正在接受调脂治疗；⑨心脑血管疾病患者；⑩有一过性糖皮质激素诱发糖尿病病史者；⑪ BMI≥28 kg/m^{2}的多囊卵巢综合征患者；⑫严重精神病和（或）长期接受抗抑郁症药物治疗的患者；⑬静坐生活方式

（三）随访评估

对确诊的2型糖尿病患者，每年提供4次免费空腹血糖检测，至少进行4次面对面随访，填写随访记录表。

1. 测量空腹血糖和血压，并评估是否存在危急情况，如出现血糖≥16.7 mmol/L或血糖≤3.9 mmol/L；收缩压≥180 mmHg和（或）舒张压≥110 mmHg；有意识或行为改变、呼气有烂苹果样丙酮味、心悸、出汗、食欲减退、恶心、呕吐、多饮、多尿、腹痛、有深大呼吸、皮肤潮红；持续性心动过速（心率超过100次/分钟）；体温超过39℃或有其他的突发异常情况，如视力骤降、妊娠期及哺乳期血糖高于正常等危险情况之一，或存在不能处理的其他

疾病时，须在处理后紧急转诊。对于紧急转诊者，乡镇卫生院、村卫生室、社区卫生服务中心（站）应在2周内主动随访转诊情况。

2. 若不需紧急转诊，询问上次随访到此次随访期间的症状。

3. 测量体重，计算体质指数（BMI），检查足背动脉搏动。

4. 询问患者疾病情况和生活方式，包括心脑血管疾病、吸烟、饮酒、运动、主食摄入情况等。

5. 了解患者服药情况。

（四）分类干预

1. 对血糖控制满意（空腹血糖值<7.0 mmol/L），无药物不良反应、无新发并发症或原有并发症无加重的患者，预约进行下一次随访。

2. 对第一次出现空腹血糖控制不满意（空腹血糖值≥7.0 mmol/L）或药物不良反应的患者，结合其服药依从情况进行指导，必要时增加现有药物剂量、更换或增加不同类的降糖药物，2周内随访。

3. 对连续两次出现空腹血糖控制不满意或药物不良反应难以控制以及出现新的并发症或原有并发症加重的患者，建议其转诊到上级医院，2周内主动随访转诊情况。

4. 对所有的患者进行针对性的健康教育，与患者一起制定生活方式改进目标，并在下一次随访时评估进展，告诉患者出现哪些异常时应立即就诊。

（五）健康体检

对确诊的2型糖尿病患者，每年进行1次较全面的健康体检，体检可与随访相结合。内容包括体温、脉搏、呼吸、血压、身高、体重、腰围、皮肤、浅表淋巴结、心脏、肺部、腹部等常规体格检查，并对口腔、视力、听力和运动功能等进行粗测判断。具体内容参照《城乡居民健康档案管理服务规范》健康体检表。

（六）考核

1. 糖尿病患者健康管理率

糖尿病患者健康管理率=年内已管理糖尿病患者人数/年内辖区内糖尿病患者总人数×100%

注：辖区内糖尿病患者总人数=辖区常住成年人口总数×成年人糖尿病患病率（通过当地流行病学调查、社区卫生诊断获得或是选用本省（区、市）。

2. 糖尿病患者规范健康管理率

糖尿病患者规范健康管理率=按照要求进行糖尿病患者健康管理的人数/年内管理糖尿病患者人数×100%

3. 管理人群血糖控制率

管理人群血糖控制率=最近一次随访空腹血糖达标人数/已管理的糖尿病患者人数×100%

第三节　社区重性精神病患者健康管理

一、管理服务对象及职责分工

辖区内诊断明确、在家居住的重性精神疾病患者。重性精神疾病是指临床表现有幻觉、妄想、严重思维障碍、行为紊乱等精神病性症状，且患者社会生活能力严重受损的一组精神疾病。主要包括精神分裂症、分裂情感性障碍、偏执性精神病、双相障碍、癫痫所致精神障碍、精神发育迟滞伴发精神障碍。

二、主要工作内容及流程

（一）患者的发现与登记

在将重性精神疾病患者纳入管理时，需由家属提供或直接转自原承担治疗任务的专业医疗卫生机构的疾病诊疗相关信息，同时为患者进行一次全面评估，为其建立一般居民健康档案，并按照要求填写重性精神疾病患者个人信息补充表。

（二）随访评估

对应管理的重性精神疾病患者每年至少随访4次，每次随访应对患者进行危险性评估；检查患者的精神状况，包括感觉、知觉、思维、情感和意志行为、自知力等；询问患者的躯体疾病、社会功能情况、服药情况及各项实验室检查结果等。其中，危险性评估分为6级（0级：无符合以下1～5级中的任何行为；1级：口头威胁，喊叫，但没有打砸行为；2级：打砸行为，局限在家里，针对财物，能被劝说制止；3级：明显打砸行为，不分场合，针对财物，不能接受劝说而停止；4级：持续的打砸行为，不分场合，针对财物或人，不能接受劝说而停止，包括自伤、自杀；5级：持管制性危险武器的针对人的任何暴力行为，或者纵火、爆炸等行为，无论在家里还是公共场合）。

（三）分类干预

根据患者的危险性分级、精神症状是否消失、自知力是否完全恢复，工作、社会功能是否恢复，以及患者是否存在药物不良反应或躯体疾病情况对患者进行分类干预。

1. 病情不稳定患者　若危险性为3～5级或精神病症状明显、自知力缺乏、有急性药物不良反应或严重躯体疾病，对症处理后立即转诊到上级医院。必要时报告当地公安部门，协助送院治疗。对于未住院的患者，在精神专科医师、居委会人员、民警的共同协助下，2周内随访。

2. 病情基本稳定患者　若危险性为1～2级，或精神症状、自知力、社会功能状况至少有一方面较差，首先应判断是病情波动或药物疗效不佳，还是伴有药物不良反应或躯体症状恶化。分别采取在规定剂量范围内调整现用药物剂量和查找原因对症治疗的措施，必要时与患者原主管医生取得联系，或在精神专科医师指导下治疗，经初步处理后观察2周，若情况趋于稳定，可维持目前治疗方案，3个月时随访;若初步处理无效，则建议转诊到上级医院，2周内随访转诊情况。

3. 病情稳定患者　若危险性为0级，且精神症状基本消失，自知力基本恢复，社会功能

处于一般或良好，无严重药物不良反应，躯体疾病稳定，无其他异常，继续执行上级医院制定的治疗方案，3个月时随访。

4. 每次随访根据患者病情的控制情况，对患者及其家属进行有针对性的健康教育和生活技能训练等方面的康复指导，对家属提供心理支持和帮助。

（四）健康体检

在患者病情许可的情况下，征得监护人与患者本人同意后，每年进行1次健康检查，可与随访相结合。内容包括一般体格检查、血压、体重、血常规(含白细胞分类)、转氨酶、血糖、心电图。

三、考核

1. 重症精神疾病患者管理率

重症精神疾病患者管理率=所有登记在册的确诊重性精神疾病患者数/(辖区内15岁及以上人口总数×患病率)×100%

2. 重症精神疾病患者规范管理率

重症精神疾病患者规范管理率=每年按照规范要求进行管理的确诊重性精神疾病患者数/所有登记在册的确诊重性精神疾病患者数×100%

3. 重症精神疾病患者稳定率

重症精神疾病患者稳定率=最近一次随访时分类为病情稳定的患者数/所有登记在册的确诊重性精神疾病患者数×100%

(连燕舒)

第十二章　社区传染病管理

第一节　传染病管理范围及相关法律法规

传染病（Infectious Diseases）是由各种病原体引起的能在人与人、动物与动物或人与动物之间相互传播的一类疾病。有些传染病，卫生部门必须及时掌握其发病情况并采取对策，以防造成更大的影响。

一、传染病管理范围

（一）传染病监测

传染病监测是指对特定环境、特定人群进行流行病学、血清学、病原学、临床症状以及其他有关影响因素的调查研究，预测传染病发生、发展和流行规律，提出检疫措施并评价预防效果。不同国家规定的监测病种不同：WHO将疟疾、流行性感冒、脊髓灰质炎、流行性斑疹伤寒和回归热等5种疾病列为国际监测的传染病；我国根据具体情况又增加了登革热，共规定了6种国际监测的传染病。

传染病监测主要采用描述流行病学方法，利用已有的历史资料和现况调查资料对疾病的人群分布、时间分布、地区分布动态变化做分析。由于传染病监测往往面向人群，面临复杂的社会因素和自然因素，也常常涉及社会学、人口学、统计学、气象学和生物学等其他学科知识。

传染病监测工作的范畴很广，其主要内容包括：①监测人群的基本情况，即人口出生、死亡、生活习惯、经济状况、教育水平、居住条件和人群流动的情况；②监测传染病在人群、时间、地区等方面的动态分布，包括做传染病漏报调查和亚临床感染调查；③监测人群对传染病的易感性；④监测传染源、宿主、昆虫媒介及传染来源等情况；⑤监测病原体的型别、毒力及耐药情况；⑥评价防疫措施的效果；⑦开展对流行因素和流行规律的研究；⑧传染病流行预测。

在疾病预防控制机构和其他专业机构指导下，社区卫生服务中心（站）、乡镇卫生院、村卫生室和协助开展传染病疫情风险排查、收集和提供风险信息，参与风险评估和应急预案制（修）订。

（二）传染病报告

社区卫生服务中心（站）、乡镇卫生院、村卫生室应规范填写门诊日志、入/出院登记本、X线检查和实验室检测结果登记本。首诊医生在诊疗过程中发现传染病病人及疑似病人后，按要求填写《中华人民共和国传染病报告卡》。

疾病预防控制机构、医疗机构和采供血机构及其执行职务的人员发现法定报告的传染病疫情或者发现其他传染病暴发、流行以及突发原因不明的传染病时，应当遵循疫情报告属地管理原则，按照国务院规定的或者国务院卫生行政部门规定的内容、程序、方式和时限报告。

目前我国法定报告传染病为甲、乙、丙3类39种。

1. 法定传染病　目前我国法定报告传染病为甲、乙、丙3类共39种。

（1）甲类传染病（2种）是指：鼠疫、霍乱。

（2）乙类传染病（26种）是指：传染性非典型肺炎（严重急性呼吸综合征）、艾滋病、病毒性肝炎、脊髓灰质炎、人感染高致病性禽流感、甲型H1N1流感、麻疹、流行性出血热、狂犬病、流行性乙型脑炎、登革热、炭疽、细菌性和阿米巴性痢疾、肺结核、伤寒和副伤寒、流行性脑脊髓膜炎、百日咳、白喉、新生儿破伤风、猩红热、布鲁氏菌病、淋病、梅毒、钩端螺旋体病、血吸虫病、疟疾。

（3）丙类传染病（11种）是指：流行性感冒、流行性腮腺炎、风疹、急性出血性结膜炎、麻风病、流行性和地方性斑疹伤寒、黑热病、包虫病、丝虫病，除霍乱、细菌性和阿米巴性痢疾、伤寒和副伤寒以外的感染性腹泻病、手足口病。

（4）卫生部决定列入乙类、丙类传染病管理的其他传染病。

2. 其他传染病　省级人民政府决定按照乙类、丙类管理的其他地方性传染病和其他暴发、流行或原因不明的传染病。

3. 不明原因肺炎病例和不明原因死亡病例等重点监测疾病。

发现甲类传染病和乙类传染病中的肺炭疽、传染性非典型肺炎、脊髓灰质炎、人感染高致病性禽流感病人或疑似病人，或发现其他传染病、不明原因疾病暴发相关信息时，应按有关要求于2小时内报告。发现其他乙、丙类传染病病人、疑似病人和规定报告的传染病病原携带者，应于24小时内报告。

具备网络直报条件的机构，在规定时间内进行传染病相关信息的网络直报；不具备网络直报条件的，按相关要求通过电话、传真等方式进行报告，同时向辖区县级疾病预防控制机构报送《传染病报告卡》。发现报告错误，或报告病例转归或诊断情况发生变化时，应及时对《传染病报告卡》进行订正；对漏报的传染病病例，应及时进行补报。

（三）传染病的处理

1. 主要原则

（1）病人医疗救治和管理：按照有关规范要求，对传染病病人、疑似病人采取隔离、医学观察等措施。

（2）传染病密切接触者和健康危害暴露人员的管理：协助开展传染病接触者或其他健康危害暴露人员的追踪、查找，对集中或居家医学观察者提供必要的基本医疗和预防服务。

（3）流行病学调查：协助对本辖区病人、疑似病人开展流行病学调查，收集和提供病人、密切接触者、其他健康危害暴露人员的相关信息。

（4）疫点疫区处理：做好医疗机构内现场控制、消毒隔离、个人防护、医疗垃圾和污水的处理工作。协助对被污染的场所进行卫生处理，开展杀虫、灭鼠等工作。

（5）应急接种和预防性服药：协助开展应急接种、预防性服药、应急药品和防护用品分发等工作，并提供指导。

（6）宣传教育：根据辖区传染病的性质和特点，开展相关知识技能和法律法规的宣传教育。

2. 重大传染病疫情的处理　根据传染病防治法规定，在有传染病暴发、流行时，当地政府须立即组织力量积极防治，报经上一级政府批准决定后，可采取下列紧急措施：限制或停止集市、集会、影剧院演出或其他人群聚集活动；停工、停业、停课；临时征用房屋、交通工具；封闭传染病病原体污染的场所和公共饮用水源。

在采取紧急措施防治传染病传播的同时，政府相关部门、科研院所的流行病学、传染病学和微生物学专家、各级卫生防疫机构的检疫人员、各级医院的临床医务人员和社会相关部门应立即组织开展传染病暴发调查，并实施有效的措施控制疫情，包括隔离传染源、治疗患者尤其是抢救危重患者，检测和分离病原体，必要时封闭可疑水源、进行饮水消毒、禁止可疑食物、捕杀动物传染源和应急接种等。

二、相关法律法规

1. 传染病防治的法律　《中华人民共和国传染病防治法》、《中华人民共和国国境卫生检疫法》、《中华人民共和国食品卫生法》、《中华人民共和国职业医师法》、《中华人民共和国献血法》。

2. 传染病防治的法规　《突发公共卫生事件应急条例》、《国内交通卫生检疫条例》、《医疗废物管理条例》、《血液制品管理条例》、《病原微生物实验室生物安全管理条例》、《疫苗流通和预防接种管理条例》。

3. 传染病防治的规章　《消毒管理办法》、《生活饮用水卫生监督管理办法》、《结核病防治管理办法》、《性病防治管理办法》、《医疗机构传染病预检分诊管理办法》、《医疗卫生机构废物管理办法》、《突发公共卫生事件与传染病疫情信息报告管理办法》、《血站管理办法》、《医疗机构临床用血管理办法》、《传染病病人或疑似传染病病人尸体解剖查验规定》。

4. 其他传染病防治文件和国家标准　如《国家救灾防病与突发公共卫生事件信息报告管理规范》、GB 15979-2002《一次性使用卫生用品卫生标准》等。

第二节　社区常见传染病

一、病毒性肝炎

病毒性肝炎是由多种肝炎病毒引起的以肝脏损害为主的一组传染病，目前已证实的有甲型肝炎、乙型肝炎、丙型肝炎、丁型肝炎及戊型肝炎。病毒性肝炎属于乙类报告传染病，甲型和戊型肝炎病毒感染多为急性，乙型、丙型、丁型肝炎病毒感染多为慢性，少数患者可发展为肝硬化和肝细胞癌，极少数病例可表现重型肝炎的临床过程。

（一）流行病学特点

1. 传染源

（1）甲型肝炎的主要传染源是急性患者和隐性感染者。病毒主要通过粪便排出体外，自发病前2周至发病后2～4周内的粪便具有传染性，而以发病前5天至发病后1周最强，潜伏后期及发病早期的血液中亦存在病毒。唾液、胆汁及十二指肠液亦均有传染性。

（2）乙型肝炎的传染源是急、慢性患者和病毒携带者。病毒存在于患者的血液及各种体液（汗液、唾液、泪液、乳汁、羊水、阴道分泌物、精液等)中。急性患者自发病前2～3个月即开始具有传染性，并持续于整个急性期。HBsAg(+)的慢性患者和无症状携带者中凡伴HBeAg(+)，抗-HBcIgM(+)，或DNA聚合酶活性升高或血清中HBV DNA(+)者均具有传染性。

（3）丙型肝炎的传染源是急、慢性患者和无症状病毒携带者，病毒存在于患者的血液及

体液中。

（4）丁型肝炎的传染源是急、慢性患者和病毒携带者，HBsAg携带者是HDV的保毒宿主和主要传染源。

（5）戊型肝炎的传染源是急性及亚临床型患者。以潜伏期末和发病初期粪便的传染性最高。

2. 传播途径　甲型肝炎主要经粪-口途径传播。粪便中排出的病毒通过污染的手、水、苍蝇和食物等经口感染，以日常生活接触为主要方式，通常引起散发性发病，但如水源被污染或生食污染的水产品（贝类动物如毛蚶），可导致局部地区暴发流行，通过注射或输血传播的机会很少。乙型肝炎的传播途径包括：①输血及血制品以及使用污染的注射器或针刺等；②母婴垂直传播(主要通过分娩时吸入羊水、产道血液、哺乳及密切接触，通过胎盘感染者约5%)；③生活上的密切接触；④其他尚有经吸血昆虫(蚊、臭虫、虱等)叮咬传播的可能性。丙型肝炎的传播途径与乙型肝炎相同而以输血及血制品传播为主，且母婴传播不如乙型肝炎多见。丁型肝炎的传播途径与乙型肝炎相同。戊型肝炎通过粪-口途径传播，水源或食物被污染可引起暴发流行；也可经日常生活接触传播。

3. 易感人群　人类对各型肝炎普遍易感，各种年龄均可发病。甲型肝炎感染后机体可产生较稳固的免疫力。在本病的高发地区，成年人血中普遍存在甲型肝炎抗体，发病者以儿童居多。乙型肝炎在高发地区新感染者及急性发病者主要为儿童，成人患者则多为慢性肝炎；在低发地区，由于易感者较多，可发生流行或暴发。丙型肝炎的发病以成人多见，常与输血及血制品、药瘾注射、血液透析等有关。丁型肝炎的易感者为HBsAg阳性的急、慢性肝炎或无症状携带者。戊型肝炎各年龄组人群普遍易感，感染后具有一定的免疫力。各型肝炎之间无交叉免疫作用，可重叠感染或混合感染。

（二）社区预防与控制

1. 管理传染源

（1）报告和登记：对疑似、确诊、住院、出院、死亡的肝炎病例均应分别按病原学进行传染病报告，专册登记和统计。

（2）对急性甲型肝炎患者应尽早采取隔离措施。急性黄疸性肝炎患者如不能住院治疗时，应在社区护士指导下，在家严格隔离并配合治疗。一般自发病日算起隔离3周。

（3）对密切接触急性甲型或戊型肝炎患者的儿童应进行医学观察45天。

（4）献血员应在每次献血前进行体格检查，检测ALT及HBsAg（用RPHA法或ELISA法），肝功能异常、HBsAg阳性者、抗-HCV阳性者不得献血。

（5）携带者管理：HBsAg携带者不能献血，但可照常工作和学习，同时要加强随访，注意个人卫生和经期卫生，以及行业卫生，以防其唾液、血液及其他分泌物污染周围环境而感染他人；个人食具，刮刀修面用具，漱洗用品等应与健康人分开；HBeAg阳性者不可从事饮食行业、饮用水卫生管理及托幼工作；HBsAg阳性的婴幼儿在托幼机构中应与HBsAg阴性者适当隔离。

2. 切断传播途径　加强饮食卫生管理、水源保护、环境卫生管理以及粪便无害化处理，提高个人卫生水平；注射时实行一人一针一管，或使用一次性注射器，医疗器械实行一人一用一消毒；加强对血液及血制品的管理，做好血制品的HBsAg检测工作，其阳性者不得出售和使用，非必要时不输血或血液制品；漱洗用品及食具专用；接触患者后用肥皂和流动水洗手。对HBsAg阳性，尤其HBeAg也呈阳性的产妇切断母婴传播是预防重点，婴儿出生后须迅即注射乙型肝炎特异免疫球蛋白和（或）乙型肝炎疫苗。

3. 保护易感人群

（1）甲型肝炎人血丙种球蛋白对近期甲型肝炎接触者具有一定程度的保护作用，主要适用于接触甲型肝炎患者的易感儿童，剂量0.02～0.05 ml/kg，注射时间应于接触后14天内，时间是愈早愈好，免疫期2～3个月；对HAVIgG阴性者接种甲肝疫苗，选用接种减毒活疫苗一针，保护期限可达5年以上，选用接种灭活疫苗两针（0、6个月），保护期限可达20年以上。

（2）乙型肝炎特异免疫球蛋白与乙型肝炎疫苗联合用于意外事故（如被乙肝患者血液污染过的针尖刺伤时）的被动免疫；乙型肝炎血源疫苗或基因工程乙肝疫苗主要用于阻断母婴传播和新生儿预防，与乙型肝炎特异免疫球蛋白联合使用可提高保护率，亦可用于高危人群中易感者的预防；前S_2、前S_1与S基因联合的基因工程疫苗亦已研制成功。

（3）丙、丁、戊型肝炎尚缺乏特异性预防免疫措施。

（三）家庭访视及家庭指导

社区护士应在24小时内进行首次家庭访视，填写疫情报告卡，并做好传染源的调查。1周后对未住院的患者复访，了解病人康复情况、消毒隔离情况和各种防护措施执行情况，做好复访记录。在患者发病后42天进行第二次复访，做好转归记录。慢性病人每年上报疫情一次。在访视时给予患者及家属健康指导，具体包括：

1. 饮食指导　急性患者给予低脂易消化清淡食物；慢性患者尤其有肝硬化肝功能失代偿者应适当控制蛋白质的摄入，避免进食高蛋白、高糖、高脂食物，有腹水时应控制盐的摄入；观察消化道症状，如每日进食量、恶心、呕吐、腹胀的情况，有恶心、呕吐时少食多餐；腹胀时应避免产气食物（牛奶、豆制品等）的摄入。

2. 日常生活指导　急性患者应卧床休息至黄疸消退或自觉症状改善后再逐渐增加活动；轻型患者及健康病毒携带者应保证充足的睡眠和休息时间，劳逸结合。

3. 家庭消毒隔离的指导　肝炎患者确诊后，急性患者应住院治疗，按肠道传染病进行隔离和消毒，病患原住处应及时做一次较彻底的消毒，如食具、水杯、毛巾等要煮沸30分钟，内裤要用含氯的消毒剂消毒。家具表面、地面等要用3%漂白粉液擦拭，患者在家使用过的便器用3%漂白粉水浸泡2小时后再洗刷。消灭苍蝇、蟑螂。乙肝的隔离期一般在肝功能正常、抗原转阴后方可解除。

4. 心理指导　指导患者保持良好心态，树立战胜疾病的信心。

（四）访视病毒性肝炎患者时的职业防护措施

1. 访视前准备

（1）护士的准备：做好心理调整，不要对接触患者产生恐惧，规范操作，不佩戴戒指、手链等饰物，注意人身安全。

（2）用物的准备：治疗、护理操作所需用具（已消毒），包括工作服、防护衣、护目镜、口罩、面罩、医用橡胶手套、鞋套、快速免洗消毒剂、锐器盒、黄色双层垃圾袋等。

2. 防护措施

（1）洗手、消毒：无论是否戴手套，在接触患者前后均应按六步洗手法使用抗菌液皂洗手或使用快速免洗消毒剂擦手，擦手时要让消毒剂覆盖全手。

（2）戴手套、口罩、护目镜及面罩：在接触患者血液、分泌物、排泄物、体液和受污染的物品时以及接触黏膜和破损皮肤时都应戴手套；估计有体液溅出或喷出时要戴护目镜、口罩、面罩、穿防护衣。若患者血液不慎溅入眼内，应用大量生理盐水冲洗，并进行医学监测。

（3）预防与处理意外针刺伤：社区护士进行侵袭性诊疗、护理操作时应注意做好自我防护，注意光线充足、以防被针头、注射器等锐器刺伤或者划伤，使用后的锐器及时准确地放入耐刺、防渗漏的锐器盒；或者利用针头处理装置进行安全处理，也可以采用具有自毁功能的注射器，以免刺伤。一旦被HBsAg（+）患者血液、体液污染的锐器所伤，应立即在伤口旁从近心端向远心端轻轻挤压损伤处的血液，再用肥皂液和流动水进行冲洗；禁止进行伤口的局部按压。在受伤部位的伤口冲洗后，应用消毒液，如75%乙醇或者0.5%碘附进行消毒，并包扎伤口；被暴露的黏膜，应当反复用生理盐水冲洗干净。把血液从伤口挤出并对创面进行严格消毒，在24小时内接种乙肝高效价免疫球蛋白并完成乙肝疫苗接种（0、1、6个月），患者如有黄疸，1个月后需复种乙肝免疫高价球蛋白。

（4）处理废物：使用过的体温计、血压计、听诊器、止血带等，要使用含氯消毒剂或过氧乙酸进行终末消毒。被污染的物品可用0.5%的洗消净浸泡30分钟或沸水煮30分钟消毒。切勿套回用过的针头，不携带暴露的锐器行走，用过的针尖直接放入锐器盒中处理。

（5）接种疫苗。

二、流行性感冒

流行性感冒简称流感，是一种由流感病毒引起的急性呼吸道传染病，具有高度传染性，传播速度快，可在人群中引起流行，主要通过打喷嚏或咳嗽的飞沫传播。流感的症状对婴幼儿、老年人和患有慢性病者的生命更是威胁。属于法定丙类传染病，其临床主要表现为急起高热、明显的头痛、乏力、全身肌肉酸痛等中毒症状，而呼吸道症状轻微，有时可出现眼结膜充血，鼻塞、流鼻涕，咽喉干痛。儿童常有腹痛、腹胀、腹泻、呕吐等消化系统症状，甚至发生惊厥。其病原体分为甲、乙、丙三型流感病毒，甲型极易变异，可引起反复流行或大流行。

（一）流行病学特点

1. 传染源　流感患者和隐性感染者是主要传染源，自潜伏期即有传染性，发病3日内传染性最强，轻型患者和隐性感染者在疾病传播上有重要意义。

2. 传播途径　主要在人与人之间经飞沫直接传播，也可通过接触被污染的手、日常用具等间接传播。

3. 人群易感性　人群普遍易感，感染后获得对同型病毒的免疫力，但维持时间短，各型及亚型之间无交叉免疫。由于流感病毒的抗原性及其致病力极易发生变异，病毒变异后人群无免疫力，易引起流行。下列人群出现流感样症状后，较易发展为重症病例，应当给予高度重视：①妊娠期妇女；②伴有以下疾病或状况者：慢性呼吸系统疾病、心血管系统疾病（高血压除外）、肾病、肝病、血液系统疾病、神经系统及神经肌肉疾病、代谢及内分泌系统疾病、免疫功能抑制(包括应用免疫抑制剂或HIV感染等致免疫功能低下)、19岁以下长期服用阿司匹林者；③肥胖者；④年龄＜5岁的儿童；⑤年龄≥65岁的老年人。

（二）社区预防与控制

1. 控制传染源　流感患者和隐性感染者是流感的主要传染源。从潜伏期末到发病的急性期都有传染性，其中病初2～3天传染性最强。成人和年龄较大的儿童患季节性流感（无并发症）期间，病毒在呼吸道分泌物中一般持续排毒3～6天。住院的成人患者可以在发病后持续一周或更长的时间散播有感染性的病毒。对流感患者进行就地隔离和早期治疗，隔离时间为1周或至主要症状消失，避免集中就诊，健全和加强传染病疫情报告制度。

2. 切断传播途径　流感流行期间，暂停集会等集体活动，易感者尽量少去公共场所；加强对公共场所的管理，注意通风，必要时要对公共场所进行消毒；医务人员在工作期间戴口罩，勤洗手，防止交叉感染；流感患者的用具及分泌物使用消毒剂消毒。

3. 保护易感人群　疫苗接种是预防流感的重要措施。我国目前使用3种流感疫苗：全病毒灭活疫苗、裂解疫苗和亚单位疫苗。

预防流感的最佳方法是保持健康生活习惯，做好下列工作比注射流感疫苗更有效：勤洗手、勤换牙刷、脚部保暖、饮食清淡、精神愉快、合理睡眠；勤开窗通风和适当药物预防。

（三）家庭访视及家庭指导

1. 流感的一般潜伏期为1～3天，发病后1～7天有传染性，病初2～3天传染性最强。社区护士根据患者的临床症状（如寒战、高热、头痛、肌肉痛及全身不适等）评估病情，如果患者出现高热、咳嗽、咽喉肿痛等病情加重的症状，指导其尽快就医。及时填写好疫情报告卡、记录文件，纳入健康档案。

2. 患者日常生活指导

（1）环境：每天定期开窗通风，居室空气清新、流通，阳光充足，定时用食醋熏蒸消毒空气，条件允许者实行家庭隔离，患者单独居住一室，以防止飞沫传播。

（2）饮食：给予富有营养、易消化的清淡饮食，应鼓励病人多饮水以减轻中毒症状和缩短病程。

（3）外出：尽量少去公共场所，避免参加聚会、集会，如要外出应戴口罩，打喷嚏或咳嗽时遮住口鼻，以减少病毒传播的机会。

（4）日常生活用品消毒：患者使用过的食具、玩具、衣物等生活用品，应煮沸消毒或在日光下曝晒2小时以上。

3. 对症处理　高热者予解热镇痛药，若无充分证据提示继发细菌感染无需使用抗生素。儿童忌服含阿司匹林成分的药物，以避免产生瑞氏综合征。

4. 家庭治疗与预防　一般单纯性流感可不住院，指导家庭成员照料病人时应戴口罩，对病人呼吸道分泌物、污物(如咳出的痰等)应进行消毒，患者有高热时可以运用物理降温的方法，正确使用退热药物，如有高热不退、咳嗽、脓痰、呼吸困难等应及时送医院。家庭成员可通过注射疫苗预防流感。

（四）访视流感患者时的职业防护措施

1. 访视前用物的准备　同病毒性肝炎。

2. 防护措施　洗手及手的消毒同病毒性肝炎；接触患者戴口罩、帽子；操作过程中不可用手触摸口罩，4～8小时更换口罩一次，接触严密隔离患者用后立即更换口罩，杜绝戴潮

湿口罩；预防接种。

三、手足口病

手足口病是由多种人肠道病毒引起的一种儿童常见传染病，从2008年5月2日起，卫生部将手足口病纳为法定丙类传染病进行管理。引发手足口病的肠道病毒有20多种（型），其中以柯萨奇病毒A16型（Cox A16）和肠道病毒71型（EV71）最为常见。肠道病毒对紫外线及干燥敏感，各种氧化剂（高锰酸钾、漂白粉等）、碘酒、甲醛都能将其灭活。手足口病主要通过密切接触传播，以手、足和口腔黏膜疱疹或破溃后形成溃疡为主要临床症状，表现为口腔黏膜出现分散状疱疹，米粒大小，疼痛明显；手掌或脚掌部出现米粒大小疱疹，臀部可受累。疱疹周围有炎性红晕，疱内液体较少。少数患儿发病1～5天可引起心肌炎、肺水肿、无菌性脑脊髓膜炎等并发症。个别重症患儿如果病情发展快，可致死亡。

（一）流行病学特点

1. 传染源　包括患者和隐性感染者。在流行期间，患者是主要传染源，发病后1周内传染性最强；散发期间，隐性感染者是主要传染源。

2. 传播途径　主要通过粪-口途径传播，也可通过呼吸道飞沫传播。儿童通过接触被病毒污染的手、毛巾、玩具、食具等引起感染。

3. 易感人群　人对肠道病毒普遍易感，不同年龄组均可感染发病，以5 岁及以下儿童为主，尤以3岁及以下儿童发病率最高。显性感染和隐性感染后均可获得特异性免疫力，持续时间尚不明确。病毒的各型间无交叉免疫。

4. 流行特征　手足口病流行无明显的地区性，全年均可发生，一般5-7月为发病高峰。托幼机构等易感人群集中单位可发生暴发。肠道病毒传染性强、隐性感染比例大、传播途径复杂、传播速度快，控制难度大，容易出现暴发和短时间内较大范围流行。

（二）社区预防与控制

1. 控制传染源　将手足口病患儿隔离，直到热退、皮疹消退、皮疹结痂。在流行期间，托幼机构应加强检查以早期发现患者，做到早诊断、早报告、早治疗，患儿不接触其他儿童。一般患者可去医院门诊就诊，在病情变化时要注意随诊。重症患者应住院隔离治疗。实行网络直报的医疗机构应于24小时内进行网络直报。未实行网络直报的医疗机构应于24 小时之内寄送出传染病报告卡。

2. 切断传播途径　手足口病传播途径多，预防难度较大。预防感染本病的主要措施是要做好儿童个人、家庭及托幼机构的卫生工作。

3. 保护易感人群　目前暂无疫苗。疾病流行期间，少去拥挤的公共场所，注意儿童的营养、休息，避免过度劳累；加强预防消毒工作，保持良好的通风，对儿童的玩具应彻底清洗和消毒，门把手、楼梯扶手、桌面等物体表面进行擦拭消毒，不能蒸煮的物品应放在阳光下曝晒。根据疫情控制需要当地教育和卫生部门可决定采取托幼机构或小学放假措施。

（三）家庭访视及指导

1. 访视人员在疾病初期应严密观察病情，尤其是意识变化，尽量在患儿非睡眠时间上门，每日给患儿测量体温，做好记录。3岁以下的患儿，有可能在短时间内发展为危重病例，访视人员要告知患儿家长注意孩子有无恶心、呕吐、高热、精神萎靡、嗜睡等早期重症现象，一旦出现以上情况,应立即前往医院复诊。

2. 家庭日常生活指导　由于本病患者多为婴幼儿,需同时加强患儿家长日常生活指导。指导家长做好日常卫生保健工作,保持卫生清洁,做到“洗净手、喝开水、吃熟食、勤通风、晒衣被”,养成良好的个人卫生习惯,以减少感染机会。婴幼儿使用的奶瓶、奶嘴使用前后要认真清洗;儿童饭前便后、外出后要用肥皂或洗手液等洗手,看护人接触儿童前、替幼童更换尿布、处理粪便后均要洗手,并妥善处理污物;哺乳的母亲要勤洗澡、勤换衣服,喂奶前要清洗奶头;不让儿童喝生水、吃生冷食物;在手足口病流行期间,家长避免带儿童出入人群聚集、空气流通差的公共场所,特别是医院等易感地区,提醒家长要仔细检查孩子的手心和脚心有无皮疹出现。

3. 治疗和复查　手足口病以支持疗法为主,绝大多数患者可自愈。治疗主要是对症处理、清淡饮食及合理休息。但个别患儿可引发致命并发症,指导家长或看护人一旦发现患儿出现嗜睡、易惊、谵妄等神经系统异常表现,或出现呼吸浅促、口唇发绀、咳粉红色或血性泡沫样痰液等呼吸系统异常表现,或出现面色苍灰、皮肤花纹、四肢发凉、心率减慢、血压下降等循环系统异常表现,应立即去医院进行救治,同时,要尽量避免与其他儿童接触。

(四)访视手足口病患者的职业防护措施

访视每一位病例后,均应认真洗手或对双手消毒,或更换使用一次性手套;护理手足口病病例过程中所使用的非一次性仪器、体温计及其他物品等要及时消毒。

四、艾滋病

艾滋病(AIDS)是获得性免疫缺陷综合征的简称,由人类免疫缺陷病毒(HIV)所引起的致命性慢性传染病。主要通过性接触和体液传播,感染后病毒主要侵犯和破坏辅助性T淋巴细胞(CD4+T细胞),使机体细胞免疫功能受损,最终导致各种严重的机会性感染和肿瘤发生,从而危及患者生命。临床上将HIV感染分为4期:Ⅰ期(急性感染)、Ⅱ期(无症状感染)、Ⅲ期(持续性全身淋巴结肿大综合征(PGL)、Ⅳ期(艾滋病期)。

(一)流行病学特点

1. 传染源　患者和无症状携带者是本病的传染源,特别是后者。感染者的血液、精液、子宫和阴道分泌物中均含有病毒,其他体液如唾液、泪液和乳汁中也含有病毒,具有传染性。

2. 传播途径　性接触传播,近年来男男同性性行为者的感染率上升明显;注射吸毒;母婴传播;其他途径,如内窥镜检查、输入不洁血制品等。

3. 高危人群　男同性恋者、性乱交者、静脉药瘾者、血友病和多次输血者为高危人群,发病年龄主要是50岁以下青壮年。

(二)社区预防与控制

1. 控制传染源　治疗、隔离患者,随访、管理感染者。

2. 切断传播途径　加强宣传教育,严禁毒品注射,取缔娼妓,禁止性乱交,严格血液及血制品管理。艾滋病病毒在外界抵抗力较弱,对患者使用过的物品和医疗器械要用10%次氯酸浸泡以及用0.2%的次氯酸消毒地板、桌、椅。注意个人卫生,不共用剃须刀、洗漱用具。

3. 保护易感人群　生活自律,提倡健康生活方式,加强医疗器械和公用生活用品的消

毒，非婚性行为中，提高安全套使用率。

（三）家庭访视护理及指导

1. 艾滋病是可以预防的，对感染者、患者及家属进行艾滋病的医学知识宣教，指导安全性行为和其他防护知识，减低感染机会。在清理血液或其他体液后要用肥皂和清水洗手，对蘸有血液的物品，可用次氯酸钠或家用漂白剂，洗净擦拭，不与他人共用牙刷、剃须刀或其他可能沾有血液的东西；感染者能够进行正常的性生活，但一定要采取保护性强的安全措施，如正确使用安全套等，必要时建议双方接受医学咨询。

2. 提供支持与关怀　尊重患者人格，鼓励回归正常生活；与患者及家属一起讨论所需护理；提供家庭在应激情况下可以利用的社区服务、咨询、热线电话等资源；鼓励感染者与朋友、家人保持交往，不要孤立自己，与可信任的人讨论自己遇到的问题，出现健康问题时要及时寻求医疗服务，并寻求咨询以减少心理压力。

（四）访视时的职业防护

艾滋病属于法定传染病中的乙类传染病，在护理工作中做好职业防护、防止疾病传播是护士的职责之一。

1. 访视前准备　同病毒性肝炎。

2. 防护措施　一般使用保护工具如手套、隔离衣、围裙、护目镜等进行普及性预防；在接触患者血液、分泌物、排泄物、体液和受污染的物品时和接触黏膜、破损皮肤时都应戴手套，如被污染及时更换，一副手套只用于一个病人；当血液、分泌物、排泄物、体液有可能溅出或喷出时要戴护目镜、口罩、面罩、穿防护衣；医护人员如有伤口、皮炎等应暂不参与艾滋病患者的直接护理；保护双手皮肤完整性，若被患者血液、体液污染的锐器所伤应立即用肥皂和清水彻底冲洗，对创面进行严格消毒，服用抗病毒药物进行暴露后预防，并进行医学观察；被HIV污染的医用废弃物应放入医用垃圾袋，针尖、锐器放入锐器盒后再放入医用垃圾袋，由医务人员带回统一按医用垃圾处理。

第三节　突发公共卫生事件的处置

一、突发公共卫生事件的报告

1. 定义　《突发公共卫生事件应急条例》中第二条指出："本条例所称突发公共卫生事件（以下简称突发事件），是指突然发生，造成或者可能造成社会公众健康严重损害的重大传染病疫情、群体性不明原因疾病、重大食物和职业中毒以及其他严重影响公众健康的事件。"

突发公共卫生事件的特征包括：突发性、公共性、严重性、紧迫性、复杂性、易变性。

2. 分级　根据突发公共卫生事件性质、危害程度、涉及范围，突发公共卫生事件划分为特别重大（Ⅰ级）、重大（Ⅱ级）、较大（Ⅲ级）和一般（Ⅳ级）四级。其中，特别重大突发公共卫生事件主要包括：①肺鼠疫、肺炭疽在大、中城市发生并有扩散趋势，或肺鼠疫、肺炭疽疫情波及2个以上的省份，并有进一步扩散趋势；②发生传染性非典型肺炎、人感染高致病性禽流感病例，并有扩散趋势；③涉及多个省份的群体性不明原因疾病，并有扩散趋势；④发生新传染病或我国尚未发现的传染病发生或传入，并有扩散趋势，或发现我国已消灭的传染病重新流行；⑤发生烈性病菌株、毒株、致病因子等丢失事件；⑥周边以及与我国通航的国家和地区发生特大传染病疫情，并出现输入性病例，严重危及我国公共卫生安全的事件；⑦国务院卫生行政部门认定的其他特别重大突发公共卫生事件。

3. 报告范围与标准　突发公共卫生事件相关信息报告范围，包括可能构成或已发生的突发公共卫生事件相关信息，其报告标准不完全等同于《国家突发公共卫生事件应急预案》的判定标准。突发公共卫生事件的确认、分级由卫生行政部门组织实施。

4. 报告内容　报告的内容包括事件信息和事件发生、发展、控制过程信息。信息报告主要内容包括：事件名称、事件类别、发生时间、地点、涉及的地域范围、人数、主要症状与体征、可能的原因、已经采取的措施、事件的发展趋势、下一步工作计划等。具体内容见《突发公共卫生事件相关信息报告卡》。

事件发生、发展、控制过程信息分为初次报告、进程报告、结案报告。①初次报告：报告内容包括事件名称、初步判定的事件类别和性质、发生地点、发生时间、发病人数、死亡人数、主要的临床症状、可能原因、已采取的措施、报告单位、报告人员及通信方式等；②进程报告：报告事件的发展与变化、处置进程、事件的诊断和原因或可能因素，势态评估、控制措施等内容，同时对初次报告的《突发公共卫生事件相关信息报告卡》进行补充和修正，重大及特别重大突发公共卫生事件至少按日进行进程报告；③结案报告：事件结束后，应进行结案信息报告。达到《国家突发公共卫生事件应急预案》分级标准的突发公共卫生事件结束后，由相应级别卫生行政部门组织评估，在确认事件终止后2 周内，对事件的发生和处理情况进行总结，分析其原因和影响因素，并提出今后对类似事件的防范措施和处置建议。

5. 报告方式、时限和程序　突发事件监测机构、医疗卫生机构和有关单位发现有下述规定情形之一的：发生或者可能发生传染病暴发、流行的；发生或者发现不明原因的群体性疾病的；发生传染病菌种、毒种丢失的；发生或者可能发生重大食物和职业中毒事件的，应当在 2 小时内向所在地县级以上人民政府卫生行政主管部门报告，接到报告的卫生行政主管部门应当在 2 小时内向本级人民政府报告，并同时向上级人民政府卫生行政主管部门和国务院卫生行政主管部门报告，国务院卫生行政主管部门对可能造成重大社会影响的突发事件，应当立即向国务院报告。

突发事件发生地的省、自治区、直辖市人民政府卫生行政主管部门，应当及时向毗邻省、自治区、直辖市人民政府卫生行政主管部门通报。接到通报的省、自治区、直辖市人民政府卫生行政主管部门，必要时应当及时通知本行政区域内的医疗卫生机构。

国家建立突发事件举报制度，公布统一的突发事件报告和举报电话。任何单位和个人有权向人民政府及其有关部门报告突发事件隐患，有权向上级人民政府及其有关部门举报地方人民政府及其有关部门不履行突发事件应急处理职责，或者不按照规定履行职责的情况。接到报告、举报的有关人民政府及其有关部门，应当立即组织对突发事件隐患、不履行或者不按照规定履行突发事件应急处理职责的情况进行调查处理。对举报突发事件有功的单位和个人，县级以上各级人民政府及其有关部门应当予以奖励。

国家建立突发事件的信息发布制度。国务院卫生行政主管部门负责向社会发布突发事件的信息，必要时可以授权省、自治区、直辖市人民政府卫生行政主管部门向社会发布本行

政区域内突发事件的信息。信息发布应当及时、准确、全面。

二、突发公共卫生事件的应急处置

当发生突发公共卫生事件时，按照国家基本公共卫生服务规范（2011年版），处理措施包括：

1. 病人医疗救治和管理　按照有关规范要求，对传染病病人、疑似病人采取隔离、医学观察等措施，对突发公共卫生事件伤者进行急救，及时转诊，书写医学记录及其他有关资料并妥善保管。

2. 传染病密切接触者和健康危害暴露人员的管理　协助开展传染病接触者或其他健康危害暴露人员的追踪、查找，对集中或居家医学观察者提供必要的基本医疗和预防服务。

3. 流行病学调查　协助对本辖区病人、疑似病人和突发公共卫生事件开展流行病学调查，收集和提供病人、密切接触者、其他健康危害暴露人员的相关信息。

4. 疫点疫区处理　做好医疗机构内现场控制、消毒隔离、个人防护、医疗垃圾和污水的处理工作。协助对被污染的场所进行卫生处理，开展杀虫、灭鼠等工作。

根据规范规定的措施，具体情况处理如下：

（一）突发公共卫生事件现场处理的一般原则

1. 严格依法办事　处理重大疫情和中毒事故，必须认真执行有关法律法规，不应强调应急任务而违规操作。同时，要运用法律武器，对任何干扰重大疫情和中毒事故调查处理的单位和个人及时进行处罚，以保证应急处理工作顺利进行。为了减少盲目性，防止各行其是和蛮干，必须依据相关法律法规来规范应急处理队伍的行为，严格依法办事。要通过平时检查和演练，熟悉和掌握相关法规及其技术方案、操作规程，为现场处理的合法性、有效性打下良好的基础。

2. 统一指挥，快速反应　应急处理通常事件紧急，要求高，需要投入多方面的人力、物力以及各部门的通力合作才能完成，所以必须加强领导，统一指挥，做到组织健全、责任明确、反应迅速、决策快捷、指挥有效。

3. 明确分工，通力协作　处理重大疫情和中毒污染事故往往涉及多部门、多单位，因此必须明确分工、各司其职、通力协作、共同完成。卫生部门负责医疗急救和采取疾病预防控制措施；公安部门负责做好现场的治安保卫，封锁疫区，疏散人员，对拒绝隔离治疗的患者和中毒患者采取必要的措施；物资供应部门负责组织药品器械的生产和供应；供水部门负责落实消除水污染的应急措施；环卫部门负责及时清运疫区的垃圾、粪便，并进行无害化处理；环境保护部门负责对被污染的环境和水源及时采取控制措施等等。

4. 熟悉掌握现场检测检验技术　应急处理人员应熟悉掌握测试技术和采样技术，应急队伍应配备快速检测食物中毒、饮水污染及常见化学毒物的仪器，并保证检测仪器处于良好状态。

（二）突发公共卫生事件现场处理的前期准备

要做好突发公共卫生事件的现场应急处理，重要前提是要有所准备，从而为快速、准确、有序处理各类事件打下基础。现场前期准备主要从以下几个方面考虑：

1. 制度预案的准备　如突发公共卫生事件处理预案、有关处理规程、部门分工、操作程序，使处理时职责明确，有章可循。

2. 人力的准备　主要是知识储备，如组织人员培训，学习有关防护手册，了解并掌握一些重大传染病、常见中毒的临床表现和处理原则。特别应当了解本地疾病监测的有关资料、本地既往发生突发公共卫生事件的背景材料。还要重视人员的培训，增强认识，逐步积累经验。

3. 物力的准备　一般器材的准备，如交通工具、专业人员自身防护器材、通讯联络工具、消杀药品与器械等；专用仪器设备的准备，如现场实验室仪器设备、检测仪器设备、采样工具等；专用药品试剂的准备，如消毒药品、治疗药品、诊断药品和试剂等。

（三）突发公共卫生事件现场应急处理的一般程序

1. 及时报告　发生重大疫情和中毒事故的单位以及收治患者的医疗机构，应及时向疾病预防控制机构和卫生监督机构报告。疾病预防控制机构和卫生监督机构接到报告后，要及时报告上级卫生行政部门和上级业务指导机构。接报单位要详细询问疫情和事故发生情况，并做好接报记录。

2. 现场急救　应及时将传染病患者和中毒患者送往有关医疗单位就诊或就地进行隔离、抢救、治疗，或进行医学观察等。同时疾病预防控制机构要发挥自身的专业特长，向有关医疗单位提出抢救治疗的意见和建议。

3. 现场保护和控制　发生疫情和中毒事故的单位及调查人员有责任对现场采取保护和控制措施。如停止饮用受污染的水并保存水样；封存患者食用过的剩余食品等。注意保存相关的现场物证，如使用的工具、生活用品、食物等。同时进行现场采样并有效保存，以备复查、复检。

4. 现场调查　开展流行病学调查，到达现场后主要开展对突发公共卫生事件的发病情况、分布特征等进行调查分析，以便于提出有针对性的预防控制措施。可以采用现场访问、采样检验等方式，同时要根据疫情的线索对传染病患者、疑似患者及其密切接触者进行追踪调查，以期查明事件发生的原因，确定性质。

5.现场预防　对健康人群进行健康教育和卫生防病知识宣传，提高公众自我保护意识和能力，采取应急接种和预防服药等措施，保护健康人群。

6.写出书面报告。

（四）突发公共卫生事件现场处理的具体方法和措施

1. 突发公共卫生事件现场指挥与组织　突发公共卫生事件发生后，地方卫生行政部门应当组织专家对突发公共卫生事件进行综合评估，并向地方人民政府提出是否启动突发公共卫生事件应急预案的建议。地方人民政府根据突发公共卫生事件发生的范围、危害程度、事件的性质及变化等，决定是否启动相应的突发公共卫生事件应急预案，并向上一级卫生行政部门与人民政府报告。突发公共卫生事件发生后，地方人民政府成立突发公共卫生事件应急处理指挥部，统一领导、指挥本区突发公共卫生事件的应急处理工作。有关部门应当根据突发公共卫生事件应急处理指挥部的统一指挥，做好本区域、本系统和本单位的突发公共卫生事件应急处理工作，支持配合对突发公共卫生事件应急处理工作进行的督察和指导。

2. 突发公共卫生事件现场监测与报告　地方卫生行政主管部门应当指定卫生监督机构、疾病预防控制机构负责突发公共卫生事件的日常监测，确保监测与预警系统的正常运行，及时发现潜在的隐患以及可能发生的突发公共卫生事件，并依照相关法律法规规定的

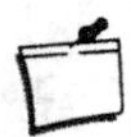

报告程序和时限及时报告，并建立各级突发公共卫生事件信息报告体系，确保信息畅通。

3. 调查与控制　突发公共卫生事件发生后，卫生行政主管部门负责组织卫生监督机构、疾病预防控制机构或者其他有关部门指定的突发公共卫生事件应急处理机构，立即对突发公共卫生事件进行调查、现场监测与勘验，作出评价报告，采取相应控制措施。

4. 救援与救治　突发公共卫生事件发生后，突发公共卫生事件应急处理指挥部及当地医疗卫生机构应当立即对突发公共卫生事件所致的患者提供现场救援与医疗救护。

（1）突发公共卫生事件应急处理指挥部根据需要，可以依照国家有关规定对本行政区域内的医疗卫生机构的医疗设施、设备、药品、器材、卫生人员、医学科研成果及其应用等医疗资源进行整合调配。组建应急救护队伍，建立应急快速反应机制。

（2）收治传染病患者、疑似传染病患者的医疗机构，应当具备符合国家规定的隔离、消毒条件，配备必要的救治设备；设置污染区、半污染区、清洁区，安排合理的人流、物流走向；对传染病患者、疑似传染病患者应当隔离治疗，避免交叉感染。

（3）医疗机构对前来就诊的突发公共卫生事件致病的人员，应当及时接诊治疗，实行接诊医师首诊负责制。接诊医师应当书写详细、完整的病历记录。对需要转诊的患者，应当将病历复印件随患者转送到能收治或者指定的医疗机构。

（4）医疗机构收治传染病患者、疑似传染病患者，实行无条件收治，不得以费用为由拒收。

（庄　勋）

第十三章　社区卫生服务管理

第一节　社区卫生服务机构管理

一、社区卫生服务机构的设置

城市社区卫生服务机构包括社区卫生服务中心和社区卫生服务站；农村卫生服务机构包括乡镇卫生院和村卫生室。

（一）城乡基层卫生机构的设置原则

1. 在区域卫生规划指导下，按照社区（基层）卫生服务规划和当地的医疗机构设置规划进行设置。区域卫生规划是以满足区域内全体居民的基本卫生服务需求、保护与增进健康为目的，对卫生资源进行统筹规划，合理配置。区域卫生规划由政府负责制定并组织实施，一般以省辖市行政区域为基本规划单位。区域内各部门、各行业以及军队对地方开放的卫生资源全部纳入规划范围，个体行医以及其他所有制形式的卫生资源配置，必须服从规划的总体要求。城乡基层卫生服务机构是卫生资源和卫生服务体系的重要组成部分，因此，其设置必须纳入区域卫生规划和医疗机构设置规划进行总体设计，在规划的指导下，依据服务人口、服务半径、行政区划等综合因素进行科学合理的安排，防止和杜绝重复设置、资源浪费的现象发生。

2. 机构设置应当坚持政府主导，鼓励社会参与，充分利用现有的卫生资源。城市社区卫生服务机构主要通过调整现有卫生资源，对政府举办的一级、部分二级医院和国有企事业单位所属医疗机构等基层医疗机构进行转型或改造设立。现有卫生资源不足的，应加以补充和完善。要按照平等、竞争、择优的原则，统筹社区卫生服务机构发展，鼓励社会力量参与发展社区卫生服务，充分发挥社会力量举办的社区卫生服务机构的作用。

3. 城市社区卫生服务机构以社区卫生服务中心为主体。一般按照街道设置，或每3～5万人口设置1个中心，在人口密集地区，中心的服务人口最多可覆盖10万人。在社区卫生服务中心覆盖不到的地方可设置社区卫生服务站，一般服务人口不超过1万人。

4. 农村乡镇卫生院原则上按照乡镇设置，每个建制乡镇至少设置1所由政府举办的乡镇卫生院。每个行政村设置1所村卫生室，在乡镇卫生院所在地的村可不设置。

5. 机构设置与审批要严格执行国家对医疗卫生机构的管理法规。政府主管部门应制定社区卫生服务机构的设置条件和标准，依法严格社区卫生服务机构的准入。各类社区卫生服务机构均须按照独立法人医疗机构进行申报，中心与站实行一体化管理的，站可不作为独立法人。目前，对社区卫生服务机构的准入管理主要依据《医疗机构管理条例》进行，根据各地制定的《条例》实施细则进行申报审批。

（二）城市社区卫生服务机构的建设标准

对城市社区卫生服务机构的建设，中央和省主管部门先后下发过机构的建设标准，对社区卫生服务体系建设起了积极的促进作用。2012年5月，根据江苏省委、江苏省政府关于

深化医药卫生体制改革的要求和《江苏省城市社区卫生服务条例》以及国家有关政策规定，江苏省卫生厅印发了《关于加强社区卫生服务机构标准化建设的指导意见》，提出了加强社区卫生服务机构标准化建设的要求。

1. 落实政府举办主体责任　落实国家关于区级政府不办医院、重点发展社区卫生服务的政策规定，加快实现每个街道由政府办好一所社区卫生服务中心。社区卫生服务中心应为独立法人机构，实行独立核算、独立运行，由当地区级卫生行政部门实行统一管理。政府举办的社区卫生服务中心和站实行一体化管理，其他社区卫生服务站接受社区卫生服务中心业务管理。有条件的可以区市为单位设置社区卫生服务管理中心，协助卫生行政部门统一实施行业管理。

2. 严格规范机构命名　社区卫生服务机构应以社区卫生服务中心或社区卫生服务站为第一名称进行执业登记，并登记机构的规范名称。社区卫生服务中心的命名原则是：所在区市名+所在街道镇名+识别名（可选）+社区卫生服务中心；社区卫生服务站的命名原则是：所在街道（镇）名+所在社区名+社区卫生服务站。社区卫生服务机构应使用国家规定的统一标志。

3. 提高社区卫生服务机构的建设水平　根据社区卫生服务机构的功能任务，综合考虑我省经济社会的发展水平和人民群众的健康需求，社区卫生服务中心建筑面积应不低于3000平方米，开设病床30～50张。社区卫生服务站建筑面积应不低于150平方米，开设日间观察床3张，不设病床。社区卫生服务机构的内部设施应彰显人性化服务理念，设置扶手、无障碍通道和电梯以方便老、病、弱、残以及孕妇和婴幼儿等人群就诊。设立服务预约咨询电话和导医咨询台，采用窗口、诊室、电话、网络等多种预约方式方便居民预约和咨询。按照卫生部《社区卫生服务机构标志使用规定》配置式样统一、指向清晰、色彩醒目、便于识别的标志系统引导就诊群众有序就医。门诊大厅设置电子显示屏，主动公开服务价格和服务流程，设立电子叫号系统和满意度测评系统方便群众就医。候诊区、输液室、病房放置电视和宣传健康知识等信息。全科诊疗室做到"一患一医一诊室"，以保护患者的隐私。

4. 规范业务科室设置　按照精简、效能的原则，社区卫生服务中心一般设置预防保健、临床、医技等业务科室和管理保障部门。预防保健科室应设妇女保健室、儿童保健室、健康教育室、健康体检室、免疫接种室、计划生育室、疾病预防控制科、卫生监督协管科等。临床科室应设急诊室、抢救室、全科诊疗室（不少于4个）、中医科、针灸推拿科、康复科、物理治疗室、输液室、治疗室、门诊手术室、处置室、日间病房等，具备条件的可增设妇产科、口腔科、眼科、耳鼻咽喉科、临终关怀科等。医技科室应设X光室、检验室、B超室、心电图室、药房以及消毒供应间等。管理保障部门应设挂号、收费、会计室、后勤管理以及行政办公室等。病房应不少于15个双人间。社区卫生服务站应设全科诊疗室、治疗室、注射室、预防保健室、健康宣教室、药房等科室。有条件的可设中医理疗科、口腔科、输液室等，一般不设其他临床科室。

5. 推进信息化建设　社区卫生服务中心要配备按照卫生部《城乡居民健康档案基本数据集WS365-2011》等标准研制开发的，以居民健康档案为核心的社区卫生信息系统，对辖区居民进行健康管理和跟踪服务，能够运用社区卫生信息系统实时监控服务过程、服务数量、服务质量、对群众满意度进行绩效考核，开展双向转诊、网上预约专家门诊、上级医院会诊等业务，实现社区卫生服务中心与卫生行政部门之间、社区卫生服务中心与社区卫生服务站之间、社区卫生服务中心与医院和专业公共卫生机构之间的信息共享。

6. 美化机构建筑环境　社区卫生服务机构的建筑环境应以社区居民健康需求为导向，贯彻经济、适用、安全、美观的原则，做到建筑立面简洁大方，功能分区科学明了，建筑布局紧凑合理，内部交通畅通便捷，人流、物流有序高效，整体环境舒适温馨。建筑装修和环境设计应体现现代城市文明，科学化建设环境景观，院内绿化面积达到20%以上。总体色彩为代表健康生命的绿色，打造社区卫生品牌特色。临床用房、预防保健用房独自成区，设有单独出入口，做到就医人群与健康人群相对分离。室内装修表面整洁光滑利于清洁消毒。医疗用房墙面、屋内墙顶与地面不起尘，便于清扫和维修。

7. 改善社区卫生服务机构的设备装备

（1）配齐基本医疗设备：社区卫生服务中心应配备500mA X光机、彩色B超、全自动生化分析仪、全自动血球计数仪、全自动尿液分析仪、全自动酶标分析仪、尿微量蛋白测定仪、糖化血红蛋白分析仪、心电监护仪、心电图机、简易呼吸机、全科医疗诊断系统、妇科综合治疗床、24小时动态血压仪、显微镜、分析天平、离心机等设备。有条件的可配备数字化X线摄影系统、麻醉机、无影灯、手术床、无创呼吸机、胃镜、牙科治疗椅、眼科裂隙灯、耳鼻喉综合治疗椅、24小时动态心电图仪等设备。全科服务团队还应配备出诊箱、便携式电脑、通讯设备、交通工具等。

（2）配套公共卫生服务设备：社区卫生服务中心应配备妇科常规检查设备、体重身高计、听力筛查设备、视力筛查设备、电冰箱、冷藏包、健康教育影像设备、电脑、打印机等设备，并根据社区卫生服务中心承担的国家基本公共卫生服务项目和重大公共卫生服务项目工作需要，合理添置必需的仪器设备保障工作正常开展。

（3）改善社区卫生服务站装备：社区卫生服务站至少应配备诊断床、全科医疗诊断系统、心电图机、快速血糖测定仪、氧气包、身高体重计、出诊箱、高压消毒锅、药柜、健康教育设备、电脑、打印机等设备。

二、社区卫生服务的全科团队服务

（一）全科团队服务的概念

全科团队是全科医师与其他卫生专业人员协同开展服务的组织形式，全科团队服务是社区卫生服务机构开展综合性服务、主动性服务和连续性服务的重要实现方式。

（二）全科团队服务的人员组成及配置

1. 全科团队的组成　全科团队主要由全科医师、社区护士、公共卫生人员组成，兼顾年龄、职称、实际技能进行合理配备，有条件的，应配备健康管理、社区康复等专业人员，全科团队成员须具备相应的卫生专业技术资格。与此同时，要组织和动员社区居委会人员、社区志愿者参与全科团队的工作，积极做好与社区居民的协调和联络。

2. 全科团队的配置　社区卫生服务中心配置全科团队的数量以及每个团队的人数，应按照所辖区域的范围、常住人口、服务数量等情况确定。原则上，每个社区居委会应有相对固定的全科团队提供服务。人口密集的居委会，也可以按照楼栋划分服务范围。一般每个团队服务5 000~10 000人口，采取按居委会分片包干，实施网格化健康管理。

（三）全科团队的主要职责

全科团队服务以基本医疗和基本公共卫生服务为主。在起步阶段，尤其是在医保等政

策尚未调整到位的情况下，可以先从基本公共卫生服务入手，同时提供适宜进门入户的基本医疗服务，主要包括：

1. 开展社区卫生调查　摸清居民健康的基本情况、影响健康的主要因素等。

2. 做好居民健康管理　建立居民健康档案，实行动态健康监测，与居民签订保健服务合同，对老人、慢性病患者等重点人群定期随访。

3. 规范管理慢性病人群　做好高血压、糖尿病等主要慢性病患者筛查，并按照慢性病管理规范要求，制订治疗管理方案，定期进行访视，提供规范服药指导和健康生活行为指导。

4. 提供上门服务　负责辖区内家庭病床的管理和诊疗、护理服务，提供上门出诊，为残疾患者和精神病患者提供家庭康复指导和康复咨询服务。

5. 协助做好传染病管理　对辖区内传染病患者进行管理，指导居民进行必要的消毒和隔离。

6. 按照机构内的分工，做好妇幼保健工作　为育龄期妇女提供计划生育技术咨询及指导服务。

（四）全科团队服务的对象及方式

全科团队以老年人、妇女、儿童、残疾人以及慢性病患者的健康服务管理为重点，为残疾人、长期卧床患者、老年人提供优先出诊及健康教育指导。以上门服务和全科门诊相结合，群体管理和个体管理相结合，健康促进和医疗服务相结合，为居民提供可及性服务。

（五）全科团队服务模式的发展——家庭医生签约式服务

1. 家庭医生签约式服务的演变　家庭医生签约式服务又称为家庭医生制度，作为服务模式的家庭医生制度，是从责任医生、全科团队服务发展演变而来的。国内至今各地的叫法不一，如深圳的“家庭医生责任制”，郑州、武汉的“片区医生负责制”，上海叫“责任家庭医生”，北京称为“家庭医生式服务”。作为一种服务模式的家庭医生制度正在发展中。

2. 家庭医生制度的发展

1）现阶段家庭医生制度的组织形式，是在全科团队服务的基础上，对全科服务团队服务的区域，进行合理分片（社区）、分区（楼栋）、分户（家庭），并实行签约服务，每个团队签约200户，建立包干责任制。全科（家庭）医生为签约服务第一责任人，其服务的内容，与全科团队的服务基本相同。现阶段的家庭医生制度服务是还不完善的、正在发展中的、处于初级阶段的服务模式。存在的主要问题是：

（1）签约服务没有法律、法规提供制度保障，完全靠宣传引导，不具备强制性；

（2）服务内容以基本公共卫生内容为主，基本医疗服务成分太少；

（3）签约服务内容以免费服务为主，成本效益低，可持续性较差。

2）家庭医生制度的发展方向：国务院《关于建立全科医生制度的指导意见（国发〔2011〕23号）》勾画的我国将要建立的全科医生制度的基本框架是我国家庭医生制度的发展方向。主要内容有：

（1）建立统一规范的全科医生培养制度，统一培养方式与培养标准；

（2）统一全科医生的执业准入条件；

（3）改革全科医生执业方式：建立分级诊疗模式，实行全科医生签约服务。基层医疗卫生机构或全科医生要与居民签订一定期限的服务协议，建立相对稳定的契约服务关系，服务责任落实到全科医生个人。逐步将每名全科医生的签约服务人数控制在2 000人左右，其中老年人、慢性病人、残疾人等特殊人群要有一定比例。

（4）建立全科医生的激励机制：实行按签约服务人数收取服务费，合理确定全科医生的劳动报酬。拓宽全科医生的职业发展路径。

3）推行家庭医生制度发展的主要路径：按照国务院文件的要求，在家庭医生制度的发展上，应当明确以下发展要求。

第一，建立分级医疗、基层首诊是家庭医生制度的核心，而医保政策的重大调整是分级医疗、基层首诊制度实现的基本前提。

第二，准确定位家庭（全科）医生的职责。家庭医生（全科医生）的首要职责是提供基本医疗服务，同时承担与医疗密切相关的基本公共卫生服务。家庭医生的医疗服务应当努力体现综合、连续、主动、人性化的服务理念与服务特征，运用健康管理的服务方式，为居民提供健康维护，履行好健康“守门人”职责。

第三，做好现阶段的工作，为今后的发展打好基础。通过签约制，进一步强化基本公共卫生项目责任制，尤其是慢病管理、老年人健康管理等，把服务做实做细，提高服务质量。

在现有的签约服务中，采取各种方式，不断强化与居民建立相对固定的医患关系，逐步增大签约服务中医疗服务的比重，为实现真正的家庭医生制度创造条件。

第二节　全科医生执业管理

一、全科医生执业资格管理

（一）医师资格考试制度

国家实行执业医师资格考试制度。医师资格考试成绩合格者，取得执业医师资格或者执业助理医师资格。医师资格考试是取得医师资格的必要途径，考试分为执业医师资格考试和执业助理医师资格考试。参加医师资格考试必须具备以下条件：

1. 具有高等学校医学专业本科以上学历，在执业医师指导下，在医疗、预防、保健机构中试用期满一年的。

2. 取得执业助理医师执业证书后，具有高等学校医学专科学历，在医疗、预防、保健机构中工作满两年的；具有中等专业学校医学专业学历，在医疗、预防、保健机构中工作满五年的。

3. 具有高等学校医学专科学历或者中等专业学校医学专业学历，在执业医师指导下，在医疗、预防、保健机构中试用期满一年的，可以参加执业助理医师资格考试。

4. 以师承方式学习传统医学满三年或者经多年实践医术确有专长的，经县级以上人民政府卫生行政部门确定的传统医学专业组织或者医疗、预防、保健机构考核合格并推荐，可以参加执业医师资格或者执业助理医师资格考试。考试的内容和办法由国务院卫生行政部门另行制定。

（二）医师执业注册制度

国家实行医师执业注册制度，医师取得执业资格后必须进行执业注册，否则不得从事医师执业活动。

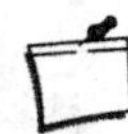

1. 执业注册的管理　卫生部负责全国医师执业注册监督管理工作。县级以上地方卫生行政部门是医师执业注册的主管部门，负责本行政区域内的医师执业注册监督管理工作。

2. 执业注册的内容

（1）执业类别：主要分为临床、中医（包括中医、民族医和中西医结合）、口腔、公共卫生。

（2）执业地点：是指医师执业的医疗、预防、保健机构及其登记注册的地址。

3. 执业注册的中止　有下列情形之一的，不予注册：

（1）不具有完全民事行为能力的；

（2）因受刑事处罚，自刑罚执行完毕之日起至申请注册之日止不满两年的；

（3）受吊销医师执业证书行政处罚，自处罚决定之日起至申请注册之日止不满两年的；

（4）有国务院卫生行政部门规定不宜从事医疗、预防、保健业务的其他情形的。

受理申请的卫生行政部门对不符合条件不予注册的，应当自收到申请之日起三十日内书面通知申请人，并说明理由。申请人有异议的，可以自收到通知之日起十五日内，依法申请复议或者向人民法院提起诉讼。

4. 医师注册的注销　医师取得执业注册后有下列情形之一的，其所在的医疗、预防、保健机构应当在三十日内报告准予注册的卫生行政部门，卫生行政部门应当注销注册，收回医师执业证书：

（1）死亡或者被宣告失踪的；

（2）受刑事处罚的；

（3）受吊销医师执业证书行政处罚的；

（4）依照本法第三十一条规定暂停执业活动期满，再次考核仍不合格的；

（5）中止医师执业活动满两年的；

（6）有国务院卫生行政部门规定不宜从事医疗、预防、保健业务的其他情形的。

（三）全科医师的执业注册

全科医学是临床类别医师执业范围之一。根据国家及省卫生主管部门的规定，注册全科医师执业范围，必须符合以下条件：

1. 经注册执业地点在社区卫生服务中心（站）、乡镇卫生院的临床类别执业（助理）医师。

2. 具备下列条件之一者，可以申请变更或增加全科医学专业作为执业范围进行注册：

（1）取得全科医学专业技术职务任职资格者；

（2）参加省级全科医学知识岗位培训，或全科医师转岗培训，或定向培训全科医生技能培训，取得省级培训合格证书者；

（3）参加全科医师规范化培训并取得省级及以上培训合格证书者。

（四）医师在执业活动中的权利和义务

1. 医师在执业活动中的权利

（1）在注册的执业范围内，进行医学诊查、疾病调查、医学处置、出具相应的医学证明文件，选择合理的医疗、预防、保健方案；

（2）按照国务院卫生行政部门规定的标准，获得与本人执业活动相当的医疗设备基本条件；

（3）从事医学研究、学术交流，参加专业学术团体；

（4）参加专业培训，接受继续医学教育；

（5）在执业活动中，人格尊严、人身安全不受侵犯；

（6）获取工资报酬和津贴，享受国家规定的福利待遇；

（7）对所在机构的医疗、预防、保健工作和卫生行政部门的工作提出意见和建议，依法参与所在机构的民主管理。

2. 医师在执业活动中的义务

（1）遵守法律、法规，遵守技术操作规范；

（2）树立敬业精神，遵守职业道德，履行医师职责，尽职尽责为患者服务；

（3）关心、爱护、尊重患者，保护患者的隐私；

（4）努力钻研业务，更新知识，提高专业技术水平；

（5）宣传卫生保健知识，对患者进行健康教育。

二、处方管理

（一）处方的定义及内容

处方是指由注册的执业医师和执业助理医师在诊疗活动中为患者开具的、由取得药学专业技术职务任职资格的药学专业技术人员审核、调配、核对，并作为患者用药凭证的医疗文书。处方包括病区用药医嘱单。

处方的内容包括：

1. 前记　包括医疗机构名称、费别、患者姓名、性别、年龄、门诊或住院病历号，科别或病区和床位号、临床诊断、开具日期等。可添列特殊要求的项目。麻醉药品和第一类精神药品处方还应当包括患者身份证明编号，代办人姓名、身份证明编号。

2. 正文　以Rp或R（拉丁文Recipe“请取”的缩写）标示，分列药品名称、剂型、规格、数量、用法用量。

3. 后记　医师签名或者加盖专用签章，药品金额以及审核、调配，核对、发药药师签名或者加盖专用签章。

（二）处方的类型

不同类型的处方分别用不同颜色的处方印刷纸，包括以下5种：

1. 普通处方的印刷用纸为白色。

2. 急诊处方印刷用纸为淡黄色，右上角标注“急诊”。

3. 儿科处方印刷用纸为淡绿色，右上角标注“儿科”。

4. 麻醉药品和第一类精神药品处方印刷用纸为淡红色，右上角标注“麻、精一”。

5. 第二类精神药品处方印刷用纸为白色，右上角标注“精二”。

（三）处方的书写要求

1. 患者一般情况、临床诊断填写清晰、完整，并与病历记载相一致。

2. 每张处方限于一名患者的用药。

3. 字迹清楚，不得涂改；如需修改，应当在修改处签名并注明修改日期。

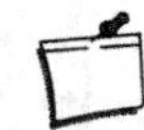

4. 药品名称应当使用规范的中文名称书写。

5. 患者年龄应当填写实足年龄，新生儿、婴幼儿写日、月龄，必要时要注明体重。

6. 西药和中成药可以分别开具处方，也可以开具一张处方，中药饮片应当单独开具处方。

7. 开具西药、中成药处方，每一种药品应当另起一行，每张处方不得超过5种药品。

8. 药品用法、用量应当按照药品说明书规定的常规用法用量使用，特殊情况需要超剂量使用时，应当注明原因并再次签名。

9. 除特殊情况外，应当注明临床诊断。

10. 开具处方后的空白处画一斜线以示处方完毕。

11. 处方医师的签名式样和专用签章应当与院内医务部、药学部门留样备查的式样相一致，不得任意改动，否则应当重新登记留样备案。

三、病历文书管理

病历书写是指医务人员通过问诊、查体、辅助检查、诊断、治疗、护理、医疗活动获得有关资料，并进行归纳、分析、整理形成医疗活动记录。

（一）门诊病历书写

1. 门诊病历可使用蓝黑、碳素墨水笔书写，需复写的病历资料可以使用蓝或黑色油水的圆珠笔。计算机打印的病历应当符合病历保存的要求。各种症状与体征应写医学术语。

2. 病历卡眉栏项目　病人姓名、性别、出生年月、婚姻状况、工作单位、家庭地址、就诊时间及有关内容特别是药物过敏史等均应逐项填写完整。

（二）门诊病历记录

1. 初诊病史记录

（1）门诊病史撰写力求内容完整、精要、重点突出、文字清晰易辨，药名拼写无误。

（2）病史：要突出主诉、发病过程、相关阳性症状及有鉴别诊断价值的阴性症状，但一般性阴性症状可不列举；与本次疾病有关的既往史，特别是以往出院诊断和重要药物治疗史要正确记录。

（3）体检：要重点突出而无重要疏漏；除阳性体征外，与疾病有关的重要阴性体征亦应记录。

（4）实验室检查：要详细摘录以往及近期的实验室检查或特殊检查结果，以资比较或引用。

（5）诊断：应主次排列，力求完整全面，要严格区分确定/不确定的或尚待证实的诊断。

（6）处理意见：包括下列内容之一或数项。

①提出进一步检查的项目（及其理由）。②治疗用药（药名、剂型、计量规格、总量、给药方法、给药途径）。③随机（立即）会诊或约定会诊申请或建议。④其他医疗性嘱咐。⑤病休医嘱。

（7）医师签名：签全名。

2. 复诊病史记录

（1）因同一疾病再次或多次就诊为复诊。复诊需写复诊病历。

（2）注明就诊日期。

（3）重点记录上次诊治后的情况，如病情变化、治疗效果及药物反应、上次检验及检查结果。特别注意记录新出现的症状及原因。不得出现“病情同前”的字样。

（4）体检可有重点地进行，重点复查上次发现的阳胜体征，注意新发生的体征，不得出现：“体检同前”的字样。

（5）诊断无改变者可不再填写诊断，诊断有改变者应再写诊断。其他要求同初诊病历。

（6）复诊病史的必需项目与撰写要求原则上与初诊病史一致。

（7）同一疾病相隔3个月以上复诊者原则上按初诊病人处理，但可适当简化（例如：可在一开始即提明原先确定的诊断）。

（8）一般复诊病史须写明：①经上次处理后，病人的症状、体征和病情变化情况及疗效。②初诊时各种实验室或特殊检查结果的反馈（转录）。③记载新出现的症状或体征（包括治疗后的不良反应）。④根据新近情况提出进一步的诊疗步骤和处理意见。⑤补充诊断、修正诊断或维持原有的诊断。⑥医师签名。

（9）对诊断已十分明确，治疗已相对固定，病情已基本稳定的慢性病患者，可由一年以上住院医师撰写简单化的门诊复诊病史，撰写简化的门诊复诊病史不能连续超过3次（含3次）。基本内容应包括：①前已明确的主要诊断。②本次就诊的主要临床情况（症状、体征、治疗不良反应等）简述及重要实验室检查结果记录。③处方记录及医师签名。

（三）急诊病历书写

急诊病历的书写原则、要求与门诊病历相同，但应突出以下几点：

1. 时间要准确，要详细记录就诊时间和每项诊疗处理的具体时间（详至时、分）。

2. 必须记录体温、脉搏、呼吸和血压等生命指征情况以及抢救措施和治疗效果。

3. 急诊要执行首诊负责制，首诊医师应负责记录抢救、会诊和转归内容。

4. 他科参与会诊、抢救的医师，要详细记录会诊意见和处理措施。

5. 对必须立即抢救的病人，应先进行抢救，后补写病历，或边抢救、边观察、边记录，以不延误抢救为前提。

6. 门诊病历记录应当由接诊医师在患者就诊时及时完成。

7. 就诊间隔时间过久，或不同病种的病员的病史应按初诊要求书写清楚。

8. 需请其他科室会诊，应将会诊目的及本科初步意见在病历上写清楚。会诊科室医师接受会诊也相应写清病史、检查、诊断和处理意见并签名。

9. 门诊病员需住院治疗时，门诊医师应在病史上写明初步诊断。

（四）住院病历书写

住院病历内容包括住院病案首页、入院记录、病程记录、手术同意书、麻醉同意书、输血治疗知情同意书、特殊检查(特殊治疗)同意书、病危(重)通知书、医嘱单、辅助检查报告单、体温单、医学影像检查资料、病理资料等。

1. 现病史　是指患者本次疾病的发生、演变、诊疗等方面的详细情况，应当按时间顺序书写。内容包括发病情况、主要症状特点及其发展变化情况、伴随症状、发病后诊疗经过及结果、睡眠和饮食等一般情况的变化，以及与鉴别诊断有关的阳性或阴性资料等。①发病情况：记录发病的时间、地点、起病缓急、前驱症状、可能的原因或诱因。②主要症状特点及其发展变化情况：按发生的先后顺序描述主要症状的部位、性质、持续时间、程度、缓解或加剧因素，以及演变发展情况。③伴随症状：记录伴随症状，描述伴随症状与主要症状之间的相互关系。④发病以来诊治经过及结果：记录患者发病后到入院前，在院内、外接受检查与治

疗的详细经过及效果。对患者提供的药名、诊断和手术名称需加引号（“”）以示区别。⑤发病以来一般情况：简要记录患者发病后的精神状态、睡眠、食欲、大小便、体重等情况。

2. 既往史　是指患者过去的健康和疾病情况。内容包括既往一般健康状况、疾病史、传染病史、预防接种史、手术外伤史、输血史、食物或药物过敏史、婚育史、家族史等。

3. 辅助检查　指入院前所作的与本次疾病相关的主要检查及其结果。应分类按检查时间顺序记录检查结果，如是在其他医疗机构所作检查，应当写明该机构名称及检查号。

四、基本药物制度

（一）基本药物与基本药物制度的概念

1.“基本药物”的概念　是世界卫生组织于20世纪70年代提出的，指的是能够满足基本医疗卫生需求，剂型适宜、保证供应、基层能够配备、国民能够公平获得的药品。主要特征是安全、必需、有效、价廉。目前全球已有160多个国家制定了本国的《基本药物目录》，其中105个国家通过制定和颁布国家基本药物政策，有力地推动了基本药物制度的建立和实施。

2. 基本药物制度　是国家为维护人民群众健康、保障公众基本用药权益而确立的一项重要的国家医药卫生政策，是国家药品政策的核心和药品供应保障体系的基础。主要内容包括基本药物目录制定、生产供应、采购配送、合理使用、价格管理、支付报销、质量监管、监测评价等多个环节实施有效管理的制度。建立国家基本药物制度，可以改善药品供应保障体系，保障人民群众的安全用药。

3. 我国的基本药物制度　我国从1979年开始在药品管理中引入“基本药物”的概念，经过多年酝酿，2009年国家基本药物制度正式出台，2009年8月18日卫生部第69号部长令颁布《国家基本药物目录（基层医疗卫生机构配备使用部分）》（2009版），共计307种，其中化学药品和生物制品205种，中成药102种。随后，江苏省颁布了省增补目录292种，其中化学药品和生物制品179种，中成药113种。两者合计599种，其中西药384种，中成药215种。

《基本药物目录》公布后，从2010年开始，在部分地区进行试点，逐步推开。此后，根据基本药物制度的实施情况，政府主管部门对基本药物目录进行了调整。根据原卫生部第93号部长令，《国家基本药物目录》（2012年版）于2013年5月1日起施行，2009年8月18日发布的原卫生部令第69号同时废止。2012年版目录按照“保基本、强基层、建机制”的要求，优化了品种结构，增加了品种数量。目录药品分为化学药品和生物制品、中成药、中药饮片三个部分，其中化学药品和生物制品317种，中成药203种，共计520种。

按照实施基本药物制度的工作要求，政府举办的基层医疗卫生机构全部使用基本药物，并实行零差率销售，并对城乡基层卫生机构进行了以完善补偿机制，实施人事制度改革为主要内容的综合改革。对县以上医疗机构也要求部分使用基本药物。

（二）实施基本药物制度的意义

1. 建立国家基本药物制度有利于改变“以药养医”机制，规范医疗行为，促进合理用药，缓解群众看病贵的矛盾。

2. 建立国家基本药物制度有利于规范药品生产流通秩序，促进医药产业健康发展。

3. 建立国家基本药物制度有利于维护人民群众的基本医疗卫生权益，促进社会公平、正义。

（三）基层卫生机构执行基本药物制度的基本要求

1. 城乡基层卫生机构是基本药物制度的主要执行者，要按照实施基本药物制度的要求，全部使用基本药物。

2. 基层全科医生要认真学习颁布的基本药物临床指南和基本药物处方集，科学、合理地使用。在临床实践中，尤其要注意对抗生素、激素、静脉输液的合理使用。基层卫生机构应当结合处方评价工作，加强对合理使用基本药物的考核与监督。

五、医疗纠纷与医疗事故的防范

（一）医疗纠纷

医疗纠纷是指基于医疗行为，在医方（医疗机构）与患方（患者或者患者近亲属）之间产生的因医疗过错、违约而导致的医疗损害赔偿及医疗合同违约等纠纷。

产生医疗纠纷的原因主要是工作责任心不强、法律意识薄弱、技术水平不高、医疗告知不当、医院管理不善。

（二）医疗事故

医疗事故是指医疗机构及其医务人员在医疗活动中，违反医疗卫生管理法律、行政法规、部门规章和诊疗护理规范、常规，造成患者人身损害的事故。

根据对患者人身造成的损害程度，医疗事故分为四级：

1. 一级医疗事故　是造成患者死亡、重度残疾的。

（1）一级甲等医疗事故是造成患者死亡的。

（2）一级乙等医疗事故是造成患者重要器官缺失或功能完全丧失，其他器官不能代偿，存在特殊医疗依赖，生活完全不能自理。

2. 二级医疗事故　是造成患者中度残疾、器官组织损伤导致严重功能障碍的，分甲乙丙丁四等。

（1）二级甲等医疗事故是指器官缺失或功能完全丧失，其他器官不能代偿，可能存在特殊医疗依赖，或生活大部分不能自理。

（2）二级乙等医疗事故是指存在器官缺失、严重缺损、严重畸形情形之一，有严重功能障碍，可能存在特殊医疗依赖，或生活大部分不能自理。

（3）二级丙等医疗事故是造成患者器官缺失、严重缺损、明显畸形情形之一，有严重功能障碍，可能存在特殊医疗依赖，或生活部分不能自理。

（4）二级丁等医疗事故是造成患者器官缺失、大部分缺损、畸形情形之一，有严重功能障碍，可能存在一般医疗依赖，生活能自理。

3. 三级医疗事故　是造成患者轻度残疾、器官组织损伤导致一般功能障碍的。

（1）三级甲等医疗事故是造成患者器官缺失、大部分缺损、畸形情形之一，有较重功能障碍，可能存在一般医疗依赖，生活能自理。

（2）三级乙等医疗事故是造成患者器官大部分缺损或畸形，有中度功能障碍，可能存在一般医疗依赖，生活能自理。

（3）三级丙等医疗事故是造成患者器官大部分缺损或畸形，有轻度功能障碍，可能存

在一般医疗依赖，生活能自理。

（4）三级丁等医疗事故是造成患者器官部分缺损或畸形，有轻度功能障碍，无医疗依赖，生活能自理。

（5）三级戊等医疗事故是造成患者器官部分缺损或畸形，有轻微功能障碍，无医疗依赖，生活能自理。

4. 四级医疗事故　造成患者明显人身损害的其他后果的。

（三）医疗差错

医疗差错是指在诊疗护理过程中，医务人员确有过失，但经及时纠正未给病人造成严重后果或未造成任何后果的医疗纠纷。医疗差错与医疗事故的特征基本相同，两者之间的唯一不同是损害后果程度上的差异。医疗事故的后果必须达到一定的严重程度，如残废、伤残、组织器官损伤导致功能障碍，对于没有达到事故程度的医疗过失，均应认定为医疗差错。

1. 一般差错　是指因医务人员的过失，发生了一般性的错误，但责任者能实事求是地及时报告和处理，对患者未造成危害，无任何不良后果者。

2. 严重差错　严重差错是指医疗过失已给病人造成了一定的不良后果的差错。后果可表现为各种方式，如增加痛苦、延长治疗时间、扩大经济支出、遗留手术瘢痕、出现不适症状、产生轻度并发症或后遗症等。

区别严重医学差错和一般医疗差错的关键是对患者的身体健康造成的影响，造成一定影响的属严重医疗差错，未造成影响的属一般医疗差错。

（四）基层医疗卫生机构医疗纠纷的防范

1. 加强医德医风建设　对医务人员进行医德医风教育，树立良好的职业道德，是预防医疗纠纷至关重要的一环。医务人员应不断提高医疗技术水平，加强三基训练，学习先进医疗技术，因为新实施的侵权责任法已将判断医方是否有过错的标准确定为当时的医疗技术水平。

2. 建立健全各项规章制度，规范各种操作规程　制定完善切实可行的措施，建立健全各项规章制度：各级各类医护人员的责任、工作制度和诊疗损伤常规等，如三级医师查房制度、首诊负责制度、术前术后讨论制度、疑难危重和死亡患者讨论制度、病历书写制度、交接班制度、医疗设备管理制度、处方管理制度、“三查七对”制度、医院感染管理制度、会诊制度、术前与患者或其家属谈话制度等。对于医疗规范应严格执行。

加强病案管理：病案是医疗过程各个环节的原始记录，病案中反映的问题往往就是医疗环节中存在的问题，它在医疗纠纷处理中发挥至关重要的作用（尤其是举证倒置的实施以来）。

3. 改进服务作风，提高医疗质量　基层医疗机构应加强对医务人员医德医风教育和业务素质教育，树立全心全意为人民服务的思想，一切以患者为中心，改善服务态度，进一步提高医务人员工作的效率性、严密性、科学性、全面性和纯洁性，切实提高医疗技术水平，减少医疗纠纷的发生。

4. 实施知情同意　医院在医疗活动的不同阶段，自始至终都要根据患者的实际情况，通过告知明确医疗服务合同的目的、疾病发展转归过程和医疗服务的损害特性，明确医疗服务合同履行的风险；治疗时多提出几套治疗方案，将每一方案的优缺点、副作用讲清楚，提出可供选择及建议选择的诊疗手段，让患者参与制定和选择；告知其服务的标准、价格和可能的服务期限，以及通过积极的救治措施仍可能发生不能预料或者不能防范的意外；凡是患者死亡的均应告知患者家属应当尸体解剖，从而实现医患双方在认识上的一致，避免大多数医患矛盾的发生。

第三节　社区卫生服务经济管理

一、社区卫生服务资金的筹集

社区卫生服务资金的筹集途径包括：政府筹资、社会筹资和个人筹资。

（一）政府筹资

主要通过财政预算安排政府拨款，以卫生事业费、中医事业费、专项事业费等形式，扶持和补偿卫生费用支出。政府筹资是解决发展社区卫生服务所需资金的重要方式，也是体现政府在发展社区卫生服务方面应尽责任的主要形式。为了明确政府财政对基层医疗卫生机构的补偿责任，国务院和有关部门先后下发了《国务院关于发展城市社区卫生服务的指导意见》、《财政部、国家发展改革委员会、卫生部关于城市社区卫生服务补助政策的意见》（财社〔2006〕61号）等文件。实行国家基本药物制度后，国务院办公厅又印发了《关于建立健全基层医疗卫生机构补偿机制的意见》（国办发〔2010〕62号），对基层医疗卫生机构建立健全补偿机制，提出了具体要求。按照上述文件，在政府财政的补偿方面主要有以下要求：

1. 落实各级政府的补偿责任　省级人民政府要对建立基层医疗卫生机构补偿机制、保障基层医疗卫生机构正常运行和医务人员合理待遇水平负总责。各省（区、市）要统筹考虑地方各级财政和各项医保基金承受能力，合理确定医疗服务收费项目和标准，明确地方各级财政分担比例和具体办法，加大对贫困地区的补助力度。市、县级人民政府要在预算中足额安排并及时拨付应由本级财政负担的补助资金，认真落实调整后的医疗服务收费和医保政策。中央财政要通过“以奖代补”等方式进行补助，支持各地实施基本药物制度。各级财政可采取先预拨后结算的方式及时下达补助资金，保障基本药物制度按计划进度顺利实施。

2. 落实政府对基层医疗卫生机构的专项补助经费

（1）政府举办的基层医疗卫生机构基本建设和设备购置等发展建设支出，由政府根据基层医疗卫生机构发展建设规划足额安排。

（2）落实基本公共卫生服务经费。政府主管部门要根据基本公共卫生服务的内容和服务数量，制定各个年度资金补助标准，建立稳定的基本公共卫生服务经费保障机制。卫生、财政部门要健全绩效考核机制，根据服务数量和质量等绩效将基本公共卫生服务经费及时足额拨付到基层医疗卫生机构。

（3）基层医疗卫生机构承担的突发公共卫生事件处置任务由政府按照服务成本核定补助。

（4）基层医疗卫生机构人员经费（包括离退休人员经费）、人员培训和人员招聘所需支

出，由财政部门根据政府卫生投入政策、相关人才培养规划和人员招聘规划合理安排补助。

（二）社会筹资

主要通过建立医疗保险制度而筹集资金。在实施城镇职工基本医疗保险、城镇居民基本医疗保险和新型农村合作医疗制度中，应当将城乡基层卫生机构纳入医疗保险的定点医疗机构，并通过对参保者在社区卫生服务机构和大型医院就诊时分别规定不同的自付比例，引导居民到社区卫生服务机构就诊。

（三）个人筹资

主要指企事业单位的职工按规定缴纳医疗保险金，城乡居民按照规定缴纳参保资金，个人购买商业医疗保险，以及个人或家庭在基层卫生机构就诊时按照参保规定个人自付的费用。自费病人按国家规定的收费标准支付医疗费。

二、社区卫生服务的成本管理

1. 成本核算的意义及成本的构成：社区卫生服务的成本核算是提高其经济管理水平的重要手段，是实现由粗放型增长方式向集约型增长方式转变的基础。没有成本核算就难以实行标准化管理，通过实行成本核算管理，降低成本，提高效率，使有限的卫生资源向社会提供更好的医疗卫生服务。

社区卫生服务的成本一般由六大部分构成，包括：人员劳务费、公务费、卫生业务费、卫生材料费、低值易耗品和固定资产折旧及大修理基金提成。购置固定资产和无形资产的支出、对外投资、医疗事故、非正常药品及其他材料的盈亏、已按规定提取过的福利金等不计入成本。

2. 成本核算的步骤及方法

（1）确定成本核算单位：医疗服务的成本核算通常以医院和科室为综合单位；以病种和项目为基本单位。较为常用的是院科两级核算。以科室成本核算优势最大，它能使医务人员参与核算管理，有利于责权利相结合。

（2）科室成本核算：社区卫生服务机构是一个复杂的系统，由于各部门的业务性质不同，其成本核算方法也不同。其步骤是：首先确定适当的分摊单位，如职工人数或病床数；其次计算每分摊单位的成本；再次计算各科室的分摊间接成本，即：科室分摊间接成本=科室分摊单位成本×各分摊单位的成本。

（3）项目成本核算：项目成本核算是以医疗卫生服务项目为单位统计费用计算成本的方法。每个医疗服务项目成本都有比较固定的科室，它与各科的工作密切联系。由于现行的医疗卫生服务补偿的支付方式大多是以项目为单位的“后付制”，以医疗卫生服务项目为单位核算成本，可以为制定收费标准和调整服务机构的补偿机制提供依据。项目成本核算是基于科室成本核算的基础上，加上分摊的间接成本，在科室所提供的各服务项目间进行分配。在一定的收费标准情况下，科室也努力降低成本消耗，增加经济效益，不失为控制成本的一种好方法。按部门提供的服务，可将服务项目分为挂号项目（门诊各诊室、急诊室）、床位项目（病区床位）、检查项目（超声、心电、病理、窥镜）、治疗项目（针灸、按摩、注射、理疗、换药）、化验项目、放射项目、手术项目、分娩项目、慢性病管理项目、妇女保健项目、儿童保健项目、计划免疫项目等。

（4）病种成本核算：病种成本核算是以病种为核算对象进行归集与分配费用、计算出每一病种成本的方法。使用病种成本核算,可以反映社区卫生服务机构管理水平和经济效益的高低,但计算方法复杂,对基线资料要求高。

三、社区卫生服务机构的财务管理

加强社区卫生服务机构的经济管理,建立健全社区卫生服务机构的财务管理制度,是为了保证社区卫生机构开展正常的业务活动,提高卫生资源的利用率,做到收支合理、账目清楚、堵塞漏洞、减少浪费。

(一)收入管理

社区卫生服务机构收入包括医疗收入、财政补助收入、上级补助收入和其他收入。

1. 医疗收入　即基层医疗卫生机构在开展医疗卫生服务活动中取得的收入,包括门诊收入、住院收入。基层医疗卫生机构门诊、住院收费必须使用省(自治区、直辖市)财政部门统一监制的收费票据,并切实加强管理,严禁使用虚假票据。医疗收入原则上当日发生当日入账,并及时结算。严禁隐瞒、截留、挤占和挪用。现金收入不得坐支。基层医疗卫生机构要严格执行国家物价政策,建立健全各项收费管理制度。

2. 财政补助收入　即基层医疗卫生机构从财政部门取得的基本建设补助收入、设备购置补助收入、人员经费补助收入、公共卫生服务补助收入等。

3. 上级补助收入　即基层医疗卫生机构从主管部门和上级单位等取得的非财政补助收入。

4. 其他收入　即上述规定范围以外的各项收入,包括社会捐赠、利息收入等。

(二)支出管理

1. 财务支出的内容　是指基层医疗卫生机构开展医疗卫生服务及其他活动发生的资金耗费和损失。主要包括:

(1) 医疗支出:基层医疗卫生机构在开展基本医疗服务活动中发生的支出,包括人员经费、耗用的药品及材料成本、维修费、其他公用经费等。

(2) 公共卫生支出:基层医疗卫生机构在开展公共卫生服务活动中发生的支出,包括人员经费、耗用的药品及材料成本、维修费、其他公用经费等。由于城乡基层卫生机构公共卫生支出的主要部分是承担基本公共卫生服务项目所发生的支出,这部分资金是各级政府的专项补助资金,在管理上必须实行专账管理,严格按照政府主管部门的规定进行列支。资金应当主要用于提供服务的人员费用、耗材、试剂、资料印刷等,大型设备购置、房屋维修、人员培训等费用不得在专项中列支。

(3) 基建设备补助支出:即基层医疗卫生机构利用财政补助收入安排的基本建设支出和设备购置支出,其支出的管理按国家有关规定执行。

(4) 其他支出:即医疗卫生支出、财政基建设备补助支出以外的支出,包括罚没支出、捐赠支出、财产物资盘亏损失等。

(5) 待摊费用:即基层医疗卫生机构为组织、管理医疗活动等所发生的需要摊销的各项费用。期末将待摊费用合理分摊到有关支出。

2. 支出管理的主要要求

(1) 社区卫生服务机构从财政部门和主管部门取得的有指定项目和用途并且要求单独核算的专项资金,应当按照要求定期向财政部门或者主管部门报送专项资金使用情况。

项目完成后，应当报送专项资金支出决算和使用效果的书面报告，接受财政部门或者主管部门的检查、验收。

（2）社区卫生服务机构的支出应当严格执行国家规定的开支范围及标准；国家没有统一规定的，由基层医疗卫生机构规定，报主管部门和财政部门备案。基层医疗卫生机构要加强对支出的管理，不得虚列虚报，不得以计划数和预算数代替。在物资采购上，应当严格执行政府采购和国家关于药品采购的有关规定。

（3）机构必须建立财务科目、会计制度、财务监督等制度。要分别建立财务账册、药品账册、设备物资账册。财会人员要明确分工，落实责任制，做到账目清楚，收支相符，管账与管物严格分开，以利于互相监督。为了做到合理收支，各项服务的收费标准和药品单价均应明码标价，接受群众监督。收取费用时必须出具收费凭证（发票），并保留存根，作为入账凭证。

（4）严格的收支手续是财务管理的一项重要内容。要严格执行财政和物价管理部门关于票据使用管理的规定，一律使用正规的收费凭证。各项支出的报销，只有正式发票才能用作报销凭证，一切无发票的支出，原则上不能报销入账。

（三）财务监督

财务监督是财务管理的重要职能之一，它贯穿于从预算编制到资金运用、审核凭证、报账记账、编制报表过程，甚至于包括经济效果考核和审计过程，都存在着财务监督。财务监督的形式有定期和不定期的，有全面与专题的，有专业性的，也有群众性的，具体方式要根据监督的内容与要求而定。

社区卫生服务机构财务监督的内容主要包括：

（1）业务收入方面：收费标准是否符合卫生行政主管部门的规定，有无缺收、漏收、错收和滥收现象。药品的差价是否符合规定，收入是否有凭证，手续是否齐全。

（2）业务支出方面：凭据是否合法，各项支出是否符合财务规定，是否扩大开支范围和提高开支标准，支出是否按计划执行，有无铺张浪费、假公济私、贪污盗窃行为，有无盲目采购药品及物资积压等情况。

（3）资金使用方面：主要看库存现金有无欠款、非法挪用，核定的库存量是否超过，财产物资保管是否得当，有无丢失、损坏、浪费现象；固定资产的使用是否达到预期的要求等等。

财务监督中发现的问题，应及时向有关领导汇报，提出解决的办法和改进的措施，以维护集体财产的安全，提高资金使用效果，增加社会效益和经济效益。

四、社区卫生服务的收支两条线管理

近年来，政府主管部门积极倡导对政府举办的城乡基层卫生机构实行收支两条线管理，其主要目的是淡化机构追求收入利益的动力，切断机构工作人员的工资待遇与业务收入之间的联系，增强公益性。主要做法是：

1. 在县（区）级政府主管部门设立基层卫生机构财务核算管理机构，负责对基层卫生机构的财务核算及收支管理。

2. 社区卫生服务机构的业务收入和其他收入全额上缴。政府对机构实行全额预算管理，机构按照运行所需开支编制预算，报主管部门批准后，按照预算履行相应审批手续后进行开支。其中机构职工的工资待遇，按照当地政府主管部门核定的绩效工资标准执行。

上述做法，在一定程度上弱化了基层机构职工的趋利行为，但同时又产生了新的分配上的“大锅饭”现象，影响了基层卫生机构和职工的工作积极性，不利于基层卫生机构的应有功能的发挥。为了解决这一问题，部分地区尝试在实行收支两条线管理的基础上，对机构实行收支核算，结余部分提成奖励的做法，鼓励基层卫生机构更好地提供基本医疗与基本公共卫生服务。

第四节　社区卫生服务的质量管理

社区卫生服务质量是社区卫生工作的生命线，重视社区卫生服务质量关系到社区卫生服务的可持续发展。

一、质量管理的基本概念

（一）质量

美国质量管理学家朱兰（Juran）认为：所谓产品的质量就是其适用性，即产品在使用时能够满足顾客需要的程度。

ISO对质量的定义：质量就是品质，它是反映产品或服务满足明确和隐含需要的能力的特征总和。

Avdis Donabedian提出：医疗保健质量的三个相关部分：①技能保健质量；②良好的医患关系；③舒适的就诊环境与美的感受。

WHO质量工作小组认为：质量至少反映在以下四个方面：①执行（技术质量）；②资源有效利用（经济效益）；③风险管理（确认与医疗服务有关的损伤、伤害和疾病）；④病人（或称病家、顾客）满意。

Maxwell 列出的质量六个部分，包括：①易于得到服务；②关切整个社区需要；③有效性（对每个病人）；④一视同仁（公平性）；⑤社会可接受性；⑥既有效率又经济。

（二）质量管理

质量管理是指运用计划、组织、指挥、协调、控制等管理职能，对质量系统实施的管理，是依据质量形成规律，通过科学手段所进行的管理。

质量管理经历了三个发展阶段。

（1）产品质量检查阶段：通过严格检验程序来控制产品质量，出厂前严格把关。

（2）统计质量管理（statistical quality management，SQM）：利用数理统计原理，预防不合格品的产生并检验产品质量。

（3）全面质量管理（total quality management，TQM）：强调质量职能是公司全员的责任。

二、社区卫生服务质量管理的基本原则

1. 社区卫生服务的质量管理，应当坚持以人民群众健康水平不断得到改善为目标。

2. 社区卫生服务具有服务业共有的属性特征，即产品的不可触知性，生产与消费的不可分离性，服务具有不可储存性等。由此，社区卫生服务的质量管理，必须从强化对各项服务流程的规范性入手，实施全程质量管理。

3. 社区卫生服务的质量管理，应当与机构的文化建设、对职工的思想政治工作相结合，与绩效管理与绩效考核相结合，建立有利于质量持续改善的有效机制。

三、社区卫生服务质量管理的常用方法

（一）全面质量管理

1. 全面质量管理的概念　一个组织以质量为中心，以全员参与为基础，目的在于通过让顾客满意和本组织所有成员及社会受益而达到长期成长的管理途径。

就医疗卫生而言，全面质量管理是指建立医疗卫生服务全过程的质量管理体系，从而达到最佳的卫生服务效果，最大限度地满足社会人群的健康需求。它的最大的特点是从过去的事后检验和把关为主，转变为预防和改进为主的管理，从管结果到管因素，把影响质量的诸因素查出来，发动全体成员和部门参加，依靠科学管理的理论和方法，使医疗卫生服务全过程都处于受控状态，从而保证提供优质的医疗卫生服务。

2. 社区卫生服务全面质量管理的目标

（1）获得更好的卫生服务质量；

（2）提高卫生服务水平，让群众更满意；

（3）合理配置资源，充分发挥其效用，提高管理水平；

（4）提高医疗卫生服务的科技水平；

（5）培养卫生技术人员，提高其素质和技能。

3. 全面质量管理的基本观点

（1）质量第一的观点：质量第一是核心。这一观点强调质量是产品和服务的生命。它要求从产品的设计、制造到销售的全部管理都要把质量放在首位，各项服务工作也应坚持质量第一。对医疗卫生机构来说更为重要，因为服务的对象是人，质量差错往往是无法弥补的。

（2）预防为主的观点：把质量管理由事后检验，转为事先预防，做好预防是保证质量的前提。

（3）用数据说话的观点：是指在质量管理的过程中尊重客观实际，坚持实事求是，科学分析，用事实和数据说话，用事实和数据反映质量状态。

（4）标准化的观点：要求质量参数统一化，这是质量管理的基础。社区卫生服务机构实施全面质量管理应当对所有岗位的职责、技术操作规范、物资设备的管理都制定出质量标准，并把标准化作为法规加以执行；同时做好推选标准化的组织、宣传、监督、检查工作。

（5）系统化的观点：指把质量和质量管理看成是一个完整的系统，要求对构成质量系统的诸要素实行全面管理。按照系统的观点，为提高医疗卫生工作质量并保障人民群众健康，就要求对这一系统的各要素、各环节的质量实施全面的管理。

（6）全员参与的观点：实施全面质量管理，就是要在机构全体成员中建立这样的工作理念，即所有的部门、科室，所有岗位的职工，都要参与质量管理；所有的部门、科室，所有岗位职工工作状况的好坏，都与整个机构的服务质量有关联。

4. 全面质量管理的工作程序　即PDCA循环法，反映了质量管理必须遵循的四个阶段：①计划阶段；②执行阶段；③检查阶段；④处理阶段 。

5. 全面质量管理的八个步骤

（1）调查研究，分析现状，找出存在的质量问题；

（2）根据存在的问题，分析产生的原因；

（3）找出影响质量的主要因素，并着手解决；

（4）针对影响质量的主要因素，制定计划和活动措施；

（5）执行计划；

（6）检查实际执行效果；

（7）根据检查结果进行总结；

（8）重复这一循环尚未解决的问题，将其带入下一循环。

（二）目标管理

1. 目标管理（management by objective，MBO）的概念　是以目标为导向，以人为中心，以成果为标准，而使组织和个人取得最佳业绩的现代管理方法。目标管理亦称“成果管理”，俗称责任制，是指在企业个体职工的积极参与下，自上而下地确定工作目标，并在工作中实行“自我控制”，自下而上地保证目标实现的一种管理办法。因此，目标管理是通过将组织的目标与个人目标的结合，来协调上下级之间的关系，从而调动职工的积极性和创造性，为更好地达到组织的目标而努力。

2. 目标管理的工作流程

（1）制定目标：制定目标包括制定企业或组织的总目标、部门目标和个人目标，同时要制定完成目标的标准，以及达到目标的方法和完成这些目标所需的条件等多方面的内容。

（2）目标分解：建立企业的目标网络，形成目标体系，通过目标体系把各个部门的目标信息显示出来，就像看地图一样，任何人一看目标网络图就知道工作目标是什么，遇到问题时需要哪个部门来支持。

（3）目标实施：要经常检查和控制目标的执行情况和完成情况，以了解在实施过程中有没有出现偏差。

（4）检查实施结果及奖惩：对目标按照制定的标准进行考核，目标完成的质量可以与个人的升迁挂钩。

（5）信息反馈及处理：在考核之前，还有一个很重要的问题，即在进行目标实施控制的过程中，会出现一些不可预测的问题。如：目标是年初制定的，年末发生了亚洲金融危机，那么年初制定的目标就不能实现。因此在实行考核时，要根据实际情况对目标进行调整和反馈。

3. 实行目标管理的必备条件　①建立符合需要的目标体系；②适度授权；③提高各级管理人员素质；④建立必要的考核、奖惩制度；⑤组织制度与目标管理相适应。

4. 目标管理的优点

（1）形成激励：当目标成为组织的每个层次、每个部门和每个成员自己未来时期内欲达到的一种结果，且实现的可能性相当大时，目标就成为组织成员们的内在激励。特别当这种结果实现时，组织还有相应的报酬时，目标的激励效用就更大。

（2）有效管理：目标管理方式的实施可以切切实实地提高组织管理的效率。目标管理

是一种结果式管理，这种管理迫使组织的每一层次、每个部门及每个成员首先考虑目标的实现，尽力完成目标规定的任务。因为这些目标是组织总目标的分解，故当组织的每个层次、每个部门及每个成员的目标完成时，也就是组织总目标的实现。

（3）明确任务：目标管理的另一个优点就是使组织内部各级主管及成员都明确了组织的总目标、组织的结构体系、组织的分工与合作及各自的任务。这些方面职责的明确，使得主管人员也明白，为了完成目标规定的任务必须给予下级相应的权力，而不是大权独揽，小权也不分散。

（4）自我管理：目标管理实际上也是一种自我管理的方式，或者说是一种引导组织成员自我管理的方式。在实施目标管理过程中，组织成员不再只是做工作，执行指示，等待指导和决策，组织成员此时已成为有明确规定目标的单位或个人。

5. 目标管理的局限性　主要表现在：

（1）目标设置困难：组织内许多目标难以定量化、具体化。

（2）偏重短期目标。

（3）缺少灵活性。

第五节　社区卫生服务的绩效管理

一、绩效与绩效管理的概念

（一）绩效

绩效（performance）是业绩和效率的统称，包括活动过程效率和活动结果，就是成绩与效果。绩效是组织对员工的期望和薪酬承诺，同时是员工对组织的承诺。

基层卫生服务机构绩效应是以有效保障群众享有基本医疗与基本公共卫生服务为中心，利用各种社会资源有效改善居民健康的程度。

（二）绩效管理

所谓绩效管理，是指在特定的组织环境中，与该组织的战略、组织目标相联系的，对组织内各部门、员工的绩效进行管理，以期实现组织目标的过程。

绩效管理既是一种管理方法，也是一种管理思想。无论从管理方法还是从管理思想上看，绩效管理的核心，是追求服务能力与服务质量的持续改进。

二、绩效管理的基本流程

绩效管理的过程通常被看做是一个循环，这个循环分为四个环节，即：绩效计划与指标体系构建、绩效辅导、绩效考核与绩效反馈（结果使用）。

1. 绩效计划与指标体系构建　绩效计划作为绩效管理流程的第一个环节，是绩效管理实施的关键和基础所在。绩效计划制定的科学与否，直接影响到绩效管理的整体实施效果。绩效计划的内容包括：

（1）确定在一定时期内组织机构发展的目标与关键要素指标。

（2）分析关键流程、逐级分解关键绩效指标。

（3）调整组织结构设计、制定行动计划。

在制定绩效计划阶段，管理者和员工的共同参与是制定切实可行的计划与指标的基础。

2. 绩效辅导　在绩效计划实施过程中，管理的重点是质量控制和风险防范，而管理的主要手段是持续的绩效辅导和沟通。绩效辅导的内容是管理者通过及时发现员工在工作过程中存在的问题，帮助其不断改变工作方法与技能，随时纠正其偏离工作目标的行为，并根据实际情况及时对工作目标进行修正与调整。

实施绩效辅导的意义：①是实现团队绩效的必要途径和手段；②是贯彻“以人为本”管理理念的有效方式；③是改善员工知识、技能和胜任力的过程。

进行绩效辅导的主要方式是绩效沟通，可通过部门例会和定期汇报制度以及个别交谈等非正式沟通来实现。持续的绩效沟通能保证绩效计划实施中出现的问题及时发现，及时处理，同时使上下级在平等交往中相互获取信息，增进了解，联络感情，使绩效计划顺利实施。

3. 绩效考核与评价　绩效考核评价是绩效管理的核心环节，是防止绩效不佳和提高绩效的重要手段。绩效考核要依据绩效计划建立的绩效目标和绩效标准进行。根据考核对象，分机构、部门和员工三个层次，采用特定的指标体系，对照统一的考核评价标准，运用一定的数理方法，全面、客观、公正、准确地评价它们所取得的成绩和效果。

4. 绩效反馈与结果应用　绩效反馈与结果应用是绩效管理通过激励机制以取得成效的关键。绩效反馈一般以面谈形式进行，包括正面沟通和负面沟通，即表彰成绩，指出存在的问题。反馈要及时，并且管理者应注意结合绩效反馈与员工进行思想交流，将思想沟通与思想工作贯穿于绩效管理全过程。

绩效应用就是将绩效考核的结果与机构对各部门乃至全体员工的奖惩相挂钩，进行有效的激励。考核结果与奖惩结合得越紧密，员工的工作积极性就会越大，绩效目标实现的概率就越大。绩效应用应该在充分的绩效反馈基础上进行，体现公平、公正、透明。

三、绩效考核

（一）制定绩效考核方案的基本原则

1. 考核指标应该以定量指标为主、定性指标为辅，提高考核的客观性。对有些不适宜进行定量考核的岗位，可对定性指标借助相关的数学工具对其进行量化，从而使评价结果更精确。

2. 考核指标少而精。绩效评价要通过一些关键绩效指标来反映评价的目的，而不需要做到面面俱到。

3. 考核指标可测性。

4. 考核标准的设定要适度。要使大多数人经过努力可以达到。

5. 各项考核指标所涉及的工作要求，包括工作数量、工作质量的要求，应当与日常工作中的要求相一致，事先没有提出来的要求，不宜列入考核内容。

（二）社区卫生服务机构的绩效考核

社区卫生服务机构绩效考核是指卫生行政部门依据绩效考核指标体系，运用科学适宜的方法，对社区卫生服务机构的运行管理、功能实现、服务内容和服务效果等进行客观、公

正的综合评价。

1. 考核内容

（1）综合管理：包括规章制度、人员与岗位管理、财务管理、信息管理、服务环境等。

（2）基本医疗服务：服务数量、服务质量、使用基本药物、费用控制等。

（3）基本公共卫生服务：十一大类基本公共卫生项目的服务数量与质量。

（4）社会评价：服务对象满意度、职工满意度。

2. 考核方式方法　采取日常考核与年终考核相结合、定性考核与定量考核相结合，通过现场查看、资料查阅、现场访谈与问卷调查等方法进行考核。

3. 考核的组织实施　由区（市、县）级卫生行政部门组织本辖区所有社区卫生服务机构的绩效考核。通常抽调专业公共卫生机构的人员参与，有条件的地区委托第三方开展社区卫生服务机构绩效考核。各地根据实际情况确定考核的等级及分值，考核结果作为社区卫生服务机构资金拨付和负责人聘任的重要依据。

（三）社区卫生服务机构职工的绩效考核

1. 考核的主要内容

(1)医德医风与职业行为。

(2)工作数量。

(3)工作质量。

(4)服务对象满意度。

上述考核的各部分内容，在制定考核方案时，对各部分的分值权重，工作数量、工作质量、满意度三部分应不少于70%。

2. 考核指标的设计

1）医德医风与职业行为：指标内容不宜过多，需要考虑各个类别职工的不同要求；应当有参加业务培训、继续教育、科研成果（论文撰写）等业务成长方面的内容。考核方法可以采用赋分法，也可以采用倒扣分法，或是将两种方法结合使用。但倒扣分的扣分点不宜过多，越多越不具有可操作性。

2）工作数量：应当尽可能量化，可采用下列方法。

（1）有效工作时间。将各类岗位工作，按照规范的服务流程进行若干次时间测算后取其平均值，计算出每次服务所需要的有效工作时间。对职工各类工作进行数量统计后折合为有效工作时间，作为工作数量考核单位。具体考核单位可以是分钟，也可以为小时。例如：

全科门诊接诊每一人次病人有效工时15分钟；

下社区上门进家庭一次慢病访视有效工时30分钟；

一次家庭病床出诊50分钟；

妇科人流手术一次有效工时120分钟；

门诊药房一张处方5分钟；

门诊输液一个人次16分钟……

（2）标准工作量。以某一个岗位的一次规范的工作流程为1个标准工作量，其他岗位与其对照，制定转换系数。例如：可以规定 1名具有执业医师（或助理执业医师）资格的医生，利用其卫生专业知识、技能和设备，从诊疗需要出发，一次性向患者提供工作时间为15分钟的、患者基本满意的诊疗服务，这一过程提供的劳动量作为1个“标准服务量”。而其他各类服务均以此为参照进行折算：

1次接种疫苗的服务，服务内容包括：询问健康状况，接种一份疫苗，填写相应登记卡册，并进行必要的健康教育。折算系数为1.0；

1次妇女保健服务，包括询问病史，进行必要的检查，需要时开具检验单（但B超、拍片、透视、化验等工作不包括在内），进行必要的健康教育，填写保健卡册。折算系数为1.2；

1次出诊服务，服务内容包括：进行相关的医疗指导和治疗，进行相关的护理指导和治疗，必要时接病人入院。填写一份完整的出诊记录。折算系数为2.0等。

上述方法的采用，具体标准工作量或有效工作时间不宜照搬其他单位现成数据，应当结合本单位实际情况进行测算。

3）工作质量：考核内容以各个岗位的工作规范和岗位职责为主要依据。做好日常工作质量管理是做好质量考核的基础，使绩效考核的要求与预定的工作要求相一致，而不应当到了考核时才制定新要求，决不能搞“不教而殊”。常用的质量指标有：

（1）反映服务过程及状态的指标。基本公共卫生服务方面有：计免接种五苗全程接种率，孕产妇系统管理率，儿童系统管理率，65岁以上老人规范管理率，高血压患者规范管理率，糖尿病患者规范管理率，重型精神疾病患者规范管理率等。基本医疗方面有：门诊抗菌药处方百分比、门诊2种及以上抗菌药联用处方百分比、门诊激素处方百分比、门诊静脉给药处方百分比、医疗文书合格率等。

（2）反映服务效果质量的指标。如高血压患者控制率，糖尿病患者控制率，住院患者治愈率，病人诊断符合率等。

4）服务对象满意度：考核内容要结合各个岗位的工作内容与职责。考核方法有随机问卷、访谈、全科团队向居民述职后评价、机构内设置触摸屏评价器等。

3. 绩效考核结果的运用与完善

（1）绩效考核结果应当与工作人员的收入挂钩，与人员职称和职务晋升挂钩，与人员外出学习和进修挂钩，与人员的评优奖惩挂钩。

（2）各个机构内部职工的绩效考核方案不可能只有一个模式，必须与本单位的文化、环境氛围相适应。绩效考核方案应当在实践中随着工作任务的变化，随着实践的总结探索，不断修订，不断完善。

（余　悦）

主要参考文献

1. 潘卫.循证医学与传统医学.当代医学,2008年10月第14卷第20期(总第151期)
2. 李强.循证医学临床证据的产生、评价与利用.第1版.北京:科学出版社,2001
3. 王吉耀.循证医学与临床实践.北京:科学出版社,2002
4. 李学信.社区卫生服务导论.第3版.南京:东南大学出版社,2007
5. 李学信.社区卫生服务实用手册.南京:东南大学出版社,2008
6. 范群.预防医学. 南京:东南大学出版社,2007
7. 张红萍,范群.社区卫生科研与医学文献检索. 南京:东南大学出版社,2010